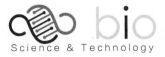

肿瘤细胞免疫

免疫细胞与肿瘤细胞的相互作用
Interaction of Immune and Cancer Cells
第二版

[波兰]　M. 克林克（Magdalena Klink）　　编
　　　　 I. 肖尔茨-吉尔比克（Izabela Szulc-Kielbik）

刘世利　韩丽辉　韩明勇　主译

化学工业出版社
·北京·

内容简介

本书第一版出版后广受读者欢迎。新版全面总结了实体瘤微环境中存在的多种细胞之间的相互作用以及最先进的免疫治疗策略，内容涉及肿瘤免疫编辑过程，慢性炎症、伤口愈合、纤维化和肿瘤侵袭的生理学过程，肿瘤微环境中的重要免疫细胞（包括肿瘤浸润淋巴细胞、肿瘤相关巨噬细胞、中性粒细胞、自然杀伤细胞、髓源性抑制细胞），肿瘤干细胞的特性，肿瘤浸润性淋巴细胞或遗传工程 T 细胞方法的发展和应用，CTLA-4 单抗药物所介导的抗肿瘤作用等。新版进行了大量的更新和扩展，增加了两章以描述肿瘤干细胞和自然杀伤细胞。

本书可供基础医学、临床医学、生物学及药学等领域的研究人员参考。

First published in English under the title
Interaction of Immune and Cancer Cells，edition：2
edited by Magdalena Klink and Izabela Szulc-Kielbik
Copyright © Magdalena Klink and Izabela Szulc-Kielbik，2022
This edition has been translated and published under licence from Springer Nature Switzerland AG.
Springer Nature Switzerland AG takes no responsibility and shall not be made liable for the accuracy of the translation.

本书中文简体字版由 Springer Nature Switzerland AG 授权化学工业出版社独家出版发行。

北京市版权局著作权合同登记号：01-2024-1323

图书在版编目（CIP）数据

肿瘤细胞免疫：免疫细胞与肿瘤细胞的相互作用/（波）M. 克林克
(Magdalena Klink)，（波）I. 肖尔茨-吉尔比克（Izabela Szulc-Kielbik）
编；刘世利，韩丽辉，韩明勇主译. —2 版. —北京：化学工业出版社，
2024.4

书名原文：Interaction of Immune and Cancer Cells

ISBN 978-7-122-45166-8

Ⅰ.①肿…　Ⅱ.①M…②I…③刘…④韩…⑤韩…　Ⅲ.①肿瘤免疫疗法
Ⅳ.①R730.51

中国国家版本馆 CIP 数据核字（2024）第 046929 号

责任编辑：傅四周　　　　　　　　　　　　装帧设计：王晓宇
责任校对：杜杏然

出版发行：化学工业出版社（北京市东城区青年湖南街 13 号　邮政编码 100011）
印　　装：三河市航远印刷有限公司
787mm×1092mm　1/16　印张 18¾　字数 456 千字　2024 年 6 月北京第 2 版第 1 次印刷

购书咨询：010-64518888　　　　　　　　售后服务：010-64518899
网　　址：http://www.cip.com.cn
凡购买本书，如有缺损质量问题，本社销售中心负责调换。

定　　价：128.00 元　　　　　　　　　　　　　　　　版权所有　违者必究

撰稿者名单

Galit Adler　Laboratory of Tumor Immunology and Immunotherapy, The Mina and Everard Goodman Faculty of Life Sciences, Bar-Ilan University, Ramat Gan, Israel

Chen Ankri　Laboratory of Tumor Immunology and Immunotherapy, The Mina and Everard Goodman Faculty of Life Sciences, Bar-Ilan University, Ramat Gan, Israel

Defne Bayik　Lerner Research Institute, Cleveland Clinic, Cleveland, OH, USA Case Comprehensive Cancer Center, Cleveland, OH, USA

Francisco Borrego　Immunopathology Group, Biocruces Bizkaia Health Research Institute, Barakaldo, Spain; Ikerbasque, Basque Foundation for Science, Bilbao, Spain

Cyrille J. Cohen　Laboratory of Tumor Immunology and Immunotherapy, The Mina and Everard Goodman Faculty of Life Sciences, Bar-Ilan University, Ramat Gan, Israel

Grazia Graziani　Pharmacology Section, Department of Systems Medicine, University of Rome Tor Vergata, Rome, Italy

Michal Kielbik　Institute of Medical Biology, Polish Academy of Sciences, Lodz, Poland

Magdalena Klink　Institute of Medical Biology, Polish Academy of Sciences, Lodz, Poland

Paul C. Kuo　Department of Surgery, University of South Florida Morsani College of Medicine, Tampa, FL, USA

Justin D. Lathia　Lerner Research Institute, Cleveland, OH, USA Case; Comprehensive Cancer; Center, Cleveland, OH, USA

Juyeun Lee　Lerner Research Institute, Cleveland Clinic, Cleveland, OH, USA

Neill Y. Li　Department of Surgery, University of South Florida Morsani College of Medicine, Tampa, FL, USA

Lucia Lisi　Section of Pharmacology, Department of Healthcare Surveillance and Bioethics, Catholic University Medical School, Catholic University of the Sacred Heart, Rome, Italy

Zhiyong Mi　Department of Surgery, University of South Florida Morsani College of Medicine, Tampa, FL, USA

Pierluigi Navarra　Section of Pharmacology, Department of Healthcare Surveil-lance and Bioethics, Catholic University Medical School, Catholic University of the Sacred Heart, Rome, Italy

Marek Nowak Department of Operative Gynecology and Gynecologic Oncology, Polish Mother's Memorial Hospital-Research Institute, Lodz, Poland; Department of Operative and Endoscopic Gynecology, Medical University of Lodz, Lodz, Poland

Michael P. Rogers Department of Surgery, University of South Florida Morsani College of Medicine, Tampa, FL, USA

Katrina Shamalov Laboratory of Tumor Immunology and Immunotherapy, The Mina and Everard Goodman Faculty of Life Sciences, Bar-Ilan University, Ramat Gan, Israel

Izabela Szulc-Kielbik Institute of Medical Biology, Polish Academy of Sciences, Lodz, Poland

Yair Tal Laboratory of Tumor Immunology and Immunotherapy, The Mina and Everard Goodman Faculty of Life Sciences, Bar-Ilan University, Ramat Gan, Israel

Lucio Tentori Pharmacology Section, Department of Systems Medicine, University of Rome Tor Vergata, Rome, Italy

Iñigo Terrén Immunopathology Group, Biocruces Bizkaia Health Research Institute, Barakaldo, Spain

Philip Y. Wai Department of Surgery, University of South Florida Morsani College of Medicine, Tampa, FL, USA

Theresa L. Whiteside Departments of Pathology and Immunology, University of Pittsburgh School of Medicine, University of Pittsburgh Cancer Institute, Pittsburgh, PA, USA

Jacek R. Wilczyński Department of Gynecologic Surgery and Gynecologic Oncology, Medical University of Lodz, Lodz, Poland

Raphaëlle Toledano Zur Laboratory of Tumor Immunology and Immunotherapy, The Mina and Everard Goodman Faculty of Life Sciences, Bar-Ilan University, Ramat Gan, Israel

译 者 的 话

实体瘤的肿瘤微环境结构复杂，由异质的肿瘤细胞群和多种非肿瘤细胞组成，包括免疫细胞、成纤维细胞、间充质细胞、内皮细胞和干细胞等。此外，肿瘤微环境（TME）还包含细胞外基质蛋白、可溶性因子（即趋化因子和细胞因子）、胞外囊泡以及血管和淋巴所形成的网络。这种复杂结构的每一个元素都会影响恶性细胞的生长、存活和转移。在 TME 中发生的肿瘤细胞与非肿瘤细胞以及基质因子之间的动态相互作用过程被称为肿瘤免疫编辑，它包括三个阶段：清除、平衡和逃逸。然而，要全面了解肿瘤进展的机制，需要对 TME 中的诸多元素和细胞进行深入研究。

译者翻译本书第一版的起意是在 2014 年 10 月份，当年美国食品药品监督管理局(FDA)批准了 PD-1（程序性死亡受体蛋白 1）抗体用于肿瘤治疗。2018 年的诺贝尔生理学或医学奖授予了美国免疫学家詹姆斯·艾利森（James Allison）和日本免疫学家本庶佑，以表彰两位科学家在肿瘤免疫学领域的贡献。近年来肿瘤免疫治疗在国内各医院已经如火如荼地开展起来，阻断抗体种类和治疗方法也越来越多。未来随着新的治疗靶点被发现和开发以及个体化治疗成为主流，免疫治疗领域势必会成为密集产生科研成果和产业化的高地。本书第二版所讲述的内容较第一版有较大的变动与更新，并增加了两章以描述干细胞和自然杀伤细胞。除了介绍当前 TME 中几种细胞之间相互作用的重要进展外，本书还关注了当前正在进行的免疫治疗的临床前和临床相关研究。本书全面总结了实体瘤微环境中存在的多种细胞之间的相互作用以及最先进的免疫治疗策略。本书撰写的主要目的是帮助读者构建肿瘤微环境方面的知识框架。

本书第二版共 10 章：第 1 章是对肿瘤免疫编辑过程的详细描述，介绍了清除、平衡和逃逸过程，包括免疫监视、癌症休眠、抗原呈递机制的破坏，以及肿瘤浸润性免疫细胞、抗细胞凋亡和肿瘤基质、微泡、外泌体和炎症的作用。在第 2 章中，作者探讨了慢性炎症、伤口愈合、纤维化和肿瘤侵袭的生理学过程。重点介绍了关键的细胞因子、转化生长因子 β 和骨桥蛋白，以及它们在癌症转移中的作用。本书第 3 章至第 7 章分别介绍了肿瘤微环境中的重要免疫细胞，其中第 3 章介绍了肿瘤浸润淋巴细胞（TIL）及其在实体瘤进展中的作用，TIL 在肿瘤进展过程中发生的变化似乎可以作为衡量肿瘤侵袭性的标准，并可能为选择治疗策略和预后信息提供引导。在第 4 章中介绍的肿瘤相关巨噬细胞（TAM）可极化为抗肿瘤（M1 样 TAM）或促肿瘤（M2 样 TAM）表型。TAM 功能的多样性使其成为开发抗肿瘤疗法的绝佳对象，抗肿瘤疗法主要基于三种策略：TAM 消除、重编程或抑制募集。在第 5 章中，作者讨论了 TME 中中性粒细胞的异质性，以及它们对肿瘤细胞的双重作用。第 6 章内容总结了自然杀伤细胞（NK 细胞）生物学的一些知识，旨在阐述这些细胞的能力，并探讨 NK 细胞在不同肿瘤中应用所面临的一些挑战。第 7 章中介绍的髓源性抑制细胞（MDSC）是未成熟的骨髓源性抑制细胞，它是产生癌症相关病理免疫反应的重要成分。本章讨论了 MDSC 亚群如何通过抑制抗肿瘤免疫反应、支持肿瘤干细胞（CSC）/上皮间质转化（EMT）表型和促进血管生成来协助原发性肿瘤的生长并诱导转移扩散。MDSC 的扩增与多种恶性肿瘤患者的不良疾病结果和耐药性相关，因而使这些细胞成为下一代癌症治疗策略的潜在靶标。第 8 章介绍的肿瘤干细胞是一类能够复制肿瘤原有表型并具有自我更新能力的细胞群，对肿瘤的增殖、分化、复发和转移以及化疗耐药性至关重要。因此，肿瘤干细胞（CSC）已成为抗癌治疗的主要靶标之一，许多正在进行的临床试验测试了大量药物的抗 CSC 功效。本章向读者全面展示了 CSC 的特性，从一般描述开始，然后是 CSC 的标记、信号通路、遗传和表观遗传调控、在上皮-间质转化（EMT）和自噬中的作用、与微环境（CSC 小生境）的合作，及其在逃避宿主对癌症的免疫监视中的作用。第 9 章介绍了有关使用肿瘤浸润性淋巴细胞或遗传工程 T 细胞方法的发展和应用；细胞毒性 T 淋巴细胞相关抗原 4（CTLA-4 或 CD152）是 T 细胞介导的免疫反应中的负性调节因子，在抑制机体免疫方面起着关键性作用，因而 CTLA-4 被作为药物靶标来研究如何诱导激活免疫。本章还讨论了制定和实施此类治疗时的要求以及可能遇到的潜在障碍。本书在第 10 章详细介绍了 CTLA-4 单抗药物所介导的抗肿瘤作用。目前，正在进行的临床试验主要是将伊匹单抗与其他免疫刺激剂联合使用，评估其在难治性/晚期实体瘤中的疗效。

最后，我们借此机会向购买本书第一版的所有读者表示感谢，你们的支持以及诚恳且宝贵的意见是我们砥砺前行的动力。

本书翻译不妥之处，敬请批评指正！

刘世利
2024 年 1 月

前　言

　　实体瘤的微环境结构复杂，由异质的肿瘤细胞群和多种非肿瘤细胞组成，包括免疫细胞、成纤维细胞、间充质细胞、内皮细胞和干细胞等。此外，肿瘤微环境（TME）还包含细胞外基质蛋白、可溶性因子（即趋化因子和细胞因子）、胞外囊泡以及血管和淋巴网络。这种复杂结构的每一个元素都会影响恶性细胞的生长、存活和转移能力。在 TME 中发生的肿瘤细胞与非肿瘤细胞以及基质因子之间的动态过程被称为肿瘤免疫编辑，它包括三个阶段：清除、平衡和逃逸。然而，要全面了解肿瘤进展的机制，需要对 TME 中的上述因素和细胞进行深入研究。

　　撰写本书的第一个目的是介绍当前 TME 中存在的几种细胞之间相互作用的知识以及重要进展。浸润的免疫细胞，如各种淋巴细胞、树突状细胞、巨噬细胞、中性粒细胞、自然杀伤细胞和髓源性抑制细胞亚群，是与肿瘤细胞相互作用的最重要参与者。根据表型和分泌信号库，这些细胞可以抑制或促进肿瘤的生长和转移。此外，肿瘤浸润淋巴细胞、巨噬细胞和中性粒细胞是癌症潜在的预后或预测性生物标志物，也是一些有前景的治疗方法的组成部分。另一个参与肿瘤发生和进展的重要因素是基质组织，它由成纤维细胞、肌成纤维细胞、内皮细胞和细胞外基质蛋白组成。基质细胞，主要是成纤维细胞，分泌多种因子（如转化生长因子 β）影响肿瘤细胞并导致更具侵袭性的癌症表型出现。目前，肿瘤干细胞，也称为肿瘤增殖细胞是主要关注点，它具有自我更新的能力，是肿瘤增殖、分化、转移和化疗耐药的重要机制。一般来说，免疫细胞和非免疫细胞以及 TME 中的其他成分（细胞因子/趋化因子、生长因子和细胞外载体）参与了：（ⅰ）抑制适应性免疫，（ⅱ）诱导癌细胞上皮-间质转化，并使它们离开原发肿瘤后定植于继发部位，（ⅲ）基质重塑，（ⅳ）血管生成，以及（ⅴ）癌症逃逸免疫监视。

　　撰写本书的第二个目的是关注当前正在进行的免疫治疗的临床前和临床相关研究。最先进的研究涉及针对免疫检查点——细胞毒性 T 淋巴细胞相关抗原 4 和抗程序性细胞死亡受体蛋白 1 的靶向治疗。更重要的是，针对这两种蛋白质的全长人源单克隆抗体（伊匹单抗和纳武单抗）已被批准用于治疗转移性黑色素瘤，并在其他恶性疾病中得到进一步广泛研究。另一种有前途的免疫治疗方法是基于过继转移自体肿瘤特异性 T 淋巴细胞或表达外源癌症特异性 T 细胞受体或嵌合抗原受体的基因工程 T 细胞。第三种方法基于树突状细胞，研究最多的是关于靶向凝集素/清道夫受体或使用载有肿瘤抗原的树突状细胞作为疫苗的方法。

　　本书全面总结了实体瘤微环境中存在的多种细胞之间的相互作用以及最先进的免疫治疗策略。作为先前出版的同名书籍的第二版，我们进行了大量的更新和扩展，增加了两章以描述干细胞和自然杀伤细胞。我们希望所呈现的工作能够足够详细地描述肿瘤细胞为何能够在宿主生物体中存活和扩散（尽管免疫细胞具有抗肿瘤活性），以及免疫细胞的活性如何被用来开发抗癌治疗方法。

最后，我们借此机会向为本书做出贡献的所有作者表示感谢。他们在肿瘤微环境领域的丰富知识和经验使本书的出版成为可能。

波兰罗兹市

M. 克林克

I. 肖尔茨-吉尔比克

2021 年 7 月

目　录

第3章　肿瘤浸润淋巴细胞及其在实体瘤进展中的作用　　71

第4章　肿瘤相关巨噬细胞：欢欣抑或惧怕的理由　　85

第5章　多形核中性粒细胞与肿瘤：是敌是友？　　113

第 6 章　NK 细胞在肿瘤进展中的作用　　135

第 10 章　针对 CTLA-4 的单克隆抗体，重点关注伊匹单抗　　240

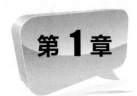

第1章

肿瘤免疫编辑：实体瘤中的
免疫清除、平衡和逃逸

Jacek R. Wilczyński[1]，Marek Nowak[2]

▶ 摘要 为了强调癌症与宿主免疫系统之间相互作用过程的动态性，最初发现的肿瘤免疫监视概念已被当前由三个阶段——清除、平衡和逃逸组成的肿瘤免疫编辑概念所取代。由癌症细胞和宿主基质细胞组成的实体瘤是一个典型例子，它展示了肿瘤免疫编辑的三个阶段是如何在功能上进化的，宿主免疫系统塑造的肿瘤又是如何最终获得抗性表型的。本章详细描述了清除、平衡和逃逸过程，包括免疫监视、癌症休眠、抗原呈递机制的破坏，以及肿瘤浸润性免疫细胞、抗细胞凋亡与肿瘤基质、微泡、外泌体和炎症的作用。

▶ 关键词 肿瘤免疫编辑 免疫监视 癌症休眠 肿瘤逃逸机制

▶ 缩略语

AKT 蛋白激酶B

APC 抗原呈递细胞

BMP 骨形态生成蛋白

CAF 癌相关成纤维细胞

CCR C-C趋化因子受体

COX 环氧合酶

CSC 肿瘤干细胞

CSF-1 集落刺激因子-1

CTC 循环肿瘤细胞

CTLA-4 细胞毒性T淋巴细胞抗原-4

CTL 细胞毒性T淋巴细胞

CXCR C-X-C基序趋化因子受体

DC 树突状细胞

DTC 播散性肿瘤细胞

❶ J. R. Wilczyński (✉). Department of Gynecologic Surgery and Gynecologic Oncology, Medical University of Lodz, Lodz, Poland. e-mail：jrwil@post. pl.

❷ M. Nowak. Department of Operative Gynecology and Gynecologic Oncology, Polish Mother's Memorial Hospital—Research Institute, Lodz, Poland；Department of Operative and Endoscopic Gynecology, Medical University of Lodz, Lodz, Poland.

ECM　细胞外基质

EMT　上皮间质转化或转换

ERK　细胞外信号调节激酶

FAK　黏着斑激酶

FasL　Fas 配体

FGF　成纤维细胞生长因子

GITR　糖皮质激素诱导的肿瘤坏死因子受体

GLI　神经胶质瘤相关癌基因同系物

GM-CSF　粒细胞-巨噬细胞集落刺激因子

Hh　Hedgehog 信号

HIF-1α　缺氧诱导因子-1α

HLA　人白细胞抗原

HSP　热休克蛋白

IAP　凋亡蛋白抑制物

IDO　吲哚胺 2,3-双加氧酶

IFN　干扰素

IGF　胰岛素样生长因子

IL　白细胞介素

ILT　免疫球蛋白样转录物

JAK　Janus 激酶

JNK　c-Jun N-末端激酶

MAPK　丝裂原活化蛋白激酶

MCP-1　单核细胞趋化蛋白-1

M-CSF　巨噬细胞集落刺激因子

mDC　成熟树突状细胞

MDC　髓样树突状细胞

MDSC　髓源性抑制细胞

MIC　转移起始细胞

MMP　金属蛋白酶

mTOR　哺乳动物雷帕霉素靶点

NF-κB　活化 B 细胞的核因子 κ 轻链增强蛋白

NK　自然杀伤细胞

NKG2D　自然杀伤细胞群 2 成员 D

NKT　自然杀伤 T 细胞

NO　一氧化氮

NOTCH　神经源性位点缺口同系物蛋白

NR2F1　核受体亚家族 2 组 F 成员 1

PD-1　程序性死亡受体 1

PDC　浆细胞样树突状细胞

PD-L1　程序性死亡配体 1（也称为 B7-H1）

PGE2　前列腺素 E2

PI3K　磷脂酰肌醇 3-激酶/磷酸酶

RANTES　活化正常 T 细胞表达和分泌（CCL5）的调节因子抗原

RNS　活性氮

ROI/ROS　活性氧中间体/活性氧

STAT　信号转导与转录激活因子

TAA　肿瘤相关抗原

TAM　肿瘤相关巨噬细胞

TAN　肿瘤相关中性粒细胞

TCR　T 细胞受体

TEM　表达 tie-2 的单核细胞/巨噬细胞

TGF-β　转化生长因子-β

TIL　肿瘤浸润性淋巴细胞

TLR　toll 样受体

TNF-α　肿瘤坏死因子-α

Tr1 细胞　1 型调节性 T 细胞

TRAIL　TNF 相关的凋亡诱导配体

Treg　调节性 T 细胞

uPAR　尿激酶纤溶酶原激活物受体

VEGF　血管内皮生长因子

1.1　引言

　　肿瘤免疫监视的概念是建立在癌细胞被识别为非自体细胞并诱导宿主反应的基础之上的。事实上，癌细胞与正常的人体细胞不同。肿瘤细胞表达其自身的表面抗原，而这些抗原可以作为体液免疫或细胞免疫反应的靶点。

　　最初，肿瘤抗原分为两种，一种是只存在于癌细胞上的肿瘤特异性抗原（TSA）；另一种是既存在于肿瘤细胞中也存在于非肿瘤细胞中的肿瘤相关抗原（TAA）。然而在随后的研究中，最初被认为是 TSA 的抗原也被发现存在于正常的人体细胞上。事实上，肿瘤抗原的分类是基于其分子结构和来源的。因此，存在着分化抗原（如黑色素瘤中的酪氨酸酶 GP-100）、过度表达/扩增抗原（如卵巢癌和乳腺癌中的 HER-2/neu）、突变抗原（如多种癌症中的 p53 和 Ras）、睾丸肿瘤抗原（如卵巢癌中的 NY-ESO-1）、糖脂抗原（如卵巢癌中的 MUC-16）、癌胚抗原（如生殖细胞肿瘤中的甲胎蛋白 AFP、结直肠癌中的癌胚抗原 CEA）和病毒抗原（如宫颈癌中的人乳头瘤病毒 HPV）（Liu et al. 2010 综述）。迄今为止，已有一千多种肿瘤抗原被记载（肿瘤免疫组数据库）。从概念上讲，TAA 可分为三组：在癌细胞上过度表达或异常表达的自身抗原或胚胎抗原，经肿瘤特异性翻译后干扰修饰的自身抗原，以及源自突变、染色体畸变和病毒转化的新抗原（Töpfer et al. 2011）。

　　因此，完整的免疫系统可以在最初被称为免疫监视的过程中识别 TAA 并预防癌症的进展（Burnet 1970）。宿主免疫反应包括固有免疫和适应性免疫，它们密切合作。通常固有免疫系统主要负责恶性细胞的早期发现和清除，而适应性免疫系统则控制肿瘤的进展。然而，癌细胞已经发展出多种策略来逃逸宿主免疫系统。它们一方面隐藏其表面抗原并减少表达与免疫细胞相互作用所必需的分子，另一方面产生并释放对宿主适应性免疫反应有调节作用抑或是诱导免疫细胞凋亡的因子（细胞因子、酶）（Poggi and Zocchi 2006；Whiteside 2006）。这些宿主-肿瘤的相互作用可能会也可能不会导致癌症的清除。当宿主介导的抗肿瘤免疫较强时，肿瘤细胞被清除；否则，癌细胞发生免疫逃逸，并迅速生长（Lin and Karin 2007；Liu et al. 2010）。

基于对癌症与宿主免疫系统之间动态过程的强调，当前肿瘤（癌症）免疫编辑的概念已取代了原有的肿瘤免疫监视（Burnet 1970；Dunn et al. 2002）。肿瘤免疫编辑的过程由三个阶段组成：清除、平衡和逃逸。在清除过程中，新生的转化细胞被固有和适应性免疫系统所识别并清除——如果所有的肿瘤细胞都被清除，则肿瘤免疫编辑过程完成，这一过程与原先定义的肿瘤免疫监视过程相一致。如果转化细胞在开始时并没有被完全清除，在免疫选择压力下会导致出现一些免疫原性降低的克隆，这些克隆在随后的平衡阶段逐渐产生对免疫系统的抗性——在临床上通常不能检测到肿瘤。正在生长的肿瘤会形成炎性和免疫抑制的微环境，造成宿主免疫功能损坏，从而使肿瘤逃逸免疫监视，导致肿瘤的生长和转移。

1.2 宿主对肿瘤的免疫监视：清除

肿瘤免疫监视的主要效应因子是自然杀伤细胞（NK 细胞）、自然杀伤 T 细胞（NKT 细胞）、γδT 细胞、细胞毒性 T 淋巴细胞（CTL 细胞）、干扰素（IFN）γ、穿孔素和 Fas/FasL 系统。它们在肿瘤免疫监视中所起的作用首先在免疫受控的小鼠中得到了证实和报道（Kim et al. 2007；Wilczyński and Duechler 2010 综述）。随后，临床研究结果支持了来自动物研究的结论，在许多肿瘤中存在高密度的 NK 细胞和肿瘤浸润性淋巴细胞（TILs），并且它们在卵巢癌、乳腺癌、肺癌、口腔癌、食管癌、胃癌、结直肠癌和恶性黑色素瘤中与患者良好的预后以及高生存率密切相关。此外，肿瘤特异性细胞（T 细胞）和体液（抗体）反应的存在也与癌症患者的良好预后相关（Whiteside 2010）。

当肿瘤部位有正在生长的癌细胞，并有巨噬细胞和基质细胞释放炎性细胞因子来招募和激活其他固有效应性细胞（如 NK、NKT 或 γδT 细胞）时，清除过程启动。免疫细胞识别肿瘤细胞并通过穿孔素、Fas/FasL、TNF 相关凋亡诱导配体（TRAIL）和 IFN-γ 破坏肿瘤细胞（Smyth et al. 2000）。分泌型 IFN-γ 发挥细胞毒性作用并诱导癌细胞凋亡。坏死的肿瘤细胞释放出肿瘤抗原，能引发适应性免疫反应。NK 细胞促进了树突状细胞（DC）的成熟及其向区域淋巴结的迁移。DC 摄取被破坏的肿瘤细胞及其肿瘤抗原，并在成熟迁移到区域淋巴结后将抗原呈递给初始 CD4$^+$ T 细胞。这种呈递会导致肿瘤特异性 CD4$^+$ T 细胞和 CD8$^+$ T 细胞（CTL）的克隆扩增。肿瘤特异性 CTL 浸润入肿瘤部位并清除掉残余的表达肿瘤抗原的癌细胞（Kim et al. 2007）。当所有的癌细胞都被破坏后，清除过程就完成了。然而，最终结果可能并没有这么顺利。

垂死的转化细胞和正常人体细胞都会释放危险信号，如尿酸、热休克蛋白和细胞外基质衍生物，这些信号可诱导炎性应答反应，激活固有免疫系统（Powell and Horton 2005；Shi et al. 2003）。有限的炎症反应通常有助于根除肿瘤细胞，但过强的炎症可能会促进肿瘤进展，其中包括形成反馈回路刺激释放免疫抑制性细胞因子，如白细胞介素（IL）-10 和转化生长因子（TGF）-β（Kim et al. 2005）。此外，癌细胞在宿主免疫压力下的遗传不稳定性造成了免疫原性更低的细胞类型的出现（Whiteside 2010）。总之，免疫反应的减弱和转化细胞免疫原性的降低都可能导致出现肿瘤免疫编辑的下一步骤——平衡和/或逃逸。

1.3 肿瘤休眠与肿瘤：免疫平衡

肿瘤休眠被用来定义一种临床现象，是指那些被认定完全治愈没有疾病的患者在很长一段时间后全身或局部肿瘤复发。这种情况已在多种肿瘤中观察到，包括乳腺癌、前列腺癌、肾癌、甲状腺癌和黑色素瘤（Uhr and Pantel 2011）。初始治疗 10～20 年后复发的乳腺癌患者在人群中占 1.5％ 的稳定比例。调查还显示，36％ 的乳腺癌患者在实施乳房切除术后循环系统中仍存在肿瘤细胞，且长达 7～22 年（Marches et al. 2006）。

临床上的肿瘤休眠可能与几个细胞群（有部分功能重叠）的存在有关，它们分别是转移起始细胞（MIC）、循环肿瘤细胞（CTC）、播散性癌细胞（DTC）和肿瘤干细胞（CSC）。MIC 是在肿瘤早期或晚期传播的癌细胞群体，通常被认为处于静止或休眠状态。MIC 存在于转移小生境内的 CTC 和 DTC 中。静止和休眠是相似的状态，但休眠处于更稳定和被动的状态。静止是一种主动且短暂的细胞学行为，当细胞缺乏典型信号或受环境中新出现的信号所调节时出现。CSC 被认为在许多肿瘤中占静止细胞群的相当大一部分。静止细胞是缓慢循环的 CSC，具有较强的再增殖能力并能够抵抗一系列不利条件。它们的存在通常与肿瘤的缺氧、酸性和坏死区域有关。静止的 CSC 表达那些能够激活缺氧［缺氧诱导因子-1α（HIF-1α）、葡萄糖转运蛋白-1（GLUT1）］和休眠调节信号通路［核受体 2-F 亚家族成员-1（NR2F1）、p27］的基因（De Angelis et al. 2019 综述）。哺乳动物雷帕霉素靶标蛋白（mTOR）通路的激活对于静止 CSC 和休眠 DTC 的存活是必需的（Hen and Barkan 2019）。

越来越多的证据似乎支持 DTC 静止细胞/干细胞作为 CTC 从早期原发性肿瘤传播的观点，有研究提出可能是由原位导管腺癌（DCIS）产生播散细胞。CTC 经历上皮-间质转化（EMT）后进入血流，并能够在循环系统中存活，成为不良临床结果的标志。在血液中，CTC 以细胞团的形式或由癌细胞、血小板、上皮细胞、成纤维细胞和免疫细胞组成循环肿瘤微栓子（CTM）的形式进行循环。后者包含更多细胞，因此通常比细胞团具有更大的转移潜能（Liao et al. 2014）。CTC 和 DTC 都是获得了干性特征的癌细胞，抑或是真正的CSC。CTC、DTC 和 CSC 在生物学上的相似性支持了这一观点。因此，转移可能起源于CSC 样细胞或真正的 CSC。并非所有 CTC 或 DTC 都能够形成微转移和转移，因为转移潜力取决于它们与转移小生境的相互作用。有研究发现大约有 30％ 被诊断为乳腺癌的患者已经在骨髓中发生了微转移；然而，其中只有 50％ 的患者在病程中出现临床上明显的骨转移（Marches et al. 2006）。也存在由癌前病变产生的"早期 DTC"，因其遗传变异不足并受制于来自环境的信号抑制，它们无法在靶器官中启动转移性生长。"早期 DTC"与正常 DTC类似，进入了一种阻止细胞凋亡但保持休眠的状态（Bragado et al. 2012）。

19 世纪 Paget 的重要发现加深了人们对休眠的理解。他发现转移癌细胞的生存潜力不仅取决于其内在的细胞学特性，同时也依赖于靶器官中存在适宜的环境（"种子和土壤"学说）（Ossowski and Aguirre-Ghiso 2010）。传播至远端器官的 CTC 在具有更多血管的器官（如骨髓或肺）中更频繁地穿过血管屏障。已经证明，乳腺癌患者的癌细胞散播至骨髓相比转移到其他器官具有更长的无病生存期。有研究还发现鳞癌细胞可转移到多个器官，包括肺、肝、骨髓、脾和淋巴结；然而，只有在肺部和淋巴结，它们才发展成为临床转移灶。此外，在小鼠模型中的研究显示，播散到骨髓中的癌细胞没有扩增，除非它们被移植到接受照射的受体骨髓中。环境与 DTC 行为之间的联系已经得到了实验结果的进一步支持，有些负责 DTC 静止的基因，包括 MKK4、MKK6、KISS1 和其他一些基因，仅在靶器官中被激活，而不在原发肿瘤中激活（Taylor et al. 2008）。

在靶器官中，癌细胞存在于预转移小生境中，这些小生境是由癌细胞和局部细胞形成的，这些局部细胞是从间质〔癌症相关成纤维细胞（CAF）、骨髓来源的抑制细胞（MDSC）〕和免疫系统〔肿瘤相关巨噬细胞（TAM），调节性 T 细胞（Treg）〕所招募来的。器官特异性小生境保护休眠的 DTC 免受环境压力和药物毒性的影响（De Angelis et al. 2019；Klein 2009；Sosa et al. 2014）。预转移小生境受到来自活化细胞的多种信号的调节，包括生长因子、细胞因子、趋化因子和外泌体。这里有促进癌细胞存活的缺氧环境。在小生境中休眠的 DTC 无法获得促血管生成活性，并高表达血管生成抑制剂（如血管抑制素、内皮抑素和血小板反应素-1）（Jahanban-Esfahlan et al. 2019 综述）。酸性条件增加了细胞外基质（ECM）的降解并抑制了抗癌免疫反应。TAMs 通过肿瘤衍生的集落刺激因子-1（CSF-1）、血管内皮生长因子（VEGF）、CCL2 和 CXCL12 被大量募集到预转移小生境中，并通过程序性细胞死亡受体 PD/PD-L1 检查点分子抑制宿主对癌细胞的反应。未成熟的 DC 和中性粒细胞作为预转移小生境的组成部分，在抗肿瘤反应的偏转中也起着重要作用（Ingangi et al. 2019 综述）。CAF 在促进 DTC 的作用方面实际上与 CSC 小生境相同（将在专门介绍 CSC 的章节中进行描述）。在预转移小生境中，具有静止或休眠特征的 DTC/CSC 一直在等待来自局部环境的信号将小生境改变为成熟的转移性小生境的那一刻。这些由于炎症而发生改变的小生境可以将 DTC 从休眠中"唤醒"，激活血管生成通路（"血管生成开关"），并启动转移性生长（Jahanban Esfahlan et al. 2019；Ingangi et al. 2019 综述）。转移性小生境的其他成分也负责 DTC 从静止/休眠到转移性生长的调节转换。DTC 的获得干性、自我更新和增殖特性取决于 EMT。ECM 信号介导的休眠抑制剂是 I 型胶原蛋白、纤连蛋白、黏着斑激酶（FAK）/非受体酪氨酸激酶 Src/MEK 通路激活和 aurora 激酶 A（AURKA）。DTC 不仅是转移性小生境成分所发出信号的响应者，而且还能够主动干扰它们。乳腺癌 DTC 被证明可以刺激小生境基质细胞释放 ECM 成分，如骨膜蛋白和肌腱蛋白 C；这反过来又激活了 DTC 中由 Wnt/β-连环蛋白、NANOG 和八聚体结合转录因子 4（Oct4）介导的干性通路，导致了它们的转移生长（Malanchi et al. 2012；Oskarsson et al. 2014）。

休眠有两种形式：肿瘤休眠和细胞休眠。第一种是肿瘤休眠，基于肿瘤增殖和细胞凋亡之间的平衡，主要取决于血管缺陷（"血管生成休眠"）（Hen and Barkan 2019 综述）。血管生成休眠是微小转移瘤的休眠原因之一（Ossowski and Aguirre-Ghiso 2010 综述）。肿瘤能够缓慢增殖，但由于缺乏血管生成因子表达以及血管生成抑制剂的上调，因此是无血管的。基于此原因和持续的细胞凋亡，肿瘤具有稳定的大小（Naumov et al. 2006）。逃避血管生成休眠会触发大转移瘤的生长，这些大转移瘤显示出显著提高的增殖潜力和血管分布。微小转移瘤休眠的另一个原因是增殖和凋亡之间的平衡，这取决于宿主对肿瘤细胞的有效免疫监视。这被称为"免疫休眠"（Shiozawa et al. 2013；Hen and Barkan 2019 综述）。肿瘤免疫休眠问题与癌症免疫平衡状态密切相关。小鼠研究表明，移植到 T 细胞、IFN-γ 和 IL-12 都发生缺陷的小鼠体内的肿瘤生长旺盛，但在重新移植到具有免疫活性的野生型小鼠体内时会被清除掉。但先天 NK 细胞的去除或 NKG2D 和 TRAIL 通路被中和后就没有此效应（Teng et al. 2008 综述）。同样，在接受过继性免疫疗法的小鼠中前列腺癌可长期存活，这种情况下并没有完全清除移植的肿瘤，而是将它们控制在微小肿瘤阶段。在另一项小鼠研究中也观察到了 CD8$^+$ T 细胞和小皮肤肿瘤之间的平衡关系。这些发现表明了适应性 T 效应细胞、IFN-γ 和 IL-12 在控制肿瘤生长中起着重要作用（Teng et al. 2008 综述）。癌症-免疫平衡中的肿瘤在缓慢增殖，死亡细胞的比例较高，并且含有宿主免疫效应细胞（Teng et al. 2008 综述）。临床观察支持肿瘤休眠假说。有研究发现，晚期肺癌复发主要发生在免疫缺陷人群中，并且随免疫力强的供体器官一起移植（未检测到）的小肿瘤在免疫抑制受体中临床症状变得明显（Stewart et al. 1991）。在 39% 的 40～50 岁女性的乳腺和 46% 的 60～70 岁男性的前列腺中发现了临床上"沉默"的小肿瘤，这些肿瘤的发现缘于车祸后死亡的尸检，但这个年龄段只有 1%～1.5% 的人群患有临床上可见的肿瘤（Feldman et al. 1986）。

　　第二种休眠形式称为细胞休眠。大多数休眠的孤立细胞是从各种癌症患者的骨髓中分离出来的，并显示 G0/G1 停滞，p21 和 p27 过表达。有多种已知因素诱导细胞的休眠状态，包括缺氧、饥饿、ECM 成分、细胞应激、信号通路激活或表观遗传调控。暴露于缺氧或饥饿等代谢应激源中的癌细胞容易发生休眠。脂质代谢紊乱、活性氧和氧化 DNA 损伤是 DTC 代谢性休眠的诱因，其抑制因素是线粒体功能障碍和线粒体丝氨酸-β-内酰胺酶样蛋白（LACTB）的活性改变（Jahanban-Esfahlan et al. 2019 综述）。

　　DTC 与转移小生境中 ECM 的异常相互作用可能会触发休眠（Páez et al. 2012；Barkan et al. 2010 综述）。ECM 依赖性休眠的诱导剂包括 kisspeptin 基因 KISS-1、尿激酶受体 u-PAR、细胞因子 TGF-β2、E-选择素、SDF-1/CXCR4、WnT5a、胰岛素生长因子-1（IGF1）/蛋白激酶 B（AKT）通路以及 GTP 结合 RAS 样家族 3 分子（DIRAS3）的表达。KISS-1 的表达抑制了黑色素瘤细胞的运动和增殖。受体 u-PAR 是癌细胞在骨髓中长期存活的关键分子之一。尿激酶纤溶酶原激活物受体（uPAR）、β1-整合素、FAK 和 EGFR 的下调会减少来自 ECM 的增殖信号。长期抑制 uPAR 会激活持久休眠，这已经通过在鳞癌细胞株中抑制 uPAR 的实验而得到了证实。触发休眠的可能机制是 uPAR 介导的 p38 和癌细胞中细胞外信号调节激酶（ERK）之间的不平衡，它激活了内质网（ER）应激样反应（Ranganathan et al. 2006 综述）。p38^高/ERK^低 状态的失衡促进了休眠，而 p38^低/ERK^高 的失衡触发了有丝分裂发生。此外，p38 依赖性的 p53 激活和 c-Jun 抑制，p38/ER 伴侣 BiP/蛋白 R 样 ER 激酶（PERK）通路的激活分别诱导了癌细胞的休眠和静止（Ranganathan et al. 2006）。纤连蛋白和 α5β1 整合素之间的相互作用也依赖于 uPAR，并能够调节 ECM 的功能（Laufs et al. 2006 综述）。在鳞癌和乳腺癌的 DTCs 中已经有人注意到了整合素和黏附信号所转导的信号受损。与 ECM 的相互作用受到干扰也可能触发自噬。在应激状态的卵巢癌细胞中已证实有自噬和休眠的存在（Lu et al. 2008）。

　　Notch 和 Wnt/β-连环蛋白信号对于 CSC 的维持非常重要，它们还控制着 DTC 休眠和增殖之间的平衡。细胞因子 TGF-β2 通过防止癌细胞的细胞黏附而诱导其休眠，在骨髓中高表达。TGF-β 的功能取决于靶器官的类型、其他信号以及癌细胞激活替代细胞通路以利于增殖活性的能力（Bragado et al. 2012）。在肺部，TGF-β 家族的另一个成员，骨形态生成蛋白（BMP）4，促进了乳腺癌细胞的休眠。E-选择素和 SDF-1/CXCR4 通路帮助乳腺癌细胞归巢到骨髓的预转移小生境中。同样，Wnt5a/受体酪氨酸激酶 Ror2（ROR2）/E3 泛素蛋白连接酶（SIAH2）信号参与了诱导骨髓内的前列腺癌休眠。DIRAS3/ERK/AKT 信号通过激活自噬诱导休眠（Allgayer and Aguirre-Ghiso 2008；Mao et al. 2019）。另一些公认的 DTC 休眠诱导剂是：N-钙黏蛋白、Notch、氨肽酶 N（CD13）、BMP7、骨连接蛋白（SPARC）、性别决定区-Ybox-2 转录因子（Sox2）、TANK 结合激酶-1（TBK1）、p53 和配对相关的同源框 1（PRRX1）。在黑色素瘤细胞中有人发现转录因子 HES-1 诱导休眠但阻止细胞衰老和终末分化（Jia et al. 2019；Jiang et al. 2019）。

表观遗传学上调 NR2F1 核受体的表达增加了 NANOG 的表达和染色质抑制，从而促进了乳腺癌和前列腺癌的休眠。进入休眠状态的细胞也在表观遗传学上增加了丝裂原和应激激活激酶 1（MSK1）以及转录因子 PCL1 的表达（Sosa et al. 2015；Gawrzak et al. 2018）。表观遗传调控 DTCs 的另一个例子是休眠 miRNA（称为 DmiRs）。它们在外泌体内从转移性小生境细胞转移到 DTCs 中，从而促进了静止和休眠，以及化学抗性，并可防止细胞凋亡。最知名的 DmiR 是 miR-222/223、miR-34a、miR-190、miR-100-5p、miR-200 和 miR-125b（Almog et al. 2013；Tiram et al. 2016；Watson et al. 2018）。

DTC 的调节也可能通过 DTC 自我播散到原发性肿瘤中的机制而发生，这通常会增加其侵袭性，并可通过内分泌因素引起的诱发肿瘤远处微转移而调节 DTC（Bragado et al. 2012 综述）。后一种机制很有趣，骨桥蛋白因肿瘤激活骨髓来源的细胞而分泌到循环系统中，从而迁移到休眠肿瘤中刺激 CAF 将休眠细胞转变为增殖性恶性细胞（Castaño et al. 2011 综述）。

1.4 肿瘤逃逸机制

1.4.1 抗原呈递机制的破坏，HLA-G 和协同刺激分子

肿瘤相关抗原来源于在癌细胞上过度或异常表达的自身抗原或癌胚抗原、转录后被肿瘤所特异性干扰修饰过的自身抗原以及源自突变、染色体畸变和病毒转化的新抗原（Töpfer et al. 2011 综述）。大多数实体瘤表达自身或修饰的自身抗原，因而中枢或外周耐受使效应 T 细胞不能正确地识别它们。外周耐受性可以通过交叉激活过程得以克服，在此过程中，为了有效刺激效应 T 细胞，DC 需要通过 Toll 样受体（TLR）识别与"危险信号"［病原相关分子模式（PAMP）］相关的抗原。通常，"危险信号"来自微生物；然而，在癌症中，坏死细胞可以传递损伤相关分子模式（DAMPs）信号，包括钙网蛋白和高迁移率族蛋白 1（HMGB1）（Tesniere et al. 2010；Scaffidi et al. 2002）。浆细胞样 DC 上 TLR9 受体的低表达已在头颈部鳞癌中被观察到。在结肠癌患者中，TLR4 功能的丧失导致了无进展生存期变短（Tesniere et al. 2010）。未被"危险信号"激活的 DC 能够在 MHC 分子存在的情况下呈递肿瘤抗原；然而，这一过程会引发交叉耐受机制下的 T 细胞无能和细胞凋亡。在肿瘤患者中的观察揭示了人类白细胞抗原（HLA）的可溶性形式——sHLA 的存在。关于 sHLA 在肿瘤中的浓度的数据并不一致，这取决于肿瘤类型和 HLA 的同种异型。增加、不变或减少的 sHLA 水平已分别在胰腺癌、黑色素瘤和胃癌中被发现。sHLA 可能下调 CTL 和 NK 细胞的活性（Campoli and Ferrone 2008 综述）。肿瘤被效应 T 细胞识别的机制也会被异常的抗原呈递机制所干扰，包括因基因突变、杂合性丢失和转录调控紊乱所导致的 I 类 HLA 抗原的丢失或下调（Töpfer et al. 2011 综述）。这些机制的存在已在食道癌、前列腺癌和肺癌中得到证实。肿瘤不仅能够自发地丢失 HLA 抗原和 TAA，还会在接受过继性 CD8$^+$T 细胞治疗后反应性丢失 HLA 抗原和 TAA。由于 MART-1 和 HLA-A2 分子的表达缺失，最初有效的 HLA-A2 阳性黑色素瘤的 MART-1/MelanA 靶向过继性 T 细胞疗法已被发现对转移和复发性肿瘤无效（Dunn et al. 2004）。在黑色素瘤和结肠癌中，观察到 β2-微球蛋白的突变。肿瘤的特征还在

于抗原肽转运蛋白（TAP）和低分子量多肽（LMP）2 以及 LMP7 免疫蛋白酶体亚基的获得性缺陷（Seliger et al. 2000）。在黑色素瘤和肾癌中，Ⅰ 类 HLA 抗原的表达降低是由 TAP-1 和 TAP-2 的甲基化引起的（Seliger 2008）。干扰素能够上调 HLA 分子，但如果存在 IFN-γ 信号缺陷，例如 Janus 激酶（JAK-1 和 JAK-2）突变可能降低它们的表达。在头颈部鳞癌中，Ⅰ 类 HLA 抗原的下调和抗原加工机制（APM）成员的功能缺陷与低 CD8$^+$ T 细胞浸润、区域淋巴结转移和不良预后相关（Duray et al. 2010 综述）。

尽管存在这些机制，活化的 NK 细胞应当能够识别并杀死 HLA 阴性肿瘤细胞。然而，为了逃避 CTL 和 NK 细胞依赖性攻击，肿瘤细胞在其表面表达免疫调节性非经典Ⅰ 类 HLA 抗原 HLA-G（Campoli and Ferrone 2008 综述）。去甲基化或组蛋白乙酰化等表观遗传变化可能是癌细胞异位表达 HLA-G 的原因。不幸的是，似乎宿主对抗肿瘤的免疫监视启动了 HLA-G，因为产生 IFN 的免疫效应细胞上调了 HLA-G 的表达。此外，肿瘤浸润性免疫细胞也获得了 HLA-G 阳性的表型，它能在肿瘤内部产生强烈的免疫抑制环境。通过与癌细胞和调节细胞上的 HLA-G 接触，并通过细胞吞噬来自 DC 的含有 HLA-G 的膜片段，效应细胞受到抑制并转变为致耐受状态（Urosevic and Dummer 2008 综述）。HLA-G 的几种受体已被鉴定为具有杀伤抑制受体（KIRs）功能，包括 KIR2DL4/p49、免疫球蛋白样转录本（ILT）-2 和 ILT-4，它们被发现在 NK 细胞、T 细胞、B 细胞、淋巴细胞、巨噬细胞和 DC 上表达。因此，HLA-G 不仅能够抑制 NK 细胞的细胞毒性作用，还能调节 DC 的活性，从而抑制 T 细胞反应（Urosevic and Dummer 2008；Sheu and Shih 2007；Pistoia et al. 2007 综述）。通过抑制性 ILT-2 受体，HLA-G 干扰了 T 细胞活化，并降低了 CD3ζ 的磷酸化和 IL-2 的分泌。除了表达膜结合的 HLA-G 外，肿瘤还能够分泌其可溶性形式（sHLA-G），具有很强的全身免疫调节特性。sHLA-G 诱导活化的 CD8$^+$ T 细胞 CTL 进行 Fas 依赖性细胞凋亡并降低 CD4$^+$ T 辅助细胞的活性。膜结合和 sHLA-G 形式均会诱导 Th2 细胞因子（包括 IL-10）的产生，从而以这种方式产生自增强调节环路。HLA-G 也可能存在于从肿瘤扩散到循环中的外泌体中（Urosevic and Dummer 2008）。在已形成的肿瘤内部，有多种因素触发和支持 HLA-G 表达，包括缺氧（通过 HIF-1α）、慢性炎症（通过活化 B 细胞的核因子 kappa 轻链增强子 NF-κB）和免疫抑制性 IL-10（Duechler and Wilczyński 2010 综述）。NF-κB 转录因子的激活剂还刺激从癌细胞上脱落的 sHLA-G（Mouillot et al. 2007；Urosevic and Dummer 2003）。多种癌症都证实了有 HLA-G 分子的存在，尤其是那些与炎症相关的癌症（Urosevic and Dummer 2008）。sHLA-G 的浓度与肿瘤大小相关。除 HLA-G 外，一些其他非经典 HLA 分子如 HLA-E 和 HLA-F 已在肿瘤（包括肺癌）中得到描述，它们的表达提示预后不良。HLA-E 通过 CD94/NKG2AKIR 向淋巴细胞施加额外的抑制信号，而 HLA-G 对该分子具有稳定作用（Mouillot et al. 2007；Urosevic and Dummer 2003）。

NKG2D（自然杀伤细胞群 2 成员 D）受体在 NK 细胞和一些 T 细胞（包括活化的 CD8$^+$ T 细胞和一些 CD4$^+$ T 细胞、γ/δT 和 NKT 细胞）表面表达。人类 NKG2D 配体包含Ⅰ 类 MHC 相关链（MICA 和 MICB）和 UL16 结合蛋白家族（ULBP）成员。NKG2D 的配体在癌症转化过程中的炎症、应激刺激和 DNA 损伤时在组织中被诱导表达（Campoli and Ferrone 2008 综述）。肿瘤能够通过多种机制干扰 NKG2D 受体对表面配体的识别（Raulet 2003）。首先，NKG2D 配体的持续过表达导致 NKG2D 表达下调。此外，通过产生 TGF-β，癌症可以直接下调 NKG2D 的表达（Coudert et al. 2005）。从癌细胞释放的可溶性 MIC 分子可通过下调激活的 NKG2D 受体、天然细胞毒性受体 NKp44 以及趋化因子受体 CCR7 和 CXCR1，进一步干扰 CTL 和 NK 细胞的细胞毒性作用。在 NKG2D 缺陷小鼠身上研究的前列腺癌模型表明，与野生型动物的肿瘤相比，NKG2D 配体高表达的肿瘤呈现更具侵袭性的生长。在人类结直肠肿瘤中已观察到了 NKG2D 配体的表达，但在不同的肿瘤类型之间有所不同，并且在更晚期的肿瘤中越来越少。其高表达与存活率的改善和 NK 细胞浸润相关（McGilvray et al. 2009）。

转移启动 T 细胞反应所需的正信号或负信号的共刺激分子要么属于经典 B7 家族（CD80、CD86），要么属于包含 B7-H2、B7-H3 和 B7-H4 的 B7 同系物家族，抑或是其他一些家族。肿瘤细胞表面缺乏经典的共刺激分子 CD80 和 CD86 会使识别Ⅱ类 HLA 抗原的 CD4＋T 淋巴细胞无能（Byrne and Halliday 2003）。最近，B7-H4 同系物为 T 细胞激活传递的负信号，值得更多关注，因为它在癌症患者的肿瘤和免疫细胞上都很丰富（He et al. 2011 综述）。B7-H4 分子通过阻止细胞周期抑制 $CD4^+$ T 细胞和 $CD8^+$ T 细胞的活化、增殖和克隆扩增，以及刺激性细胞因子 IL-2 和 IFN-γ 的分泌。迄今为止，B7-H4 的表达已在多种实体瘤中得到证实，包括结肠癌、前列腺癌、肺癌、胃癌、卵巢癌、胰腺癌、子宫癌和黑色素瘤（He et al. 2011 综述）。据报道，Treg 诱导 DC 和 TAM 表面的 B7-H4 分子，在那里它作为 T 细胞活化和细胞毒性的抑制剂发挥作用（Palucka et al. 2011 综述）。此外，B7-H4 介导了对中性粒细胞生长的抑制作用。除了对免疫系统功能的调节作用外，B7-H4 还通过增强增殖、迁移和侵袭力以及保护癌细胞免于凋亡来影响肿瘤发生，如卵巢癌小鼠模型所示（Cheng et al. 2009）。在卵巢癌中，B7-H4 的表达和可溶性 B7-H4 的水平与肿瘤分期、病理类型和患者的不良预后相关（He et al. 2011 综述）。在乳腺癌中，B7-H4 的过度表达与阴性受体状态和 HER-2/neu 阳性有关。在膀胱癌中，B7-H4 促进 EMT 和 NF-κB 信号通路。另一组作为免疫反应下调剂的共刺激蛋白（即所谓的检查点蛋白）是细胞毒性 T 淋巴细胞相关抗原 4（CTLA-4）和程序性细胞死亡受体 1（PD-1）。两者都显示出免疫抑制活性并抑制过度的免疫反应，因此具有促肿瘤的特性。CTLA-4 通过与 CD80 或 CD86 分子结合来调节 T 细胞的启动和激活。PD-1 调节抗原引发的 T 效应细胞的活性（Gaillard et al. 2016），并通过与其配体之一（PD-L1；B7-H1）或 PD-2 配体-2（PD-L2；B2-DC）结合来发挥作用。PD-1 通过抑制 T 细胞受体下游信号转导来抑制 T 细胞活性。它还能增强 Treg 增殖及其抑制活性，并抑制 B 细胞和 NK 细胞活性（Francisco et al. 2009）。在肿瘤环境中，PD-L1 的过表达可能是由致癌信号通路的活性引起的。肿瘤能够利用 PD-1/PD-L1 通路逃避宿主免疫监视。PD-L1 配体的表达在许多癌症中都有描述，包括肾癌、胃癌、膀胱癌、乳腺癌和肺癌，并且都与不良预后相关（McDermott and Atkins 2013；Wang et al. 2016）。与良性/交界性肿瘤相比，PD-L1 在恶性肿瘤中呈现出了更高的表达（Maine et al. 2014）。在晚期卵巢癌中，TIL 在肿瘤内部大量存在；然而，它们经常表达 PD-1 分子并且似乎在功能上无能。在侵袭性肾癌中也观察到了可溶性形式的 PD-L1。PD-1/PD-L1 通路的阻断导致肿瘤中 T $CD8^+$ $CD4^-$ $CD45^{RO+}$ 效应性记忆淋巴细胞、B 淋巴细胞和 MDSC 的频率增加（Ribas et al. 2016）。

1.4.2 肿瘤浸润淋巴细胞与免疫逃逸

肿瘤浸润淋巴细胞是免疫细胞的异质群体，在肿瘤环境中存在免疫调节条件后，它们在大多数情况下获得免疫抑制或调节表型，并至少部分失去抗肿瘤效应细胞活性。TIL 的组成和激活状态取决于肿瘤环境中来自癌症和免疫细胞的趋化因子和细胞因子的表达。

$CD8^+$ T 效应细胞在 TIL 群体中被认为是卵巢癌具有良好预后的标志（Curiel et al. 2004b）；

然而，有人认为 CD8$^+$ T 细胞/Treg 比率升高可能是良好预后的更好指标。在几种肿瘤中已证实了能够识别肿瘤相关抗原的 CD8$^+$ T 效应细胞的存在。在黑色素瘤患者中，外周血和区域淋巴结中存在对 melanA/MART-1 癌抗原有反应的 CD8$^+$ T 效应细胞，其中大部分属于初始 CD28$^+$ CD45RA^{高} T 细胞群。其余的 melanA/MART-1 反应性 CD8$^+$ T 效应细胞属于记忆 T 细胞，并且在肿瘤内部尤其丰富。在结直肠癌中也有类似的观测结果（Hamann et al. 1997）。然而，介导的抗肿瘤反应的 CD8$^+$ T 细胞在乳腺癌患者的外周血中并不总是被发现，并且它与从同一患者的骨髓中分离的 T 细胞不同（Nagorsen et al. 2003 综述）。似乎无论是否具有效应表型，T 细胞都可能在体内对某些肿瘤抗原无反应，这可能是由抑制环境和抗原的异源免疫原性引起的。此外，不同的调节机制可能参与控制 TIL 在不同肿瘤部位中的功能。在卵巢癌中，上皮内 CD8$^+$ T 淋巴细胞密度增加与更好的预后相关，而间质 CD8$^+$ T 细胞浸润的强度并不具有这种相关性。在包括卵巢癌在内的几种肿瘤中，肿瘤和腹水中存在的许多调节性细胞因子，包括 IL-10、TGF-β、肿瘤坏死因子-α（TNF-α）和 VEGF，表现出对效应 TIL 具有免疫抑制作用（Bamias et al. 2008）。在肿瘤内部，效应性 TIL 功能受损，表现为 CD3ζ 链下调、激活抗原（CD25、CD69 和 HLA-DR）的增殖和表达减少以及刺激性细胞因子（如 IL-2、IL-4 和 IFN-γ）的分泌减少（Chen et al. 1999b；Santin et al. 2001；Frey and Monu 2006 综述）。效应 TIL 抑制的机制还包括诱导耐受型浆细胞样 DCs、B7-H4$^+$ 巨噬细胞、TAMs 和 MDSCs（Piver et al. 1984；Serafini et al. 2004）。肿瘤细胞表达半乳糖凝集素是效应 TIL 抑制的另一种机制。半乳糖凝集素是与 β-半乳糖苷具有相同识别结构域的蛋白质，参与细胞的增殖、黏附、迁移、凋亡和血管生成。在人类黑色素瘤中，半乳糖凝集素 3 的表达虽然并非在每个肿瘤中都能观察到，但它与 TIL 的凋亡相关。半乳糖凝集素 1（galectin-1，Gal-1）在肿瘤细胞及其间质中的表达与恶性肿瘤和不良预后相关。Gal-1 在癌细胞周围基质和肿瘤穿透血管内皮中的表达保护了肿瘤免受宿主免疫反应的伤害。Gal-1 在头颈部鳞癌中的表达与 T 效应细胞浸润呈负相关，而黑色素瘤中 Gal-1 活性的阻断会导致肿瘤体积减小和更丰富的 T 细胞浸润（Camby et al. 2006 综述）。另一种具有负面影响效应细胞功能的免疫调节分子是吲哚胺 2,3-双加氧酶（IDO），它在多种癌症中都有表达。IDO 在结直肠癌、卵巢癌和子宫内膜癌中的过度表达会影响 CD3$^+$ T 细胞、CD8$^+$ T 细胞和 CD57$^+$ NK 细胞对肿瘤的浸润。在大多数实体瘤病例中，IDO 的过度表达与 Treg 浸润的丰度、肿瘤向区域淋巴结和远处部位的转移，以及短期无进展生存期和总生存期相关，并且特异存在于晚期肿瘤中（Godin-Ethier et al. 2011 综述）。然而，在不同的条件下和某些肿瘤类型中，效应 TIL 的浸润可能比在其他大多数癌症中更为活跃。肿瘤过表达趋化因子 CCL2、CCL5、CXCL9 和 CCL22 以及活化细胞因子 IL-2 和 IFNγ，并伴随低浓度的 VEGF，肿瘤被更多数量的 T 细胞所浸润（Bamias et al. 2008）。TIL 效应细胞的无反应状态不是永久性的，因为在肿瘤环境外测试的细胞呈现条件性表达激活标记（HLA-DR）和共刺激分子（CD28、CD80 和 CD86），并显示出对培养的卵巢癌细胞有细胞毒性作用（Santin et al. 2001；Freedman et al. 2004）。在癌症患者中，不仅 TIL，外周血淋巴细胞（PBLs）也可能出现功能受损。有人注意到卵巢癌患者 PBLs 中 JAK3、信号转导和转录激活因子（STAT）3 以及 CD3-zeta 信号分子的功能障碍和下调（Klink et al. 2012a）。

CD4$^+$ CD25$^+$ Foxp3$^+$ 调节性 T 细胞是促进肿瘤逃逸并使癌症患者预后不良的最重要细胞之一。癌症患者外周血、淋巴结和脾脏中 Treg 数量的增加已被反复注意到（Wilczynski et al. 2008 综述）。与这些观察结果一致的是，胃癌和食道癌患者的外周血循环中自然

Treg 数量增加。肿瘤浸润性 Treg 群体也存在于肿瘤内部，与疾病的早期相比，在晚期肿瘤中数量更为丰富，并且在某些肿瘤中它是一个不良结果的预测因子（Curiel et al. 2004）。在包括肺癌、胰腺癌、乳腺癌、肝癌、卵巢癌、胃肠道癌和头颈癌在内的多种实体瘤中已观察到了 Treg 的积累（Töpfer et al. 2011 综述）。似乎 Treg 的扩增包括自然循环和局部诱导的 Treg 群（Janikashvili et al. 2011 综述）。肿瘤源性 TGF-β 与 Treg 在胃癌中的浸润强度相关，并且它是局部初始 $CD4^+CD25^-$ T 细胞分化为 Treg 细胞群体的诱导剂。在包括乳腺癌、胃癌和黑色素瘤在内的多种肿瘤中，Treg 向肿瘤部位的募集受 CCR4 吸引的调节，该吸引由癌细胞、巨噬细胞和 DC 分泌的 CCL22 或 CCL17 所诱导（Amedei et al. 2012；Janikashvili et al. 2011 综述）。吸引的方式可能会影响 Treg 的激活状态。Treg 上调的最重要因素之一是癌细胞和骨髓 DC 表达的 IDO。IDO 的表达与卵巢癌的不良临床结果相关（Cannon et al. 2011；Sharma et al. 2009；Inaba et al. 2009）。同样，TGF-β 分泌水平升高的肿瘤的特征是 Treg 浸润增加，$CD8^+$ T 细胞和 $CD4^+CD25^-$ T 效应细胞活性受到干扰，这可以由 IL-2、IFN-γ 和 TNF-α 的低分泌水平所证明（Curiel et al. 2004）。TGF-β 的有效来源还有肿瘤内未成熟的 DC。TGF-β 在 T 细胞中诱导细胞内 Smad-2 和 Smad-3 信号通路以及 STAT 3 和 STAT 5 激活，从而导致它们转变为 Treg 表型。Treg 扩增的另一个调节因素是 T 细胞 CTLA-4 和糖皮质激素诱导的肿瘤坏死因子受体（GITR）与 DC 上相应配体的相互作用，以及 T 细胞上的 PD-1 与 DC 和 TAM 上表达的 B7-H1 之间的相互作用（Janikashvili et al. 2011 综述）。免疫调节性 Treg 可以有效抑制宿主基于细胞毒性效应细胞（如 $CD8^+$ 淋巴细胞、NK 细胞、NKT 细胞和抗原特异性 $CD4^+CD25^-$ T 淋巴细胞）对癌症的作用，并且可以反过来阻断 DC 的成熟。在体外培养的人类细胞中进行的研究表明，通过用膜结合的 TGF-β 阻断 NK 细胞上的 NKG2D 受体，Treg 能够抑制 NK 细胞活性和 IFN-γ 分泌。循环的 NK 细胞数量降低和 NK 细胞上 NKG2D 表达下调都是结肠癌患者的不良预后因素（Ghiringhelli et al. 2005a）。还有人发现 $CCR4^+$ Treg 利用半乳糖凝集素 1 使转移性乳腺癌中的 NK 细胞失活。Treg 还可以上调 DC 上 B7-H3 和 B7-H4 免疫抑制分子的表达，这有助于抑制 DC 介导的 T 效应细胞活性（Janikashvili et al. 2011 综述）。小鼠研究表明，Treg 能够损害 DC 上共刺激分子 CD80、CD86 和 CD40 的表达以及促炎分子 IL-12 和 TNF-α 的分泌。Treg 介导的 DC 抗原呈递功能的抑制依赖于 TGF-β 和 IL-10 的分泌。Treg 与 MDSC 密切合作以促进肿瘤生长；但是，它们可能扮演不同的角色。当宿主抗肿瘤防御仍然有效时，Treg 可能在增殖和转移的早期阶段保护肿瘤，而 MDSC 会促进肿瘤的进展并诱导系统性抑制（Biragyn and Longo 2012 综述）。糖皮质激素诱导的肿瘤坏死因子受体 GITR 因其在逆转小鼠 Treg 的免疫抑制效应方面的作用而被发现。GITR 在 Treg 中的表达已得到证实，它在 $CD4^+$ T 细胞和 $CD8^+$ T 细胞中以低水平表达，其作用是通过与 GITR-配体（GITR-L）结合来介导的。胃肠道肿瘤细胞系有 GITR-L 的表达。GITR/GITR-L 信号下调 CD40、CD54 和上皮细胞黏附分子（EpCAM），并诱导肿瘤细胞分泌 TGF-β。癌细胞对 GITR-L 的组成型表达降低了抗肿瘤的 NK 细胞活性（Baltz et al. 2007）。独立于它们对肿瘤宿主免疫的不利影响，Treg 在某些情况下发挥积极作用。机体识别肠道细菌后触发和激活的 Treg 可以通过下调炎症来降低胃肠道肿瘤的风险（Erdman et al. 2010）。在家族性卵巢癌中，高 Treg 密度与更好的预后相关的观察结果在临床上得到验证，即携带 BRCA 突变的家族性卵巢癌患者有更好的结果，尽管他们的肿瘤通常更具侵袭性（Mhawech-Fauceglia et al. 2013）。

Tr1T 淋巴细胞代表另一群在未成熟 DC 刺激下生成的产生 IL-10 的调节性细胞。Tr1 细胞特异性分泌的细胞因子谱包括 IL-10、TGF-β 和少量 IFNγ。1 型调节性 T 细胞（Tr1 细胞）的可能病理学作用和不利结果在不同类型肿瘤的研究中得到了证实（Moore et al. 2001）。结果表明，由环加氧酶（COX）2 诱发的 Tr1 细胞与抑制 DC 成熟有关，并促进了头颈部鳞状细胞癌的生长。此外，小鼠模型显示 IL-10 敲除或 Tr1 耗尽的小鼠表现出更高的抗肿瘤免疫力。与 Tr1 细胞分泌的细胞因子谱相似的调节性 T 细胞群组成了 Th3 细胞。除了 TGF-β和 IL-10，它们还能产生 IL-4（MacDonald 1998）。小鼠研究记录了 Tr1/Th3 浸润对 B16 黑色素瘤进展的重要性，其中将黑色素瘤细胞接种到小鼠体内导致了 Tr1/Th3 细胞扩增，抑制了 CD8⁺ T 细胞和 NK 细胞的细胞毒性反应（Seo et al. 2002）。

CD4⁺ Th17 细胞是参与肿瘤内免疫调节机制的另一个淋巴细胞群，在受到 IL-23 刺激后产生 IL-17（Castellino and Germain 2006；Steinman 2007；Bi et al. 2007）。在小鼠模型中，Th17 细胞促进了移植到裸鼠体内的宫颈癌的生长。在几种实体瘤中也发现了 Th17 淋巴细胞数量增加，包括黑色素瘤、乳腺癌、结肠癌和肝细胞癌，其中一些具有不良预后因素。同样，在胃癌患者中也观察到了外周血 Th17 淋巴细胞数量增加。在大多数晚期病例中，Th17细胞大量存在于肿瘤引流淋巴结中（Amedei et al. 2012 综述）。已在卵巢癌 TIL 中鉴定出大量 Th17 细胞，并且在上皮性卵巢癌（EOC）患者的血清和腹水中持续检测到了 IL-17（Su et al. 2010）。肿瘤细胞、癌症相关成纤维细胞、TAM、T 细胞和抗原呈递细胞（APC）产生炎性细胞因子（IL-1β、IL-6、IL-23、TNF-α），促进了 Th17 细胞在肿瘤环境中的扩增。Th17 在卵巢癌小鼠模型中的上调表达取决于癌细胞分泌的 TNF-α。与这一观察结果相一致，抗 TNF 抗体治疗降低了 EOC 患者的血清 IL-17 水平。还有研究显示 Th17 细胞被肿瘤和 CAF衍生的趋化因子单核细胞趋化蛋白-1（MCP-1 和 CCL2）以及调节激活正常 T 细胞表达和分泌的细胞因子（RANTES-CCL5）所趋化。TAM 可以通过产生炎性细胞因子参与 Th17 的扩增。Th17 细胞促进肿瘤生长的作用可能是基于它们的血管生成能力（Numasaki et al. 2003；Amedei et al. 2012 综述）。然而，关于 Th17 细胞和 IL-17 作用的研究尚无定论，因为有研究发现它们在促进和排斥肿瘤方面的功能不明确（Langowski et al. 2006；Numasaki et al. 2003；Bettelli et al. 2006），分泌 IFN-γ 和 IL-17 的 Th17 细胞能够上调 CXCL9 和 CXCL10 趋化因子，从而导致 NK 细胞和 T 细胞毒性细胞的趋化（Kryczek et al. 2009）。在卵巢癌和前列腺癌中观察到 Th17 细胞在抵抗肿瘤进展方面有保护作用，并且在接受单克隆抗体治疗的乳腺癌和转移性黑色素瘤患者中，Th17 细胞的数量增加（Amedei et al. 2012 综述）。

自然杀伤 T 淋巴细胞表达 T 细胞受体和 NK 细胞的受体特征。两个 NKT 细胞亚群依赖于不变 Vα14Jα18T 细胞受体（TCR）Vβ 链的存在（NKT Ⅰ）或缺失（NKT Ⅱ）是否已被识别，并且发现虽然 NKT Ⅰ 细胞介导肿瘤排斥，但 NKT Ⅱ 细胞允许其生长（Terabe and Berzofsky 2008 综述）。NKT Ⅰ 细胞的数量及其对 α-半乳糖苷神经酰胺（NKT 细胞的 α-GalCer 特异性激活剂）刺激的反应性在实体癌中均降低，它们的增殖活性和 IFN-γ 产生能力也降低（Terabe and Berzofsky 2008 综述）。头颈部鳞癌中的循环 NKT Ⅰ 细胞数量降低是生存不良的独立预测因子，而结直肠癌中高 Vα24⁺ NKT Ⅰ 细胞浸润与无进展生存期和总生存期的良好预后相关。NKT Ⅱ 细胞促进肿瘤的作用在肾细胞癌和纤维肉瘤小鼠模型中得到了证实；然而，研究表明，NKT Ⅱ 细胞显示的抑制程度可能因不同的肿瘤而异（Crowe et al. 2002）。肿瘤内的 NKT 细胞处于多个调节网络之中。其中之一可能是通过直接的细胞间相互作用或通过中间的无能浆细胞样 DC 来抵消 NKT Ⅰ 和 NKT Ⅱ 细胞的功能。在小鼠模型呈现的另一个网络中，Treg 似乎减少了 NKT Ⅰ 细胞的数量、增殖和细胞因子分泌。活化的

NKT Ⅰ细胞显示可产生 IFN-γ 和 IL-2，它们与 APC 分泌的 IL-12 一起活化 NK 细胞 (Eberl and MacDonald 2000)。它们还通过上调共刺激分子、Ⅱ类 MHC 的表达和 IL-12 分泌来诱导 DC 的成熟。另一方面，黑色素瘤和肾癌外周血中的髓源树突状细胞 (MDC) 诱导了由 TGF-β 和 IL-10 介导的 NKT Ⅰ细胞的可逆性功能障碍。抑制性 NKT Ⅱ细胞活性取决于 IL-13 的功能，IL-13 可促进 M2 型巨噬细胞的扩增，并刺激 IL-13 受体阳性 Gr-1$^+$CD11b$^+$ MDSC 细胞分泌 TGF-β，从而抑制了 CD8$^+$ T 效应细胞 (Terabe and Berzofsky 2008)。

B 淋巴细胞是异质细胞群，根据最近的研究，其具有促肿瘤调节活性。它们可以调节免疫反应的抑制，因为 B 淋巴细胞的丢失或失活会减少 Treg 和 MDSC 的数量 (Biragyn and Longo 2012 综述)。B 细胞产生的免疫球蛋白会引发免疫复合物的产生，从而引发 FcR- 和补体依赖性慢性炎症，从而促进癌症发生 (de Visser et al. 2005)。肿瘤浸润 B 细胞产生淋巴毒素 α/β，通过激活前列腺癌细胞中的 STAT3 维持其生长。此外，免疫球蛋白可以作为免疫抑制性 TGF-β 的载体。B 淋巴细胞还通过 IL-10 刺激巨噬细胞的 M2 型极化并诱导 T 细胞无能，尤其是在晚期肿瘤的情况下。它们还可以影响 Th1/Th2 平衡 (Biragyn and Longo 2012 综述)。B 细胞缺陷小鼠被证明对包括结肠癌和某些类型的黑色素瘤在内的同系肿瘤具有抵抗力，而部分 B 细胞耗竭与结直肠癌小鼠模型中的肿瘤生长减少相关 (DeNardo et al. 2010 综述)。然而，B 细胞的确切作用似乎取决于所研究的 B 细胞亚群、肿瘤类型和内部特定的免疫情况，同源小鼠黑色素瘤模型中耗竭 B 细胞增强的肿瘤生长和转移也是如此 (Schreiber et al. 2000)。一些具有免疫调节特性并被称为 Breg 的 B 淋巴细胞群已被描述。对乳腺癌的肺转移的研究结果已经提示了 Breg 在癌症中的可能作用。Breg 的病理学特征是表型类似于未成熟的 B2 细胞，具有高 CD25、CD81 和 B7-H1 表达。它们的抑制活性不是基于 IL-10 的分泌，而是基于产生 TGF-β 的 Treg 的生成。Breg 样细胞已可以从体外培养的乳腺癌、卵巢癌和结肠癌细胞的培养基处理的 B 细胞中生成 (Olkhanud et al. 2011)。

1.4.3 肿瘤相关髓系细胞的免疫调节功能

肿瘤相关髓系细胞 (TAMC) 构成常见髓系谱系的异质细胞群，包括至少四种细胞亚群：MDSC、TAM、肿瘤相关中性粒细胞 (TAN) 和称为 TEM 的表达内皮激酶 2 (Tie-2) 的血管生成单核细胞/巨噬细胞 (Sica et al. 2012 综述)。

髓源性抑制细胞 MDSC 在小鼠中以 CD11b$^+$/Gr-1$^+$ 表型 (单核细胞 Ly6C$^+$ 或粒细胞 Ly6G$^+$) 为特征，是一种多功能的骨髓源性细胞群，参与宿主抗癌免疫反应的免疫抑制，其功能与慢性炎症和肿瘤进展机制相关联 (Bennaceur et al. 2009)。在人类中，MDSC 的特征是 CD14$^-$CD11b$^+$ 细胞或 CD33$^+$ 细胞，它们缺乏成熟骨髓或淋巴标记物的表达 (Serafini et al. 2006；Nagaraj and Gabrilovich 2008)。然而，在人类中，MDSC 的精确表型似乎取决于肿瘤类型 (Sica et al. 2012 综述)。与小鼠中类似，人类 MDSC 也可能属于单核细胞或粒细胞系。单核细胞 M-MDSC 能够分化为巨噬细胞和成熟 DC，并通过一氧化氮 (NO)、抑制性细胞因子和精氨酸酶 1 (ARG1) 发挥其调节作用。粒细胞 G-MDSC 通过直接的细胞间接触和活性氧中间体 (ROI)/活性氮 (RNS) 抑制免疫反应 (Sica et al. 2012 综述)。MDSC 细胞在脾脏中很少见，在淋巴结中几乎不存在；然而，在存在肿瘤的情况下，它们会扩增并开始大量存在于脾脏、淋巴结、肿瘤部位和恶性腹水中 (Serafini et al. 2006；Nagaraj and Gabrilovich 2008)。受体 CCR2、补体的 C5a 成分和炎性 S-100 蛋白负责将 MDSC 化学吸引到肿瘤中 (Sica et al. 2012 综述)。这种独特的细胞群具有共同特征，即以抗原特异性和非特异性方式抑制由 CD8$^+$ T 细胞 CTL、NK 细胞和 NKT 细胞介导的宿主抗肿瘤反应并阻断 DCs 成熟（Serafini et al. 2006）。MDSC 的多效性作用是通过产生 ARG1 和 ROI/RNS（Serafini et al. 2006；Rodriguez and Ochoa 2006；Kusmartsev and Gabrilovich 2006）、抑制 CD8$^+$ T 细胞 CTL、诱导 CD4$^+$ CD25$^+$ Foxp3$^+$ Treg 细胞来介导的，并通过分泌 IL-10 和阻断巨噬细胞衍生的 IL-12 产生来促进偏向 Th2 的环境（Sinha et al. 2007a）。肿瘤细胞可通过分泌粒细胞-巨噬细胞集落刺激因子（GM-CSF）、巨噬细胞集落刺激因子（M-CSF）、IL-6、VEGF 和前列腺素 E2（PGE2）来参与 MDSC 的分化（Gabrilovich and Nagaraj 2009）。细胞因子 IL-1β、IL-6 和 PGE$_2$ 提高了 MDSC 的积累和抑制活性（Bunt et al. 2006；Sinha et al. 2007b）。在肿瘤部位，MDSC 的主要活性是基于由 NO 和 ARG1 所介导的对免疫效应细胞的非特异性抑制。NO 通过干扰细胞内 JAK3 和 STAT 5 通路、诱导 T 细胞凋亡和下调 II 类 MHC 表达来抑制 T 效应细胞。ARG1 活性耗尽了精氨酸并导致 CD3ζ 链的翻译阻断。在外周淋巴器官中，MDSC 通过在细胞间直接接触期间产生的 ROI/RNS 来抑制 T 细胞（Nagaraj and Gabrilovich 2008）。MDSC 对 CD8$^+$ T 细胞 CTLs 的作用可能是基于过氧亚硝酸盐引起的 TCR 结合活性的改变（Nagaraj et al. 2007）。高过氧亚硝酸盐浓度与免疫抑制之间的相关性已在多种癌症中得到证实，包括胰腺癌、头颈癌、乳腺癌、间皮瘤和黑色素瘤（Nagaraj and Gabrilovich 2008）。MDSC 抑制的 CD8$^+$ T 细胞无法分泌 IFN-γ 和 IL-2，也无法杀死靶细胞（Kusmartsev et al. 2005）。还有人发现 MDSC 通过耗尽对 T 细胞活化必不可少的半胱氨酸来抑制 T 细胞。此外，它们能够下调 T 细胞上的 CD62L 选择素表达，从而减少其向区域淋巴结的迁移（Srivastava et al. 2012 综述）。骨髓来源的抑制细胞也能够诱导肿瘤突变，从而增加肿瘤转移的可能性（Bennaceur et al. 2009）。通过产生 IL-10，MDSC 还可以将 TAM 的功能转变为促肿瘤 M2 型活性（Sinha et al. 2007a）。它们通过表达金属蛋白酶和增加 VEGF 的生物利用度来促进新血管的形成（Murdoch et al. 2008）。循环 MDSC 可以在缺氧肿瘤环境中分化为 Gr1-F4/80$^+$ 巨噬细胞（Kusmartsev and Gabrilovich 2006）。MDSC 的扩增和功能激活受 NF-κB 调节，因为有人发现对 MDSC 募集到胃癌中至关重要的 IL-1β 信号转导依赖于 NF-κB。STAT 系统也调节 MDSC 的功能。STAT1 负责 MDSC 的干扰素依赖性激活，STAT5 参与 MDSC 的存活（Sica et al. 2012 综述）。

　　巨噬细胞是主要的免疫细胞群之一，负责肿瘤排斥亦或是促进（Ostrand-Rosenberg 2008；Sica et al. 2008；Siveen and Kuttan 2009），但它们的功能取决于它们被激活的方式。有两群巨噬细胞：第一群是来自胚胎卵黄囊的组织驻留巨噬细胞，第二群是从骨髓单核细胞中募集的浸润性巨噬细胞。在肿瘤微环境中，它们被转化为 TAM（肿瘤相关巨噬细胞）。IFNγ、GM-CSF、TNF-α、脂多糖（LPS）或其他 Toll 样受体配体的存在将它们的活性转变为所谓的 M1 表型谱系，但当受到 IL-4、IL-10、IL-13 或 TGF-β 的刺激时会导致产生 M2 表型（Mills et al. 2000）。小鼠乳腺癌模型中的肿瘤 MDSC 显示出有助于 TAM 的 M2 转换，类似于癌症相关的成纤维细胞（Sica et al. 2012 综述）。已证明 CD4$^+$ T 淋巴细胞通过分泌 IL-4 和 IL-13 刺激了 M2 型 TAM，增强了腺癌的转移能力（DeNardo et al. 2010）。B 淋巴细胞还通过刺激驻留骨髓细胞上的 Fcγ 受体，参与将 TAMs 转变为 M2 表型。将巨噬细胞分化为 M2 型的另外几个信号也已被确定，包括激素、生长因子和细菌产物（Sica et al. 2012 综述）。然而，似乎 M1 和 M2 表型的极化在某种程度上是主观人为的，代表了极值分化状态，而许多细胞功能是 M1/M2 表型的混合体，平衡略微偏向 M1 或 M2 型（Mantovani et al. 2002）。肿瘤环境中存在的不同信号可能是巨噬细胞异质激活的来源，导致了巨噬细胞中基因激活的不同模式。已在肿瘤中鉴定出了同时具有 M1 和 M2 表型的巨噬细胞（Sica et al. 2012 综述）。M1 型巨噬细胞可通过产生 Th1 细胞因子和刺激 CD8$^+$ T 细胞 CTL 有效地破坏肿瘤细胞（Ostrand-Rosenberg 2008）。相反，M2 型巨噬细胞主要产生 IL-6、IL-10、TGF-β 和 VEGF，APC 能力差。M2 型巨噬细胞将炎症调节至慢性期并刺激组织愈合和重塑以及血管生成。该细胞亚群构成了 TAM 的绝大部分，它们在肿瘤进展中发挥着不利作用（Ostrand-Rosenberg 2008；Sica et al. 2008）。小鼠研究证实了 M2 型 TAM 在肿瘤进展中的重要性。包含 Src 同源结构域 2 的肌醇 5-磷酸酶-1（SHIP1）基因缺陷的小鼠可表现为自发产生 M2 型巨噬细胞，它已被证明体内移植肿瘤时生长速率增加。相比之下，无法进行 M2 极化的 NF-κB p50 缺陷小鼠对移植肿瘤表现出抗性。研究表明，大多数侵袭性生长的肿瘤被大量 TAM 浸润。巨噬细胞向肿瘤中的募集受 Th2 细胞因子、趋化因子（Sica et al. 2008；Mantovani et al. 2006；Ben-Baruch 2006）、尿激酶纤溶酶原激活剂（uPa）、微生物防御素和缺氧的调节。一些趋化因子在多种肿瘤中具有普遍性，而另一些则由某些专门肿瘤类型分泌，如前列腺癌和胃癌中的 uPa 和防御素（Sica et al. 2012 综述）。CSF-1 和 TGF-β 被认为在将巨噬细胞募集到肿瘤中起重要作用，是主要的细胞因子。它们都在实体瘤表面组成型表达（Wojtowicz-Praga 2003），与 TAM 浸润的强度和患者的不良预后相关（Sapi 2004）。有人发现趋化因子 CCL2（MCP-1）和 CCL5 以及 RANTES 主要由实体瘤表达（Zhou et al. 2004）。它们的过度表达与肿瘤内 TAM 的含量以及较差的存活率相关。它们还被证明可以调节外周血单核细胞向肿瘤中的迁移。在肿瘤衍生的 M-CSF 作用下，募集的单核细胞分化为巨噬细胞。高 M-CSF 产量与卵巢癌、乳腺癌和子宫内膜癌的不良预后相关（Allavena and Mantovani 2012 综述）。慢性炎症被认为是致癌作用的重要组成部分，受 TAM 调节，TAM 由肿瘤衍生的炎性细胞因子（TNF-α）触发，坏死肿瘤组织的成分依次分泌炎性趋化因子（CCL2、CXCL1、CXCL8、CXCL12）、IL-6 和 TNF-α，产生一个自我增强的回路。TAM 分泌的 IL-6 在刺激癌细胞和基质细胞方面起着重要作用。它激活肿瘤细胞中的 STAT3 通路，使它们更具增殖和抗凋亡能力（Allavena and Mantovani 2012 综述）。TAM 的数量与肿瘤的进展相关。高级别卵巢肿瘤的特征是含有更丰富的 CD68$^+$ 和 CD163$^+$ TAM 群，并且 CD68$^+$ 巨噬细胞和 Treg 之间有相关性，表明了这两个群体之间存在调控层面的协作（Mhawech-Fauceglia et al. 2013）。TAM 也是卵巢癌患者腹水中最丰富的单核细胞群，它们通过分泌 IL-10 和 TGF-β 来抑制 T 效应细胞（Gordon and Freedman 2006）。实体瘤内部的缺氧环境是巨噬细胞的另一种吸引物。厌氧条件会增加内皮素 2（ET-2）和 VEGF 以及趋化因子 CXCL12 和受体 CXCR4 的表达，这会刺激巨噬细胞募集到肿瘤缺氧区域（Raghunand et al. 2003）。TAM 对缺氧环境的适应取决于 HIF-1α 的功能，这不仅有助于 TAM 在厌氧环境中发挥作用，还有助于促血管生成和促转移 TAM 活性。临床研究似乎证实，在低氧条件下，卵巢癌的侵袭性和腹膜转移活性增强。肿瘤相关巨噬细胞分泌 Th2 细胞因子，增强肿瘤内血管生成（通过 VEGF、TGF-β 和成纤维细胞生长因子-FGF），并增强细胞外基质重塑（通过金属蛋白酶-MMP），从而促进肿瘤生长和癌细胞内渗入血管并导致肿瘤转移潜能增加（Ostrand-Rosenberg 2008；Sica et al. 2008；Wilczyński and Duechler 2010 综述）。TAM 还分泌一些特定分子，如信号蛋白 4D（Sema4D）和生长停滞特异性蛋白 6（Gas6），它们促进了癌症新血管生成和增殖。不完全偏向 M2 型活性的 TAM 亚群可能会分泌一定量的 Th1 细胞因子，例如 TNF-α。虽然 TNF-α 被认为是一种抗肿瘤细胞因子，但它也具有一些促肿瘤活性。它可能导致 DNA 损伤，诱导血管生成因子，并作为癌细胞的生长因子（Balkwill 2002）。卵巢癌研究表明，

TAM 还通过表达 B7-H4 共刺激分子来抑制宿主 T 效应细胞，该分子被确定为 T 细胞活化的负调节因子。肿瘤相关巨噬细胞也可以通过分泌 NO 和 ROI 发挥免疫调节作用。研究证实，与正常组织相比，肿瘤的特征是一氧化氮合酶（NOS）的表达更高和 ROI 的产生，并且它们的活性与 TAM 相关（Malmberg 2004；MacMicking et al. 1997；Bogdan 2001；Thomsen and Miles 1998）。TAM 显示的 M1 功能缺陷可能是由于 NF-κB 对晚期肿瘤中促炎物质（包括 TNF-α）的反应活化受到干扰引起的。NF-κB 负责调节许多基因的转录，包括细胞因子、趋化因子和抗细胞凋亡分子的基因（Ostrand-Rosenberg 2008）。STAT 信号分子对 TAM 功能也起着重要作用。STAT 3 和 STAT 6 在 M2 型 TAM 中被激活，而 STAT 1 分别在 M1 型 TAM 中被激活（Sica et al. 2012 综述）。

肿瘤相关中性粒细胞 TAN 是 CD11b$^+$ Ly6G$^+$ 细胞群，由于肿瘤环境中缺氧且存在 IL-1，因此比典型的中性粒细胞具有更长的寿命，并且能够介导慢性炎症和血管生成。尽管表型相似且标记部分重叠，但 TAN 和粒细胞 MDSC 似乎是不同的细胞群。TAN 的募集取决于 CXCL8（IL-8）和 TGF-β 活性（Sica et al. 2012 综述）。TAN 存在于多种肿瘤中得到了验证和证实，包括肾癌、乳腺癌、结肠癌和肺癌，并且始终与肾癌、乳腺癌和肺癌的不良预后相关（Sica et al. 2012 综述）。TAN 通过促进血管生成、增殖和转移促进了肿瘤生长，相反，它们的耗竭会抑制肿瘤生长。肿瘤环境中似乎存在两个 TAN 亚群：能够通过 TGF-β 和 ROI 功能排斥肿瘤的 N1 型 TAN，以及 TGF-β 阴性并促进肿瘤发生的 N2 型 TAN。有人提出 N1 型 TAN 是完全激活的中性粒细胞，而 N2 型 TAN 是未成熟的中性粒细胞（Sica et al. 2012 综述）。TAN 可以分泌肝细胞生长因子（HGF）和制瘤素，这会增强癌细胞的侵袭力并上调 CXCR4 的表达（Reiman et al. 2007 综述）。激活后，中性粒细胞会分泌由蛋白质和染色质组成的纤维，称为中性粒细胞胞外诱捕网（NETs），用于捕获和杀死微生物以及激活 DC 和 T 细胞。在早期复发的 TAN 浸润性尤因肉瘤中观察到了 NET 的存在。NET 的肿瘤促进作用可能是致耐受性 DC 的激活或细胞外基质的降解以增加转移（Berger-Achituv et al. 2013）。外周血中性粒细胞也可能参与肿瘤生长促进作用，因为中性粒细胞分泌的 IL-8 及其表面 CD11b/CD18 的上调促进了黑色素瘤细胞在内皮细胞上的停滞和肿瘤细胞外渗（Dong and Robertson 2009）。此外，体外研究表明，卵巢癌细胞可以通过直接的细胞间接触增强外周血中性粒细胞的炎症反应［增加活性氧（ROS）形成］（Klink et al. 2008）。卵巢癌细胞对卵巢癌患者中性粒细胞的激活依赖于源自卵巢癌细胞的 HspA1A 与中性粒细胞表面的 TLR2 和 TLR4 的相互作用（Klink et al. 2008）。

表达 Tie-2 的单核/巨噬细胞是一群 CD11b$^+$/Gr1^{低}/Tie-2$^+$ 细胞，它们表达血管生成素的内皮激酶 2（Tie-2）受体。它们起源于外周血 Tie-2$^+$ 单核细胞，这些单核细胞已被缺氧触发的趋化因子 CXCL12 和 Ang-2 募集到肿瘤中。此外，似乎 CXCR4 可能参与了这种募集，因为 CXCR4 阻断与乳腺肿瘤中 TEM 浸润的显著减少有关。Ang-2 的参与不仅限于 TEM 的趋化吸引，它还通过增加 TEM 分泌 IL-10、刺激 Treg 和抑制 M1 型 TAM 功能来调节促进肿瘤（Sica et al. 2012 综述）。TEM 与 M2 型 TAM 相关，但具有更偏向 M2 的功能特征，ARG1、清道夫受体的显著表达以及 IL-1β、COX2、IL-12、TNF-α 和 iNOS 的表达降低。它们还表达促血管生成分子，如 VEGF 和 MMPs（Sica et al. 2012 综述）。TEM 在肿瘤血管生成中起着至关重要的作用。它们主要见于血管附近的肿瘤缺氧区域。小鼠研究证实，消融乳腺肿瘤和神经胶质瘤内的 Tie-2$^+$ 巨噬细胞会导致肿瘤血管系统和肿块减少，而将肿瘤细胞与 TEM 一起注射会显著增强肿瘤血管形成。

1.4.4 树突状细胞是肿瘤生长的增强剂

树突状细胞是骨髓或浆细胞来源的专职抗原呈递细胞（Colonna and Liu 2004；O'Neill and Bhardwaj 2004）。MDC 的特征是 CD11c$^+$ CD33$^+$ CD45RA$^-$ CD123$^-$，而浆细胞样 DC（PDC）的特征是 CD11c$^-$ CD4$^+$ CD45RA$^+$ CD123$^+$ 表型。PDC 仅显示 TLR7 和 TLR9 的表达，以及病毒刺激后的 IFN 分泌。相反，MDC 呈现广谱 TLR 的表达，不包括 TLR7 和 TLR9，并且不能在病毒攻击时分泌 IFN。根据环境因素和激活信号，DC 能够刺激 Th2 或 Th1 反应。在肿瘤环境中，DC 获得调节特性（Fricke and Gabrilovich 2006；Palucka et al. 2011 综述）。肿瘤中存在有能力的成熟 DC（mDC）非常罕见，这在卵巢癌、前列腺癌、乳腺癌和肾癌中得到证实（Fricke and Gabrilovich 2006 综述）。如果存在，它们会占据肿瘤周围组织。相反，进行性肿瘤通常包含具有未成熟 CD4$^-$ CD8$^-$ 表型（iDC）的 DC。与成熟的 DC 相反，这些细胞显示出致耐受性功能，并且不能有效地刺激细胞毒性反应（Liu et al. 2005）。此外，通过将 CD8$^+$ CTL 捕获到 DC 到达的肿瘤区域，即使是在化疗预处理的小鼠中，它们甚至能够抑制肿瘤特异性 CD8$^+$ T 细胞毒性反应。有一些肿瘤衍生的免疫调节因子引发 DC 的成熟和分化缺陷。肿瘤中缺乏具有免疫刺激性的 IL-12 和 IFN-γ 会形成阻碍 DC 成熟的环境（Fricke and Gabrilovich 2006 综述）。肿瘤环境还包含许多调节 DC 功能的其他细胞因子和免疫调节因子，其中包括 VEGF、IL-10、IL-6、TGF-β 和 PGE$_2$，以及 IDO 和 ROI 等因子，最后是肿瘤抗原和代谢物（Bennaceur et al. 2009 综述）。VEGF 对 DC 功能的意义在鼠类研究中得到证实，其中使用 VEGF 中和抗体会刺激 DC 的分化并增加了 mDC 的数量，而在 VEGF 存在的情况下，DC 显示出抗原呈递能力受干扰。小鼠研究发现，在肿瘤和肿瘤引流淋巴结中存在功能不成熟的 CD11c$^+$ DC，它们表达低水平的共刺激分子 CD86 和 CD40。耗尽荷瘤小鼠中的这些 DC 可显著延缓肿瘤进展。对人类胃癌和非小细胞肺癌的研究证实，DC 的分化受到 VEGF 的负面影响（Takahashi 2004）。小鼠研究表明，未成熟的 mDC 群在 VEGF 刺激后获得了促血管生成的 CD11c$^+$ DEC205$^+$ VE-钙黏蛋白$^+$ 表型，并迁移到肿瘤的血管周围区域，维持血管生成（Coukos et al. 2005）。IL-10 负责下调 DC 上的共刺激分子，从而与 VEGF 合作削弱 DC 的 APC 功能。它还会阻止 DC 分化。IL-10 的来源是肿瘤本身和 TAM。类似的效果表明了 DC 对 TGF-β 功能的作用（Fricke and Gabrilovich 2006 综述）。肾癌细胞系可产生抑制 DC 分化的 IL-6 和 GM-CSF。在骨髓瘤中也观察到 IL-6 的阻断作用。DC 在肿瘤内的存留和迁移潜能的下降可能是由肿瘤产生的 CXCL8（IL-8）介导的，包括肝细胞癌、胰腺癌和结肠癌，它们通过 DC 上的 CXCR1 和 CXCR-2 受体起作用（Fricke and Gabrilovich 2006 综述）。IDO 在 DC 上的表达剥夺了 T 细胞的色氨酸并促进了 T 细胞凋亡或无能。已在黑色素瘤、乳腺癌、结肠癌、肺癌和胰腺癌的肿瘤引流淋巴结中证实了 IDO 阳性 DC 的存在，并且这种浸润的强度与不良预后相关（Munn et al. 2002）。介导淋巴结中所有 IDO 依赖性抑制的细胞群是 CD19$^+$ B220$^+$ 浆细胞样 DC 群（Munn et al. 2004）。IDO 在 DC 上的表达可能被肿瘤环境中存在的 PGE$_2$ 上调。IDO$^+$ DC 能够诱导 CD4$^+$ CD25$^+$ Foxp3$^+$ Tregs。未成熟的 DC 还发挥其他激活 CD4$^+$ CD25$^+$ Foxp3$^+$ Treg 的作用，通过 TGF-β 和 IL-10 介导，从而促进肿瘤生长（Ghiringhelli et al. 2005；Palucka et al. 2011 综述）。通过 CTLA-4 介导的 DC 和 Treg 之间的相互作用可能以 IDO 依赖性方式破坏抗肿瘤免疫。由于 CCR4/CXCL22 相互作用（Palucka et al. 2011 综述），DC 还可以调节 Treg 进入肿瘤部位和淋巴结的运输。Treg 被证明可以将调节信号传输给 DC，主要是通过下调 DC 上的共刺激分子、抑制它们的成熟以及 TGF-β 和 IL-10 损害 APC 功能。据报道，Treg 还会在 DC 表面诱导免疫抑制分子 B7-H3 和 B7-H4（Palucka et al. 2011 综述）。肿瘤部位中 ROI 的累积会通过调节 NF-κB 和 c-Jun N-末端激酶（JNK）通路形成一种持续压力，从而对 DC 功能和细胞凋亡易感性产生深远影响（Fricke and Gabrilovich 2006 综述）。CD200 分子是一种膜蛋白，属于共刺激分子，通过与 CD200 受体（CD200R）结合发挥抑制作用。CD200 和 CD200R 均存在于骨髓 DC 的表面。结果表明，刺激 DC 上的 CD200R 会产生由 Th2 细胞因子介导的促肿瘤反应并增加 Treg 活性，以抗 CD200 单克隆抗体阻断 CD200/CD200R 相互作用会导致细胞向 Th1 活性转变。此外，肿瘤本身（包括卵巢癌）能够表达 CD200 分子，从而影响 DC 的功能。从卵巢肿瘤中分离出的髓样 DC 也表现出程序性细胞死亡受体 1 配体 1（PD-L1、B7-H1）的表达。肿瘤中 PD-1$^+$ B7-H1$^+$ DC 的积累与 CD4$^+$ T 辅助细胞、CD3$^+$CD8$^+$ 细胞毒性/调节细胞活性的抑制，T 细胞浸润减少以及 Treg 的扩增有关（Krempski et al. 2011；Palucka et al. 2011 综述）。在卵巢癌中，浆细胞样 DC 在肿瘤环境中积累，优先存在于腹水中，它们是被 CXCL12 所吸引的（Curiel et al. 2004）。与 MDC 类似，腹水 PDC 具有不成熟的表型。浆细胞样 DC 促进了免疫调节性 IL-10$^+$CD8$^+$ T 抑制细胞的产生，其独立于 CD4$^+$ CD25$^+$ FoxP3$^+$ Treg 细胞介导 T 效应细胞下调 IFN-γ 分泌并防止它们增殖。它们还分泌 TNF-α 和 IL-8，因此能够促进血管生成（Curiel et al. 2004）。研究发现与腹水 PDC 相比，肿瘤相关 PDC 具有不同的表型，形成具有更高水平的表达 CD86 和 CD40 的半成熟表型，因此能够在肿瘤部位中被部分激活。肿瘤相关 PDC 的功能受肿瘤衍生的 TNF-α 和 TGF-β 调节（Labidi-Galy et al. 2011）。暴露于肿瘤衍生调节分子的 DC 细胞通过诱导 STAT3 信号抑制了自身向成熟表型的分化。此外，肿瘤中 STAT3 的激活会阻止炎性因子的分泌并增强 DC 的不成熟性（Palucka et al. 2011 综述）。

1.4.5　炎症与肿瘤逃逸

慢性炎症可能占癌症的 15% 左右，因为炎症介质如 TNF-α 可以通过刺激 NO 合酶和 ROI 产生来启动肿瘤生长，两者都能够造成 DNA 损伤（Balkwill and Mantovani 2001；Li and Karin 2007；Hussain et al. 2003）。在进行性肿瘤生长过程中，由肿瘤浸润性免疫细胞引起的慢性炎症会导致癌症进展（Ben-Baruch 2006）。氧化应激似乎通过刺激基于 COX2、iNOS、细胞因子、趋化因子和转录因子的炎症网络而在此过程中发挥关键作用。活性氧中间体参与调节抵抗凋亡、血管生成、增殖潜能和转移形成（Reuter et al. 2010 综述）。此外，基质细胞也可能导致慢性炎症并引发或促进肿瘤生长。衰老后，成纤维细胞获得"衰老相关分泌表型"（SASP），其特征是激活和产生炎性细胞因子（IL-6、IL-1β）、趋化因子（IL-8、MCP-1、GRO-1/α）、MMP、黏附分子和整合素（Shan et al. 2009）。在邻近恶性上皮区域的卵巢肿瘤标本中检测到衰老的间质成纤维细胞。慢性炎症和氧化应激还会促进热休克蛋白（HSPs）的产生，从而防止细胞凋亡并提高其存活率。在几种肿瘤上发现了 HSP90 的过度表达，并且与转移潜能和较差的存活率相关。类似地，在结肠癌、肺癌、乳腺癌和胰腺癌转移中也发现了 HSP70 的存在，并且与癌细胞对细胞凋亡的抵抗力相关（Goldstein and Li 2009 综述）。

Toll 样受体多态性在编码 TLR6 和 TLR10 的基因中增加了某些癌症的风险。在巨噬细胞和癌细胞中 TLR 受体的激活可通过多种机制促进肿瘤生长，如刺激产生生长促进细胞因子或防止细胞凋亡（Medzhitov 2001）。在卵巢癌中，干细胞样缓慢生长的细胞群在手术或化疗后通过激活 TLR4 通路启动肿瘤再生，调节这些细胞的促炎表型，其特征是高 NF-κB、IL-6、IL-8、MCP-1 和 GRO-1/α 活性（Mor et al. 2011）。因此，卵巢癌细胞的 TLR4$^+$ 表型与化疗耐药相关。同样，TLR9 的表达与卵巢肿瘤的高转移潜能有关。

肿瘤坏死因子-α 是由 TLR 刺激产生的炎性细胞因子之一，它通过刺激 NF-κB 依赖性途径调节抗凋亡、肿瘤增殖、新血管生成和转移特性来促进肿瘤存活（Elgert et al. 1998）。导致 TNF-α 过量产生的多态性与更高的癌症风险有关，包括乳腺癌和胃癌（Mocellin et al. 2005）。在卵巢癌患者的血清和囊液以及癌组织和腹水中观察到了 TNF-α 浓度升高。癌症患者的特征还在于受体 TNF-R2 的过度表达，这进一步与肿瘤分期和患者预后相关（Dobrzycka et al. 2009）。在肿瘤细胞上表达的 TNF-α 协调旁分泌"TNF 网络"，并与 IL-6 和 CXCL12 一起调节肿瘤生长（Kulbe et al. 2012）。肿瘤衍生的 IL-6 和 TAM 衍生的 TNF-α 之间的相互作用增加了前列腺癌转移到骨骼和区域淋巴结的发生率。此外，前列腺肿瘤的特征是 TNF-α、TNFR1 和 TNFR2 水平升高，这与预后不良相关（Tse et al. 2012）。

白介素-6 是另外一种炎性细胞因子，它通过激活细胞内 STAT3 通路调节细胞增殖，诱导上皮-间充质转化和细胞迁移表型的出现，并上调对细胞凋亡和化学抗性的抵抗力（Hodge et al. 2005）。IL-6 基因启动子区域的多态性可能影响某些肿瘤的风险（Berger 2004）。卵巢癌的体外研究表明，p53 过表达可以调节 IL-6 的分泌（Nash et al. 1999）。IL-6 由肿瘤细胞自身或呈 M2 表型的肿瘤相关巨噬细胞产生，与 IL-1、TNF-α、VEGF 和趋化因子一起产生促进肿瘤生长的协作网络（Lane et al. 2011；Kulbe et al. 2012）。IL-6 可在肿瘤浸润性 T 细胞中诱导抑制性 Th2 表型，并在 TAM 中诱导 M2 型活性。体外研究表明，IL-6 促进了结肠癌的生长，这在体内通过观察 IL-6 血清水平与肿瘤大小的相关性予以证实。IL-6 表达增加与结肠癌患者的疾病分期以及生存率降低有关。这些作用是通过 IL-6 介导的促进肿瘤细胞增殖和抑制细胞凋亡（通过激活肿瘤细胞上的 gp130，随后通过 JAK 和 STAT 3 发出信号）来介导的（Waldner et al. 2012）。患有晚期卵巢癌的女性在血清和腹水中的 IL-6 水平显著升高（Clendenen et al. 2011；Nowak et al. 2010a）。在这些患者中，IL-6 参与新血管生成、腹膜转移扩散和腹水产生。在几种前列腺癌细胞系中，IL-6 通过激活磷脂酰肌醇-3-激酶信号转导来抑制细胞凋亡并提高存活率（Culig and Puhr 2012）。

转化生长因子-β 尽管在早期肿瘤中具有抗肿瘤活性，但也可能增强肿瘤逃逸并在后期促进肿瘤相关炎症。TGF-β-受体、Smad 信号转导通路基因和 TGF-β-诱导基因-h3 的突变分别与 p53 表达降低、卵巢癌风险和紫杉醇耐药相关。相反，TGF 基因的某些多态性使个体不易患肺癌（Jadus et al. 2012 综述）。TGF-β 的来源可能是肿瘤细胞和 M2 型 TAMs（Ostrand-Rosenberg 2008）。肺癌过度表达 TGF-β，其特征是 TGF-β 受体发生多种突变，从而阻止癌细胞通过这种细胞因子对生长进行负性自分泌调节。因此，高 TGF-β 浓度会在肿瘤内部产生抑制环境（Jadus et al. 2012 综述）。在晚期肿瘤中，TGF-β 参与 Th17 细胞分化、抑制 DCs 成熟且刺激 VEGF 产生，产生 CD4$^+$CD25$^+$Foxp3$^+$ Treg 并降低 NKT、CD8$^+$T 细胞和 NK 细胞毒性细胞的活性。它支持血管生成、转移和上皮-间质转化（Moutsopoulos et al. 2008；Yu et al. 2006；Gavalas et al. 2010）。在乳腺癌中，化疗诱导的 TGF-β 信号通过 CSC 的 IL-8 依赖性扩增增强肿瘤复发，而 TGF-β 通路抑制剂阻止耐药 CSC 的发展。TGF-β 信号在癌细胞中诱导 mTOR 复合物 2 并调节上皮-间充质转化（Moutsopoulos et al. 2008；Yu et al. 2006）。

白细胞介素 10 与 TGF-β 类似，具有抗肿瘤和促肿瘤活性，这似乎取决于肿瘤类型和疾病的进展。IL-10 被证明由肿瘤细胞以及免疫调节 Tr1/Th3、$CD4^+CD25^+Foxp3^+$ Treg、TAM 和 MDSC 直接分泌。在已建立的肿瘤中，IL-10 通过刺激 M2 型 TAMs 和 Th2 型淋巴细胞增强肿瘤内和外周血的免疫抑制表型 (Rabinovich et al. 2010；Seo et al. 2002；Moutsopoulos et al. 2008；Yu et al. 2006)。肿瘤细胞中 IL-10 对 STAT 3 通路的自分泌激活会上调 Bcl-2 和 HLA-G 的表达，从而保护癌细胞免受宿主效应细胞和细胞凋亡伤害 (Urosevic and Dummer 2008)。在卵巢癌患者中，与良性卵巢疾病相比，腹膜液和血清中的 IL-10 浓度升高 (Nowak et al. 2010)。此外，IL-10 的表达被发现与肿瘤侵袭性、转移以及较短的无进展生存期相关 (Matte et al. 2012)。TAM 中高水平的 IL-10 与非小细胞肺癌的分期、肿瘤大小、淋巴结转移、淋巴血管浸润或组织学低分化显著相关。在黑色素瘤患者中，IL-10 mRNA 表达从浸润前、原发浸润到转移性肿瘤逐渐增加，并与垂直生长期和转移能力相关 (Itakura et al. 2011)。

环氧合酶-前列腺素 E_2 炎症通路对肿瘤的发展很重要，正如研究显示选择性 COX2 抑制剂在结直肠癌中的抗肿瘤作用所揭示的那样 (Wang and DuBois 2006)。*cox2* 基因被证明参与散发性和 BRCA1/2 条件性卵巢癌发生。肿瘤细胞和 TAM 中 COX2-PGE_2 的上调由缺氧和 HIF-1α 引起，并影响多种调节和信号通路，包括 Ras/丝裂原活化蛋白激酶 (MAPK)、磷脂酰肌醇 3-激酶/磷酸酶 (PI3K)/AKT，以及 NF-κB 介导的通路 (Wang and DuBois 2006)。COX2 过表达会刺激 VEGF 和新血管生成，其升高的水平预示着某些癌症细胞的生存率较低 (Zhang and Sun 2002)。在小鼠模型中，COX 抑制剂与紫杉醇一起给药可降低 VEGF 的表达并降低移植卵巢肿瘤的微血管密度 (MVD)。卵巢癌中 COX2 的过度表达也与对铂类化疗的耐药性相关。COX2、微粒体前列腺素 E 合酶 1 (mPGES-1) 和前列腺素受体 EP1 不仅在肿瘤上皮细胞中呈阳性，而且在肿瘤间质中也呈阳性，表明 CAF 参与 COX/PGE2 信号转导。肺癌也会过度表达 COX2 并产生多种前列腺素和白三烯。COX2 过表达似乎是促进肺癌生长的关键因素，因为 COX2 的药理学抑制减少了肺癌小鼠模型中的肿瘤生长。COX2 能够通过 PGE_2 介导的 ARG-1 表达调节 MDSC 的活性，并通过 PGE_2 增强 Treg 的扩增 (Srivastava et al. 2012 综述)。PGE2 能抑制 DC 的成熟和向区域淋巴结的迁移，上调 IL-4 和 IL-10 细胞因子，并最终增加肿瘤迁移和转移的潜能 (Wang and DuBois 2006；Bennaceur et al. 2009)。鳞癌、腺癌和小细胞肺癌能够产生前列腺素 E_2 并表达多种前列腺素受体。PGE_2 通过增强血管生成和增殖作为肺癌生长的刺激剂，同时抑制 T 效应细胞和 NK 效应细胞 (Jadus et al. 2012 综述)。过氧化物酶体增殖物激活受体-γ (PPARγ) 是 COX 依赖性炎症反应的抑制剂，在小鼠研究中可降低 PGE_2 水平、减少 MVD、增强肿瘤细胞凋亡并提高小鼠存活率。

炎性细胞因子 IL-23 也介导了癌症与炎症之间的关系。在卵巢癌中，检测到炎症途径 (包括 IL-23) 的调节基因表达水平特别高。此外，IL-23 受体基因多态性与肿瘤的进展相关。在受到肿瘤来源的 IL-23 刺激后，Th17 细胞释放 IL-17 和其他炎症介质，如 IL-1、IL-8、TNF-α 和 PGE_2，它们会产生促肿瘤炎症环境。在许多恶性肿瘤中观察到 IL-23 和 IL-17 的表达增加，并且与血管生成、MMP 的表达和细胞毒性抗肿瘤免疫反应的降低相关 (Langowski et al. 2007；Whiteside 2010)。

白细胞介素 18 是一种炎性细胞因子，可激活免疫 CTL 和 NK 细胞并诱导 IFN-γ，从而发挥抗肿瘤作用。然而，IL-18 还被发现会促进肿瘤生长 (Park et al. 2007 综述)。IL-18 的表达在黑色素瘤、鳞状皮肤癌、乳腺癌和胃癌中得到证实，并且与乳腺癌和胃癌中的远处转移相关。体外研究表明，用 IL-18 质粒转染低转移性肺癌细胞可增强其侵袭能力并下调 E-钙黏蛋白，从而增加转移潜能（Jiang et al. 2003）。在小鼠黑色素瘤模型中，促转移 IL-18 作用是由血管细胞黏附分子 1（VCAM-1）的上调介导的。IL-18 在胃癌中的促血管生成特性也被注意到，其中血小板反应蛋白-1 依赖于 IL-18 性刺激产生。此外，IL-18 诱导黑色素瘤细胞上的 Fas 配体表达，并使它们不易受效应细胞破坏（Park et al. 2007 综述）。

白细胞介素 8（也称 CXCL8）是一种由巨噬细胞、中性粒细胞、内皮细胞和肿瘤细胞分泌的趋化因子，通过与存在于肿瘤和内皮细胞上的 CXCR1 和 CXCR2 受体结合来介导其生物学效应（Walz et al. 1987；Murdoch et al. 1999；Xu and Fidler 2000）。缺氧和氧化应激是 IL-8 在几种恶性肿瘤（包括卵巢癌）细胞上表达的强诱导剂，这一过程通过 Ras 基因过表达以及 PI3K/AKT 和 p38MAPK 信号通路的激活来实现（Xu et al. 2004）。一些 IL-8 基因多态性与肠型胃癌的总体发生风险相关（Xue et al. 2012）。在卵巢癌患者的腹水和血清中 IL-8 增加，而在肿瘤细胞中 IL-8 过度表达，两者都与肿瘤进展、血管分布以及患者的短生存期相关（Uslu et al. 2005；Merritt et al. 2008）。IL-8 参与阻断 TRAIL 诱导的癌细胞凋亡，并将某些免疫细胞募集到腹膜中，它们在那里促进肿瘤扩散和腹水形成（Wang et al. 2006；Abdollahi et al. 2003）。研究表明，化疗耐药性卵巢癌的特征在于 IL-8 的表达增加（Duan et al. 1999）。IL-8 和 CXCR1 被发现在胰腺癌中过度表达，体内研究表明，IL-8 水平较高的患者的肿瘤生长速度更快（Chen et al. 2012）。胃癌的体外研究显示，IL-8 增加了癌细胞中 NF-κB 和 AKT 信号以及细胞间黏附分子（ICAM-1）和 VCAM-1 的表达，从而增加了它们的迁移、黏附和侵袭（Kuai et al. 2012）。类似地，IL-8 转染的结肠癌细胞系在体外表现出迁移和增殖增加，而体内异种移植的表达 IL-8 的结肠肿瘤表现出生长更快和微血管密度增加（Ning et al. 2011）。CXCR2 受体的过表达会抑制癌症细胞凋亡，上调肿瘤细胞上的 VEGF，并且是预后不良的指标（Yang et al. 2010）。

Hedgehog（Hh）信号通路在人类发育中起着重要作用。Hh 配体的表达和 Hh 信号的强度被缺氧和炎症上调（Bijlsma et al. 2009；Pratap et al. 2010）。经典激活方式需要将 Hh 配体（Sonic-SHH、Indian-IHH 或 Desert-DHH）之一与膜结合受体 Patched（PTCH）结合。Hh-PTCH 复合物影响 Smoothed（SMO）因子，后者激活神经胶质瘤相关致癌基因同系物（GLI）转录因子，从而上调靶基因（Harris et al. 2011 综述）。在胚胎发育过程中，Hh 信号促进细胞增殖、血管生成、EMT 和干细胞再生，所有这些都在低氧条件下进行；因此，在某些情况下基于 Hh 功能的情况分析模拟了实体瘤内部的情况。研究发现抑制 Hh 信号可减少癌细胞的增殖（Berman et al. 2002）。在黑色素瘤细胞中观察到 Hh-GLI 介导的增殖增加（Stecca et al. 2007）。响应 Hh-GLI 调节的靶基因包括增殖激活子，如细胞周期蛋白、IGF-BP6 和骨桥蛋白。此外，Hh-GLI 通路上调 Bcl-2 抗凋亡分子的表达（在脑癌、胃癌和胰腺癌中）并调节 p53 的稳定性（在乳腺癌中）（Yoon et al. 2002；Wang et al. 2010；Das et al. 2009；Han et al. 2009；Abe et al. 2008）。在卵巢癌和子宫内膜癌中，Hh 信号下调细胞周期进程的抑制子 p21 和 p27，并与肿瘤的进展相关（Feng et al. 2007；Liao et al. 2009）。Hh-GLI 通路还通过上调 VEGF 参与血管生成，并增强多种肿瘤的侵袭性和迁移，包括皮肤癌、乳腺癌、卵巢癌、胰腺癌、前列腺癌和黑色素瘤（Harris et al. 2011 综述）。它还抑制 E-钙黏蛋白表达，提高 MMP，并激活基质成纤维细胞，从而诱导 EMT（Li et al. 2007b；Yoo et al. 2008；Dunér et al. 2011）。Hh 信号最重要的功能之一是维持 CSC，缓慢增殖、自我更新的细胞群是肿瘤再生的储存库（Li et al. 2007）。Hh 对 CSCs 活力的刺激作用已在多种

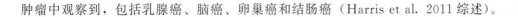

肿瘤中观察到，包括乳腺癌、脑癌、卵巢癌和结肠癌（Harris et al. 2011 综述）。

1.4.6　抗细胞凋亡作用与肿瘤的"反击"

细胞凋亡描述了在生理和病理环境中发生的高度选择性过程，细胞在接受某些刺激后进入程序性死亡过程（Kerr and Harmon 1991）。作为在癌症发展中观察到的逃逸机制之一，对细胞凋亡的抗性或降低其功效已被反复报道。这些现象的背景可能源于肿瘤内部凋亡通路的紊乱，包括促凋亡和抗凋亡信号破坏、半胱天冬酶活性受损和死亡受体功能缺陷（Wong 2011 综述）。一些研究表明，调节细胞凋亡的基因的多态性变异可能会影响患癌症的风险。已发现几种癌症与 TNα 基因或 FAS 启动子区域多态性相关联（Balkwill 2002；Lai et al. 2003；Sun et al. 2004）。相反，某些 DR4 和 CASP8 多态性的存在可能对膀胱癌和乳腺癌具有保护作用（Hazra et al. 2003；MacPherson et al. 2004）。在肿瘤细胞中细胞凋亡机制的下调可以通过影响癌症的增殖能力和耐药性来增加肿瘤发生。下一个问题是肿瘤对 T 细胞依赖性细胞毒性和细胞凋亡的抵抗力，以及肿瘤细胞使用细胞凋亡途径对宿主免疫效应细胞的"反击"。

在实体癌中广泛研究的细胞凋亡调节蛋白属于 Bcl-2 家族蛋白或细胞凋亡抑制剂。Bcl-2 蛋白家族参与细胞凋亡的内在途径并以线粒体依赖性方式起作用（Gross et al. 1999）。在实体瘤中观察到促凋亡蛋白的突变和抗凋亡蛋白的过度表达。在强制表达 Bcl-2 蛋白的转基因小鼠中，发生癌症的风险增加；然而，其发生概率相当低（约 10%）并且肿瘤在高龄时才出现（Cory et al. 2003）。因此，虽然 Bcl-2 突变与癌症的起源有因果关系，但它似乎并不是恶变的唯一充分条件。Bcl-2 可促进肿瘤转化，并通过延长细胞的寿命，使它们能够积累额外的致癌突变（Zhivotovsky and Orrenius 2006）。双重转基因小鼠（过度表达 bcl-2 和 c-myc 基因）表现出的乳腺癌加速出现似乎证实了这一观点（Jager et al. 1997）。Bcl-2 蛋白的过度表达在前列腺癌和乳腺癌中展现出来，并导致 TRAIL 介导的细胞凋亡抑制（Raffo et al. 1995；Fulda et al. 2000）。Bcl-2 在小细胞肺癌中也有高表达，但在鳞状肺癌中表达较少（Jadus et al. 2012 综述）。Bcl-2 家族的其他一些成员也可能参与肿瘤发生。Bcl-w 蛋白在结直肠癌和胃腺癌中均过表达，并通过阻断 JNK 激活途径来抑制细胞死亡（O'Reilly et al. 2001；Lee et al. 2003）。以微卫星不稳定性为特征的结直肠癌中 bax 基因存在突变，导致促凋亡 Bax 蛋白的功能受损（Miquel et al. 2005）。过表达 Bcl-xL 蛋白的稳定肿瘤细胞系已被发现具有细胞凋亡和药物抗性（Minn et al. 1995）。

凋亡蛋白抑制剂（IAP）是半胱天冬酶的内源性抑制剂。在包括食管鳞状细胞癌在内的各种肿瘤中可观察到包含 IAP 编码序列的染色体区域的扩增（Zhivotovsky and Orrenius 2006）。IAP 家族成员的表达上调在多种癌症（包括胰腺癌和神经胶质瘤）中都有记载，并且是化疗耐药的原因（Lopes et al. 2007；Chen et al. 1999b）。IAP 家族的另一个广泛研究的成员——生存素的过度表达在非小细胞肺癌中得到证实（Krepela et al. 2009）。在神经母细胞瘤中，生存素的表达与侵袭性增加和不利的疾病相关（Adida et al. 1998）。

已研究的另一个凋亡调节蛋白的例子是 p53 抑制蛋白，因其多向功能通常被称为"基因组的守护者"（Wong 2011；Lane 1992）。p53 蛋白被发现在许多癌症中被下调，它作为一些参与细胞凋亡抗性和增加黑色素瘤增殖活性的靶基因的调节剂发挥作用（Avery-Kiejda et al. 2011）。研究还表明，癌细胞系中 p53 突变体的沉默导致了细胞凋亡增加并引发细胞生长减少（Vikhanskaya et al. 2007）。肺癌中经常发生的 p53 点突变导致 Bcl-2 上调并伴随 Bax 低表达

（Jadus et al. 2012 综述）。

半胱天冬酶（Caspase）活性降低是癌症凋亡抵抗的另一种机制。半胱天冬酶组成了参与炎症细胞因子加工和细胞凋亡的细胞质酶系统。*caspase-8* 基因的突变，包括终止密码子的修饰、密码子 96 的错义突变和亮氨酸 62 的缺失，分别在头颈癌、神经母细胞瘤和外阴鳞癌中被发现（Mandruzzato et al. 1997，Takita et al. 2001；Liu et al. 2002）。所有这些基因改变都阻止了 caspase 级联的正确激活。同样，*caspase-9* 基因的沉默突变与神经母细胞瘤和小细胞肺癌的发生有关（Catchpoole and Lock 2001；Jadus et al. 2012 综述）。在胃癌和转移性黑色素瘤中观察到 *caspase-1* mRNA 缺失，并且此缺失在这两种肿瘤中都与临床分期和不良预后相关（Jee et al. 2005；Mouawad et al. 2002）。Caspase 活性的下调及其浓度降低在各种肿瘤中都有描述，包括结直肠癌、卵巢癌、乳腺癌和宫颈癌，这与不良的临床结果相关（Shen et al. 2010；Devarajan et al. 2002）。有研究者在小细胞肺癌和神经母细胞瘤中描述了 Caspase-8 的缺陷（Joseph et al. 1999；Fulda et al. 2001）。相反，肿瘤细胞内高水平的 Caspase-3 与胰腺癌和肺癌的低恶性度和良好预后相关（Volm and Koomagi 2000；Koomagi and Volm 2000）。然而，在一些研究中观察到的细胞凋亡失调似乎要复杂得多，不能得出简单的结论。Caspase-3 和 Caspase-7 的表达与乳腺癌的临床病理特征无关（Grigoriev et al. 2002），与非恶性痣相比，进行性黑色素瘤及其转移瘤中的活化 Caspase-6 浓度增加（Woenckhaus et al. 2003）。因此，尽管各种肿瘤中细胞凋亡调节的紊乱是显而易见的，但这些紊乱是癌症的原发性事件还是继发性事件的问题仍然没有定论（Zhivotovsky and Orrenius 2006）。

死亡受体 Fas（CD95）以及 TRAILR1 和-R2 是 TNF 受体超家族的成员，其特征是存在细胞内的死亡结构域（DD），与其配体 FasL 和 TRAIL 一起在外源性细胞凋亡途径的调节中发挥重要作用。肿瘤能够在几个步骤中抑制死亡受体信号。可能的干扰范围包括受体功能的下调或破坏以及死亡信号水平的降低（Wong 2011）。Fas 的丢失归因于 *ras* 和 *TP53* 基因的突变（Peli et al. 1999；Volkmann et al. 2001）。肿瘤相关突变也可能解除了对 Fas 和 TRAIL 受体功能的调节。在骨髓瘤和黑色素瘤中发现了 *Fas* 基因的错义突变和丢失（Khong and Restifo 2002 综述）。已在许多肿瘤中检测到了 TRAILR1 和 TRAILR2 受体的缺失和突变，包括非小细胞肺癌（Igney and Krammer 2002 综述）。在许多肿瘤中也已发现了缺乏 Fas 以及 TRAILR1 和 TRAILR2 的细胞质信号域，包括骨髓瘤、胃癌和乳腺癌（Töpfer et al. 2011 综述）。在非小细胞肺癌中发现了下游 Fas 信号分子如 FADD 和 *caspase-10* 的失活突变（Shin et al. 2002）。Fas 以及 FasL 和 TRAIL 的低表达分别记录在神经母细胞瘤和癌前宫颈病变中（Fulda et al. 1998；Reesink-Peters et al. 2005）。高水平的抗细胞凋亡调节剂 FLICE 抑制蛋白（c-FLIP）被证明与黑色素瘤细胞中 TRAIL 介导的细胞凋亡相关（Griffith et al. 1998）。c-FLIP 的过度表达在小鼠和人类的几种肿瘤中得到证实，并且在其中一些肿瘤中与不良预后相关（Töpfer et al. 2011；Igney and Krammer 2002 综述）。

免疫反应期间 T 细胞的激活是一种自限性现象，因为激活的 T 细胞会上调 Fas 死亡受体并进入激活诱导的细胞死亡（AICD）。一些肿瘤，如黑色素瘤、肺癌、胰腺癌、胃癌、结肠癌和乳腺癌，可能通过 FasL 的过度表达和 FasL 途径中 T 效应细胞的消除来加速 AICD 以逃避免疫识别和破坏（Töpfer et al. 2011；Kim et al. 2004 综述）。FasL 在 T 细胞表面的表达是组成型的或由化疗诱导的（Igney and Krammer 2002 综述）。在食管癌和转移性胃癌中分别观察到了 TIL 的显著减少和 Fas 阳性 TIL 的凋亡。在头颈肿瘤和卵巢癌中也发现了类似的相关性。FasL 的表达和 TIL 凋亡在转移性结肠癌和乳腺癌淋巴结转移中更为明显。

高 FasL/Fas 比率是卵巢癌和肝细胞癌患者的不良预后标志（Kim et al. 2004 综述）。FasL 对于肿瘤逃逸的意义得到了证实，结肠癌细胞中 FasL 表达的下调显著减弱了同源小鼠的肿瘤生长并刺激了 T 细胞的抗肿瘤反应（Ryan et al. 2005）。此外，由肿瘤金属蛋白酶切割膜 FasL 产生的可溶性 FasL（sFasL），以及由黑色素瘤产生和释放的含有 FasL 的微泡，可以杀死效应免疫细胞并引起全身免疫抑制（Andreola et al. 2002；Kim et al. 2004 综述）。CD3$^+$Fas$^+$ 凋亡 T 细胞数量在转移性黑色素瘤和头颈癌患者的血液中增加显著。此外，CD8$^+$T 细胞比 CD4$^+$T 细胞更频繁地进入细胞凋亡，表明 CD8$^+$T 细胞对细胞凋亡更敏感（Dworacki et al. 2001；Hoffmann et al. 2002）。这些机制被称为 FasL "反击"（Hahne et al. 1996）。它主要针对肿瘤浸润和旁观者 T 淋巴细胞，因为在识别肿瘤时，T 细胞会表达大量 FasL，从而诱导 "自杀性" 和 "自相残杀性" T 细胞死亡（Rabinovich et al. 2007；Khong and Restifo 2002 综述）。此外，人类转移性黑色素瘤细胞能够在称为 "肿瘤自食" 的过程中吞噬和摄取 T 淋巴细胞（Lugini et al. 2006）。然而，FasL 还可以通过诱导体内由活化的中性粒细胞介导的促炎和抗肿瘤作用来加速肿瘤排斥反应（Arai et al. 1997）。此外，通过 RT-PCR 和功能测定对黑色素瘤细胞系的筛选未检测到功能性 FasL 的表达（Chappell et al. 1999）。总结这些相互矛盾的结果，得到的假设是 FasL 的局部水平可能决定事件的过程，高水平的 FasL 引起中性粒细胞浸润，而较低水平的 FasL 能够消除抗肿瘤 T 细胞反应。中性粒细胞的激活可能取决于 FasL 的形式（只有膜结合的 FasL 是激活剂）和/或巨噬细胞和 DCs，后者在 FasL 刺激后产生 IL-1β 和其他促炎蛋白和趋化因子（Igney and Krammer 2002）。FasL/Fas 信号转导的扩展可以由基因决定，因为不同的肿瘤均以频繁或罕见的 Fas 突变为特征，并且在各种肿瘤中大量的 p53 突变可以下调 Fas 表达（Kim et al. 2004 综述）。FasL/Fas 信号的影响也可能取决于局部环境，通过一些免疫调节分子的作用，局部环境可能为肿瘤逃逸创造适合的条件。FasL 在肿瘤细胞上的上调是由炎性细胞因子 TGF-β、IL-10、前列腺素和活性氧引起的（Rabinovich et al. 2007；Kim et al. 2004 综述）。

其他分子，包括 RANTES 和在 SiSo 细胞上表达的受体结合癌抗原（RCAS1），可以通过诱导抗肿瘤激活 T 细胞的周期停滞和凋亡来增强 FasL 的 "反击"（Rabinovich et al. 2007；Khong and Restifo 2002 综述）。肿瘤细胞还具有借助非功能性或缺失死亡结构域的跨膜或可溶性诱饵受体来避免 T 细胞介导的细胞凋亡的能力。既往研究已经在肿瘤中描述了诱饵受体，如可溶性 Fas（sFas）或各种 TRAIL 受体（-R3、-R4）（Töpfer et al. 2011 综述）。在多种肿瘤中检测到了升高的 sFas 血清水平，并且与黑色素瘤患者的不良结果相关（Igney and Krammer 2002 综述）。T 细胞还可以通过穿孔素/颗粒酶途径清除靶细胞。已证明肿瘤对细胞毒性 T 细胞的穿孔素/颗粒酶依赖性杀伤有抵抗力，这是由颗粒酶 B 抑制丝氨酸蛋白酶抑制剂 PI-9/SPI-6 的表达引起的，存在于黑色素瘤、宫颈癌和乳腺癌的细胞中，并且与患者的不良预后相关（Medema et al. 2001；van Houdt et al. 2005）。另一种有助于癌症 "反击" 细胞毒性 T 细胞的免疫机制涉及 PD-1 及其配体 PD-L1（也称为 B7-H1）之间的相互作用。包括卵巢癌、结肠癌、肺癌和乳腺癌在内的不同肿瘤呈现出 PD-L1 的表达，类似于非小细胞肺癌中的肿瘤浸润性骨髓细胞（Jadus et al. 2012）。T 细胞上的 PD-1 与其在癌细胞上的配体结合，通过诱导 FasL 和 IL-10 抑制 T 细胞活化。此外，阻断 PD-L1 减少了肿瘤模型中的 T 细胞凋亡（Rabinovich et al. 2007；Keir et al. 2008；Chemnitz et al. 2007）。PD-L1 在卵巢癌上皮细胞上的过度表达可能是上皮内 CD8$^+$T 细胞耗竭和失活的重要机制（Hamanishi et al. 2007）。与 B7-H1 阴性肿瘤相比，具有高 PD-L1 表达的肺肿瘤显示出较少的 TILs（Jadus et al. 2012 综述）。PD-1/PD-L1 相互作用的精准机制可能是基于激活蛋白 1（AP-1）亚基 c-Fos 在 TIL 中的上调表达。通过将 c-Fos 连接到 PD-1 编码基因中的 AP-1 结合位点以诱导 PD-1 的表达，c-Fos 发挥了免疫抑制作用。该结合位点的敲除突变消除了 PD-1 的诱导表达，增强了 T 效应细胞免疫力（Xiao et al. 2012）。经历细胞凋亡的肿瘤细胞会产生凋亡小体，这是一种不同于微泡和外泌体的结构，它由直径为几微米的随机斑状细胞膜囊泡形成，包含碎片化的细胞核和细胞器，能够将致癌基因转移到靶细胞中并抑制细胞毒性抗肿瘤 CD8$^+$ T 淋巴细胞（D'Souza-Schorey and Clancy 2012 综述）。

1.4.7　肿瘤基质在免疫逃逸中的作用

实体瘤不仅由肿瘤细胞组成，还由含有间质的成纤维细胞、细胞外基质、内皮细胞和肿瘤浸润免疫细胞组成。驻留在肿瘤间质中的最重要的细胞群之一是 CAF。这些细胞因其启动和促进肿瘤生长而受到越来越多的关注（Östman and Augsten 2009 综述）。CAF 群体聚集了不同的成纤维细胞亚群；然而，它们的确切功能和它们之间的区别仍有待研究。另一个有趣的问题是 CAF 的起源。它们中大多数是经过修饰的局部成纤维细胞，但也已确定了一些其他的 CAF 来源，这些来源因肿瘤类型而异。有些细胞起源于间充质干细胞，有些是 EMT 的结果（Franco et al. 2010 综述）。CAF 对于肿瘤进展的意义通过以下结果得到强调：对于有效的致癌作用，仅存在于癌细胞是不够的，如果没有与周围组织的合作，癌细胞就无法形成侵袭性肿瘤。癌症中成纤维细胞和 ECM 之间的相互作用唤醒组织修复过程，然而，在癌变过程中受到干扰（Franco et al. 2010 综述）。CAF 产生具有促进肿瘤活性的生长因子，如表皮生长因子（EGF）、FGF、TGF-β、血小板衍生生长因子（PDGF）或 IGF（Kalluri and Zeisberg 2006；Östman and Heldin 2007）。CAF 群体还表达趋化因子 CCL5、CXCL12 和 CXCL14 的，它们负责肿瘤转移（Karnoub et al. 2007）、血管生成增加（Orimo et al. 2005）以及巨噬细胞流入肿瘤（Augsten et al. 2009）。先前的研究表明，CAF 是 VEGF-A 的替代来源，能够补偿肿瘤源性 VEGF-A 的缺乏（Ferrara 2010；Kammertoens et al. 2005 综述）。这些因子与来自 ECM 成分和整合素的信号一起以旁分泌方式起作用。CAF 衍生的 TGF-β 调节相邻上皮细胞的生长和致癌潜力，并通过上调 NF-κB 转录因子促进它们对细胞凋亡的抵抗（Franco et al. 2010 综述）。肿瘤基质中升高的 TGF-β 会激活上皮细胞中的 CXCR4 表达，使它们对生长抑制信号无反应。CXCR4 在前列腺癌中表达是一个不良的预后信号（Akashi et al. 2008）。前列腺癌基质表达的 IGF-1 通过上调 MAPK、AKT 和细胞周期蛋白 D1 刺激上皮细胞增殖。在小鼠模型中，CAF 过表达 IGF-1 会促进上皮细胞的恶性转化并增加转移潜能，这可以通过阻断 IGF-1 受体或 MAPK 来消除。IGF-1 的激活会干扰 TGF-β 细胞间 Smad 通路并阻断上皮癌细胞的凋亡（Saikali et al. 2008）。内皮细胞和 CAF 之间的合作可能影响前列腺癌的癌变。患者间质成纤维细胞的遗传不稳定性会导致上皮细胞的恶性转化（Hayward et al. 2001；Macintosh et al. 1998）。同样，对乳腺癌的小鼠研究表明，将肿瘤细胞和对 TGF-β 无反应的成纤维细胞一起植入实验动物体内促进了植入癌症的生长和转移（Cheng et al. 2005）。由于趋化因子 CXCL12 和 CXCL14 的存在，成纤维细胞的存在并不是体外刺激肿瘤生长的必要条件，因为成纤维细胞培养物的上清液也是癌症进展的激活剂。有研究者注意到在乳腺癌中存在许多调节成纤维细胞功能的基因表达的变化（Franco et al. 2010 综述）。胰腺癌是最致命的人类恶性肿瘤之一，其特征是强烈的间质反应。胰腺癌中的 CAFs 产生 ECM 蛋白、生长因子和炎性细胞因子（Aoki et al. 2006）。

在一些生理过程中，如胚胎发育和伤口修复，上皮细胞需要暂时摆脱组织结构的束缚，并形成使它们能够迁移的间充质表型。这称为上皮-间质转化（EMT），这也发生在癌症发生和进展期间的病理条件下。EMT 是一个活跃的过程，在此过程中上皮细胞松开细胞间连接并获得迁移能力（Bates and Mercurio 2005）。细胞黏附分子上皮 E-钙黏蛋白属于 EMT 的关键负调节因子，负责黏附连接和上皮的完整性。E-钙黏蛋白的抑制受到称为 SNAIL、TWIST、ZEB 和 SLUG 的转录因子的调节。E-钙黏蛋白功能丧失是人类癌症中的典型现象，从而导致 EMT、黏附力降低和转移能力增加（Bates and Mercurio 2005；Srivastava et al. 2012 综述）。E-钙黏蛋白的功能紊乱可能源于其基因的遗传突变；然而，大多数原因是启动子甲基化和转录抑制导致 E-钙黏蛋白失活（Becker et al. 1994；Hirohashi 1998）。EMT 的启动信号由肿瘤和基质衍生的 TGF-β 传递，它与激活的 Ras 通路协同作用（Bhowmick et al. 2001；Fujimoto et al. 2001）。EMT 在 TNF-α 与 TGF-β 共同刺激时显著加速（Bates and Mercurio 2005）。随着 E-钙黏蛋白功能的变化，纤连蛋白和生腱蛋白的整合素 αvβ6 受体的表达发生改变。炎症和组织修复机制都是这种变化的刺激因素（Bates and Mercurio 2005 综述）。上调 αvβ6 整合素可增强结肠癌上皮细胞迁移至细胞外基质和转移至肝脏的能力，并反向刺激 TGF-β 分泌，从而提供自我延续循环（Busk et al. 1992；Kemperman et al. 1995）。作为 EMT 的结果，单个癌细胞在没有任何细胞间接触的情况下迁移，它们的存活取决于自分泌 VEGF/Flt1 相互作用（Bates et al. 2003）。Snail 转录因子的表达在非小细胞肺癌和黑色素瘤中得到证实，并且分别与较短的生存期和转移倾向相关（Yanagawa et al. 2009；Kudo-Saito et al. 2009）。小鼠研究表明，Snail 表达会影响 MDSCs 的功能，因为 snail 基因敲除小鼠的特征是数量和精氨酸酶活性都降低（Srivastava et al. 2012 综述）。

1.4.8　微泡和外泌体：肿瘤逃逸的介质

微泡是从各种细胞（包括癌症）中脱落的小膜封闭结构，在病理生理条件下，存在于体液（如血液、尿液或腹水）中。肿瘤来源的微泡（也称为癌小体或胞外体）是由肿瘤细胞特异产生的。与外泌体不同，微泡是一种独特的结构群。微泡起源于细胞膜的向外出芽和分裂，可能具有不规则的形状和尺寸，范围从 200nm 到 1μm（Muralidharan-Chari et al. 2010）。微泡的脱落不仅仅是一个被动过程，因为它发生在细胞表面的特定位置，需要磷脂酰丝氨酸的暴露，并且需要能量输入、RNA 合成和蛋白质翻译（Muralidharan-Chari 2010；Dainiak and Sorba 1991）。然而，与正常细胞相比，肿瘤细胞可以从整个表面脱落微泡，尤其是从侵入的细胞边缘脱落（Giusti et al. 2013）。微泡的功能和含量取决于它们所源自的细胞类型（Piccin et al. 2007）。肿瘤脱落的微泡包含细胞因子、miRNA、mRNA、FasL、趋化因子受体、组织因子、EGFR、Her-2、金属蛋白酶或其他分子（Muralidharan-Chari 2010 综述）。在 ARF6 调节的内体循环中，细胞蛋白被选择性地掺入微泡中，这种激活与肿瘤获得侵袭潜能有关（D'Souza-Schorey and Clancy 2012 综述）。微泡与细胞的相互作用可通过与靶细胞融合或内吞作用发生。微泡被释放到体液或细胞外环境中，在那里它们对 ECM 降解和侵袭、血管生成、转移和肿瘤的免疫逃逸发挥调节作用（Valenti et al. 2007）。在小鼠模型中，从高度转移性黑色素瘤细胞脱落的微泡将弱转移性黑色素瘤细胞系的表型转变为能够转移的侵袭性表型（Poste and Nicolson 1980）。同样，在侵袭性神经胶质瘤上发现的致癌受体 EGFRvⅢ被转移到非侵袭性肿瘤群体中（Al-Nedawi et al. 2008）。此外，微泡的数量与体外和体内肿瘤的侵袭性相关（Ginestra et al. 1999）。同样，与晚期疾病相比，早期卵巢癌的特征是恶性腹水中的微泡数量较少（Graves et al. 2004）。含有 mRNA、miRNA 或基因组 DNA 片段的微泡可以影响靶细胞的转录组并增强其肿瘤侵袭性（D'Souza-Schorey and Clancy 2012 综述）。肿瘤来源的微泡刺激内皮细胞和基质成纤维细胞进而促进了新血管生成和侵袭。癌细胞能够产生含有 VEGF、MMP 和 miRNA 的微泡，这些微泡刺激内皮细胞的运动性、侵袭性和小管形成。受到刺激后，内皮细胞产生了属于自己的微泡，其中包裹着 MMP、VEGF 和 esfingomielin，它们以自分泌的方式进一步促进内皮细胞侵入基质。这些过程受到缺氧条件的刺激（Muralidharan-Chari et al. 2010 综述）。前列腺癌和肺癌细胞释放的微泡可以趋化和激活基质成纤维细胞，而基质金属蛋白酶则增加了它们的运动性和对细胞凋亡的抵抗力。反过来，受刺激的成纤维细胞则能够脱落微泡，促进肿瘤侵袭和迁移（Castellana et al. 2009；Wysoczynski and Ratajczak 2009）。人黑色素瘤和结肠癌细胞与单核细胞产生的微泡融合抑制了它们的分化，并将它们转变为免疫抑制活性。与肿瘤囊泡接触后，单核细胞获得 $CD14^+HLA-DR^-$ 表型，缺乏共刺激分子，并开始分泌 TGF-β（Valenti et al. 2006）。含有 Fas 的肿瘤源性微泡诱导 T 细胞凋亡并消除其杀伤能力（Wysoczynski and Ratajczak 2009）。肿瘤细胞可以通过阻止细胞内 Caspase-3 的积累来逃避效应免疫细胞介导的细胞凋亡，并且废除微泡产生会增加 Caspase-3 和肿瘤细胞的凋亡（Giusti et al. 2013 综述）。MMPs 和其他蛋白酶在肿瘤来源的微泡内的存在与分别在体内和体外获得卵巢癌和乳腺癌的侵袭能力相关。囊泡内蛋白酶的活性在缺氧环境中增强，并可能在肿瘤转移能力的上调中发挥作用（Muralidharan-Chari et al. 2010 综述）。从肿瘤脱落的含有组织因子（TF）的微泡与血栓栓塞风险之间有关联，表明其在癌症患者的高凝状态中的作用（Zwicker et al. 2009）。最后，微泡可以参与肿瘤化疗耐药，因为用多柔比星和顺铂治疗的肿瘤细胞的脱落微泡中含有高浓度的药物（Shedden et al. 2003；Safaei et al. 2005）。

外泌体起源于细胞内多泡体（MVB）膜的反向出芽，并在与细胞膜融合后释放到细胞外液或循环中。它们形成圆形或椭圆形结构，直径为 30～100nm（Zhang et al. 2012 综述）。外泌体的释放受钙离子载体、佛波酯和肌醇 3-激酶抑制剂以及 p53 的间接调节（Clayton et al. 2001；Yu et al. 2009）。外泌体可能含有大量的蛋白质、mRNA、miRNA、脂质和其他活性分子，以自分泌和旁分泌的方式局部影响细胞，并能调节远处细胞的功能。外泌体可能影响多种细胞反应，尤其是参与炎症过程的调节（D'Souza-Schorey and Clancy 2012 综述）。外泌体表面存在的信号分子将它们引导至靶细胞并对它们进行内吞作用或吞噬作用（Thery et al. 2002）。外泌体的内吞作用是一个耗能过程，可能以网格蛋白依赖的方式或以其他内吞机制发生，并且需要外泌体和靶细胞中所包含的蛋白质（Escrevente et al. 2011）。外泌体由多种癌症产生，包括黑色素瘤、乳腺癌、前列腺癌和结直肠癌，并且包含癌症特异性蛋白。外泌体的存在已在血液循环、体液和恶性腹水中得到证实（Zhang et al. 2012 综述）。癌症小鼠模型的研究表明，移植的乳腺肿瘤能够通过释放外泌体减少 NK 细胞数量和细胞毒活性来加速生长。源自人乳腺癌和黑色素瘤的外泌体对 NK 细胞的体外作用是相同的（Liu et al. 2006）。有研究还显示表达 FasL 和 TRAIL 的外泌体诱导肿瘤特异性的 T 效应细胞凋亡（Abusamra et al. 2005）。以源自乳腺癌的外泌体来处理未成熟的小鼠 DC 可阻断 DC 的成熟并刺激促癌细胞因子反应，如 IL-6 的增加和 STAT 3 通路的激活（Liu et al. 2006；Zhang et al. 2012 综述）。含有 PGE_2 和 TGF-β 的肿瘤外泌体也促进了 MDSC 对 T 细胞的细胞毒性的降低（Xiang et al. 2009）。体内研究表明，癌症患者血清中存在外泌体，这与 Treg 数量增加有关。含有抑制性细胞因子 IL-10 和 TGF-β 的外泌体可能参与了这些患者的 Treg 扩增，因为在体外研究中也发现了类似的现象（Whiteside et al. 2011 综述）。因此，外泌体可被视为免疫反应的调节剂以及局部和外周肿瘤耐受性的诱导剂（Valenti et al. 2007 综述）。然而，一些研究表明，DC 衍生的外泌体可以刺激抗肿瘤 T 细胞反应并激活 NK 细胞。可能肿瘤衍生和 DC 衍生的外泌体的不同组成是造成这种差异的原因（Zhang et al. 2012 综述）。

1.5　结语

癌症不仅能够逃逸宿主免疫监视，而且能够调节它，以改善肿瘤生长和转移的条件。为实现这一目标，肿瘤组合使用了复杂多样的机制。因此，仅基于增强肿瘤抗原性或患者免疫反应的治疗虽然在许多情况下有效，但仍缺乏令人满意的精准性。基于肿瘤生长的多向解析或生物和化学药物的组合似乎显示出更乐观的结果；然而，仍需要对肿瘤生物学有更深入的了解才能获得更令人满意的结果。

参 考 文 献

Abdollahi T，Robertson NM，Abdollahi A，Litwack G（2003）Identification of interleukin 8 as an inhibitor of tumor necrosis factor-related apoptosis-inducing ligand-induced apoptosis in the ovarian carcinoma cell line OVCAR3. Cancer Res 63：4521-4526

Abe Y，Oda-Sato E，Tobiume K，Kawauchi K，Taya Y，Okamoto K et al（2008）Hedgehog signaling overrides p53-mediated tumor suppression by activating Mdm2. Proc Natl Acad Sci U S A 105：4838-4843

Abusamra AJ，Zhong Z，Zheng X，Li M，Ichim TE，Chin JL et al（2005）Tumor exosomes expressing Fas ligand mediate CD8＋ T-cell apoptosis. Blood Cells Mol Dis 35：169-173

Adida C，Berrebi D，Peuchmaur M，Reyes-Mugica M，Altieri DC（1998）Anti-apoptosis gene，survivin，and prognosis of neuroblastoma. Lancet 351：882-883

Akashi T，Koizumi K，Tsuneyama K，Saiki I，Takano Y，Fuse H（2008）Chemokine receptor CXCR4 expression and prognosis in patients with metastatic prostate cancer. Cancer Sci 99：539-542

Allavena P，Mantovani A（2012）Immunology in the clinic review series：focus on cancer：tumourassociated macrophages：undisputed stars of the inflammatory tumour microenvironment. Clin Exp Immunol 167：195-205

Allgayer H，Aguirre-Ghiso JA（2008）The urokinase receptor（u-PAR）—a link between tumor cell dormancy and minimal residual disease in bone marrow? APMIS Acta Pathol Microbiol Immunol Scand 116：602-614

Almog N，Briggs C，Beheshti A，Ma L，Wilkie KP，Rietman E，Hlatky L（2013）Transcriptional changes induced by the tumor dormancy-associated microRNA-190. Transcription 4：177-191

Al-Nedawi K，Meehan B，Micallef J，Lhotak V，May L，Guha A et al（2008）Intercellular transfer of the oncogenic receptor EGFRvIII by microvesicles derived from tumour cells. Nat Cell Biol 10：619-624

Amedei A，Della Bella C，Silvestri E，Prisco D，D'Elios MM（2012）T cells in gastric cancer：friends or foes. Clin Develop Immunol. https://doi.org/10.1155/2012/690571

Andreola G，Rivoltini L，Castelli C，Huber V，Perego P，Deho P et al（2002）Induction of lymphocyte apoptosis by tumor cell secretion of FasL bearing microvesicles. J Exp Med 195：1303-1316

Aoki H，Ohnishi H，Hama K，Shinozaki S，Kita H，Yamamoto H et al（2006）Existence of autocrine loop between interleukin-6 and transforming growth factor-beta1 in activated rat pancreatic stellate cells. J Cell Biochem 99：221-228

Arai H，Gordon D，Nabel EG，Nabel GJ（1997）Gene transfer of Fas ligand induces tumor regression *in vivo*.

Proc Natl Acad Sci U S A 94:13862-13867

Augsten M, Hägglöf C, Olsson E, Stolz C, Tsagozis P, Levchenko T et al (2009) CXCL14 is an autocrine growth factor for fibroblasts and acts as a multimodal stimulator of prostate tumor growth. Proc Natl Acad Sci U S A 106:3414-3419

Avery-Kiejda KA, Bowden NA, Croft AJ, Scurr LL, Kairupan CF, Ashton KA et al (2011) p53 in human melanoma fails to regulate target genes associated with apoptosis and the cell cycle and may contribute to proliferation. BMC Cancer 11:203. https://doi.org/10.1186/1471-2407-11-203

Balkwill F, Mantovani A (2001) Inflammation and cancer:back to Virchow? Lancet 357:539-545

Balkwill F (2002) Tumor necrosis factor or tumor promoting factor? Cytokine Growth Factor Rev 13:135-141

Baltz KM, Krusch M, Bringmann A, Brossart P, Mayer F, Kloss M et al (2007) Cancer immunoediting by GITR (glucocorticoid induced TNF-related protein) ligand in humans:NK cell/tumor cell interactions. FASEB J 21:2442-2454

Bamias A, Koutsoukou V, Terpos E, Tsiatas ML, Liakos C, Tsitsilonis O et al (2008) Correlation of NKT-like CD3+CD56+ cells and CD4+CD25+(hi) regulatory T cells with VEGF and TNF alpha in ascites from advanced ovarian cancer:association with platinum resistance and prognosis in patients receiving first-line platinum based chemotherapy. Gynecol Oncol 108:421-427

Barkan D, Green JE, Chambers AF (2010) Extracellular matrix:a gatekeeper in the transition from dormancy to metastatic growth. Eur J Cancer 46:1181-1188

Bates RC, Mercurio AM (2005) The epithelial-mesenchymal transition (EMT) and colorectal cancer progression. Cancer Biol Ther 4:365-370

Bates RC, Goldsmith JD, Bachelder RE, Brown C, Shibuya M, Oettgen P et al (2003) Flt-1-dependent survival characterizes the epithelial-mesenchymal transition of colonic organoids. Curr Biol 13:1721-1727

Becker KF, Atkinson MJ, Reich U, Becker I, Nekarda H, Siewert JR, Hofler H (1994) E-cadherin gene mutations provide clues to diffuse type gastric carcinomas. Cancer Res 54:3845-3852

Ben-Baruch A (2006) Inflammation-associated immune suppression in cancer:the roles played by cytokines, chemokines and additional mediators. Semin Cancer Biol 16:38-52

Bennaceur K, Chapman JA, Touraine JL, Portoukalian J (2009) Immunosuppressive networks in the tumour environment and their effect in dendritic cells. Biochim Biophys Acta 1795:16-24

Berger FG (2004) The interleukin-6 gene:a susceptibility factor that may contribute to racial and ethnic disparities in breast cancer mortality. Breast Cancer Res Treat 88:281-285

Berger-Achituv S, Brinkmann V, Abu Abed U, Kühn LI, Ben-Ezra J, Elhasid R et al (2013) A proposed role for neutrophil extracellular traps in cancer immunoediting. Frontiers Immunol 4:1-5

Berman DM, Karhadkar SS, Hallahan AR, Pritchard JI, Eberhart CG, Watkins DN et al (2002) Medulloblastoma growth inhibition by hedgehog pathway blockade. Science 297:1559-1561

Bettelli E, Carrier Y, Gao W, Korn T, Strom TB, Oukka M et al (2006) Reciprocal developmental pathways for the generation of pathogenic effector TH17 and regulatory T cells. Nature 441:235-238

Bhowmick NA, Ghiassi M, Bakin A, Aakre M, Lundquist CA, Engel ME et al (2001) Transforming growth factor-b1 mediates epithelial to mesenchymal transdifferentiation through a Rho-Adependent mechanism. Mol Biol Cell 12:27-36

Bi Y, Liu G, Yang R (2007) Th17 cell induction and immune regulatory effects. J Cell Physiol 211:273-278

Bijlsma MF, Groot AP, Oduro JP, Franken RJ, Schoenmakers SH, Peppelenbosch MP et al (2009) Hypoxia induces a hedgehog response mediated by HIF-1alpha. J Cell Mol Med 13:2053-2060

Biragyn A, Longo DL (2012) Neoplastic "black ops": Cancer's subversive tactics in overcoming host defenses. Semin Cancer Biol 22:50-59

Bogdan C (2001) Nitric oxide and the immune response. Nat Immunol 2:907-916

Bragado P, Sosa MS, Keely P, Condeelis J, Aguirre-Ghiso JA (2012) Microenvironments dictating tumor cell dormancy. Recent Results Cancer Res 195:25-39

Bunt SK, Sinha P, Clements VK, Leips J, Ostrand-Rosenberg S (2006) Inflammation induces myeloid-derived suppressor cells that facilitate tumor progression. J Immunol 176:284-290

Burnet FM (1970) The concept of immunological surveillance. Prog Exp Tumor Res 13:1-27

Busk M, Pytela R, Sheppard D (1992) Characterization of the integrin avb6 as a fibronectin-binding protein. J Biol Chem 267:5790-5796

Byrne SN, Halliday GM (2003) High levels of Fas ligand and MHC class II in the absence of CD80 or CD86 expression and a decreased CD4+ T cell infiltration enables murine skin tumours to progress. Cancer Immunol Immunother 52:396-402

Camby I, Le Mercier M, Lefranc F, Kiss R (2006) Galectin-1:a small protein with major functions. Glycobiology 16:137R-157R

Campoli M, Ferrone S (2008) Tumor escape mechanisms:potential role of soluble HLA antigens and NK cells activating ligands. Tissue Antigens 72:321-334

Cannon MJ, Goyne H, Stone PJB, Chiriva-Internati M (2011) Dendritic cell vaccination against ovarian cancer—tipping the Treg/Th17 balance to therapeutic advantage? Expert Opin Biol Ther 11:441-445

Castaño Z, Tracy K, McAllister SS (2011) The tumor macroenvironment and systemic regulation of breast cancer progression. Int J Dev Biol 55:889-897

Castellana D, Zobairi F, Martinez MC, Panaro MA, Mitolo V, Freyssinet JM et al (2009) Membrane microvesicles as actors in the establishment of a favorable prostatic tumoral niche:a role for activated fibroblasts and CX3CL1-CX3CR1 axis. Cancer Res 69:785-793

Castellino F, Germain RN (2006) Cooperation between CD4+ and CD8+ T cells:when, where, and how. Annu Rev Immunol 24:519-540

Catchpoole DR, Lock RB (2001) The potential tumour suppressor role for caspase-9 (CASP9) in the childhood malignancy, neuroblastoma. Eur J Cancer 37:2217-2221

Chappell DB, Zaks TZ, Rosenberg SA, Restifo NP (1999) Human melanoma cells do not express Fas (Apo-1/CD95) ligand. Cancer Res 59:59-62

Chemnitz JM, Eggle D, Driesen J, Classen S, Riley JL, Debey-Pascher S et al (2007) RNA fingerprints provide direct evidence for the inhibitory role of TGFbeta and PD-1 on CD4+ T cells in Hodgkin lymphoma. Blood 110:3226-3233

Chen CK, Wu MY, Chao KH, Ho HN, Sheu BC, Huang SC (1999a) T lymphocytes and cytokine production in ascitic fluid in ovarian malignancies. J Formos Med Assoc 98:24-30

Chen Z, Naito M, Hori S, Mashima T, Yamori T, Tsuruo T (1999b) A human IAP family gene, apollon, expressed in human brain cancer cells. Biochem Biophys Res Commun 264:847-854

Chen Y, Shi M, Yu GZ, Qin XR, Jin G, Chen P et al (2012) Interleukin-8, a promising predictor for prognosis of pancreatic cancer. World J Gastroenterol 18:1123-1129

Cheng N, Bhowmick NA, Chytil A, Gorksa AE, Brown KA, Muraoka R et al (2005) Loss of TGF-beta type II receptor in fibroblasts promotes mammary carcinoma growth and invasion through upregulation of TGF-alpha-, MSP-and HGF-mediated signaling networks. Oncogene 24:5053-5068

Cheng L, Jiang J, Gao R, Wei S, Nan F, Li S et al (2009) B7-H4 expression promotes tumorigenesis in ovarian cancer. Int J Gynecol Cancer 19:1481-1486

Clark AG，Vignjevic DM（2015）Modes of cancer cell invasion and the role of the microenvironment. Curr Opin Cell Biol 36：13-22

Clayton A，Court J，Navabi H，Adams M，Mason MD，Hobot JA et al（2001）Analysis of antigen presenting cell derived exosomes, based on immuno-magnetic isolation and flow cytometry. J Immunol Methods 247：163-174

Clendenen TV，Lundin E，Zeleniuch-Jacquotte A，Koenig KL，Berrino F，Lukanova A et al（2011）Circulating inflammation markers and risk of epithelial ovarian cancer. Cancer Epidemiol Biomark Prev 20：799-810

Colonna TGM，Liu YJ（2004）Plasmacytoid dendritic cells in immunity. Nat Immunol 5：1219-1226

Cory S，Huang DC，Adams JM（2003）The Bcl-2 family：roles in cell survival and oncogenesis. Oncogene 22：8590-8607

Coudert JD，Zimmer J，Tomasello E，Cebecauer M，Colonna M，Vivier E et al（2005）Altered NKG2D function in NK cells induced by chronic exposure to NKG2D ligand-expressing tumor cells. Blood 106：1711-1717

Coukos G，Benencia F，Buckanovich RJ，Conejo-Garcia JR（2005）The role of dendritic cell precursors in tumour vasculogenesis. Brit J Cancer 92：1182-1187

Crowe NY，Smyth MJ，Godfrey DI（2002）A critical role for natural killer T cells in immunosurveillance of methylcholanthrene-induced sarcomas. J Exp Med 196：119-127

Culig Z，Puhr M（2012）Interleukin-6：a multifunctional targetable cytokine in human prostate cancer. Mol Cell Endocrinol 360：52-58

Curiel TJ，Cheng P，Mottram P，Alvarez X，Moons L，Evdemon-Hogan M et al（2004a）Dendritic cell subsets differentially regulate angiogenesis in human ovarian cancer. Cancer Res 64：5535-5538

Curiel TJ，Coukos G，Zou L，Alvarez X，Cheng P，Mottram P et al（2004b）Specific recruitment of regulatory T cells in ovarian carcinoma fosters immune privilege and predicts reduced survival. Nat Med 10：942-949

D'Souza-Schorey C，Clancy JW（2012）Tumor-derived microvesicles：shedding light on novel microenvironment modulators and prospective cancer biomarkers. Genes Dev 26：1287-1299

Dainiak N，Sorba S（1991）Intracellular regulation of the production and release of human erythroid-directed lymphokines. J Clin Invest 87：213-220

Das S，Harris LG，Metge BJ，Liu S，Riker AI，Samant R et al（2009）The hedgehog pathway transcription factor GLI1 promotes malignant behavior of cancer cells by up-regulating Osteopontin. J Biol Chem 284：22888-22897

De Angelis ML，Francescangeli F，Zeuner A（2019）Breast cancer stem cells as drivers of tumor Chemoresistance，dormancy and relapse：new challenges and therapeutic opportunities. Cancers 11：1569. https://doi.org/10.3390/cancers11101569

de Visser KE，Korets LV，Coussens LM（2005）De novo carcinogenesis promoted by chronic inflammation is B lymphocyte dependent. Cancer Cell 7：411-423

DeNardo DG，Andreu P，Coussens LM（2010）Interactions between lymphocytes and myeloid cells regulate pro-versus anti-tumor immunity. Cancer Metastasis Rev 29：309-316

Devarajan E，Sahin AA，Chen JS，Krishnamurthy RR，Aggarwal N，Brun AM et al（2002）Downregulation of caspase 3 in breast cancer：a possible mechanism for chemoresistance. Oncogene 21：8843-8851

Dobrzycka B，Terlikowski SJ，Garbowicz M，Niklińska W，Bernaczyk PS，Nikliński J et al（2009）Tumor necrosis factor-α and its receptors in epithelial ovarian cancer. Folia Histochem Cytobiol 47：609-613

Dong C，Robertson GP（2009）Immunoediting of leukocyte functions within the tumor microenvironment promotes cancer metastasis development. Biorheology 46：265-279

Duan Z，Feller AJ，Penson RT，Chabner BA，Seiden MV（1999）Discovery of differentially expressed genes associated with paclitaxel resistance using cDNA array technology: analysis of interleukin (IL) 6, IL-8, and monocyte chemotactic protein 1 in the paclitaxel resistant phenotype. Clin Cancer Res 5:3445-3453

Duechler M, Wilczyński JR (2010) Hypoxia inducible Factor-1 in cancer immune suppression. Curr Immunol Rev 6:260-271

Dunér S, Lopatko Lindman J, Ansari D, Gundewar C, Andersson R (2011) Pancreatic cancer: the role of pancreatic stellate cells in tumor progression. Pancreatology 10:673-681

Dunn GP, Bruce AT, Ikeda H, Old LJ, Schreiber RD (2002 Nov) Cancer immunoediting: from immunosurveillance to tumor escape. Nat Immunol 3(11):991-998

Dunn GP, Oki LJ, Schreiber RD (2004) The immunobiology of cancer immunosurveillance and immunoediting. Immunity 21:137-148

Duray A, Demoulin S, Hubert P, Delvenne P, Saussez S (2010) Immune suppression in head and neck cancers: a review. Clin Develop Immunol. https://doi.org/10.1155/2010/701657

Dworacki G, Meidenbauer N, Kuss I, Kuss I, Hoffmann TK, Gooding W et al (2001) Decreased zeta chain expression and apoptosis in CD3+ peripheral blood T lymphocytes of patients with melanoma. Clin Cancer Res 7(3 Suppl):947s-957s

Eberl G, MacDonald HR (2000) Selective induction of NK cell proliferation and cytotoxicity by activated NKT cells. Eur J Immunol 30:985-992

Elgert KD, Alleva DG, Mullins DW (1998) Tumor-induced immune dysfunction: the macrophage connection. J Leukoc Biol 64:275-290

Erdman SE, Rao VP, Olipitz W, Taylor CL, Jackson EA, Levkovich T et al (2010) Unifying roles for regulatory T cells and inflammation in cancer. Int J Cancer 126:1651-1665

Escrevente C, Keller S, Altevogt P, Costa J (2011) Interaction and uptake of exosomes by ovarian cancer cells. BMC Cancer 11:108-118

Feldman AR, Kessler L, Myers MH, Naughton MD (1986) The prevalence of cancer. Estimates based on the Connecticut tumor registry. N Engl J Med 315:1394-1397

Feng YZ, Shiozawa T, Miyamoto T, Kashima H, Kurai M, Suzuki A et al (2007) Overexpression of hedgehog signaling molecules and its involvement in the proliferation of endometrial carcinoma cells. Clin Cancer Res 13:1389-1398

Ferrara N (2010) Pathways mediating VEGF-independent tumor angiogenesis. Cytokine Growth Factor Rev 21:21-26

Francisco LM, Salinas VH, Brown KE, Vanguri VK, Freeman GJ, Koochro VK et al (2009) PD-L1 regulates the development, maintenance and function of induced regulatory T cells. J Exp Med 206:3015-3029

Franco OE, Shaw AK, Strand DW, Hayward SW (2010) Cancer associated fibroblasts in cancer pathogenesis. Semin Cell Dev Biol 21:33-39

Freedman RS, Deavers M, Liu J, Wang E (2004) Peritoneal inflammation—a microenvironment for epithelial ovarian cancer (EOC). J Transl Med 2:23-33

Frey AB, Monu N (2006) Effector-phase tolerance: another mechanism of how cancer escapes antitumor immune response. J Leukoc Biol 79:652-662

Fricke I, Gabrilovich DI (2006) Dendritic cells and tumor microenvironment: a dangerous liaison. Immunol Investig 35:459-483

Fujimoto K, Sheng H, Shao J, Beauchamp RD (2001) Transforming growth factor-b1 promotes invasiveness after cellular transformation with activated ras in intestinal epithelial cells. Exp Cell Res 266:239-249

Fulda S, Los M, Friesen C, Debatin KM (1998) Chemosensivity of solid tumour cells in vitro is related to activation of the CD95 system. Int J Cancer 76:105-114

Fulda S, Meyer E, Debatin KM (2000) Inhibition of TRAIL-induced apoptosis by Bcl-2 overexpression. Oncogene 21:2283-2294

Fulda S, Kufer MU, Meyer E, van Valen F, Dockhorn-Dworniczak B, Debatin KM (2001) Sensitization for death receptor-or drug-induced apoptosis by re-expression of caspase-8-through demethylation or gene transfer. Oncogene 20:5865-5877

Gabrilovich DI, Nagaraj S (2009) Myeloid-derived suppressory cells as regulators of the immune system. Nat Rev Immunol 9:162-174

Gaillard SL, Secord AA, Monk B (2016) The role of immune checkpoint inhibition in the treatment of ovarian cancer. Gynecol Oncol Res Pract 3:11-25

Gavalas NG, Karadimou A, Dimopoulos MA, Bamias A (2010) Immune response in ovarian cancer:how is the immune system involved in prognosis and therapy:potential for treatment utilization. Clin Develop Immunol. https://doi.org/10.1155/2010/791603

Gawrzak S, Rinaldi L, Gregorio S, Arenas EJ, Salvador F, Urosevic J et al (2018) MSK1 regulates luminal cell differentiation and metastatic dormancy in ER(+) breast cancer. Nat Cell Biol 20:211-221

Ghiringhelli F, Menard C, Terme M, Flament C, Taieb J, Chaput N et al (2005a) CD4+CD25+ regulatory T cells inhibit natural killer cell functions in a transforming growth factor-ß-dependent manner. J Exp Med 202:1075-1085

Ghiringhelli F, Puig PE, Roux S, Parcellier A, Schmitt E, Solary E et al (2005b) Tumor cells convert immature myeloid dendritic cells into TGF-beta-secreting cells inducing CD4+CD25+ regulatory T cell proliferation. J Exp Med 202:919-929

Ginestra A, Miceli D, Dolo V, Romano FM, Vittorelli ML (1999) Membrane vesicles in ovarian cancer fluids: a new potential marker. Anticancer Res 19:3439-3445

Giusti I, D'Ascenzo S, Dolo D (2013) Microvesicles as potential ovarian cancer biomarkers. BioMed Res International. https://doi.org/10.1155/2013/703048

Godin-Ethier J, Hanafi LA, Piccirillo CA, Lapointe R (2011) Indoleamine 2,3-dioxygenase expression in human cancers:clinical and immunologic perspectives. Clin Cancer Res 17:6985-6991

Goldstein MG, Li Z (2009) Heat-shock proteins in infection-mediated inflammation-induced tumorigenesis. J Hematol Oncol 2:5-15

Gordon IO, Freedman RS (2006) Defective antitumor function of monocyte-derived macrophages from epithelial ovarian cancer patients. Clin Cancer Res 12:1515-1524

Graves LE, Ariztia EV, Navari JR, Matzel HJ, Stack MS, Fishman DA (2004) Proinvasive properties of ovarian cancer ascites-derived membrane vesicles. Cancer Res 64:7045-7049

Griffith TS, Chin WA, Jackson GC, Lynch DH, Kubin MZ (1998) Intracellular regulation of TRAIL-induced apoptosis in human melanoma cells. J Immunol 161:2833-2840

Grigoriev MY, Pozharissky KM, Hanson KP, Imyanitov EN, Zhivotovsky B (2002) Expression of caspase-3 and -7 does not correlate with the extent of apoptosis in primary breast carcinomas. Cell Cycle 1:337-342

Gross A, McDonnell JM, Korsmeyer SJ (1999) BCL-2 family members and the mitochondria in apoptosis. Genes Dev 13:1899-1911

Hahne M, Rimoldi D, Schröter M, Romero P, Schreier M, French LE et al (1996) Melanoma cell expression of Fas(Apo-1/CD95) ligand:implications for tumor immune escape. Science 274:1363-1366

Hamanishi J, Mandai M, Iwasaki M, Okazaki T, Tanaka Y, Yamaguchi K et al (2007) Programmed cell death 1 ligand 1 and tumor-infiltrating CD8+ T lymphocytes are prognostic factors of human ovarian cancer. Proc

Natl Acad Sci USA 104:3360-3365. https://doi.org/10.1073/pnas. 0611533104

Hamann D, Baars PA, Rep MH, Hooibrink B, Kerkhof-Garde SR, Klein MR et al (1997) Phenotypic and functional separation of memory and effector human CD8 T cells. J Exp Med 186:1407-1418

Han ME, Lee YS, Baek SY, Kim BS, Kim JB, Oh SO (2009) Hedgehog signaling regulates the survival of gastric cancer cells by regulating the expression of Bcl-2. Int J Molec Sci 10:3033-3043

Harris LG, Samant RS, Shevde LA (2011) Hedgehog signaling:networking to nurture a pro-malignant tumor microenvironment. Mol Cancer Res 9:1165-1174

Hayward SW, Wang Y, Cao M, Hom YK, Zhang B, Grossfeld GD et al (2001) Malignant transformation in a nontumorigenic human prostatic epithelial cell line. Cancer Res 61:8135-8142

Hazra A, Chamberlain RM, Grossman HB, Zhu Y, Spitz MR, Wu X (2003) Death receptor 4 and bladder cancer risk. Cancer Res 63:1157-1159

He C, Qiao H, Jiang H, Sun X (2011) The inhibitory role of B7-H4 in antitumor immunity:association with cancer progression and survival. Clin Develop Immunol. https://doi.org/10. 1155/2011/695834

Hen O, Barkan D (2019) Dormant disseminated tumor cells and cancer stem/progenitor-like cells:similarities and opportunities. Sem Cancer Biol. 60:157-165

Hirohashi S (1998) Inactivation of the E-cadherin-mediated cell adhesion system in human cancers. Am J Path 153:333-339

Hodge DR, Hurt EM, Farrar WL (2005) The role of IL-6 and STAT3 in inflammation and cancer. Eur J Cancer 41:2502-2512

Hoffmann TK, Dworacki G, Tsukihiro T, Meidenbauer N, Gooding W, Johnson JT et al (2002) Spontaneous apoptosis of circulating T lymphocytes in patients with head and neck cancer and its clinical importance. Clin Cancer Res 8:2553-2562

Hussain SP, Hofseth LJ, Harris CC (2003) Radical causes of cancer. Nat Rev Cancer 3:276-285

Igney FH, Krammer PH (2002) Immune escape of tumors:apoptosis resistance and tumor counterattack. J Leukoc Biol 71:907-920

Inaba T, Ino K, Kajiyama H, Yamamoto E, Shibata K, Nawa A et al (2009) Role of the immunosuppressive enzyme indoleamine 2,3-dioxygenase in the progression of ovarian carcinoma. Gynecol Oncol 115:185-192

Ingangi V, Minopoli M, Ragone C, Motti ML, Carriero MV (2019) Role of microenvironment on the fate of disseminating cancer stem cells. Front Oncol 9:82. https://doi.org/10.3389/fonc.2019. 00082

Itakura E, Huang RR, Wen DR, Paul E, Wünsch PH, Cochran AJ (2011) IL-10 expression by primary tumor cells correlates with melanoma progression from radial to vertical growth phase and development of metastatic competence. Mod Pathol 24:801-809

Jadus MR, Natividad J, Mai A, Ouyang Y, Lambrecht N, Szabo S et al (2012) Lung cancer:a classic example of tumor escape and progression while providing opportunities for immunological intervention. Clin Develop Immunol. https://doi.org/10.1155/2012/160724

Jager R, Herzer U, Schenkel J, Weiher H (1997) Overexpression of Bcl-2 inhibits alveolar cell apoptosis during involution and accelerates cmyc-induced tumorigenesis of the mammary gland in transgenic mice. Oncogene 15:1787-1795

Jahanban-Esfahlan J, Seidi K, Manjili MH, Jahanban-Esfahlan A, Javaheri T, Zare P (2019) Tumor cell dormancy:threat or opportunity in the fight against cancer. Cancers 11:1207. https://doi.org/10.3390/cancers11081207

Janikashvili N, Bonnotte B, Katsanis E, Larmonier N (2011) The dendritic cell-regulatory T lymphocyte crosstalk contributes to tumor-induced tolerance. Clin Develop Immunol. https://doi. org/10. 1155/

2011/430394

Jee CD, Lee HS, Bae SI, Yang HK, Lee YM, Rho MS et al (2005) Loss of caspase-1 gene expression in human gastric carcinomas and cell lines. Int J Oncol 26:1265-1271

Jia Q, Yang F, Huang W, Zhang Y, Bao B, Li K et al (2019) Low levels of Sox2 are required for melanoma tumor-repopulating cell dormancy. Theranostics 9:424-435

Jiang DF, Liu WL, Lu YL, Qiu ZY, He FC (2003) Function of IL-18 in promoting metastasis of lung cancer. Zhonghua Zhong Liu Za Zhi 25:348-352

Jiang J, Zheng M, Zhang M, Yang X, Li L, Wang SS et al (2019) PRRX1 regulates cellular phenotype plasticity and dormancy of head and neck squamous cell carcinoma through miR-642b-3p. Neoplasia 21:216-229

Joseph B, Ekedahl J, Sirzen F, Lewensohn R, Zhivotovsky B (1999) Differences in expression of pro-caspases in small cell and non-small cell lung carcinoma. Biochem Biophys Res Commun 262:381-387

Kalluri R, Zeisberg M (2006) Fibroblasts in cancer. Nat Rev Cancer 6:392-401

Kammertoens T, Schüler T, Blankenstein T (2005) Immunotherapy: target the stroma to hit the tumor. Trends Molecul Med 11:225-231

Karnoub AE, Dash AB, Vo AP, Sullivan A, Brooks MW, Bell GW et al (2007) Mesenchymal stem cells within tumour stroma promote breast cancer metastasis. Nature 449:557-563

Keir ME, Butte MJ, Freeman GJ, Sharpe AH (2008) PD-1 and its ligands in tolerance and immunity. Annu Rev Immunol 26:677-704

Kemperman H, Driessens MH, LaRiviere G, Meijne AM, Roos E (1995) Adhesion mechanisms in liver metastasis formation. Cancer Surv 24:67-79

Kerr JF, Harmon BV (1991) Definition and incidence of apoptosis: an historical perspective. In: Tomei LD, Cope FO (eds) Apoptosis: the molecular basis of cell death. Cold Spring Harbor Laboratory Press, New York, pp 5-29

Khong HT, Restifo NP (2002) Natural selection of tumor variants in the generation of "tumor escape" phenotypes. Nat Immunol 3:999-1005

Kim R, Emi M, Tanabe K, Uchida Y, Toge T (2004) The role of Fas ligand and transforming growth factor β in tumor progression. Cancer 100:2281-2291

Kim R, Emi M, Tanabe K (2005) Cancer cell immune escape and tumor progression by exploitation of anti-inflammatory and pro-inflammatory responses. Cancer Biol Ther 4:924-933

Kim R, Emi M, Tanabe K (2007 May) Cancer immunoediting from immune surveillance to immune escape. Immunology 121(1):1-14

Klein CA (2009) Parallel progression of primary tumours and metastases. Nat Rev Cancer 9:302-312

Klink M, Jastrzembska K, Nowak M, Bednarska K, Szpakowski M, Szyllo K, Sulowska Z (2008 Sep) Ovarian cancer cells modulate human blood neutrophils response to activation in vitro. Scand J Immunol 68(3):328-336

Klink M, Kielbik M, Nowak M, Bednarska K, Sulowska Z (2012a) JAK3, STAT3 and CD3-zeta signaling proteins status in regard to the lymphocytes function in patients with ovarian cancer. Immunol Investig 41(4):382-398

Klink M, Nowak M, Kielbik M, Bednarska K, Blus E, Szpakowski M et al (2012b Nov) The interaction of HspA1A with TLR2 and TLR4 in the response of neutrophils induced by ovarian cancer cells in vitro. Cell Stress Chaperones 17(6):661-674

Koomagi R, Volm M (2000) Relationship between the expression of caspase-3 and the clinical outcome of patients with non-small cell lung cancer. Anticancer Res 20:493-496

Krempski J, Karyampudi L, Behrens MD, Erskine CL, Hartmann L, Dong H et al (2011) Tumor infiltrating PD-1+ dendritic cells mediate immune suppression in ovarian cancer. J Immunol 186:6905-6913

Krepela E, Dankova P, Moravcikova E, Krepelova A, Prochazka J, Cermak J et al (2009) Increased expression of inhibitor of apoptosis proteins, Survivin and XIAP, in non-small cell lung carcinoma. Int J Oncol 35: 1449-1462

Kryczek I, Banerjee M, Cheng P, Vatan L, Szeliga W, Wei S et al (2009) Phenotype, distribution, generation, and functional and clinical relevance of Th17 cells in the human tumor environments. Blood 114: 1141-1149

Kuai WX, Wang Q, Yang XZ, Zhao Y, Yu R, Tang XJ (2012) Interleukin-8 associates with adhesion, migration, invasion and chemosensitivity of human gastric cancer cells. World J Gastroenterol 18:979-985

Kudo-Saito C, Shirako H, Takeuchi T, Kawakami Y (2009) Cancer metastasis is accelerated through immunosuppression during snail-induced EMT of cancer cells. Cancer Cell 15:195-206

Kulbe H, Chakravarty P, Leinster DA, Charles KA, Kwong J, Thompson RG et al (2012) A dynamic inflammatory cytokine network in the human ovarian cancer microenvironment. Cancer Res 72:66-75

Kusmartsev S, Gabrilovich DI (2006) Role of immature myeloid cells in mechanisms of immune evasion in cancer. Cancer Immunol Immunother 55:237-245

Kusmartsev S, Nagaraj S, Gabrilovich DI (2005) Tumor associated CD8+ T cell tolerance induced by bone marrow-derived immature myeloid cells. J Immunol 175:4583-4592

Labidi-Galy SI, Sisirak V, Meeus P, Gobert M, Treilleux I, Bajard A et al (2011) Quantitative and functional alterations of plasmacytoid dendritic cells contribute to immune tolerance in ovarian cancer. Cancer Res 71: 5423-5434

Lai HC, Sytwu HK, Sun CA, Yu MH, Yu CP, Liu HS et al (2003) Single nucleotide polymorphism at Fas promoter is associated with cervical carcinogenesis. Int J Cancer 103:221-225

Lane DP (1992) p53, guardian of the genome. Nature 358:15-16

Lane D, Matte I, Rancourt C, Piche A (2011) Prognostic significance of IL-6 and IL-8 ascites levels in ovarian cancer patients. BMC Cancer 11:210-216

Langowski JL, Zhang X, Wu L, Mattson JD, Chen T, Smith K et al (2006) IL-23 promotes tumour incidence and growth. Nature 442:461-465

Langowski JL, Kastelein RA, Oft M (2007) Swords into plowshares:IL-23 repurposes tumor immune surveillance. Trends Immunol 28:207-212

Laufs S, Schumacher J, Allgayer H (2006) Urokinase-receptor (u-PAR):an essential player in multiple games of cancer a review on its role in tumor progression, invasion, metastasis, proliferation/dormancy, clinical outcome and minimal residual disease. Cell Cycle 5:e1-e12

Lee HW, Lee SS, Lee SJ, Um HD (2003) Bcl-w is expressed in a majority of infiltrative gastric adenocarcinomas and suppresses the cancer cell death by blocking stress-activated protein kinase/c-Jun NH2-terminal kinase activation. Cancer Res 63:1093-1100

Li WW, Karin M (2007) A cytokine-mediated link between innate immunity, inflammation and cancer. J Clin Invest 115:1175-1183

Li C, Heidt DG, Dalerba P, Burant CF, Zhang L, Adsay V et al (2007a) Identification of pancreatic cancer stem cells. Cancer Res 67:1030-1037

Li X, Deng W, Lobo-Ruppert SM, Ruppert JM (2007b) Gli1 acts through snail and E-cadherin to promote nuclear signaling by beta-catenin. Oncogene 26:4489-4498

Liao X, Siu MKY, Au CWH, Chan QK, Chan HY, Wong ES et al (2009) Aberrant activation of hedgehog signaling pathway in ovarian cancers：effect on prognosis, cell invasion and differentiation. Carcinogenesis 30：131-140

Liao WT, Ye YP, Deng YJ, Bian XW, Ding YQ (2014) Metastatic cancer stem cells：from the concept to therapeutics. Am J Stem Cells 3：46-62

Lin WW, Karin M (2007) A cytokine-mediated link between innate immunity, inflammation, and cancer. J Clin Invest 117：1175-1183

Liu D, Aguirre Ghiso J, Estrada Y, Ossowski L (2002) EGFR is a transducer of the urokinase receptor initiated signal that is required for in vivo growth of a human carcinoma. Cancer Cell 1：445-457

Liu Y, Bi X, Xu S, Xiang J (2005) Tumor-infiltrating dendritic cell subsets of progressive or regressive tumors induce suppressive or protective immune responses. Cancer Res 65：4955-4962

Liu C, Yu S, Zinn K, Wang J, Zhang L, Jia Y et al (2006) Murine mammary carcinoma exosomes promote tumor growth by suppression of NK cell function. J Immunol 176：1375-1385

Liu B, Nash J, Runowicz C, Swede H, Stevens R, Li Z (2010) Ovarian cancer immunotherapy：opportunities, progresses and challenges. J Hematol Oncol 3：7-18

Lopes RB, Gangeswaran R, McNeish IA, Wang Y, Lemoine NR (2007) Expression of the IAP protein family is dysregulated in pancreatic cancer cells and is important for resistance to chemotherapy. Int J Cancer 120：2344-2352

Lu Z, Luo RZ, Lu Y, Zhang X, Yu Q, Khare S et al (2008) The tumor suppressor gene ARHI regulates autophagy and tumor dormancy in human ovarian cancer cells. J Clin Invest 118：3917-3929

Lugini L, Matarrese P, Tinari A, Lozupone F, Federici C, Iessi E et al (2006) Cannibalism of live lymphocytes by human metastatic but not primary melanoma cells. Cancer Res 66：3629-3638

MacDonald TT (1998) T cell immunity to oral allergens. Curr Opin Immunol 10：620-627

Macintosh CA, Stower M, Reid N, Maitland NJ (1998) Precise microdissection of human prostate cancers reveals genotypic heterogeneity. Cancer Res 58：23-28

MacMicking J, Xie QW, Nathan C (1997) Nitric oxide and macrophage function. Annu Rev Immunol 15：323-350

MacPherson G, Healey CS, Teare MD, Balasubramanian SP, Reed MW, Pharoah PD et al (2004) Association of a common variant of the CASP8 gene with reduced risk of breast cancer. J Natl Cancer Inst 96：1866-1869

Maine CJ, Aziz NH, Chatterjee J, Hayford C, Brevig N, Whilding L et al (2014) Programmed death ligand-1 over-expression correlates with malignancy and contributes to immune regulation in ovarian cancer. Cancer Immunol Immunother 63：215-224

Malanchi I, Santamaria-Martinez A, Susanto E, Peng H, Lehr HA, Delaloye JF et al (2012) Interactions between cancer stem cells and their niche govern metastatic colonization. Nature 481(7379)：85-89

Malmberg KJ (2004) Effective immunotherapy against cancer：a question of overcoming immune suppression and immune escape? Cancer Immunol Immunother 53：879-892

Mandruzzato S, Brasseur F, Andry G, Boon T, van der Bruggen P (1997) A CASP-8 mutation recognized by cytolytic T lymphocytes on a human head and neck carcinoma. J Exp Med 186：785-793

Mantovani A, Sozzani S, Locati M, Allavena P, Sica A (2002) Macrophage polarization：tumorassociated macrophages as a paradigm for polarized M2 mononuclear phagocytes. Trends Immunol 23：549-555

Mantovani A, Porta C, Rubino L, Allavena P, Sica A (2006) Tumor-associated macrophages (TAMs) as new target in anticancer therapy. Drug Discov Today Ther Strateg 3：361-366

Mao W, Peters HL, Sutton MN, Orozco AF, Pang L, Yang H et al (2019) The role of vascular endothelial growth factor, interleukin 8, and insulin-like growth factor in sustaining autophagic. DIRAS3-induced dormant ovarian cancer xenografts. Cancer 125:1267-1280

Marches R, Scheuermann R, Uhr JW (2006) Cancer dormancy. From Mice to Man Cell Cycle 5:1772-1778

Matte I, Lane D, Laplante C, Rancourt C, Piché A (2012) Profiling of cytokines in human epithelial ovarian cancer ascites. Am J Cancer Res 2:566-580

McDermott DF, Atkins MB (2013) PD-1 as a potential target in cancer therapy. Cancer Med 2:662-673

McGilvray RW, Eagle RA, Watson NFS, Al-Attar A, Ball G, Jafferji I et al (2009) NKG2D ligand expression in human colorectal cancer reveals associations with prognosis and evidence for Immunoediting. Clin Cancer Res 15:6993-7002

Medema JP, de Jong J, Peltenburg LTC, Verdegaal EM, Gorter A, Bres SA et al (2001) Blockade of the granzyme B/perforin pathway through overexpression of the serine protease inhibitor PI-9/SPI-6 constitutes a mechanism for immune escape by tumors. Proc Natl Acad Sci U S A 98:11515-11520

Medzhitov R (2001) Toll-like receptors and innate immunity. Nat Rev Immunol 1:135-145

Merritt WM, Lin YG, Spannuth WA, Fletcher MS, Kamat AA, Han LY et al (2008) Eeffect of interleukin-8 gene silencing with liposome-encapsulated small interfering RNA on ovarian cancer cell growth. J Natl Cancer Inst 100:359-372

Mhawech-Fauceglia P, Wang D, Ali L, Lele S, Huba MA, Liu S et al (2013) Intraepithelial T cells and tumor-associated macrophages in ovarian cancer patients. Cancer Immun 13:1-6

Mills CD, Kincaid K, Alt JM, Heilman MJ, Hill AM (2000) M-1/M-2 macrophages and the Th1/Th2 paradigm. J Immunol 164:6166-6173

Minn AJ, Rudin CM, Boise LH, Thompson CB (1995) Expression of Bcl-XL can confer a multidrug resistance phenotype. Blood 86:1903-1910

Miquel C, Borrini F, Grandjouan S, Aupérin A, Viguier J, Velasco V et al (2005) Role of bax mutations in apoptosis in colorectal cancers with microsatellite instability. Am J Clin Pathol 23:562-570

Mocellin S, Rossi CR, Pilati P, Nitti D (2005) Tumor necrosis factor, cancer and anticancer therapy. Cytokine Growth Factor Rev 16:35-53

Moore KW, de Waal MR, Coffman RL, O'Garra A (2001) Interleukin-10 and the interleukin-10 receptor. Annu Rev Immunol 19:683-765

Mor G, Yin G, Chefetz I, Yang Y, Alvero A (2011) Ovarian cancer stem cells and inflammation. Cancer Biol Ther 11:708-713

Mouawad R, Antoine EC, Gil-Delgado M, Khayat D, Soubrane C (2002) Serum caspase-1 levels in metastatic melanoma patients:relationship with tumour burden and non-response to biochemotherapy. Melanoma Res 12:343-348

Mouillot G, Marcou C, Zidi I, Guillard C, Sangrouber D, Carosella ED et al (2007) Hypoxia modulates HLA-G gene expression in tumor cells. Hum Immunol 68:277-285

Moutsopoulos NM, Wen J, Wahl SM (2008) TGF-β and tumors—an ill-fated alliance. Curr Opin Immunol 20:234-240

Munn DH, Sharma MD, Lee JR, Jhaver KG, Johnson TS, Keskin DB et al (2002) Potential regulatory function of human dendritic cells expressing indoleamine 2,3-dioxygenase. Science 297:1867-1870

Munn DH, Sharma MD, Hou D, Baban B, Lee JR, Antonia SJ et al (2004) Expression of indoleamine 2,3-dioxygenase by plasmacytoid dendritic cells in tumor-draining lymph nodes. J Clin Invest 114:280-290

Muralidharan-Chari V, Clancy JW, Sedgwick A, D'Souza-Schorey C (2010) Microvesicles:mediators of extracellular communication during cancer progression. J Cell Sci 123:1603-1611

Murdoch C, Monk PN, Finn A (1999) Cxc chemokine receptor expression on human endothelial cells. Cytokine

11:704-712

Murdoch C, Muthana M, Coffelt SB, Lewis CE (2008) The role of myeloid cells in the promotion of tumour angiogenesis. Nat Rev Cancer 8:618-631

Nagaraj S, Gabrilovich DI (2008) Tumor escape mechanism governed by myeloid-derived suppressor cells. Cancer Res 68:2561-2563

Nagaraj S, Gupta K, Pisarev V, Kinarsky L, Sherman S, Kang L et al (2007) Altered recognition of antigen is a mechanism of CD8+ T cell tolerance in cancer. Nat Med 13:828-835

Nagorsen D, Scheibenbogen C, Marincola FM, Letsch A, Keilholz U (2003) Natural T cell immunity against cancer. Clin Cancer Res 9:4296-4303

Nash MA, Ferrandina G, Gordinier M, Loercher A, Freedman RS (1999) The role of cytokines in both the normal and malignant ovary. Endocr Relat Cancer 6:93-107

Naumov GN, Akslen LA, Folkman J (2006) Role of angiogenesis in human tumor dormancy:animal models of the angiogenic switch. Cell Cycle 5:1779-1787

Ning Y, Manegold PC, Kwon Hong Y, Zhang W, Pohl A, Lurje G et al (2011) Interleukin-8 is associated with proliferation, migration, angiogenesis and chemosensitivity *in vitro* and *in vivo* in colon cancer cell line models. Int J Cancer 128:2038-2049

Nowak M, Glowacka E, Szpakowski M, Szyllo K, Malinowski A, Kulig A et al (2010a) Proinflammatory and immunosuppressive serum, ascites and cyst fluid cytokines in patients with early and advanced ovarian cancer and benign ovarian tumors. Neuroendocrinol Lett 31:101-109

Nowak M, Klink M, Glowacka E, Sulowska Z, Kulig A, Szpakowski M et al (2010b) Production of cytokines during interaction of peripheral blood mononuclear cells with autologous ovarian cancer cells or benign ovarian tumour cells. Scand J Immunol 71:91-98

Numasaki M, Fukushi JI, Ono M, Narula SK, Zavodny PJ, Kudo T et al (2003) Interleukin-17 promotes angiogenesis and tumor growth. Blood 101:2620-2627

O'Neill ASDW, Bhardwaj N (2004) Manipulating dendritic cell biology for the active immunotherapy of cancer. Blood 104:2235-2246

O'Reilly LA, Print C, Hausmann G, Moriishi K, Cory S, Huang DC et al (2001) Tissue expression and subcellular localization of the pro-survival molecule Bcl-w. Cell Death Differ 8:486-494

Olkhanud PB, Damdinsuren B, Bodogai M, Gress RE, Sen R, Wejksza K et al (2011) Tumorevoked regulatory B cells promote breast cancer metastasis by converting resting CD4+ T cells to T regulatory cells. Cancer Res 71:3505-3515

Orimo A, Gupta PB, Sgroi DC, Arenzana-Seisdedos F, Delaunay T, Naeem R et al (2005) Stromal fibroblasts present in invasive human breast carcinomas promote tumor growth and angiogenesis through elevated SDF-1/CXCL12 secretion. Cell 121:335-348. https://doi.org/10.1016/j. cell.2005.02.034

Oskarsson T, Batlle E, Massague J (2014) Metastatic stem cells:sources, niches, and vital pathways. Cell Stem Cell 14(3):306-321

Ossowski L, Aguirre-Ghiso JA (2010) Dormancy of metastatic melanoma. Pigment Cell Melanoma Res 23:41-62

Östman A, Augsten M (2009) Cancer-associated fibroblasts and tumor growth—bystanders turning into key players. Curr Opin Genet Dev 19:67-73

Östman A, Heldin CH (2007) PDGF receptors as targets in tumor treatment. Adv Cancer Res 97:247-274

Ostrand-Rosenberg S (2008) Immune surveillance:a balance between protumor and antitumor immunity. Curr Opin Genet Dev 18:11-18

Páez D, Labonte MJ, Bohanes P, Zhang W, Benhanim L, Ning Y et al (2012) Cancer dormancy: a model of early dissemination and late cancer recurrence. Clin Cancer Res 18:645-653

Palucka K, Ueno H, Fay J, Banchereau J (2011) Dendritic cells and immunity against cancer. J Intern Med 269:64-73

Park S, Cheon S, Cho D (2007) The dual effects of Interleukin-18 in tumor progression. Cell Molecul Immunol 4:329-335

Peli J, Schröter M, Rudaz C, Hahne M, Meyer C, Reichmann E et al (1999) Oncogenic Ras inhibits Fas lig- and-mediated apoptosis by downregulating the expression of Fas. EMBO J 18:1824-1831

Piccin A, Murphy WG, Smith OP (2007) Circulating microparticles: pathophysiology and clinical implications. Blood Rev 21:157-171

Pistoia V, Morandi F, Wang X, Ferrone S (2007) Soluble HLA-G: are they clinically relevant? Semin Cancer Biol 17:469-479

Piver MS, Mettlin CJ, Tsukada Y, Nasca P, Greenwald P, McPhee ME (1984) Familial ovarian cancer regis- try. Obstet Gynecol 64:195-199

Poggi A, Zocchi MR (2006) Mechanisms of tumor escape: role of tumor microenvironment in inducing apoptosis of cytolytic effector cells. Arch Immunol Ther Exp 54:323-333

Poste G, Nicolson GL (1980) Arrest and metastasis of blood-borne tumor cells are modified by fusion of plasma membrane vesicles from highly metastatic cells. Proc Natl Acad Sci U S A 77:399-403

Powell JD, Horton MR (2005) Threat matrix: low-molecular-weight hyaluronan (HA) as a danger signal. Im- munol Res 31:207-218

Pratap A, Panakanti R, Yang N, Eason JD, Mahato RI (2010) Inhibition of endogenous hedgehog signaling protects against acute liver injury after ischemia reperfusion. Pharm Res 27:2492-2504

Rabinovich GA, Gabrilovich D, Sotomayor EM (2007) Immunosuppressive strategies that are mediated by tumor cells. Annu Rev Immunol 25:267-296

Rabinovich A, Medina L, Piura B, Huleihel M (2010) Expression of IL-10 in human normal and cancerous o- varian tissues and cells. Eur Cytokine Netw 21:122-128

Raffo AJ, Perlman H, Chen MW, Day ML, Streitman JS, Buttyan R (1995) Overexpression of bcl-2 protects prostate cancer cells from apoptosis *in vitro* and confers resistance to androgen depletion *in vivo*. Cancer Res 55:4438-4445

Raghunand N, Gatenby RA, Gillies RJ (2003) Microenvironmental and cellular consequences of altered blood flow in tumours. Br J Radiol 76:S11-S22

Ranganathan AC, Adam AP, Aguirre-Ghiso JA (2006) Opposing roles of Mitogenic and stress signaling path- ways in the induction of cancer dormancy. Cell Cycle 5:1799-1807

Raulet DH (2003) Roles of the NKG2D immunoreceptor and its ligands. Nat Rev Immunol 3:781-790

Reesink-Peters N, Hougardy BM, van den Heuvel FA, Ten Hoor KA, Hollema H, Boezen HM et al (2005) Death receptors and ligands in cervical carcinogenesis: an immunohistochemical study. Gynaecol Oncol 96: 705-713

Reiman JM, Kmieciak M, Manjili MH, Knutson KL (2007) Tumor Immunoediting and Immunosculpting pathways to cancer progression. Semin Cancer Biol 17:275-287

Reuter S, Gupta SC, Chaturvedi MM, Aggarwal BB (2010) Oxidative stress, inflammation, and cancer: how are they linked? Free Radic Biol Med 49:1603-1616

Ribas A, Shin DS, Zaretsky J, Frederiksen J, Cornish A, Avramis E et al (2016) PD-1 blockade expands intra- tumoral memory T cells. Cancer Immunol Res 4(3):194-203

Rodriguez PC, Ochoa AC (2006) T cell dysfunction in cancer: role of myeloid cells and tumor cells regulating amino acid availability and oxidative stress. Semin Cancer Biol 16:66-72

Ryan AE, Shanahan F, O'Connel J, Houston AM (2005) Addressing the "Fas counterattack" controversy: blocking Fas ligand expression suppresses tumor immune evasion of colon cancer *in vivo*. Cancer Res 65: 9817-9823

Safaei R, Larson BJ, Cheng TC, Gibson MA, Otani S, Naerdemann W et al (2005) Abnormal lysosomal trafficking and enhanced exosomal export of cisplatin in drug-resistant human ovarian carcinoma cells. Mol Cancer Ther 4:1595-1604

Saikali Z, Setya H, Singh G, Persad S (2008) Role of IGF-1/IGF-1R in regulation of invasion in DU145 prostate cancer cells. Cancer Cell Int 8:10. https://doi.org/10.1186/1475-2867-8-10

Santin AD, Bellone S, Ravaggi A, Roman J, Smith CV, Pecorelli S et al (2001a) Increased levels of interleukin-10 and transforming growth factor-β in the plasma and ascitic fluid of patients with advanced ovarian cancer. BJOG 108:804-808

Santin AD, Hermonat PL, Ravaggi A, Bellone S, Roman JJ, Smith CV et al (2001b) Phenotypic and functional analysis of tumor-infiltrating lymphocytes compared with tumor-associated lymphocytes from ascitic fluid and peripheral blood lymphocytes in patients with advanced ovarian cancer. Gynecol Obstet Investig 51: 254-261

Sapi E (2004) The role of CSF-1 in normal physiology of mammary gland and breast cancer: an update. Exp Biol Med (Maywood) 229:1-11

Scaffidi P, Misteli T, Bianchi ME (2002) Release of chromatin protein HMGB1 by necrotic cells triggers inflammation. Nature 418:191-195

Schreiber H, Wu TH, Nachman J, Rowley DA (2000) Immunological enhancement of primary tumor development and its prevention. Sem Cancer Biol. 10:351-357

Seliger B (2008) Molecular mechanisms of MHC class I abnormalities and APM components in human tumors. Cancer Immunol Immunother 57:1719-1726

Seliger B, Maeurer MJ, Ferrone S (2000) Antigen-processing machinery breakdown and tumor growth. Immunol Today 21:455-464

Seo N, Hayakawa S, Tokura Y (2002) Mechanisms of immune privilege for tumor cells by regulatory cytokines produced by innate and acquired immune cells. Sem Cancer Biol 12:291-300

Serafini P, De Santo C, Marigo I, Cingarlini S, Dolcetti L, Gallina G et al (2004) Derangement of immune responses by myeloid suppressor cells. Cancer Immunol Immunother 53:64-72

Serafini P, Borrello I, Bronte V (2006) Myeloid suppressor cells in cancer: recruitment, phenotype, properties, and mechanisms of immune suppression. Semin Cancer Biol 16:53-65

Shan W, Yang G, Liu J (2009) The inflammatory network: bridging senescent stroma and epithelial tumorigenesis. Front Biosci 14:4044-4057

Sharma MD, Hou DY, Liu Y, Koni PA, Metz R, Chandler P et al (2009) Indoleamine 2,3 dioxygenase controls conversion of Foxp3+ Tregs to TH17-like cells in tumor-draining lymph nodes. Blood 113:6102-6111

Shedden K, Xie XT, Chandaroy P, Chang YT, Rosania GR (2003) Expulsion of small molecules in vesicles shed by cancer cells: association with gene expression and chemosensitivity profiles. Cancer Res 63:4331-4337

Shen XG, Wang C, Li Y, Wang L, Zhou B, Xu B et al (2010) Downregulation of caspase-9 is a frequent event in patients with stage II colorectal cancer and correlates with poor clinical outcome. Color Dis 12:1213-1218

Sheu JJC, Shih IM (2007) Clinical and biological significance of HLA-G expression in ovarian cancer. Semin Cancer Biol 17:436-443

Shi Y, Evans JE, Rock KL (2003) Molecular identification of a danger signal that alerts the immune system to dying cells. Nature 425:516-521

Shin MS, Kim HS, Lee SH, Lee JW, Song YH, Kim YS et al (2002) Alterations of Fas-pathway genes associated with nodal metastasis in non-small cell lung cancer. Oncogene 21:4129-4136

Shiozawa Y, Nie B, Pienta KJ, Morgan TM, Taichman R (2013) Cancer stem cells and their role in metastasis. Pharmacol Ther 138(2):285-293

Sica A, Allavena P, Mantovani A (2008) Cancer related inflammation:the macrophage connection. Cancer Lett 264:204-215

Sica A, Porta C, Morlacchi S, Banfi S, Strauss L, Rimoldi M et al (2012) Origin and functions of tumor-associated myeloid cells (TAMCs). Cancer Microenviron 5:133-149

Sinha P, Clements VK, Bunt SK, Albelda SM, Ostrand-Rosenberg S (2007a) Cross-talk between myeloid-derived suppressor cells and macrophages subverts tumor immunity toward a type 2 response. J Immunol 179:977-983

Sinha P, Clements VK, Fulton AM, Ostrand-Rosenberg S (2007b) Prostaglandin E2 promotes tumor progression by inducing myeloid-derived suppressor cells. Cancer Res 67:4507-4513

Siveen KS, Kuttan G (2009) Role of macrophages in tumour progression. Immunol Lett 123:97-102

Smyth MJ, Thia KY, Street SE, MacGregor D, Godfrey DI, Trapani JA (2000) Perforin-mediated cytotoxicity is critical for surveillance of spontaneous lymphoma. J Exp Med 192:755-760

Sosa MS, Bragado P, Aguirre-Ghiso JA (2014) Mechanisms of disseminated cancer cell dormancy:an awakening field. Nat Rev Cancer 14:611-622

Sosa MS, Parikh F, Maia AG, Estrada Y, Bosch A, Bragado P et al (2015) NR2F1 controls tumour cell dormancy via SOX9-and RARβ-driven quiescence programs. Nat Commun 6:6170. https://doi.org/10.1038/ncomms7170

Srivastava MK, AnderssonÅ, Zhu L, Harris-White M, Lee JM, Dubinett S et al (2012) Myeloid suppressor cells and immune modulation in lung cancer. Immunotherapy 4:291-304

Stecca B, Mas C, Clement V, Zbinden M, Correa R, Piguet V et al (2007) Melanomas require HEDGEHOG-GLI signaling regulated by interactions between GLI1 and the RAS-MEK/AKT pathways. Proc Natl Acad Sci U S A 104:5895-5900

Steinman L (2007) A brief history of T(H)17, the first major revision in the T(H)1/T(H)2 hypothesis of T cell-mediated tissue damage. Nat Med 13:139-145

Stewart TH, Hollinshead AC, Raman S (1991) Tumor dormancy:initiation, maintenance and termination in animals and humans. Can J Surg 134:321-325

Su X, Ye J, Hsueh EC, Zhang Y, Hoft DF, Peng G (2010) Tumor microenvironments direct the recruitment and expansion of human Th17 cells. J Immunol 184:1630-1641

Sun T, Miao X, Zhang X, Tan W, Xiong P, Lin D (2004) Polymorphisms of death pathway genes FAS and FASL in esophageal squamous-cell carcinoma. J Natl Cancer Inst 96:1030-1036

Takahashi A (2004) Vascular endothelial growth factor inhibits maturation of dendritic cells induced by lipopolysaccharide, but not by proinflammatory cytokines. Cancer Immunol Immunother 53:543-550

Takita J, Yang HW, Chen YY, Hanada R, Yamamoto K, Teitz T et al (2001) Allelic imbalance on chromosome 2q and alterations of the caspase 8 gene in neuroblastoma. Oncogene 20:4424-4432

Taylor J, Hickson J, Lotan T, Yamada DS, Rinker-Schaeffer C (2008) Using metastasis suppressor proteins to dissect interactions among cancer cells and their microenvironment. Cancer Metastasis Rev 27:67-73

Teng MWL, Swann JB, Koebel CM, Schreiber RD, Smyth MJ (2008) Immune-mediated dormancy:an equilibrium with cancer. J Leukoc Biol 84:988-993

Terabe M, Berzofsky JA (2008) The role of NKT cells in tumor immunity. Adv Cancer Res 101:277-348

Tesniere A, Schlemmer F, Boige V, Kepp O, Martins I, Ghiringhelli F et al (2010) Immunogenic death of colon cancer cells treated with oxaliplatin. Oncogene 29:482-491

Thery C, Zitvogel L, Amigorena S (2002) Exosomes:composition, biogenesis and function. Nat Rev Immunol 2:569-579

Thomsen LL, Miles DW (1998) Role of nitric oxide in tumour progression:lessons from human tumours. Cancer Metastasis Rev 7:107-118

Tiram G, Segal E, Krivitsky A, Shreberk-Hassidim R, Ferber S, Ofek P et al (2016) Identification of dormancy-associated MicroRNAs for the design of osteosarcoma-targeted dendritic polyglycerol nanopolyplexes. ACS Nano 10:2028-2045

Töpfer K, Kempe S, Müller N, Schmitz M, Bachmann M, Cartellieri M et al (2011) Tumor evasion from T cell surveillance. J Biomed Biotechnol. https://doi.org/10.1155/2011/918471

Tse BWC, Scott KF, Russell PJ (2012) Paradoxical roles of tumour necrosis factor-alpha in prostate cancer biology. Prostate Cancer 2012:128965. https://doi.org/10.1155/2012/128965

Uhr JW, Pantel K (2011) Controversies in clinical cancer dormancy. PNAS 108:12396-12400

Urosevic M, Dummer R (2003) HLA-G and IL-10expression in human cancer-different stories with the same message. Semin Cancer Biol 13:337-342

Urosevic M, Dummer R (2008) Human leukocyte antigen-G and cancer Immunoediting. Cancer Res 68:627-630

Uslu R, Sanli UA, Dikmen Y, Karabulut B, Ozsaran A, Sezgin C et al (2005) Predictive value of serum interleukin-8 levels in ovarian cancer patients treated with paclitaxel-containing regimens. Int J Gynecol Cancer 15:240-245

Valenti R, Huber V, Filipazzi P, Pilla L, Sovena G, Villa A et al (2006) Human tumor-released microvesicles promote the differentiation of myeloid cells with transforming growth factorbetamediated suppressive activity on T lymphocytes. Cancer Res 66:9290-9298

Valenti R, Huber V, Iero M, Filipazzi P, Parmiani G, Rivoltini L (2007) Tumor-released microvesicles as vehicles of immunosuppression. Cancer Res 67:2912-2915

van Houdt IS, Oudejans JJ, van den Eertwegh AJM, Baars A, Vos W, Bladergroen BA et al (2005) Expression of the apoptosis inhibitor protease inhibitor 9 predicts clinical outcome in vaccinated patients with stage Ⅲ and Ⅳ melanoma. Clin Cancer Res 11:6400-6407

Vikhanskaya F, Lee MK, Mazzoletti M, Broggini M, Sabapathy K (2007) Cancer derived p53 mutants suppress p53-target gene expression-potential mechanism for gain of function of mutant p53. Nucl Acids Res 35:2093-2104

Volkmann M, Schiff JH, Hajjar Y, Otto G, Stilgenbauer F, Fiehn W et al (2001) Loss of CD95 expression is linked to most but not all p53 mutants in European hepatocellular carcinoma. J Molec Med 79:594-600

Volm M, Koomagi R (2000) Prognostic relevance of c-Myc and caspase-3 for patients with non-small cell lung cancer. Oncol Rep 7:95-98

Waldner MJ, Foersch S, Neurath MF (2012) Interleukin-6—a key regulator of colorectal cancer development. Int J Biol Sci 8:1248-1253

Walz A, Peveri P, Aschauer H, Baggiolini M (1987) Purification and amino acid sequencing of NAF, a novel neutrophil-activating factor produced by monocytes. Biochem Biophys Res Commun 149:755-761

Wang D, DuBois RN (2006) Prostaglandins and cancer. Gut 55:115-122

Wang X, Deavers M, Patenia R, Bassett RL Jr, Mueller P, Ma Q et al (2006) Monocyte/macrophage and T-cell infiltrates in peritoneum of patients with ovarian cancer or benign pelvic disease. J Transl Med 4:30-41

Wang K, Pan L, Che X, Cui D, Li C (2010) Gli1 inhibition induces cell-cycle arrest and enhanced apoptosis in brain glioma cell lines. J Neuro-Oncol 98:319-327

Wang X, Teng F, Kong L, Yu J (2016) PD-L1 expression in human cancers and its association with clinical outcomes. OncoTargets Ther 9:5023-5039

Watson KL, Jones RA, Anthony B, Moorehead RA (2018) The miR-200b/200a/429 cluster prevents metastasis and induces dormancy in a murine claudin-low mammary tumor cell line. Exp Cell Res 369:17-36

Whiteside TL (2006) Immune suppression in cancer: effects on immune cells, mechanisms and future therapeutic intervention. Semin Cancer Biol 16:3-15

Whiteside TL (2010) Immune responses to malignancies. J Allergy Clin Immunol 125:272-283

Whiteside TL, Mandapathil M, Szczepanski M, Szajnik M (2011) Mechanisms of tumor escape from the immune system: adenosine-producing Treg, exosomes and tumor-associated TLRs. Bull Cancer 98:E25-E31

Wilczyński JR, Duechler M (2010) How tumor actively escape from host immunosurveillance? Arch Immunol Ther Exper 58:435-448

Wilczynski JR, Kalinka J, Radwan M (2008) The role of T-regulatory cells in pregnancy and cancer. Front Biosci 13:2275-2289

Woenckhaus C, Giebel J, Failing K, Fenic I, Dittberner T, Poetsch M (2003) Expression of AP-2alpha, c-kit, and cleaved caspase-6 and -3 in naevi and malignant melanomas of the skin. A possible role for caspases in melanoma progression? J Pathol 201:278-287

Wojtowicz-Praga S (2003) Reversal of tumor-induced immunosuppression by TGF-beta inhibitors. Investig New Drugs 21:21-32

Wong RSY (2011) Apoptosis in cancer: from pathogenesis to treatment. J Exp Clin Cancer Res 30:87-100

Wysoczynski M, Ratajczak MZ (2009) Lung cancer secreted microvesicles: underappreciated modulators of microenvironment in expanding tumors. Int J Cancer 125:1595-1603

Xiang X, Poliakov A, Liu C, Liu Y, Deng ZB, Wang J et al (2009) Induction of myeloid-derived suppressor cells by tumor exosomes. Int J Cancer 124:2621-2633

Xiao G, Deng A, Liu H, Ge G, Liu X (2012) Activator protein 1 suppresses antitumor T-cell function via the induction of programmed death 1. PNAS 109:15419-15424

Xu L, Fidler IJ (2000) Interleukin 8: an autocrine growth factor for human ovarian cancer. Oncol Res 12:97-106

Xu L, Pathak PS, Fukumura D (2004) Hypoxia-induced activation of p38 mitogen-activated protein kinase and phosphatidylinositol 3′-kinase signaling pathways contributes to expression of interleukin 8 in human ovarian carcinoma cells. Clin Cancer Res 10:701-707

Xue H, Liu J, Lin B, Wang Z, Sun J, Huang G (2012) A meta-analysis of Interleukin-8-251 promoter polymorphism associated with gastric cancer risk. PLoS One 7:e28083

Yanagawa J, Walser TC, Zhu LX, Hong L, Fishbein MC, Mah V et al (2009) Snail promotes CXCR2 ligand-dependent tumor progression in non-small cell lung carcinoma. Clin Cancer Res 15:6820-6829

Yang G, Rosen DG, Liu G, Yang F, Guo X, Xiao X et al (2010) CXCR2 promotes ovarian cancer growth through dysregulated cell cycle, diminished apoptosis, and enhanced angiogenesis. Clin Cancer Res 16:3875-3886

Yoo YA, Kang MH, Kim JS, Oh SC (2008) Sonic hedgehog signaling promotes motility and invasiveness of gastric cancer cells through TGF-{beta}-mediated activation of the ALK5-Smad 3 pathway. Carcinogenesis 29:480-490

Yoon JW, Kita Y, Frank DJ, Majewski RR, Konicek BA, Nobrega MA et al (2002) Gene expression profiling leads to identification of GLI1-binding elements in target genes and a role for multiple downstream pathways in GLI1-induced cell transformation. J Biol Chem 277:5548-5555

Yu P, Rowley DA, Fu YX, Schreiber H (2006) The role of stroma in immune recognition and destruction of well-established solid tumors. Curr Opin Immunol 18:226-231

Yu X，Riley T，Levine AJ（2009）The regulation of the endosomal compartment by p53 the tumor suppressor gene. FEBS 276:2201-2212

Zhang H，Sun XF（2002）Overexpression of cyclooxygenase-2 correlates with advanced stages of colorectal cancer. Am J Gastroenterol 97:1037-1041

Zhang HG，Zhuang X，Sun D，Liu Y，Xiang X，Grizzle WE（2012）Exosomes and immune surveillance of neoplastic lesions:a review. Biotech Histochem 87:161-168

Zhivotovsky B，Orrenius S（2006）Carcinogenesis and apoptosis: paradigms and paradoxes. Carcinogenesis 27: 1939-1945

Zhou C，Borillo J，Wu J，Torres L，Lou YH（2004）Ovarian expression of chemokines and their receptors. J Reprod Immunol 63:1-9

Zwicker JI，Liebman HA，Neuberg D，Lacroix R，Bauer KA，Furie BC et al（2009）Tumor-derived tissue factor-bearing microparticles are associated with venous thromboembolic events in malignancy. Clin Cancer Res 15:6830-6840

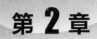

第 2 章

肿瘤：间质相互作用与癌症

Michael P. Rogers❶，Zhiyong Mi❶，
Neill Y. Li❶，Philip Y. Wai❶，Paul C. Kuo❶

▶ 摘要 对正常细胞如何转化为肿瘤细胞并进展为侵袭性癌症和转移的认知不断深入。肿瘤块由异质细胞群组成，包括募集的宿主免疫细胞、基质细胞、基质成分和内皮细胞。这种肿瘤微环境在获得标志性特征方面起着基础性作用，并且一直是当前研究的重点。由这些肿瘤-基质相互作用触发的一个关键调节机制包括类似于上皮-间质转化的过程，这是一种允许极化上皮细胞经历生化和细胞变化进而具有间充质细胞特征的生理程序。这些细胞适应有助于增强迁移能力、侵袭性，提高了对细胞凋亡的抵抗力，并大大增加了 ECM 成分的产生。事实上，癌细胞已被假设为经历了上皮-间质转化过程以利于侵袭和转移。

在接下来的讨论中，将探讨慢性炎症、伤口愈合、纤维化和肿瘤侵袭的生理学。将重点介绍关键的调节细胞因子、转化生长因子 β 和骨桥蛋白，以及它们在癌症转移中的作用。

▶ 关键词 癌症　肿瘤微环境　免疫编辑

▶ 缩略语

bFGF　碱性成纤维细胞生长因子

BM　基底膜

BSP　骨唾液蛋白

CAF　癌症相关成纤维细胞

CDE　CAF 衍生的外泌体

CSC　肿瘤干细胞

CSF-1　集落刺激因子

DMP1　牙本质基质蛋白 1

DSPP　牙本质唾液蛋白

ECM　细胞外基质

EGF　表皮生长因子

EMT　上皮-间质转化

GAG　糖胺聚糖

GM-CSF　粒细胞-巨噬细胞集落刺激因子

❶　M. P. Rogers，Z. Mi，N. Y. Li，P. Y. Wai，P. C. Kuo（✉）. Department of Surgery，University of South Florida Morsani College of Medicine，Tampa，FL，USA. e-mail：mrogers6@usf. edu；zhiyong1@usf. edu；paulkuo@usf. edu.

HCC　肝细胞癌

HCV　丙型肝炎病毒

Hh　Hedgehog 信号

HSC　肝星状细胞

IFN　干扰素

IL　白细胞介素

LEF　淋巴增强因子

LLC　大潜伏复合体

LOX　赖氨酰氧化酶

LPS　脂多糖

MAPK　丝裂原活化蛋白激酶

MDCK　Madin-Darby 犬肾细胞

MDSC　髓源性抑制细胞

MEPE　基质细胞外磷酸糖蛋白

MET　间充质-上皮转化

MHC　主要组织相容性复合体

MIF　巨噬细胞迁移抑制因子

miR　microRNA

MSC　间充质干细胞

NK　自然杀伤细胞

OPN　骨桥蛋白

PDGF　血小板衍生生长因子

PMA　佛波醇-12-肉豆蔻酸-13-乙酸酯（佛波酯）

SIBLING　小整合素结合配体 N-连接糖蛋白

TAM　肿瘤相关巨噬细胞

TGF-β　转化生长因子

TME　肿瘤微环境

TNF　肿瘤坏死因子

UUO　单侧输尿管梗阻

VEGF　血管内皮生长因子

2.1　引言

对正常细胞如何转化为肿瘤细胞并进展为侵袭性癌症和转移的认知不断深入。这种不断扩展的知识激发了对"肿瘤标志"的修订，这种标志被确立为描述肿瘤进展的现代基础（Hanahan and Weinberg 2000）。除了表征肿瘤细胞转化的获得性突变、基因组不稳定性和表观遗传变化外，还有一个概念，即在被称为"肿瘤块"的异质细胞复合体中，存在募集的宿主免疫细胞和基质细胞。这些细胞似乎促进了肿瘤的生长、侵袭和转移，而不是减缓肿瘤的进展。这种招募的"肿瘤微环境"（TME）在获得标志性特征方面起着基础性作用，并且一直是当前研究的重点。累积的证据表明，微环境的成分，包括细胞外基质（ECM）、成纤维细胞、肌成纤维细胞、白细胞、内皮细胞、周细胞、平滑肌细胞、树突状细胞、巨噬细胞、淋巴细胞、间充质细胞和癌症相关成纤维细胞，通过细胞因子、有丝分裂原和生长因子的复杂网络相互作用以激活肿瘤生长。因此，当前版本的癌症标志包括：①维持增殖信号，②逃避生长抑制因子，③抵抗细胞死亡，④建立复制永生性，⑤诱导血管生成，⑥激活侵袭和转移，⑦重新编程能量代谢，以及⑧逃避免疫破坏（Hanahan and Weinberg 2011）。

最近，上皮-间质转化（EMT）已被证明是 TME 中发生的关键过程，并驱动某些癌症标志性特征。EMT 通常是一种生理过程，它允许极化的上皮细胞（通常与基底膜相互作用）经历生化和细胞变化，使其呈现间充质细胞表型。这些细胞适应有助于增强其迁移能力、侵袭性，提高抗凋亡能力，并大大增加 ECM 成分的产生（Kalluri and Neilson 2003；Kalluri and Weinberg 2009）。在 EMT 的最后阶段，基底膜被降解，增强的间充质特性促进细胞从上皮层迁移。完成 EMT 需要精细的分子级联机制协调转录因子激活、特定细胞表面蛋白的表达、细胞骨架蛋白的重组和表达、ECM 降解酶的产生以及特定 microRNA 表达的变化。癌细胞经历 EMT 以增强侵袭和转移。重要的是，癌细胞可能在不同程度上采纳间充质特征，一些细胞保留一些上皮特征，而另一些则完全变成间充质。在癌细胞中诱导 EMT 的具体机制仍未完全了解。

在本章中，我们将讨论 TME 中促成肿瘤生长和侵袭的相互作用。具体来说，我们将回顾当前有关的概念：①TME 的成分，②慢性炎症、纤维化、伤口愈合和肿瘤进展的细胞过程之间的相似性，③EMT 在肿瘤进展中的作用和转化生长因子（TGF)-β 的作用以及④骨桥蛋白（OPN）在癌症 EMT 中的作用。

2.2　TME：非免疫组分

2.2.1　上皮细胞

尽管癌细胞可以起源于多种细胞，但大多数实体瘤起源于上皮细胞类型。上皮细胞存在于器官、腔和腺体的内层。细胞形状和类型因功能而异：立方体和柱状细胞通常具有分泌性并形成腺体；鳞状或复层鳞状细胞具有保护作用，并在内脏和皮肤的内表面提供支持和保护；移行上皮细胞具有扩张能力，使它们能够在需要动态动力学的器官（如膀胱）中发挥作用。上皮细胞通过同型二聚体 E-钙黏蛋白和桥粒结合形成稳定的细胞片，从而获得其功效。由于这些细胞通常位于机体器官和外部环境之间的界面和/或在需要快速细胞周期更新的位置发挥作用，因此通常容易暴露于有害毒素、感染因子、生长因子或激素之下（表 2.1；Siegel et al. 2012）。

表 2.1　美国上皮细胞癌症类型和发病率（Siegel et al. 2012）

上皮细胞癌症发生部位	美国新发病例（2012）	美国死亡病例（2012）
肛门	6230	780
膀胱	73510	14880
乳腺	226870（女），2190（男）	39510（女），410（男）
子宫颈	12170	4220
结直肠	103170（结肠），40290（直肠）	51090（结肠和直肠）
子宫内膜	47130	8010
食管	17460	15070
胆囊	9810	3200

损伤和细胞更新可导致癌细胞发育所需的遗传改变的积累（Vogelstein and Kinzler 1993）。致癌过程中发生的无数分子突变和表观遗传变化超出了本次讨论的范围，但我们想强调一下这些变化通常源自于我们所感兴趣的器官的上皮细胞类型（表 2.1）。

2.2.2 基底膜和胞外基质

随着癌性上皮细胞的产生，它们最初被限制在称为基底膜（BM）的基质组织强化层内。通常，在器官发生和组织重塑过程中，上皮细胞会分泌几种类型的胶原蛋白和蛋白质来产生 BM。BM 作为上皮组织生长和再生的支架（Kalluri and Weinberg 2009），主要由基底层（Ⅳ型胶原蛋白）和网状层（Ⅲ型胶原蛋白）组成。Ⅶ型胶原蛋白、锚定原纤维、微原纤维（原纤维蛋白）和串珠素（一种充当水和生长因子储存库的蛋白聚糖）为 BM 提供了进一步的强度。BM 的刚性和强度允许其作为上皮细胞和底层 ECM 之间的屏障。上皮细胞通过整合素和半桥粒牢固地固定在 BM 上（Shattil et al. 2010）。因此，肿瘤进展需要分子策略来从 BM 分离转化的上皮细胞，使其穿透 BM 并允许肿瘤逃逸到远处。

ECM 由多种非细胞成分组成，包括水、蛋白质和多糖，它们填充间质空间并提供支架和缓冲以抵抗外力，保护间质细胞（Frantz et al. 2010）。蛋白聚糖和透明质酸构成了基质中多糖的大部分。蛋白聚糖是被碳水化合物聚合物、糖胺聚糖（GAG）包围的蛋白质，产生吸引 Na^+ 和水的净负电荷。透明质酸由非硫酸化的 GAG 组成，具有更高的保水效率。除了缓冲特性外，这种水合基质的产生还可以隔离生长因子。在癌症进展过程中，蛋白聚糖被酶和乙酰肝素酶消化。酶促消化有助于促进肿瘤生长和转移（Sanderson et al. 2005）。透明质酸还通过与位于恶性细胞上的 CD44 受体结合而促进肿瘤生长，促进细胞分化和迁移（Naor et al. 2002；Timar et al. 2002）。总之，这些数据支持这样一种理论，即基质内存在的恶性细胞会导致重塑级联反应发生，将多糖基质重新改变成促进生长、分化和癌细胞侵袭的成分。

ECM 还富含纤维蛋白，如纤连蛋白、胶原蛋白和弹性蛋白，它们提供了基质结构完整性和细胞运动的锚点。纤连蛋白是连接细胞表面整合素与胶原蛋白和弹性蛋白纤维的糖蛋白。胶原蛋白是 ECM 中最丰富的蛋白质，它提供抗拉强度、细胞黏附和趋化性。胶原蛋白和弹性蛋白交联由赖氨酰氧化酶（LOX）介导，它从赖氨酸形成高反应性醛，从而产生坚硬的胶原蛋白和弹性蛋白纤维（Csiszar 2001）。整合素、胶原蛋白和弹性蛋白纤维之间的结合使细胞能够穿过 ECM。LOX 的重要性在乳腺癌研究中得到证实，LOX 功能丧失降低了高侵袭性 MDA-MB-231 乳腺癌细胞的运动性。相反，向侵袭性较差的 MCF-7 乳腺癌细胞添加 LOX 后其运动性和迁移功能提高（Levental et al. 2009；Hoechst et al. 2009）。肿瘤细胞分泌生长因子和酶来重塑和强化 ECM。纤维蛋白受到主要影响，促进了这些细胞的存活和侵袭性。TME 的所有组成细胞都促进生长因子释放和异型信号转导（Bhowmick et al. 2004）。在正常情况下，生长因子的释放是有限的，目的是抑制不需要的生长和增殖。生长因子的这种作用可用于调节衰老并通过细胞凋亡维持细胞更新（Lum et al. 2005）。

在 TME 中，生长因子释放增加增强了基质细胞和恶性细胞之间或恶性细胞自身之间的异型信号转导。例如，刺激细胞分裂的有丝分裂原在癌细胞中过量产生，从而产生自分泌增殖信号模式（Gruss et al. 2003）。癌细胞还可以通过上调生长因子受体来增强它们对生长因子的敏感性，从而使可用的配体传递更大、更有效的反应（Bhowmick et al. 2004）。表 2.2 列出了在 TME 中驱动肿瘤进展的重要生长因子（Elenbaas and Weinberg 2001）。

表 2.2　**TME 中的重要生长因子**（Elenbaas and Weinberg 2001）

生长因子	功能	来源
成纤维细胞生长因子(FGF)	上皮细胞增殖，成纤维细胞增殖，刺激上皮细胞增殖、迁移和分化	成纤维细胞
表皮生长因子(EGF)	细胞增殖、分化和存活	血小板，巨噬细胞
肝细胞生长因子(HGF)或扩散因子(SF)	细胞生长、移动，器官形成，通过结合 c-Met 受体侵袭基质	肝细胞，内皮细胞
胰岛素生长因子(PDGF)	与胰岛素有高度序列相似性，细胞增殖，抑制细胞死亡	肝细胞，内皮细胞，周细胞
血小板源性生长因子(PDGF)	血管生成，成纤维细胞分化	血小板，周细胞，内皮细胞
转化生长因子 α(TGF-α)	内皮发育，能够借助近似同源性结合 EGF 受体	巨噬细胞，角质细胞
转化生长因子 β(TGF-β)	在肿瘤形成早期的上皮-间充质转化，上皮移动，细胞存活，以及上皮中的抗增殖因子	间充质干细胞，巨噬细胞
肿瘤坏死因子 α(TNF-α)	炎症，免疫细胞调控	巨噬细胞
血管内皮生长因子(VEGF)	血管生成，血管新生，内皮细胞　分化	内皮细胞，肿瘤细胞，周细胞

2.3　TME：免疫成分、慢性炎症、伤口愈合与肿瘤进展

　　转化肿瘤细胞的互补性致癌，以及源自 TME 中启动细胞的炎症过程，分别被定义为"内在"和"外在"途径（Mantovani et al. 2008）。内在途径包括激活癌基因和抑制肿瘤抑制基因的突变和基因组变化，从而推动靶细胞内的转化。以这种方式产生的肿瘤细胞随后会产生细胞因子，这些细胞因子会募集和填充炎症性 TME。相比之下，外在途径是环境刺激放大为炎症或感染的过程，从而增加癌症风险（例如，炎症性肠病、肝炎、幽门螺杆菌）。这两条相互依赖的途径最终汇聚在一起，从对方那里获取必要的成分和信号，同时也提供相互有用的构建模块，以合作的方式促进转化和转移。炎症和伤口愈合生理与癌症进展中发生的组织重塑过程平行，这并非巧合。Dvorak（2019）认识到肿瘤间质的组成与正在愈合的皮肤伤口的肉芽组织非常相似。这些级联促进重要的、必需的炎症过程，如细胞增殖、迁移、通过细胞外基质的侵袭和血管生成，并最终为宿主组织修复和存活提供必要的成分。在许多类型的癌症中，炎症环境带来的这些特性可以被新生肿瘤细胞转变为癌症进展和转移的工具。

　　在组织修复和伤口愈合过程中，炎症级联的恢复步骤具有很好的特征。由毒素、感染或慢性炎症刺激造成的组织损伤导致宿主反应集中于募集细胞以启动愈合（图 2.1）。纳入该环境的关键细胞成分包括中性粒细胞、单核细胞、巨噬细胞、肥大细胞、树突细胞、成纤维细胞和内皮细胞。伤口愈合过程通常涉及部分重叠的阶段：血液凝固、炎症、新组织形成和组织重塑（Schafer and Werner 2008）。不同的细胞类型在特定阶段以高度协调的方式进入这个小生境。在此过程中产生的重要促炎信号有白细胞介素（IL）-1β、IL-6、IL-23 以及肿瘤坏死因子（TNF）-α 和 TGF-β1。选择素黏附分子家族（L-选择素、P-选择素和 E-选择素）的激活会促进白细胞沿着受损血管内皮"滚动"，激活整合素结合和固定（α4β1 和 α4β7 与 VCAM-1 和 MadCAM-1 结合），并最终通过内皮细胞迁移到损伤部位（Schafer and Werner 2008）。释放细胞因子、趋化因子和前列腺素以募集更多的炎症细胞，产生活性氧（ROS）以破坏传染性载体，促血管生成因子的产生以及细胞凋亡的调节代表了其他重要的激活功能。

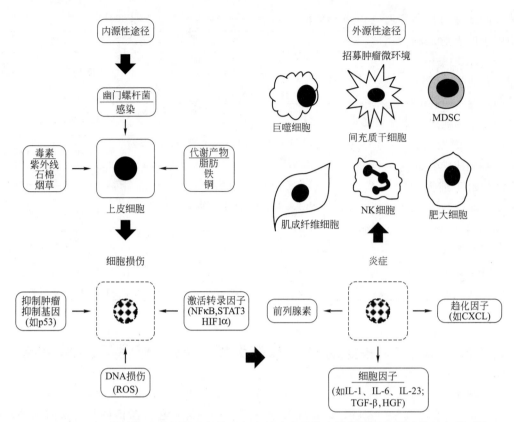

图 2.1　内源性途径和外源性途径结合起来创造出受伤和转化肝细胞周围的局部微环境，以增强肿瘤促进机制（ROS—活性氧；HIF1α—缺氧诱导因子 1α；NK 细胞—自然杀伤细胞；MDSC—髓源性抑制细胞；IL—白细胞介素；TGFβ—转化生长因子 β；HGF—肝细胞生长因子；NFκB—活化 B 细胞的核因子 κ 轻链增强子活化子；CXCL—趋化因子配体；STAT3—转录因子信号转导和转录激活因子 3）

　　生理性炎症常通过在下游释放抗炎调节剂（IL-10、IL-11、IL-13）来自我限制，从而缓和促炎级联反应。然而，癌症相关炎症通常因细胞间信号引导而持续存在，或在不受监管的情况下被驱动，从而引发了细胞增殖、迁移、基底膜侵袭和血管生成的病理持续信号。在这种情况下，肿瘤被描述为"无法愈合的伤口"（Dvorak 2019）。例如，在肝脏的慢性疾病状态下，通常会创造一个能够促进肿瘤生长的环境。当肝脏受到损伤并随之发生纤维化时，这首先是一种可逆的伤口愈合反应。如上所述，这种原发性损伤事件的特征是炎症、ECM 积聚并最终形成疤痕。如果损伤是自限性的，则炎症是短暂的，随着事件的解决，肝组织会恢复到正常结构。然而，当损伤或由此产生的炎症反应持续存在时，肝脏结构发生不可逆的改变，导致进行性纤维化，然后是肝硬化。以这种方式伤害肝脏的因素包括有毒物质（CCL4、酒精或胆汁淤滞）、慢性感染（乙型肝炎、丙型肝炎）或重塑过程（铁或铜的代谢物沉积、非酒精性脂肪组织中的脂肪组织）。化学毒素、病毒抗原和代谢物会损伤肝细胞，而这些损伤会募集修复细胞。免疫细胞可以去除或修复受损细胞，建立防御以防止进一步的感染或损伤，并再生或修复组织。相反，因重复性损伤（毒素）或无法去除有害物质（病毒感染）导致的慢性炎症会导致紊乱的、失代偿的反应（图 2.1）。

　　TME 中使肿瘤生长的关键免疫细胞与上述促进伤口愈合和炎症的细胞相同。然而，肿瘤募集的细胞通常会表现出功能的改变，从而导致了癌症的发生。这种功能改变源于促肿瘤细胞因子的表达上调。例如，肿瘤浸润的树突状细胞受肿瘤来源的粒细胞-巨噬细胞集落刺激因子（GM-CSF）和 IL-4 的调节，呈现不成熟状态，捕获抗原的效率较低，且刺激 T 细胞的能力有缺陷（Coussens and Werb 2002）。释放到 TME 中的 IL-10 是树突状细胞活化和分化的有效抑制剂，使肿瘤细胞逃避宿主适应性免疫（Mantovani et al. 2008）。血清 IL-10 水平升高与各种类型癌症患者的预后不良和生存率降低有关（Beckebaum et al. 2004；Chau et al. 2000；Hattori et al. 2003）。IL-10 以多种方式发挥免疫抑制作用（Moore et al. 2001），包括抑制树突状细胞成熟和分化，下调共刺激分子和I类/II类主要组织相容性复合体（MHC），抑制抗原启动初始 T 细胞（Allavena et al. 1998；Buelens et al. 1995，1997；McBride et al. 2002），诱导耐受并促进调节性 T 细胞（Mocellin et al. 2003），以及减少细胞毒性淋巴细胞识别肿瘤（Kundu and Fulton 1997；Zheng et al. 1996）。实验研究表明，在抗癌疫苗接种前施用 IL-10 会促进肿瘤发展（Berman et al. 1996；Fujii et al. 2001；Groux et al. 1999）。最近，已证明肝细胞癌（HCC）进展与乙型肝炎肝细胞瘤的进展过程中 IL-10 介导的记忆 B 淋巴细胞消除有关（Wang et al. 2012）。甘草多糖治疗 H22 肝癌小鼠 HCC 时可通过下调调节性 T 细胞、减少淋巴结 IL-10 mRNA 表达和降低血清 IL-10 来降低肿瘤负荷（Berdiel-Acer et al. 2011）。在丙型肝炎病毒（HCV）相关 HCC 患者中，调节性 $CD4^+CD57^+$ T 细胞百分比的增加与肿瘤分期的增加、外周血淋巴细胞中 IL-10 水平的升高和抗肿瘤干扰素（IFN）-γ 产生能力的降低相关（Shiraki et al. 2011）。在分析从人类 HCC 标本中分离的细胞时，Kuang 等人证明了从活化的单核细胞释放的 IL-10 刺激了单核细胞表达 PD-L1。反过来，PD-L1（＋）单核细胞有效地抑制了肿瘤特异性 T 细胞免疫并促进了体内 HCC 的生长（Kuang et al. 2010）。

巨噬细胞代表了 TME 中的关键介质，充当第一应答者，并在协调固有和适应性免疫反应方面具有独特的能力。巨噬细胞通常可分为 M1 或 M2 亚型。M1 巨噬细胞与急性炎症反应相关，能够杀死病原体并启动抗肿瘤免疫反应，而 M2 巨噬细胞在体外由 IL-4 和 IL-13 诱导，下调 II 类 MHC 和 IL-12 的表达，同时增加 IL-10、清道夫受体 A 和精氨酸酶等细胞因子的表达。M2 极化与产生肿瘤相关巨噬细胞（TAM）的肿瘤允许环境相关（Aris et al. 2012；Mantovani et al. 2002）。TAM 产生许多有效的血管生成和淋巴管生成生长因子、细胞因子和蛋白酶，这些因子可介导肿瘤进展。TAM 已被证明可以表达血管内皮生长因子（VEGF）-C、VEGF-D 和 VEGF 受体 3，以促进人类宫颈癌发生中的血管生成（Hagens et al. 2017）。在小鼠乳腺癌转移模型中，集落刺激因子（CSF）-1 通过促进和培养 TME 来调节肿瘤生长。在 $CSF-1^{-/-}$ 小鼠中，由于晚期乳腺肿瘤组织中 TAM 募集减少而无法发生肿瘤和肺转移（Bhowmick et al. 2001）。CSF-1 已被证明可以促进乳腺肿瘤向恶性肿瘤的进展，因为将转基因 CSF-1 替换为乳腺上皮可恢复巨噬细胞募集、原发性肿瘤发生和转移潜能（Bhowmick et al. 2001）。除了这些机制之外，肿瘤抑制途径的阻断代表了另一种促进肿瘤生长的策略。TAM 释放的巨噬细胞迁移抑制因子（MIF）是一种有效的细胞因子，可抑制 p53 转录活性。释放到 TME 中的 MIF 创造了一个对 DNA 损伤反应缺陷的小生境（Hudson et al. 1999）。TAM 在人类肿瘤中转换为 M2 表型，因此巨噬细胞的功能集中于促进肿瘤生长、重塑组织、促进血管生成和抑制适应性免疫（Mantovani et al. 2002；De Palma et al. 2005）（图 2.2）。

TME 中刺激肿瘤进展的因素包括来自浸润白细胞的 ROS。在存在慢性炎症和重复性损伤的情况下，白细胞和其他吞噬细胞通过产生活性氧和过氧亚硝酸盐等活性氮，在增殖细胞

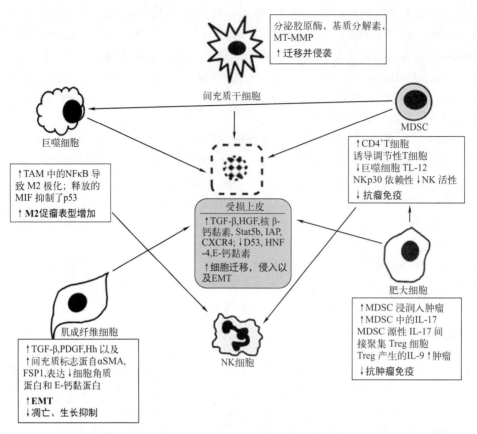

图 2.2 肿瘤微环境中由趋化因子、细胞因子和细胞的转录因子介导的复杂细胞网络（MDSC—髓源性抑制细胞；IL—白细胞介素；TGF-β—转化生长因子 β；αSMA—α 平滑肌动蛋白；FSP1—成纤维细胞特异性蛋白；PDGF—血小板源性生长因子、Hh—hedgehog、NFκ B—活化 B 细胞核因子 κ 轻链激活子；CXCR—趋化因子受体；Stat5b—信号转导和转录激活因子 5b；Treg—调节性 T 细胞；MT-MMP—膜型基质金属蛋白酶；HNF-4—肝细胞核因子 4；EMT—上皮-间充质转化）

中诱导 DNA 损伤。这些活性物质产生的不可逆 DNA 突变可以为肿瘤转化提供关键触发因素。招募到 TME 的另一类细胞包括髓源性抑制细胞（MDSC）。这些细胞在肿瘤中大量存在并强烈抑制抗肿瘤免疫（Schafer and Werner 2008）。MDSC 代表未成熟的骨髓细胞群，可抑制固有免疫和适应性免疫，存在于癌症患者以及具有相当大肿瘤负荷的实验动物中（Ostrand-Rosenberg and Sinha 2009）。尽管不存在明确的分子特征，但许多研究人员发现人类 MDSC 表达细胞表面标记 CD33、CD11b 和 CD15（Ostrand-Rosenberg and Sinha 2009）。MDSC 对抗肿瘤免疫的抑制是通过抑制 CD4$^+$T 细胞（Sinha et al. 2005）、诱导调节性 T 细胞（Huang et al. 2006）、下调巨噬细胞产生 1 型细胞因子 IL-12 来介导的（Sinha et al. 2007），并可能抑制自然杀伤（NK）细胞的细胞毒性作用（Hoechst et al. 2009）。在肿瘤模型中，MDSCs 的运输和积累似乎依赖于 gp130，而 NK 细胞因子产生的下调依赖于 NKp30（Hoechst et al. 2009）。最近的研究也集中在肌成纤维细胞上，这是另一种常见于伤口和 TME 中的细胞类型，并且与肿瘤进展有关。

　　大量成纤维细胞和肌成纤维细胞的存在是癌症的标志，许多肿瘤会产生促纤维增生反应。

（Schafer and Werner 2008）。尽管肿瘤成纤维细胞可以来源于肿瘤周围的间质，但有证据表明，从骨髓中募集的细胞也"归巢"在 TME 上（Direkze et al. 2004）。肌成纤维细胞是经过调节的成纤维细胞，表达 α-平滑肌肌动蛋白并与肌动蛋白-肌球蛋白收缩系统整合，为伤口闭合提供必要的张力（Gabbiani 2003）。这些细胞分泌胶原蛋白 Ⅰ 和 Ⅲ、纤连蛋白和蛋白聚糖，它们结合成促纤维增生或"反应性"基质。结缔组织增生被定义为由过多的胶原蛋白和支架蛋白沉积产生的"硬"或致密 ECM（Dvorak et al. 1984）。在正常的生理伤口愈合过程中，募集的肌成纤维细胞形成促纤维增生基质并在伤口中持续数天。然而，在 TME 中，这种基质可以维持数月至数年，因为肿瘤微环境中高水平的 TGF-β 将募集的成纤维细胞分化为肌成纤维细胞。这种紊乱的促结缔组织增生反应受肿瘤细胞分泌 TNF-α、微血管损伤或血小板衍生生长因子（PDGF）等细胞因子的调节（Shao et al. 2000）。以肌成纤维细胞为中心的自分泌和旁分泌 PDGF、TGF-β 依赖性信号被认为是 EMT 发生、肿瘤干细胞（CSC）生成以及最终肿瘤进展的基础。CSCs 表现为 CD44^{高}/CD24^{低} 抗原表型，表现为间充质标记物和转录因子、N-钙黏蛋白、纤连蛋白、波形蛋白（vimentin）、FOXC2、SIP1、Hedgehog（Hh）、Snail（具有锌指结构的转录因子）和 Twist（螺旋-环-螺旋转录因子）的上调，并具有自我更新能力使 CSC 能够离开组织储库，进入循环系统并在其中存活，然后进入次级组织部位（"干细胞"）（Mani et al. 2008）。

　　癌症相关成纤维细胞（CAFs）是 TME 的重要贡献者（Berdiel-Acer et al. 2011）。它们的确切起源仍然不清楚，多种细胞能够产生干细胞特征，包括肝细胞、卵圆细胞/肝祖细胞和骨髓衍生细胞（Alison et al. 2007）。CAFs 已从多种恶性组织中分离出来，包括前列腺癌、肺癌、乳腺癌、胃癌、结直肠癌和胰腺癌（Kanzaki 和 Pietras 2020）。已报告的 CAFs 标志物在不同细胞群间部分重叠，但也显示出不同的表达谱（Kanzaki and Pietras 2020）。最近在识别 CAF 异质性方面的进展已经引起了人们的极大兴趣，可以作为 CAFs 亚群中新疗法的潜在靶点。现在正在进行的研究旨在利用这些进展来获得临床应用。Friedman 和同事将 CAF 的特定亚型中的 Podoplanin 标记物明确为潜在的治疗靶点（Friedman et al. 2020）。据报道，表达 Podoplanin 的 CAFs 是乳腺癌和肺癌的预后指标，其在功能上负责促进小鼠皮下组织中的肿瘤形成（Ishii et al. 2016）。目前正在研究针对 Podoplanin 作为某 CAF 亚组的靶向疗法（Kanzaki and Pietras 2020）。其他针对潜在治疗靶点的研究也在进行中，包括与抗 PD-L1 治疗反应不佳相关的 LRRC15$^+$ CAF 的免疫检查点阻断，是潜在的新治疗途径（Dominguez et al. 2020）。

　　最近，人们基于 CAF 生物学专家会议的共识声明提出了一个框架，用于表征 TME 中 CAF 的起源、标记、激活机制、功能和亚型（Sahai et al. 2020）。细胞培养和小鼠模型允许实验者进一步表征 CAF，包括它们沉积并重塑 ECM 的能力。已发现多种机制有助于 CAF 激活，包括炎症信号（IL-1、IL-6、TNF）、生理应激（ROS 和代谢紊乱）、TGF-β、DNA 损伤、ECM 成分的物理变化以及接触信号（即 Notch）的丢失（Sahai et al. 2020）。激活的 CAF 促进了局部肿瘤侵袭，并能够在实验模型中增强癌细胞转移（Biswas et al. 2017；D'Inzeo et al. 2012；Zhou et al. 2011）。癌细胞传播进一步促进了二级位点成纤维细胞的从头激活，从而允许其形成大转移（Dooley et al. 2008）。CAFs 分泌的蛋白质组包括许多影响 TME 的细胞因子和趋化因子，作用于一系列生理机制以促进癌细胞的发生，包括影响血管生成、局部免疫抑制以及代谢物和氨基酸的交换（Sahai et al. 2020）。

　　鉴于对 CAF 生物学的广泛研究，建立专属命名已成为必要，鉴定标记物以描绘不同癌症类型中的特异性 CAFs，这对于治疗策略的发展至关重要（Dongre and Weinberg 2019）。为此，有人建议基于功能、细胞谱系和免疫调节来准确地表征癌症相关的成纤维细胞（Sahai et al. 2020）。此外，CAF 元数据和分析标准化的倡议有望使结果同质化并提高适用性。一些研究已经使用单细胞 RNA 测序、荧光激活细胞分选和免疫组织化学确定了一些不同的群体（Kanzaki and Pietras 2020）。已在肺癌中鉴定出了五种 CAF 亚型，它们具有与血管生成和 ECM 产生相对应的 Asma高 和 EMT 特征亚型标记（Kanzaki and Pietras 2020）。乳腺癌患者样本中 CAF 亚型 CAF-S1、CAF-S2、CAF-S3 和 CAF-S4 具有 FAP高、αSMA+、CXCL12+ 和 IL6+ 标记，具有免疫抑制和 ECM 生成功能（Kanzaki and Pietras 2020）。黑色素瘤呈现出含有免疫 CAF1、促结缔组织增生性 CAF2 和收缩性 CAF3，表达 CD34高、CXCL12+、C3+、CD34低、CTGF+TNC+、PDGFRα+、αSMA高 和 RGS5+ 亚型，具有免疫抑制、ECM 产生和收缩特征功能。其他 CAF 亚型已在头颈癌、结肠癌和胰腺导管腺癌等中被发现。这些分类方法将允许统一识别新的 CAF 亚型并可以跨组报告结果。事实上，深入了解 TME 的成分将会促进癌症研究在 CAF 的起源、功能和亚型的详细分类方面以及未来潜在治疗靶点方面有重大突破。

外泌体是 TME 的重要组成部分，在癌细胞和构成 TME 的周围细胞之间充当有效的信号分子（Dai et al. 2020）。最近外泌体在 TME 中作用的研究获得了人们极大的关注。CAF 衍生的外泌体（CDE）被认为是癌化的关键因素，并通过抑制线粒体氧化磷酸化促进癌细胞生长，从而导致癌细胞中糖酵解和谷氨酰胺依赖性还原羧化作用增加（Dai et al. 2020）。证据还显示，CDE 促进耐药性和肿瘤转移。CDE 还可以促进肿瘤血管生成和肿瘤发生，并可以通过 Wnt 通路诱导癌细胞去分化，从而促进化学耐药性（Dai et al. 2020）。CAF 产生的外泌体具有高水平的 TGF-β1（Biswas et al. 2017），这对于 CAF 诱导的 EMT 和乳腺癌细胞转移至关重要。此外，肿瘤细胞衍生的外泌体（TDE）可提供细胞成分来源，它通过警报素（mRNA、CD9、CD63、CD81、HSPs、Ⅰ类主要组织相容性复合物分子）和肿瘤相关的抗原来刺激免疫反应（Ramos-Zayas et al. 2019）。TDE 可能有助于肿瘤微环境的募集和重建并诱导免疫抑制（Jan et al. 2019）。作为生物标志物，外泌体可用于早期癌症检测、预后指标或治疗监测。与肿瘤发生、侵袭和转移的信号转导通路有关的外泌体可能是特定治疗干预方法的靶标。后续的工作正在进行中，以确定外泌体产生的分子机制，以及诊断和治疗方法开发领域的工作。

2.4　EMT 与 TGF-β

EMT 是用于正常胚胎发生、发育、组织再生和纤维化的调节程序。如上所述，EMT 被认为是一种模式，通过这种模式，转化的上皮细胞颠覆了炎症本身的分子机制，并获得了侵袭、细胞凋亡抑制和传播的特性（Barrallo-Gimeno and Nieto 2005；Klymkowsky and Savagner 2009；Polyak and Weinberg 2009；Thiery 2009）。和许多生理过程一样，EMT 过程的实施可以沿着部分到完全转换的范围发生，也可以在肿瘤进展和侵袭期间以短暂或稳定的方式发生（Kalluri and Weinberg 2009）。在正常的胚胎发生和发育过程中，关键调节转录因子（包括 Snail、Slug、Twist 以及锌指 E-box 结合同源框 1——Zeb1/2、Goosecoid 和 FOXC2）的诱导产生源于基质发出的信号（Gruss et al. 2003；Dooley et al. 2008；Kokudo et al. 2008；Niessen et al. 2008）。在癌症和 TME 的情况下，HGF、表皮生长因子（EGF）、PDGF 和 TGF-β 等信号似乎与这些 EMT 转录因子的诱导形成有关。这些因素的各种组合在多种恶性肿瘤中以多效性方式发挥作用，并且在癌症实验模型中它们已显示出可调节侵袭性（Mani et al. 2008；Micalizzi et al. 2010；Taube et al. 2010）。由上述转录因子激活的下游细胞过程包括丧失黏附连接、从上皮细胞向梭形细胞或成纤维细胞形态转变、表达基质降解酶、增加运动性以及增加对细胞凋亡的抵抗力。E-钙黏蛋白可显著控制源自上皮细胞的黏附性，许多激活的分子级联能直接抑制 E-钙黏蛋白基因表达并促进 "细胞分离"，抑或使细胞在 EMT 期间从基底膜的锚定小生境中逃逸（Peinado et al. 2004）。这些转录因子之间的协调机制至今仍未完全了解，具体过程的差异反映了转录因子表达的独特组合，以及对相关信号级联的影响。机制复杂性的另一层源自癌细胞的异质性。例如，研究中可以观察到癌浸润边缘的细胞经历了 EMT，而位于肿瘤核心的细胞可能不受这类信号、相互作用或刺激的影响（Hlubek et al. 2007）。

对调节癌症 EMT 的分子级联的理解现在变得尤为重要，因为调节这一过程可能会逆转癌症激活程序。目前，至少有超过 11 种信号通路经过表征可激活 EMT。例如，TGF-β 通路通过磷酸化 SMAD2/SMAD3 与 SMAD4 形成活性复合物，进而激活 ZEB1/Snail/Twist 转录因子启动 EMT。通过 Wnt 配体与其 Frizzled 家族受体结合的 Wnt 通路允许活化的 β-连环蛋白在细胞核内易位并充当 TCF/LEF 转录因子的共激活因子以启动 EMT。Notch 配体（Delta 样和 Jagged 家族）通过 Notch 通路与 Notch 受体结合并引起细胞外结构域 γ-分泌酶或 TACE（TNFα-亚当金属蛋白酶转化酶）切割，进行内吞作用以激活 CSL 转录因子启动 EMT。此外，一些有丝分裂生长因子（EGF）或细胞因子（IL-6）也可以激活 mTOR/NF-κB 或 JAK-STAT 信号通路以激活 EMT。除此之外，确定 EMT 诱导的免疫抑制的分子机制可能有助于确定新的免疫调节标记物，以预测肿瘤进展及其对潜在治疗方法的反应（Dongre and Weinberg 2019）。一种称为间充质-上皮细胞转化（MET）的反向过程的前景仍然难以预测，尽管支持这种治疗可行性的证据越来越多，但令人信服的确凿证据仍有待证实（Bakir et al. 2020）。Panchy 及其同事最近使用转录组学分析来证明了肿瘤细胞的可塑性，细胞高度遵循上皮到间质的转化谱（Panchy et al. 2019）。尽管有人提出在鳞状细胞癌的背景下这种转变是转移所必需的，但仍难以确定（Tsai et al. 2012）。MET 发生的原因被认为是由于信号级联的细胞内在变化和表观遗传改变导致了间充质特性被抑制以及上皮标记物（包括 E-钙黏蛋白）重新表达（Dongre and Weinberg 2019）。如上所述，EMT 程序已被证明具有一系列表型，其中一些癌细胞可能仅有部分或不完全进入 EMT 程序，共同表达上皮和间充质的基因和特征。调控 EMT 中间状态的稳定性和精确的进程信号仍然难以实现。实际上，这种部分或不完整的编程反映了真正的二分状态，这可能有助于自身的可塑性以及恢复到新生上皮状态。此外，在实体瘤侵袭前沿看到的肿瘤细胞被认为是经历 EMT 并最终表现出内渗、在循环中运输、外渗和微转移形成等特性的细胞（Kalluri and Weinberg 2009；Brabletz et al. 2001；Fidler 2001；Thiery 2002）。矛盾的是，在 EMT 之前，在远端的次要部位建立的癌细胞群通常类似于它们所源自的原发性肿瘤。在纤维化和癌进展过程中也观察到了部分 EMT 现象。这些观察结果表明，转移癌细胞必须能够在继发性肿瘤形成过程中通过 MET 逆转其间充质表型（Zeisberg et al. 2005）。当前和未来围绕单细胞基因组学的技术将有助于进一步阐明肿瘤细胞的时间和空间可塑性及其动力学。

2.4.1　TGF-β 信号转导

EMT 分子调控涉及多种信号，包括 Wnt、Notch、促有丝分裂生长因子和其他超出本章范围的信号，我们将在以下讨论中重点关注 TGF-β。TGF-β 由多种细胞类型分泌，在哺乳动物中以三种亚型（TGF-β1、TGF-β2 和 TGF-β3）存在。同二聚体或异二聚体作为所谓的大潜伏期复合体（LLC）的一部分被分泌到 ECM 中（Bhattacharya et al. 2012）。当 TGF-β 从该复合物中脱离时，它被激活。TGF-β 受体是具有丝氨酸苏氨酸激酶活性的膜结合受体。TGF-β 作为配体与 II 型受体（TGFβ-R II）和 III 型受体（TGFβ-R III）结合。异四聚体复合物磷酸化 I 型受体 TGF-βR I，后者通过 Smad 家族中的下游蛋白（主要促进与 Smad2 和 Smad3 的结合）发挥作用。受体调节的 Smad（R-Smad）与 Smad4 形成复合物并在转录调控中发挥作用。它与转录增强子 p300/CBP、叉头基因蛋白、同源框、锌指蛋白、AP1、Ets 以及基本螺旋-环-螺旋家族转录因子发生相互协同作用（Koinuma et al. 2009）。E3 连接酶和 Smurf 家族蛋白的泛素化有助于 TGF-β 通路成分的降解。在这种情况下，Smurf1 和 2 经常与 Smad7 相互作用以调节泛素介导的降解（Meulmeester and Ten Dijke 2011）。TGF-β 的功能多种多样，而且往往看似矛盾。TGF-β 可以通过阻止细胞周期进程发挥肿瘤抑制因子的作用。然而，非经典的 TGF-β 信号可以增强促肿瘤生长的细胞程序。事实上，累积的证据表明 TGF-β 能够促进肿瘤进展和转移（Bierie and Moses 2006；Hata et al. 1998；Oft et al. 1998）并诱导癌症 EMT（Kalluri and Weinberg 2009；Song 2007）。参与 TGF-β 信号转导的配体和下游效应子的异质性，起作用的转录因子和复合物的多样性，以及 TGF-β 信号转导网络和其他经典信号通路之间的大量交互作用导致了 TGF-β 对癌症生长和转移影响的广泛多样性（Postigo et al. 2003）。

TGF-β 在激活 EMT 信号中起着至关重要的作用（Miettinen et al. 1994；Tian et al. 2011）。Snail、Slug、ZEB1、Twist 和 BHLH 的下游转录激活（Leptin 1991；Wendt et al. 2012；Li et al. 2009）导致了细胞间紧密连接的解体和肌动蛋白细胞骨架的重排（Wendt et al. 2012）。最近发现了一种新的 Smad4 突变可增加 Smad4 与受体 Smad 的同源二聚化并促进核定位；这导致了 E-钙黏蛋白减少、N-钙黏蛋白增加、成纤维细胞表型增加以及乳头状甲状腺癌细胞在不依赖贴壁的条件下生长的能力增加（D'Inzeo et al. 2012；Bhattacharya et al. 2012）。TGF-β 已被认为是癌细胞对化疗和放疗产生耐药性机制的介质。放疗已被证明会导致 TGF-β 水平升高且使循环肿瘤细胞和肺转移增加（Biswas et al. 2017），电离辐射也会促进 TGF-β 相关的 EMT 以及相关的侵袭性和迁移在六种不同的癌细胞类型中增加（Zhou et al. 2011）。TGF-β 在肝细胞癌进展中发挥作用，许多肝细胞类型，包括肝星状细胞（HSC）、肝细胞和肝窦内皮细胞，均受到 TGF-β 调节（Dooley and ten Dijke 2012）。通常，TGF-β 的双重作用是通过调节受体表达来发挥的。例如，II 型 TGF-β 受体功能的丧失会引起机体对肿瘤发生的易感性增强，再次证明了 TGF-β 通常具有抑瘤功能（Kanzler et al. 2001）。另外，仅限于肝细胞上调表达 Smad7 的转基因小鼠表现出肝损伤和纤维化显著减少，表明肝细胞中的 TGF-β 信号转导是纤维化发生进展所必需的（Dooley et al. 2008）。这些双重效应性质的重要性尚不清楚，但这些结果表明了 TGF-β 的效应可能具有时间和背景依赖性。例如，在乳腺癌动物模型中 II 型 TGF-β 受体的失活会增加 CXCL5 和 CXCL12 介导的 MDSCs 募集，MDSCs 是肿瘤适应性免疫反应的有效抑制因子（Mantovani et al. 2008）。Smad7 激活或 RNA 干扰 Smad4 会降低 TGF-β 信号并减弱促纤维化基因的表达（Dooley et al. 2008；Kaimori et al. 2007）。然而，与健康小鼠的肝脏相比，从高 TGF-β 的肝脏中分离出的肝细胞呈现为一种细长的、表达波形蛋白（vimentin）和胶原蛋白 I 的成纤维细胞样肝细胞（Nitta et al. 2008）。来自 Fabregat 组的大量证据表明，TGF-β 信号在正常肝细胞和 HCC

中调节看似矛盾的过程。TGF-β 介导的生长抑制和细胞凋亡（肿瘤抑制特征）发生在未转化的人胎儿肝细胞中，当转分化为间充质干细胞样表型时，Snail 表达增加，E-钙黏蛋白表达减少，波形蛋白（vimentin）和 N-钙黏蛋白表达（促肿瘤）也是 TGF-β 介导的（Caja et al. 2011）。事实上，使用 siRNA 介导 Snail 下调的平行实验表明，此时肝细胞对 TGF-β 介导的细胞凋亡变得敏感，并且 Snail 和 EMT 表型的诱导会损害癌细胞中的 TGF-β 细胞凋亡（Franco et al. 2010）。

在其他信号通路中，β-连环蛋白和淋巴增强因子（LEF）也与 Smads 合作诱导 EMT（Kalluri and Weinberg 2009；Yang et al. 2006；Eger et al. 2000；Stockinger et al. 2001）。研究表明，TGF-β/Smad/LEF/PDGF 轴是癌症中 EMT 表型的重要诱导剂。证据显示，p38 丝裂原活化蛋白激酶（MAPK）和 RhoA 能够以整合素介导的方式介导 NMuMG 小鼠乳腺上皮细胞中自分泌 TGF-β 诱导的 EMT（Bhowmick et al. 2001）。Fibulin-5 是一种 ECM 分子，它以 MAPK 依赖性机制增强 TGF-β 诱导的 EMT（Korpal et al. 2008）。其他 MAPK 相关机制包括 TGF-β 在 Ras 转化的肝细胞、乳腺上皮细胞（通过 MAPK）和 Madin-Darby 犬肾（MDCK）细胞中诱导 EMT（Gotzmann et al. 2002；Lehmann et al. 2000；Oft et al. 1996）。有趣的是，在皮肤癌和人类结肠癌的小鼠模型中，TGF-β 受体表达的缺失可改善预后（Cui et al. 1996；Watanabe et al. 2001）。癌细胞和 EMT 相关过程中 E-钙黏蛋白表达的缺失也被证明是 TGF-β 依赖性的（Edelman et al. 1983；Tepass et al. 2000）。细胞质 β-连环蛋白的隔离能保持癌细胞的上皮特征，间充质表型的获得与 β-连环蛋白易位到细胞核相关，在细胞核中它与 Tcf/LEF 复合（Stockinger et al. 2001；Gottardi et al. 2001）。β-连环蛋白在细胞核中的积累通常与 E-钙黏蛋白表达的缺失相关（Thiery 2002；Kim et al. 2002）。包括 microRNA200（miR200）和 miR205 在内的非编码 microRNA 能抑制 E-钙黏蛋白表达的阻遏物 ZEB1 和 ZEB2 的作用，并维持上皮细胞特性，从而形成双负反馈回路（Korpal et al. 2008；Gregory et al. 2008）。已知 TGF-β 还会诱导 lncRNA 亚群的表达，从而在癌变、纤维化和进展中促进 EMT（Dongre and Weinberg 2019）。

2.5　骨桥蛋白与 EMT

骨桥蛋白（OPN）最初被发现是一种可诱导的肿瘤启动子，在肿瘤中过度表达，是晚期转移性癌症中恶性细胞分泌的主要磷蛋白，是肿瘤细胞迁移和转移的关键介质，是 HCC 进展和转移的主要标志物，并诱导 EMT（Hattori et al. 2003；Berdiel-Acer et al. 2011；Bhattacharya et al. 2012）。OPN 最初于 1979 年被描述为一种由转化的恶性上皮细胞分泌的磷蛋白（Senger et al. 1979）。此后，研究人员独立检测到了该分子为分泌型磷蛋白 I（Spp1）、2ar、uropontin 和早期 T 淋巴细胞激活蛋白-1（Eta-1）（Wai and Kuo 2008）。OPN 是小整合素结合配体 N 连接糖蛋白（SIBLING）家族的成员，该家族包括骨唾液蛋白（BSP）、牙本质基质蛋白 1（DMP1）、牙本质唾液蛋白（DSPP）和基质细胞外磷酸糖蛋白（MEPE）（Fisher and Fedarko 2003）。升高的 OPN 已被认为是肿瘤转移的重要介质，并且已被研究用作晚期疾病的生物标志物和癌症转移调节中的潜在治疗靶点。OPN 的分子结构富含天冬氨酸和唾液酸残基，并包含独特的功能域（Denhardt and Guo 1993）。这些结构基序通过各种正常和病理过程中的 αvβ 整合素和 CD44 受体介导的关键细胞-基质和细胞-细胞信号转导。有趣的是，OPN 的作用似乎在不同物种间保持一致，在人类和啮齿动物中检测到了相似的表达和功能（Wai and Kuo 2008）。表达 OPN 的细胞类型包括破骨细胞，成骨细胞，肾、乳腺和皮肤上皮细胞，神经细胞，血管平滑肌细胞和内皮细胞。活化的免疫细胞如 T 细胞、NK 细胞、巨噬细胞和 Kupffer 细胞也表达 OPN。分泌的 OPN 蛋白广泛分布于血浆、尿液、乳汁和胆汁中（Bautista et al. 1996；Senger et al. 1988，1989）。在炎症、缺血再灌注、骨吸收和肿瘤进展等重塑过程中，已在 T 淋巴细胞、表皮细胞、骨细胞、巨噬细胞和肿瘤细胞中检测到了 OPN 的诱导表达。目前一个重要的研究领域涉及肿瘤发生和转移过程中 OPN 表达的转录调节，以及可能影响转移表型的反式元件的鉴定。包括佛波酯（PMA）、1,25-二羟基维生素 D、碱性成纤维细胞生长因子（bFGF）、TNF-α、IL-1、IFN-γ 和脂多糖（LPS）在内的多种刺激物可上调 OPN 的表达（Wai and Kuo 2008）。

在组织修复和纤维化的背景下，OPN 的表达上调已在伤口愈合的炎症阶段得到证实。OPN 在此过程中的特定步骤中提供重要的调节。表达持续时间对于平衡 OPN 的正常作用与持续表达引起的病理刺激作用至关重要。OPN 的过度表达会导致纤维化和瘢痕形成，以剂量和时间依赖性方式发挥作用。动物模型中，OPN 与肾间质纤维化和肾小球纤维化的进展相关。研究人员已经证实，肾脏 OPN 的 mRNA 和蛋白质水平的上调与肾小球纤维化的进展相关（Merszei et al. 2010）。在单侧输尿管梗阻（UUO）的动物模型中，OPN 缺失小鼠与野生型小鼠相比表现出较少的间质纤维化（Yoo et al. 2006）。OPN 的主要功能是成纤维细胞和肌成纤维细胞的募集、调节和分化（Lenga et al. 2008）。作为成纤维细胞的趋化剂，OPN 在 ECM 沉积和胶原基质形成中发挥作用。OPN 缺失小鼠表现出愈合伤口时基质结构组织减少，胶原纤维数量减少，以及纤维直径减小（Liaw et al. 1998）。伤口床的特征是 ECM 具有更高的孔隙率。此外，OPN 缺失小鼠的 I 型胶原蛋白、基质金属蛋白酶 9、纤连蛋白和 TGF-β 的 mRNA 表达减少（Lee et al. 2008）。尽管 OPN 缺失小鼠中的成纤维细胞对 TGF-β1 的刺激没有反应，但仍检测到它转化为表达 α-SMA 的肌成纤维细胞，这表明了替代调节途径的存在。有趣的是，OPN 缺陷条件下更有效的再上皮化和伤口闭合也得到了证实（Lee et al. 2008）。相比之下，研究人员使用角膜损伤模型的研究表明，在 OPN 功能丧失的情况下，伤口闭合延迟（Miyazaki et al. 2008）。这些结果的反差表明了 OPN 的作用是组织依赖性的，可能会随着环境而改变，并且可能具有基于信号的双重调节功能。

我们实验室试图确定 OPN 是否为改变 TGF-β 所介导的 EMT 诱导的靶点。使用乳腺癌共培养模型，我们分析了癌细胞与间充质干细胞（MSC）之间的相互作用。在表达高水平 OPN 的 MDA-MB231 中，我们发现受 OPN 刺激的 MSCs 随后表达了高水平的 TGF-β。然后，TGF-β 以旁分泌方式起作用，在乳腺癌细胞中启动 EMT，这是通过波形蛋白（vimentin）、生腱蛋白-C、FSP-1 和 SMA 的表达水平升高来衡量的。将不表达 OPN 的 MCF7 乳腺癌细胞与 MSCs 共培养作为对照，结果未观察到 TGF-β 表达增加且不存在 EMT。其他研究人员的发现也证实了这些结果。在多种癌症模型中，研究人员已将 OPN 作为转移的重要调节剂（Hattori et al. 2003）。Medico 等（2001）使用 cDNA 微阵列将 OPN 鉴定为转录因子和肝细胞生长因子的主要靶标，并证明 OPN 介导了 MLP-29 小鼠癌细胞的细胞黏附。在人类 HCC 样本中，Ye 等人（Hattori et al. 2003）使用微阵列基因表达谱检查了与 HCC 转移相关的变化。作者发现 OPN 与原发性 HCC 的转移潜能相关。另外的体外研究表明，OPN 的中和抗体显著阻断了 SK-Hep-1 细胞的侵袭。使用存档的 HCC 标本，研究表明 OPN 的 mRNA 与肝内转移、早期复发和晚期/更高级别的 HCC 密切相关（Bhattacharya et al. 2012）。另外的免疫组织化学研究则表明，OPN 主要在癌细胞上表达，尤其是在具有包膜浸润的 HCC 以及与基质细胞相邻的区域中。Zhao 等（2008）使用聚乙烯亚胺纳米粒子递送短发夹 RNA 以耗尽 HCC 细胞中的 OPN 表达，这直接导致了裸鼠中的 HCC 细胞生长、锚定非依赖性生长、与纤连蛋白的黏附以及通过细胞外基质的体外侵袭的抑制，并削弱了其致瘤性和肺转移。在另一项研究中，Sun 等人（Nitta et al. 2008）使用慢病毒递送 microRNA 来对抗 OPN，结果抑制了 HCCLM3 的体外增殖和体内肿瘤生长。

我们实验室和其他研究人员已经检验了 OPN 和 EMT 在肿瘤进展中的关系。Saika 等确定在 EMT 开始之前，OPN 的表达在受伤的小鼠晶状体中已经上调（Saika et al. 2007）。使用 OPN 缺失小鼠，作者发现 OPN 缺失与 EMT 抑制相关，如通过 SMA、TGF-β 和 1 型胶原蛋白测量的那样。在非小细胞肺癌中，OPN 表达与 EMT 标记物、基质金属蛋白酶-2、Snail-1、Snail-2、TGF-β1-R、基质金属蛋白酶-9、N-钙黏蛋白、波形蛋白（vimentin）、SOX-8 和 SOX-9 的表达增加有关（Goparaju et al. 2010）。根据我们的研究，HCC 中的 OPN 表达也与整合素依赖性表达 EMT 标志物以及测量到的体外生长和转移增强有关（Bhattacharya et al. 2012）。动物模型中，OPN 和 EMT 标志物在转移队列中显著增加。适配体抑制 OPN 降低了肿瘤黏附、迁移/侵袭、EMT 蛋白标志物、SMA、波形蛋白和生腱蛋白-c。使用适配体抑制 OPN 进行体内治疗可使 HCC 生长降低至 1/10 以下（Bhattacharya et al. 2012）。

2.6 结语

肿瘤进展、侵袭和转移不仅取决于转化细胞中发生的突变，还取决于癌细胞与募集的基质细胞和周围组织之间的关键相互作用。细胞的 EMT-MET 特性改变了我们对肿瘤侵袭性以及如何使自身向远处转移部位的理解。在表征 CAF 亚型、EMT 信号通路和外泌体在 TME 信号中的功能方面正在进行着令人振奋的创新。OPN 是多种癌症转移表型的关键介质，我们最近探索了它在 EMT 中的功能。这些结果可能会为侵袭性肿瘤表型提供治疗性调节。

参 考 文 献

Alison MR, Choong C, Lim S (2007) Application of liver stem cells for cell therapy. Semin Cell Dev Biol 18: 819-826. https://doi.org/10.1016/j.semcdb.2007.09.016

Allavena P, Piemonti L, Longoni D, Bernasconi S, Stoppacciaro A, Ruco L, Mantovani A (1998) IL-10 prevents the differentiation of monocytes to dendritic cells but promotes their maturation to macrophages. Eur J Immunol 28:359-369. https://doi.org/10.1002/(SICI)1521-4141(199801)28:01<359::AID-IMMU359>3.0.CO;2-4

Aris M, Barrio MM, Mordoh J (2012) Lessons from cancer immunoediting in cutaneous melanoma. Clin Dev Immunol 2012:192719. https://doi.org/10.1155/2012/192719

Bakir B, Chiarella AM, Pitarresi JR, Rustgi AK (2020) EMT, MET, plasticity, and tumor metastasis. Trends Cell Biol 30:764-776. https://doi.org/10.1016/j.tcb.2020.07.003

Barrallo-Gimeno A, Nieto MA (2005) The snail genes as inducers of cell movement and survival:implications in development and cancer. Development 132:3151-3161. https://doi.org/10.1242/dev.01907

Bautista DS, Denstedt J, Chambers AF, Harris JF (1996) Low-molecular-weight variants of osteopontin generated by serine proteinases in urine of patients with kidney stones. J Cell Biochem 61:402-409. https://doi.org/10.1002/(sici)1097-4644(19960601)61:3<402::aidjcb7>3.0.co;2-x

Beckebaum S, Zhang X, Chen X, Yu Z, Frilling A, Dworacki G, Grosse-Wilde H, Broelsch CE, Gerken G, Cicinnati VR (2004) Increased levels of interleukin-10 in serum from patients with hepatocellular carcinoma correlate with profound numerical deficiencies and immature phenotype of circulating dendritic cell subsets.

Clin Cancer Res 10:7260-7269. https://doi.org/10. 1158/1078-0432.CCR-04-0872

Berdiel-Acer M, Bohem ME, Lopez-Doriga A, Vidal A, Salazar R, Martinez-Iniesta M, Santos C, Sanjuan X, Villanueva A, Mollevi DG (2011) Hepatic carcinoma-associated fibroblasts promote an adaptative response in colorectal cancer cells that inhibit proliferation and apoptosis:nonresistant cells die by nonapoptotic cell death. Neoplasia 13:931-946. https://doi.org/10. 1593/neo.11706

Berman RM, Suzuki T, Tahara H, Robbins PD, Narula SK, Lotze MT (1996) Systemic administration of cellular IL-10 induces an effective, specific, and long-lived immune response against established tumors in mice. J Immunol 157:231-238

Bhattacharya SD, Mi Z, Kim VM, Guo H, Talbot LJ, Kuo PC (2012) Osteopontin regulates epithelial mesenchymal transition-associated growth of hepatocellular cancer in a mouse xenograft model. Ann Surg 255:319-325. https://doi.org/10.1097/SLA.0b013e31823e3a1c

Bhowmick NA, Zent R, Ghiassi M, McDonnell M, Moses HL (2001) Integrin beta 1 signaling is necessary for transforming growth factor-beta activation of p38MAPK and epithelial plasticity. J Biol Chem 276:46707-46713. https://doi.org/10.1074/jbc.M106176200

Bhowmick NA, Neilson EG, Moses HL (2004) Stromal fibroblasts in cancer initiation and progression. Nature 432:332-337. https://doi.org/10.1038/nature03096

Bierie B, Moses HL (2006) Tumour microenvironment:TGFbeta:the molecular Jekyll and Hyde of cancer. Nat Rev Cancer 6:506-520. https://doi.org/10.1038/nrc1926

Biswas S, Guix M, Rinehart C, Dugger TC, Chytil A, Moses HL, Freeman ML, Arteaga CL (2017) Inhibition of TGF-beta with neutralizing antibodies prevents radiation-induced acceleration of metastatic cancer progression. J Clin Invest 127:1116. https://doi.org/10.1172/JCI93333

Brabletz T, Jung A, Reu S, Porzner M, Hlubek F, Kunz-Schughart LA, Knuechel R, Kirchner T (2001) Variable beta-catenin expression in colorectal cancers indicates tumor progression driven by the tumor environment. Proc Natl Acad Sci U S A 98:10356-10361. https://doi.org/10.1073/pnas.171610498

Buelens C, Willems F, Delvaux A, Pierard G, Delville JP, Velu T, Goldman M (1995) Interleukin-10 differentially regulates B7-1 (CD80) and B7-2 (CD86) expression on human peripheral blood dendritic cells. Eur J Immunol 25:2668-2672. https://doi.org/10.1002/eji.1830250940

Buelens C, Verhasselt V, De Groote D, Thielemans K, Goldman M, Willems F (1997) Interleukin-10 prevents the generation of dendritic cells from human peripheral blood mononuclear cells cultured with interleukin-4 and granulocyte/macrophage-colony-stimulating factor. Eur J Immunol 27: 756-762. https://doi. org/10. 1002/eji.1830270326

Caja L, Bertran E, Campbell J, Fausto N, Fabregat I (2011) The transforming growth factor-beta (TGF-beta) mediates acquisition of a mesenchymal stem cell-like phenotype in human liver cells. J Cell Physiol 226:1214-1223. https://doi.org/10.1002/jcp.22439

Chau GY, Wu CW, Lui WY, Chang TJ, Kao HL, Wu LH, King KL, Loong CC, Hsia CY, Chi CW (2000) Serum interleukin-10 but not interleukin-6 is related to clinical outcome in patients with resectable hepatocellular carcinoma. Ann Surg 231:552-558. https://doi.org/10.1097/00000658-200004000-00015

Coussens LM, Werb Z (2002) Inflammation and cancer. Nature 420:860-867. https://doi.org/10. 1038/nature01322

Csiszar K (2001) Lysyl oxidases:a novel multifunctional amine oxidase family. Prog Nucleic Acid Res Mol Biol 70:1-32. https://doi.org/10.1016/s0079-6603(01)70012-8

Cui W, Fowlis DJ, Bryson S, Duffie E, Ireland H, Balmain A, Akhurst RJ (1996) TGFbeta1 inhibits the formation of benign skin tumors, but enhances progression to invasive spindle carcinomas in transgenic mice. Cell 86:531-542. https://doi.org/10.1016/s0092-8674(00)80127-0

D'Inzeo S, Nicolussi A, Donini CF, Zani M, Mancini P, Nardi F, Coppa A (2012) A novel human Smad4 mutationis involved in papillary thyroid carcinoma progression. Endocr Relat Cancer 19:39-55. https://doi.org/10.1530/ERC-11-0233

Dai J, Su Y, Zhong S, Cong L, Liu B, Yang J, Tao Y, He Z, Chen C, Jiang Y (2020) Exosomes:key players in cancer and potential therapeutic strategy. Signal Transduct Target Ther 5:145. https://doi.org/10.1038/s41392-020-00261-0

De Palma M, Venneri MA, Galli R, Sergi Sergi L, Politi LS, Sampaolesi M, Naldini L (2005) Tie2 identifies a hematopoietic lineage of proangiogenic monocytes required for tumor vessel formation and a mesenchymal population of pericyte progenitors. Cancer Cell 8:211-226. https://doi.org/10.1016/j.ccr.2005.08.002

Denhardt DT, Guo X (1993) Osteopontin:a protein with diverse functions. FASEB J 7:1475-1482

Direkze NC, Hodivala-Dilke K, Jeffery R, Hunt T, Poulsom R, Oukrif D, Alison MR, Wright NA (2004) Bone marrow contribution to tumor-associated myofibroblasts and fibroblasts. Cancer Res 64:8492-8495. https://doi.org/10.1158/0008-5472.CAN-04-1708

Dominguez CX, Muller S, Keerthivasan S, Koeppen H, Hung J, Gierke S, Breart B, Foreman O, Bainbridge TW, Castiglioni A, Senbabaoglu Y, Modrusan Z, Liang Y, Junttila MR, Klijn C, Bourgon R, Turley SJ (2020) Single-cell RNA sequencing reveals stromal evolution into LRRC15(+) Myofibroblasts as a determinant of patient response to cancer immunotherapy. Cancer Discov 10:232-253. https://doi.org/10.1158/2159-8290.CD-19-0644

Dongre A, Weinberg RA (2019) New insights into the mechanisms of epithelial-mesenchymal transition and implications for cancer. Nat Rev Mol Cell Biol 20:69-84. https://doi.org/10.1038/s41580-018-0080-4

Dooley S, ten Dijke P (2012) TGF-beta in progression of liver disease. Cell Tissue Res 347:245-256. https://doi.org/10.1007/s00441-011-1246-y

Dooley S, Hamzavi J, Ciuclan L, Godoy P, Ilkavets I, Ehnert S, Ueberham E, Gebhardt R, Kanzler S, Geier A, Breitkopf K, Weng H, Mertens PR (2008) Hepatocyte-specific Smad7 expression attenuates TGF-beta-mediated fibrogenesis and protects against liver damage. Gastroenterology 135:642-659. https://doi.org/10.1053/j.gastro.2008.04.038

Dvorak HF (2019) Tumors:wounds that do not heal-a historical perspective with a focus on the fundamental roles of increased vascular permeability and clotting. Semin Thromb Hemost 45:576-592. https://doi.org/10.1055/s-0039-1687908

Dvorak HF, Form DM, Manseau EJ, Smith BD (1984) Pathogenesis of desmoplasia. I. Immunofluorescence identification and localization of some structural proteins of line 1 and line 10 Guinea pig tumors and of healing wounds. J Natl Cancer Inst 73:1195-1205

Edelman GM, Gallin WJ, Delouvee A, Cunningham BA, Thiery JP (1983) Early epochal maps of two different cell adhesion molecules. Proc Natl Acad Sci U S A 80:4384-4388. https://doi.org/10.1073/pnas.80.14.4384

Eger A, Stockinger A, Schaffhauser B, Beug H, Foisner R (2000) Epithelial mesenchymal transition by c-Fos estrogen receptor activation involves nuclear translocation of beta-catenin and upregulation of beta-catenin/lymphoid enhancer binding factor-1 transcriptional activity. J Cell Biol 148:173-188. https://doi.org/10.1083/jcb.148.1.173

Elenbaas B, Weinberg RA (2001) Heterotypic signaling between epithelial tumor cells and fibroblasts in carcinoma formation. Exp Cell Res 264:169-184. https://doi.org/10.1006/excr.2000.5133

Fidler IJ (2001) Seed and soil revisited:contribution of the organ microenvironment to cancer metastasis. Surg Oncol Clin N Am 10(257-269):vii-viiii

Fisher LW, Fedarko NS (2003) Six genes expressed in bones and teeth encode the current members of the SIBLING family of proteins. Connect Tissue Res 44(Suppl 1):33-40

Franco DL，Mainez J，Vega S，Sancho P，Murillo MM，de Frutos CA，Del Castillo G，Lopez-Blau C，Fabregat I，Nieto MA (2010) Snail1 suppresses TGF-beta-induced apoptosis and is sufficient to trigger EMT in hepatocytes. J Cell Sci 123:3467-3477. https://doi.org/10.1242/jcs. 068692

Frantz C，Stewart KM，Weaver VM (2010) The extracellular matrix at a glance. J Cell Sci 123:4195-4200. https://doi.org/10.1242/jcs.023820

Friedman G，Levi-Galibov O，David E，Bornstein C，Giladi A，Dadiani M，Mayo A，Halperin C，Pevsner-Fischer M，Lavon H，Nevo R，Stein Y，Ali HR，Caldas C，Nili-Gal-Yam E，Alon U，Amit I，Scherz-Shouval R (2020) Cancer-associated fibroblast compositions change with breastcancer progression linking S100A4 and PDPN ratios with clinical outcome. https://doi.org/10. 1101/2020.01.12.903039

Fujii S，Shimizu K，Shimizu T，Lotze MT (2001) Interleukin-10 promotes the maintenance of antitumor CD8 (+) T-cell effector function in situ. Blood 98:2143-2151. https://doi.org/10.1182/blood.v98.7.2143

Gabbiani G (2003) The myofibroblast in wound healing and fibrocontractive diseases. J Pathol 200:500-503. https://doi.org/10.1002/path.1427

Goparaju CM，Pass HI，Blasberg JD，Hirsch N，Donington JS (2010) Functional heterogeneity of osteopontin isoforms in non-small cell lung cancer. J Thorac Oncol 5: 1516-1523. https://doi. org/10. 1097/JTO.0b013e3181eba6bd

Gottardi CJ，Wong E，Gumbiner BM (2001) E-cadherin suppresses cellular transformation by inhibiting beta-catenin signaling in an adhesion-independent manner. J Cell Biol 153:1049-1060. https://doi.org/10.1083/jcb.153.5.1049

Gotzmann J，Huber H，Thallinger C，Wolschek M，Jansen B，Schulte-Hermann R，Beug H，Mikulits W (2002) Hepatocytes convert to a fibroblastoid phenotype through the cooperation of TGF-beta1 and ha-Ras: steps towards invasiveness. J Cell Sci 115:1189-1202

Gregory PA，Bracken CP，Bert AG，Goodall GJ (2008) MicroRNAs as regulators of epithelial-mesenchymal transition. Cell Cycle 7:3112-3118. https://doi.org/10.4161/cc.7.20.6851

Groux H，Cottrez F，Rouleau M，Mauze S，Antonenko S，Hurst S，McNeil T，Bigler M，Roncarolo MG，Coffman RL (1999) A transgenic model to analyze the immunoregulatory role of IL-10 secreted by antigen-presenting cells. J Immunol 162:1723-1729

Gruss CJ，Satyamoorthy K，Berking C，Lininger J，Nesbit M，Schaider H，Liu ZJ，Oka M，Hsu MY，Shirakawa T，Li G，Bogenrieder T，Carmeliet P，El-Deiry WS，Eck SL，Rao JS，Baker AH，Bennet JT，Crombleholme TM，Velazquez O，Karmacharya J，Margolis DJ，Wilson JM，Detmar M，Skobe M，Robbins PD，Buck C，Herlyn M (2003) Stroma formation and angiogenesis by overexpression of growth factors，cytokines，and proteolytic enzymes in human skin grafted to SCID mice. J Invest Dermatol 120: 683-692. https://doi.org/10.1046/j.1523-1747. 2003.12112.x

Hagens ERC，van Berge Henegouwen MI，Cuesta MA，Gisbertz SS (2017) The extent of lymphadenectomy in esophageal resection for cancer should be standardized. J Thorac Dis 9:S713-S723. https://doi.org/10.21037/jtd.2017.07.42

Hanahan D，Weinberg RA (2000) The hallmarks of cancer. Cell 100:57-70. https://doi.org/10. 1016/s0092-8674(00)81683-9

Hanahan D，Weinberg RA (2011) Hallmarks of cancer: the next generation. Cell 144:646-674. https://doi.org/10.1016/j.cell.2011.02.013

Hata A，Shi Y，Massague J (1998) TGF-beta signaling and cancer: structural and functional consequences of mutations in Smads. Mol Med Today 4:257-262. https://doi.org/10.1016/s1357-4310(98)01247-7

Hattori E，Okumoto K，Adachi T，Takeda T，Ito J，Sugahara K，Watanabe H，Saito K，Saito T，Togashi H，Kawata S (2003) Possible contribution of circulating interleukin-10 (IL-10) to antitumor immunity and prognosis in patients with unresectable hepatocellular carcinoma. Hepatol Res 27：309-314. https：//doi.org/10. 1016/j.hepres.2003.07.002

Hlubek F，Brabletz T，Budczies J，Pfeiffer S，Jung A，Kirchner T（2007）Heterogeneous expression of Wnt/ beta-catenin target genes within colorectal cancer. Int J Cancer 121：1941-1948. https：//doi. org/10.1002/ ijc.22916

Hoechst B，Voigtlaender T，Ormandy L，Gamrekelashvili J，Zhao F，Wedemeyer H，Lehner F，Manns MP，Greten TF，Korangy F（2009）Myeloid derived suppressor cells inhibit natural killer cells in patients with hepatocellular carcinoma via the NKp30 receptor. Hepatology 50：799-807. https：//doi. org/10. 1002/ hep.23054

Huang B，Pan PY，Li Q，Sato AI，Levy DE，Bromberg J，Divino CM，Chen SH（2006）Gr-1＋CD115＋ immature myeloid suppressor cells mediate the development of tumor-induced T regulatory cells and T-cell anergy in tumor-bearing host. Cancer Res 66：1123-1131. https：//doi.org/10.1158/0008-5472.CAN-05-1299

Hudson JD，Shoaibi MA，Maestro R，Carnero A，Hannon GJ，Beach DH（1999）A proinflammatory cytokine inhibits p53 tumor suppressor activity. J Exp Med 190：1375-1382. https：//doi. org/10. 1084/jem. 190. 10.1375

Ishii G，Ochiai A，Neri S（2016）Phenotypic and functional heterogeneity of cancer-associated fibroblast within the tumor microenvironment. Adv Drug Deliv Rev 99：186-196. https：//doi. org/10.1016/j.addr.2015.07.007

Jan AT，Rahman S，Khan S，Tasduq SA，Choi I（2019）Biology，pathophysiological role，and clinical implications of exosomes：a critical appraisal. Cell 8. https：//doi.org/10.3390/cells8020099

Kaimori A，Potter J，Kaimori JY，Wang C，Mezey E，Koteish A（2007）Transforming growth factorbeta1 induces an epithelial-to-mesenchymal transition state in mouse hepatocytes in vitro. J Biol Chem 282：22089-22101. https：//doi.org/10.1074/jbc.M700998200

Kalluri R，Neilson EG（2003）Epithelial-mesenchymal transition and its implications for fibrosis. J Clin Invest 112：1776-1784. https：//doi.org/10.1172/JCI20530

Kalluri R，Weinberg RA（2009）The basics of epithelial-mesenchymal transition. J Clin Invest 119：1420-1428. https：//doi.org/10.1172/JCI39104

Kanzaki R，Pietras K（2020）Heterogeneity of cancer-associated fibroblasts：opportunities for precision medicine. Cancer Sci 111：2708-2717. https：//doi.org/10.1111/cas.14537

Kanzler S，Meyer E，Lohse AW，Schirmacher P，Henninger J，Galle PR，Blessing M（2001）Hepatocellular expression of a dominant-negative mutant TGF-beta type II receptor accelerates chemically induced hepatocarcinogenesis. Oncogene 20：5015-5024. https：//doi.org/10.1038/sj. onc.1204544

Kim K，Lu Z，Hay ED（2002）Direct evidence for a role of beta-catenin/LEF-1 signaling pathway in induction of EMT. Cell Biol Int 26：463-476. https：//doi.org/10.1006/cbir.2002.0901

Klymkowsky MW，Savagner P（2009）Epithelial-mesenchymal transition：a cancer researcher's conceptual friend and foe. Am J Pathol 174：1588-1593. https：//doi.org/10.2353/ajpath.2009. 080545

Koinuma D，Tsutsumi S，Kamimura N，Imamura T，Aburatani H，Miyazono K（2009）Promoterwide analysis of Smad4 binding sites in human epithelial cells. Cancer Sci 100：2133-2142. https：//doi.org/10.1111/j.1349-7006.2009.01299.x

Kokudo T，Suzuki Y，Yoshimatsu Y，Yamazaki T，Watabe T，Miyazono K（2008）Snail is required for TGF-beta-induced endothelial-mesenchymal transition of embryonic stem cell-derived endothelial cells. J Cell Sci 121：3317-3324. https：//doi.org/10.1242/jcs.028282

Korpal M，Lee ES，Hu G，Kang Y（2008）The miR-200 family inhibits epithelial-mesenchymal transition and cancer cell migration by direct targeting of E-cadherin transcriptional repressors ZEB1 and ZEB2. J Biol Chem 283：14910-14914. https：//doi.org/10.1074/jbc.C800074200

Kuang DM, Peng C, Zhao Q, Wu Y, Chen MS, Zheng L (2010) Activated monocytes in peritumoral stroma of hepatocellular carcinoma promote expansion of memory T helper 17 cells. Hepatology 51:154-164. https://doi.org/10.1002/hep.23291

Kundu N, Fulton AM (1997) Interleukin-10 inhibits tumor metastasis, downregulates MHC class I, and enhances NK lysis. Cell Immunol 180:55-61. https://doi.org/10.1006/cimm.1997.1176

Lee YH, Albig AR, Regner M, Schiemann BJ, Schiemann WP (2008) Fibulin-5 initiates epithelialmesenchymal transition (EMT) and enhances EMT induced by TGF-beta in mammary epithelial cells via a MMP-dependent mechanism. Carcinogenesis 29: 2243-2251. https://doi.org/10. 1093/carcin/bgn199

Lehmann K, Janda E, Pierreux CE, Rytomaa M, Schulze A, McMahon M, Hill CS, Beug H, Downward J (2000) Raf induces TGFbeta production while blocking its apoptotic but not invasive responses:a mechanism leading to increased malignancy in epithelial cells. Genes Dev 14: 2610-2622. https://doi. org/10. 1101/gad.181700

Lenga Y, Koh A, Perera AS, McCulloch CA, Sodek J, Zohar R (2008) Osteopontin expression is required for myofibroblast differentiation. Circ Res 102:319-327. https://doi.org/10.1161/CIRCRESAHA.107.160408

Leptin M (1991) Twist and snail as positive and negative regulators during drosophila mesoderm development. Genes Dev 5:1568-1576. https://doi.org/10.1101/gad.5.9.1568

Levental KR, Yu H, Kass L, Lakins JN, Egeblad M, Erler JT, Fong SF, Csiszar K, Giaccia A, Weninger W, Yamauchi M, Gasser DL, Weaver VM (2009) Matrix crosslinking forces tumor progression by enhancing integrin signaling. Cell 139:891-906. https://doi.org/10.1016/j.cell. 2009.10.027

Li H, Han Y, Guo Q, Zhang M, Cao X (2009) Cancer-expanded myeloid-derived suppressor cells induce anergy of NK cells through membrane-bound TGF-beta 1. J Immunol 182:240-249. https://doi. org/10. 4049/jimmunol.182.1.240

Liaw L, Birk DE, Ballas CB, Whitsitt JS, Davidson JM, Hogan BL (1998) Altered wound healing in mice lacking a functional osteopontin gene (spp1). J Clin Invest 101:1468-1478. https://doi.org/10.1172/JCI2131

Lum JJ, Bauer DE, Kong M, Harris MH, Li C, Lindsten T, Thompson CB (2005) Growth factor regulation of autophagy and cell survival in the absence of apoptosis. Cell 120:237-248. https://doi.org/10.1016/j.cell. 2004.11.046

Mani SA, Guo W, Liao MJ, Eaton EN, Ayyanan A, Zhou AY, Brooks M, Reinhard F, Zhang CC, Shipitsin M, Campbell LL, Polyak K, Brisken C, Yang J, Weinberg RA (2008) The epithelialmesenchymal transition generates cells with properties of stem cells. Cell 133:704-715. https://doi.org/10.1016/j.cell.2008.03.027

Mantovani A, Sozzani S, Locati M, Allavena P, Sica A (2002) Macrophage polarization:tumorassociated macrophages as a paradigm for polarized M2 mononuclear phagocytes. Trends Immunol 23:549-555. https://doi.org/10.1016/s1471-4906(02)02302-5

Mantovani A, Allavena P, Sica A, Balkwill F (2008) Cancer-related inflammation. Nature 454: 436-444. https://doi.org/10.1038/nature07205

McBride JM, Jung T, de Vries JE, Aversa G (2002) IL-10 alters DC function via modulation of cell surface molecules resulting in impaired T-cell responses. Cell Immunol 215:162-172. https://doi.org/10.1016/s0008-8749(02)00007-2

Medico E, Gentile A, Lo Celso C, Williams TA, Gambarotta G, Trusolino L, Comoglio PM (2001) Osteopontin is an autocrine mediator of hepatocyte growth factor-induced invasive growth. Cancer Res 61:5861-5868

Merszei J, Wu J, Torres L, Hicks JM, Bartkowiak T, Tan F, Lou YH (2010) Osteopontin overproduction is associated with progression of glomerular fibrosis in a rat model of antiglomerular basement membrane glomerulonephritis. Am J Nephrol 32:262-271. https://doi.org/10.1159/000319238

Meulmeester E, Ten Dijke P (2011) The dynamic roles of TGF-beta in cancer. J Pathol 223:205-218. https://

doi.org/10.1002/path.2785

Micalizzi DS, Farabaugh SM, Ford HL (2010) Epithelial-mesenchymal transition in cancer: parallels between normal development and tumor progression. J Mammary Gland Biol Neoplasia 15:117-134. https://doi.org/10.1007/s10911-010-9178-9

Miettinen PJ, Ebner R, Lopez AR, Derynck R (1994) TGF-beta induced transdifferentiation of mammary epithelial cells to mesenchymal cells: involvement of type I receptors. J Cell Biol 127:2021-2036. https://doi.org/10.1083/jcb.127.6.2021

Miyazaki K, Okada Y, Yamanaka O, Kitano A, Ikeda K, Kon S, Uede T, Rittling SR, Denhardt DT, Kao WW, Saika S (2008) Corneal wound healing in an osteopontin-deficient mouse. Invest Ophthalmol Vis Sci 49:1367-1375. https://doi.org/10.1167/iovs.07-1007

Mocellin S, Panelli MC, Wang E, Nagorsen D, Marincola FM (2003) The dual role of IL-10. Trends Immunol 24:36-43. https://doi.org/10.1016/s1471-4906(02)00009-1

Moore KW, de Waal MR, Coffman RL, O'Garra A (2001) Interleukin-10 and the interleukin-10 receptor. Annu Rev Immunol 19:683-765. https://doi.org/10.1146/annurev.immunol.19.1.683

Naor D, Nedvetzki S, Golan I, Melnik L, Faitelson Y (2002) CD44 in cancer. Crit Rev Clin Lab Sci 39:527-579. https://doi.org/10.1080/10408360290795574

Niessen K, Fu Y, Chang L, Hoodless PA, McFadden D, Karsan A (2008) Slug is a direct notch target required for initiation of cardiac cushion cellularization. J Cell Biol 182:315-325. https://doi.org/10.1083/jcb.200710067

Nitta T, Kim JS, Mohuczy D, Behrns KE (2008) Murine cirrhosis induces hepatocyte epithelial mesenchymal transition and alterations in survival signaling pathways. Hepatology 48:909-919. https://doi.org/10.1002/hep.22397

Oft M, Peli J, Rudaz C, Schwarz H, Beug H, Reichmann E (1996) TGF-beta1 and ha-Ras collaborate in modulating the phenotypic plasticity and invasiveness of epithelial tumor cells. Genes Dev 10:2462-2477. https://doi.org/10.1101/gad.10.19.2462

Oft M, Heider KH, Beug H (1998) TGFbeta signaling is necessary for carcinoma cell invasiveness and metastasis. Curr Biol 8:1243-1252. https://doi.org/10.1016/s0960-9822(07)00533-7

Ostrand-Rosenberg S, Sinha P (2009) Myeloid-derived suppressor cells: linking inflammation and cancer. J Immunol 182:4499-4506. https://doi.org/10.4049/jimmunol.0802740

Panchy N, Azeredo-Tseng C, Luo M, Randall N, Hong T (2019) Integrative transcriptomic analysis reveals a multiphasic epithelial-mesenchymal Spectrum in cancer and non-tumorigenic cells. Front Oncol 9: 1479. https://doi.org/10.3389/fonc.2019.01479

Peinado H, Marin F, Cubillo E, Stark HJ, Fusenig N, Nieto MA, Cano A (2004) Snail and E47 repressors of E-cadherin induce distinct invasive and angiogenic properties *in vivo*. J Cell Sci 117:2827-2839. https://doi.org/10.1242/jcs.01145

Polyak K, Weinberg RA (2009) Transitions between epithelial and mesenchymal states: acquisition of malignant and stem cell traits. Nat Rev Cancer 9:265-273. https://doi.org/10.1038/nrc2620

Postigo AA, Depp JL, Taylor JJ, Kroll KL (2003) Regulation of Smad signaling through a differential recruitment of coactivators and corepressors by ZEB proteins. EMBO J 22:2453-2462. https://doi.org/10.1093/emboj/cdg226

Ramos-Zayas Y, Franco-Molina MA, Hernadez-Granados AJ, Zarate-Trivino DG, Coronado-Cerda EE, Mendoza-Gamboa E, Zapata-Benavides P, Ramirez-Romero R, Santana-Krymskaya SE, Tamez-Guerra R, Rodriguez-Padilla C (2019) Immunotherapy for the treatment of canine transmissible venereal tumor based in dendritic cells pulsed with tumoral exosomes. Immunopharmacol Immunotoxicol 41:48-54. https://doi.org/

10.1080/08923973.2018.1533969

Sahai E，Astsaturov I，Cukierman E，DeNardo DG，Egeblad M，Evans RM，Fearon D，Greten FR，Hingorani SR，Hunter T，Hynes RO，Jain RK，Janowitz T，Jorgensen C，Kimmelman AC，Kolonin MG，Maki RG，Powers RS，Pure E，Ramirez DC，Scherz-Shouval R，Sherman MH，Stewart S，Tlsty TD，Tuveson DA，Watt FM，Weaver V，Weeraratna AT，Werb Z（2020）A framework for advancing our understanding of cancer-associated fibroblasts. Nat Rev Cancer 20：174-186. https://doi.org/10.1038/s41568-019-0238-1

Saika S，Shirai K，Yamanaka O，Miyazaki K，Okada Y，Kitano A，Flanders KC，Kon S，Uede T，Kao WW，Rittling SR，Denhardt DT，Ohnishi Y（2007）Loss of osteopontin perturbs the epithelial-mesenchymal transition in an injured mouse lens epithelium. Lab Investig 87：130-138. https://doi.org/10.1038/labinvest.3700508

Sanderson RD，Yang Y，Kelly T，MacLeod V，Dai Y，Theus A（2005）Enzymatic remodeling of heparan sulfate proteoglycans within the tumor microenvironment：growth regulation and the prospect of new cancer therapies. J Cell Biochem 96：897-905. https://doi.org/10.1002/jcb.20602

Schafer M，Werner S（2008）Cancer as an overhealing wound：an old hypothesis revisited. Nat Rev Mol Cell Biol 9：628-638. https://doi.org/10.1038/nrm2455

Senger DR，Wirth DF，Hynes RO（1979）Transformed mammalian cells secrete specific proteins and phosphoproteins. Cell 16：885-893. https://doi.org/10.1016/0092-8674(79)90103-x

Senger DR，Perruzzi CA，Gracey CF，Papadopoulos A，Tenen DG（1988）Secreted phosphoproteins associated with neoplastic transformation：close homology with plasma proteins cleaved during blood coagulation. Cancer Res 48：5770-5774

Senger DR，Perruzzi CA，Papadopoulos A，Tenen DG（1989）Purification of a human milk protein closely similar to tumor-secreted phosphoproteins and osteopontin. Biochim Biophys Acta 996：43-48. https://doi.org/10.1016/0167-4838(89)90092-7

Shao ZM，Nguyen M，Barsky SH（2000）Human breast carcinoma desmoplasia is PDGF initiated. Oncogene 19：4337-4345. https://doi.org/10.1038/sj.onc.1203785

Shattil SJ，Kim C，Ginsberg MH（2010）The final steps of integrin activation：the end game. Nat Rev Mol Cell Biol 11：288-300. https://doi.org/10.1038/nrm2871

Shiraki T，Takayama E，Magari H，Nakata T，Maekita T，Enomoto S，Mori Y，Shingaki N，Moribata K，Deguchi H，Ueda K，Inoue I，Mizuno-Kamiya M，Yashiro K，Iguchi M，Tamai H，Kameyama Y，Kato J，Kondoh N，Ichinose M（2011）Altered cytokine levels and increased CD4＋CD57＋ T cells in the peripheral blood of hepatitis C virus related hepatocellular carcinoma patients. Oncol Rep 26：201-208. https://doi.org/10.3892/or.2011.1258

Siegel R，Naishadham D，Jemal A（2012）Cancer statistics，2012. CA Cancer J Clin 62：10-29. https://doi.org/10.3322/caac.20138

Sinha P，Clements VK，Ostrand-Rosenberg S（2005）Reduction of myeloid-derived suppressor cells and induction of M1 macrophages facilitate the rejection of established metastatic disease. J Immunol 174：636-645. https://doi.org/10.4049/jimmunol.174.2.636

Sinha P，Clements VK，Bunt SK，Albelda SM，Ostrand-Rosenberg S（2007）Cross-talk between myeloid-derived suppressor cells and macrophages subverts tumor immunity toward a type 2 response. J Immunol 179：977-983. https://doi.org/10.4049/jimmunol.179.2.977

Song J（2007）EMT or apoptosis：a decision for TGF-beta. Cell Res 17：289-290. https://doi.org/10.1038/cr.2007.25

Stockinger A，Eger A，Wolf J，Beug H，Foisner R（2001）E-cadherin regulates cell growth by modulating proliferation-dependent beta-catenin transcriptional activity. J Cell Biol 154：1185-1196. https://doi.org/10.1083/

jcb.200104036

Taube JH，Herschkowitz JI，Komurov K，Zhou AY，Gupta S，Yang J，Hartwell K，Onder TT，Gupta PB，Evans KW，Hollier BG，Ram PT，Lander ES，Rosen JM，Weinberg RA，Mani SA（2010）Core epithelial-to-mesenchymal transition interactome gene-expression signature is associated with claudin-low and metaplastic breast cancer subtypes. Proc Natl Acad Sci U S A 107：15449-15454. https：//doi.org/10.1073/pnas.1004900107

Tepass U，Truong K，Godt D，Ikura M，Peifer M（2000）Cadherins in embryonic and neural morphogenesis. Nat Rev Mol Cell Biol 1：91-100. https：//doi.org/10.1038/35040042

Thiery JP（2002）Epithelial-mesenchymal transitions in tumour progression. Nat Rev Cancer 2：442-454. https：//doi.org/10.1038/nrc822

Thiery JP（2009）Epithelial-mesenchymal transitions in cancer onset and progression. Bull Acad Natl Med 193：1969-1978

Tian M，Neil JR，Schiemann WP（2011）Transforming growth factor-beta and the hallmarks of cancer. Cell Signal 23：951-962. https：//doi.org/10.1016/j.cellsig.2010.10.015

Timar J，Lapis K，Dudas J，Sebestyen A，Kopper L，Kovalszky I（2002）Proteoglycans and tumor progression：Janus-faced molecules with contradictory functions in cancer. Semin Cancer Biol 12：173-186. https：//doi.org/10.1016/S1044-579X(02)00021-4

Tsai JH，Donaher JL，Murphy DA，Chau S，Yang J（2012）Spatiotemporal regulation of epithelialmesenchymal transition is essential for squamous cell carcinoma metastasis. Cancer Cell 22：725-736. https：//doi.org/10.1016/j.ccr.2012.09.022

Vogelstein B，Kinzler KW（1993）The multistep nature of cancer. Trends Genet 9：138-141. https：//doi.org/10.1016/0168-9525(93)90209-z

Wai PY，Kuo PC（2008）Osteopontin：regulation in tumor metastasis. Cancer Metastasis Rev 27：103-118. https：//doi.org/10.1007/s10555-007-9104-9

Wang XD，Wang L，Ji FJ，Zhu JM，Ayana DA，Fang XD（2012）Decreased CD27 on B lymphocytes in patients with primary hepatocellular carcinoma. J Int Med Res 40：307-316. https：//doi. org/10.1177/147323001204000131

Watanabe T，Wu TT，Catalano PJ，Ueki T，Satriano R，Haller DG，Benson AB 3rd，Hamilton SR（2001）Molecular predictors of survival after adjuvant chemotherapy for colon cancer. N Engl J Med 344：1196-1206. https：//doi.org/10.1056/NEJM200104193441603

Wendt MK，Tian M，Schiemann WP（2012）Deconstructing the mechanisms and consequences of TGF-beta-induced EMT during cancer progression. Cell Tissue Res 347：85-101. https：//doi. org/10.1007/s00441-011-1199-1

Yang L，Lin C，Liu ZR（2006）P68 RNA helicase mediates PDGF-induced epithelial mesenchymal transition by displacing Axin from beta-catenin. Cell 127：139-155. https：//doi.org/10.1016/j. cell.2006.08.036

Yoo KH，Thornhill BA，Forbes MS，Coleman CM，Marcinko ES，Liaw L，Chevalier RL（2006）Osteopontin regulates renal apoptosis and interstitial fibrosis in neonatal chronic unilateral ureteral obstruction. Kidney Int 70：1735-1741. https：//doi.org/10.1038/sj.ki.5000357

Zeisberg M，Shah AA，Kalluri R（2005）Bone morphogenic protein-7 induces mesenchymal to epithelial transition in adult renal fibroblasts and facilitates regeneration of injured kidney. J Biol Chem 280：8094-8100. https：//doi.org/10.1074/jbc.M413102200

Zhao J，Dong L，Lu B，Wu G，Xu D，Chen J，Li K，Tong X，Dai J，Yao S，Wu M，Guo Y（2008）Down-regulation of osteopontin suppresses growth and metastasis of hepatocellular carcinoma via induction of apoptosis. Gastroenterology 135：956-968. https：//doi.org/10.1053/j.gastro. 2008.05.025

Zheng LM，Ojcius DM，Garaud F，Roth C，Maxwell E，Li Z，Rong H，Chen J，Wang XY，Catino JJ，King I

（1996）Interleukin-10 inhibits tumor metastasis through an NK cell-dependent mechanism. J Exp Med 184：
579-584. https：//doi.org/10.1084/jem.184.2.579

Zhou YC，Liu JY，Li J，Zhang J，Xu YQ，Zhang HW，Qiu LB，Ding GR，Su XM，Mei S，Guo GZ（2011）
Ionizing radiation promotes migration and invasion of cancer cells through transforming growth factor-beta-
mediated epithelial-mesenchymal transition. Int J Radiat Oncol Biol Phys 81：1530-1537. https：//doi.org/10.
1016/j.ijrobp.2011.06.1956

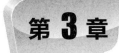

第 3 章

肿瘤浸润淋巴细胞及其在
实体瘤进展中的作用

Theresa L. Whiteside[❶]

▶ 摘要　肿瘤浸润淋巴细胞（TIL）是肿瘤微环境的重要组成部分。它们在肿瘤生长和进展中的作用已经争论了几十年。如今，重点已转移到 TIL 对宿主的有益作用，以及通过减少肿瘤微环境中的免疫抑制来优化此有益作用的疗法。证据显示，当 TIL 的致密聚集体作为激活的免疫细胞存在于肿瘤中时，肿瘤对治疗的反应和预后是有利的。TIL 在群体和单细胞水平的基因和蛋白质谱特征分析不仅为我们提供了其表型和数量的线索，还提供了TIL 在肿瘤中的潜在功能的线索。TIL 与临床病理肿瘤特征、临床结果和患者生存的相关性数据表明了 TIL 对疾病进展有影响，尤其是在结直肠癌和乳腺癌中。同时，由于人们认识到了 TIL 特征随时间和癌症进展的变化，已开始有人将 TIL 作为潜在的预后生物标志物来研究。肿瘤利用多种机制来破坏宿主免疫系统。TIL 在促肿瘤和抗肿瘤反应之间的平衡很大程度上取决于肿瘤微环境，这在每个癌症患者中都是独一无二的。这种平衡受到肿瘤协调，因而转向促进肿瘤生长。TIL 在肿瘤进展过程中发生的变化似乎可以作为衡量肿瘤侵袭性的标准，并可能为选择治疗策略和预后信息提供引导。

▶ 关键词　癌症　肿瘤浸润细胞　淋巴细胞　预后

▶ 缩略语

ADCC　抗体依赖性细胞毒性作用

CTL　溶细胞性 T 细胞

CTLA-4　细胞毒性 T 淋巴细胞相关抗原-4

DC　树突状细胞

EV　细胞外囊泡

ICI　免疫检查点抑制剂

IFN-γ　干扰素 γ

IGKC　IgG κ 链

IL　白细胞介素

MHC　主要组织相容性复合物

NK　自然杀伤（细胞）

❶ T. L. Whiteside（✉）. Departments of Pathology and Immunology, University of Pittsburgh School of Medicine, UPMC Hillman Cancer Center, Pittsburgh, PA, USA. e-mail: whitesidetl@upmc. edu.

NKG2D　自然杀伤细胞群 2 成员 D

NSCLC　非小细胞肺癌

PD-1　程序性细胞死亡受体蛋白-1

TAA　肿瘤相关抗原

TCR　T 细胞受体

TGF-β　转化生长因子-β

Th　辅助性 T 细胞

TIL　肿瘤浸润淋巴细胞

TME　肿瘤微环境

Treg　调节性 T 细胞

3.1　引言

存在于肿瘤微环境中的免疫细胞属于免疫系统的适应性和固有性分支，几乎存在于所有人类实体瘤中。它们可能以多种密度形式存在，从轻微的浸润到明显的炎症。由于淋巴细胞通常是构成免疫浸润的最大成分，因此它们通常被称为"肿瘤浸润淋巴细胞"或 TIL。在过去的二十年里，对 TIL 的关注逐渐增加，这主要是因为人们认为 TIL 可能在致癌作用中发挥关键作用，也可能在治疗上有用。事实上，Hanahan 和 Weinberg（2011）认识到它们在肿瘤进展和肿瘤逃逸宿主免疫中发挥着重要作用，其炎性浸润到肿瘤中已成为"癌症标志"之一。最近的技术进步允许人们更好地检查肿瘤浸润并识别肿瘤微环境（TME）中表达的免疫相关基因特征。TIL 的表型和功能特征、它们在肿瘤中的定位以及它们与肿瘤细胞或肿瘤中的非恶性细胞间的相互作用已成为全世界医学正在深入研究的课题。这些研究旨在确认和验证 TIL 在癌症患者预后中作用及其预测意义。很明显，癌细胞与免疫系统有着复杂的关系，即使免疫细胞浸润到肿瘤中时发生的细微差异也能决定癌细胞是被根除还是继续生长。

TIL 与肿瘤之间存在的动态关系已在小鼠肿瘤生长模型（Allen et al. 2020）以及人类肿瘤组织（Thommen and Schumacher 2018）中得到广泛评估。TME 是进展中的肿瘤与负责免疫监视的宿主免疫系统之间的长期相互作用并不断变化的结果（Fouad and Aanei 2017）。从一开始，肿瘤就保护自己不被免疫细胞清除，并逐渐发展出抑制其功能的策略。随着肿瘤的进展，在 TME 中积累的 TIL 变得功能失调，无法阻止肿瘤进展。肿瘤诱导的免疫抑制机制包括多种细胞成分、可溶性因子和亚细胞成分，并且在每种肿瘤中都是独一无二的（Whiteside 2010）。肿瘤衍生因子，包括细胞外囊泡（EV）或外泌体，在调节 TME 中各细胞间相互作用方面发挥的关键作用已成为癌症研究的主题。结果表明，每种肿瘤都会产生自己的 TME，并建立自己的解除免疫系统武装的方法。虽然在 TME 中导致免疫抑制的分子途径可能相同，但各种抑制因子的组合似乎对于每种肿瘤都是不同的。因此，肿瘤和TIL 之间的相互作用对于每种肿瘤都是独特的，即使对于那些具有相同起源和组织学特征的肿瘤也是如此。此外，免疫调节途径的异质性可能存在于同一肿瘤中，这取决于区域或局部环境刺激。术语"肿瘤异质性"意味着在肿瘤块内，细胞以及分子和遗传学特征都存在着相当大的差异。

在本章简短的综述中，将总结目前人们对 TIL 在肿瘤进展或肿瘤治疗反应中所起作用的看法，并描述 TME 中存在的免疫调节机制。将重点关注 T 细胞、B 细胞和自然杀伤（NK）细胞。

虽然其他白细胞、M1 和 M2 巨噬细胞、树突细胞（DC）和中性粒细胞（PMN）都是 TME 的重要组成部分，但 TIL 仍然是重点。这是基于我们对 TIL 所具备潜力的最新认识，它可以作为潜在的癌症预后或预测生物标志物，还可以作为有前途的治疗方法的组成部分。在这种治疗方法中，体外扩增的 TIL 被过继转移至癌症患者。

3.2　肿瘤内免疫状况研究

针对 TIL 群体或单个浸润性免疫细胞的分子遗传评估技术的进步为我们提供了关于 TIL 在肿瘤中的空间分布、各 TIL 亚群的频率及其功能属性的大量新信息。鉴于人类肿瘤的异质性以及 TME 中细胞和分子相互作用的复杂性，TME 的监测一直是一项艰巨的任务，因而肿瘤进展或治疗反应的生物标志物不易被识别也就不足为奇了。剖析免疫细胞和肿瘤细胞之间的复杂相互作用以识别生物标志物需要人们将多种当前可用的方法整合到"系统生物学"方法中（Bracci et al. 2020）。采用多组学技术的系统生物学代表了遗传学、表观遗传学、转录组学、蛋白质组学和代谢组学方法与免疫学的结合，以提供对肿瘤免疫状况的全面了解（Bracci et al. 2020）。采用多组学技术的系统生物学最有可能表征产生 TME 中细胞间相互作用的潜在机制，从而明确治疗反应的生物标志物（Bracci et al. 2020）。今天，虽然各种多组学技术正在慢慢被应用于免疫-肿瘤相互作用的研究，但生物信息学、计算科学和临床相关性所支持的原位 TIL 综合分析技术仍未被人们广泛应用。

尽管存在一些障碍，但 TIL 的原位研究技术已经从免疫表型的免疫组织学分析或免疫调节细胞亚群的定义阶段迅速发展到了 TME 的高度复杂、多参数遗传和免疫学的分析阶段，其中 TIL 与肿瘤细胞之间存在相互作用。现在有多种监测方法可用于原位研究 TIL 和肿瘤细胞之间的相互作用（Yadav et al. 2014），其中包括全基因组测序以及确定基因特征、表观遗传修饰和肿瘤/免疫细胞蛋白表达变化的方法。此外，在 TIL 中，我们可以确定免疫评分和 T 细胞或 B 细胞受体库水平，通过流式细胞术或基于 CyTOFF 的质谱法识别不同类型的免疫细胞，从而进行多光谱免疫细胞化学分析（Galon et al. 2012；Giraldo et al. 2019；Maby et al. 2020）。应用这些策略，可以将人类肿瘤分为富含免疫细胞（"热"）或免疫细胞耗尽（"冷"）的肿瘤（Giraldo et al. 2014）。前者被认为是免疫反应性或"热"的肿瘤类型，后者被认为是免疫无反应性（"冷"）的肿瘤类型（Giraldo et al. 2014）。因此，免疫细胞浸润到 TME 中的程度成为衡量肿瘤对免疫疗法反应的通用指标。"无菌"或浸润不良的肿瘤可能不适合进行免疫治疗。

肿瘤的突变负荷可能是一种有前景的治疗反应预测指标，拥有高突变负荷并因此富含新抗原的肿瘤被视为具有免疫原性，在接受免疫治疗时可能表现出更大的反应性（Snyder and Chan 2015；Strickler et al. 2021）。将突变肿瘤负荷与免疫细胞状况相关联以改进预测治疗反应的算法正在研究中，目前尚无定论。甲醛固定、石蜡包埋（FFPE）或新鲜冷冻肿瘤组织的全基因组测序和 RNAseq 属于常规程序，目前广泛用于确定肿瘤的突变图谱，以识别个体肿瘤中的潜在驱动突变（Snyder and Chan 2015；Duan et al. 2014；Robins 2013）。癌症基因组图谱（TCGA）数据库及其针对不同肿瘤或特定类型的大量基因图谱一直是识别突变以及免疫亚型和功能基因模块（包括免疫细胞特异性基因）的宝贵资源（Thorsson et al. 2018）。新一代测序（NGS）与新开发的生物信息学程序相结合，不仅为肿瘤细胞而且为 TIL 提供了建立基因特征/模式的方法。这些肿瘤内 T 细胞的特征可以根据患者的具体情况来确定（Fridman et al. 2017）。此外，NGS 数据可用于预测抗原加工、Ⅰ类 MHC 结合和新抗原基因的表达，以生成针对患者 HLA 单倍型的突变相关新抗原（MANA）图谱。通过 RNAseq 可以进一步研究新抗原的表达及其免疫特征。

肿瘤细胞和免疫细胞的单细胞测序技术可以很容易地被应用于分析新鲜的人类肿瘤标本。肿瘤组织被酶消化，单个肿瘤或免疫细胞通过流式细胞术得以分离，然后进行单细胞（sc）RNAseq（Tirosh et al. 2016）。这种方法为我们提供了肿瘤和免疫细胞的基因图谱，并可以测试 TME 中突变肿瘤与免疫细胞之间的相关性。基于这些 T 细胞亚群的差异表达基因，搜索初始的、调节性的、细胞毒性的或耗竭的 T 细胞，识别不同的 T 细胞簇，并可以构建热图以估计它们在肿瘤组织中的丰度。为此可以使用特殊的算法，以识别并设置 TIL 的免疫特征（Wang et al. 2016）。具体来说，可以确定免疫功能障碍相关的特征基因，例如 Treg 的 *FOXP3* 基因表达升高或 CD8$^+$ T 细胞中耗竭标记基因的升高。在 TME 中介导免疫功能障碍的基因（例如 TGFβ、CTLA-4、PD-L1）的过度表达通常是肿瘤进展的标志。尽管介导细胞功能的蛋白质存在转录后修饰，导致在 RNA 水平上进行的分析可能存在偏差，但这些对肿瘤转录组的研究依然有助于在个体肿瘤或在具有共同组织学类型的肿瘤中确定 TME（即个性化分析）。

对免疫功能障碍相关的免疫抑制配体（例如 PD-L1、CTLA4 或 TGF-β）的蛋白质表型和功能分析是一种重要的方法。基于这些分析的结果，有可能在肿瘤免疫功能障碍特征、TME 中的免疫调节配体表达与 NGS 所鉴定出的遗传学改变之间建立关联。下一个关键步骤是将这些发现与临床疗效联系起来，包括患者对治疗的反应和结果。这种类型的评估适用于 FFPE 组织样本，主要基于对肿瘤和 TME 中发现的免疫细胞的遗传分析，使得人们正在慢慢消除对传统病理学检查的依赖。在没有分析生理和遗传学机制的情况下，对分离的 TIL 进行表型和功能评估已经过时。对肿瘤组织中 TIL 进行的分析导致人们认识到了 TIL 是预后和治疗反应的生物标志物（Fridman et al. 2017）。此外，在癌症的过继免疫治疗中人们正在探索 TIL 的抗肿瘤潜力。

3.3 TME 中的免疫评分

几十年来，人们已经报道了密集 T 细胞浸润与多种人类癌症预后改善之间的关联。新鲜冷冻或 FFPE 肿瘤切片组织的免疫组化结果有助于建立免疫细胞浸润到肿瘤的分级量表，现在称为"免疫评分"（Galon et al. 2012）。2006 年，Galon 及其同事证明了 TIL 的预后意义（Galon et al. 2006）。免疫评分使用系统生物学和客观评分系统来测量 TME 内免疫细胞的类型、密度和定位。在结直肠癌（Mlecnik et al. 2011）和后来在其他实体瘤（Fridman et al. 2011）的一系列研究中，Fridman 等人对数百个肿瘤标本进行了免疫染色，结果表明，无论区域肿瘤受累或肿瘤分期如何，强烈的局部免疫反应（包括 CD3$^+$CD8$^+$ 和记忆 CD45RO$^+$ T 细胞）都与良好的预后相关（Fridman et al. 2011）。在随后的独立研究中，浸润性 T 细胞的预后作用得到了证实，从而导致一些人建议将 TME 中的免疫细胞密度、位置、表型和功能作为标准病理检查的一部分进行常规评估（Galon et al. 2014）。从全球收集来的数据强烈支持免疫评分的预测价值（Van den Eynde et al. 2018），该评分目前正被广泛用于测试其对免疫疗法［包括免疫检查点抑制剂（ICI）］反应的预测意义。

3.4　TIL 的抗肿瘤作用

传统上，T 淋巴细胞，尤其是 CD8$^+$ 溶细胞性 T 细胞（CTL），被认为是主要的抗肿瘤免疫效应细胞。它们是 I 类 MHC 限制性的，当被特异性同源肿瘤相关抗原（TAA）激活时，会产生穿孔素、颗粒酶和细胞因子，从而诱导肿瘤细胞死亡但保留非恶性细胞。CD4$^+$ 辅助性 T 细胞（Th）的一个亚群对于 CTL 扩增和功能所需要的细胞因子的产生至关重要。NK 细胞不受 MHC 限制，也不需要预先对抗原敏感，即可以通过释放穿孔素、颗粒酶和细胞因子的机制识别并消除肿瘤细胞（Fregni et al. 2012）。这些淋巴细胞是细胞抗肿瘤免疫的介质。B 细胞在 Ag 特异性激活后形成产生抗体（Ab）的浆细胞，介导体液抗肿瘤免疫。人们一直在争论是 T 细胞还是 B 细胞在控制肿瘤进展中发挥更重要的作用。在使用抗体进行癌症治疗期间，NK 细胞对抗肿瘤免疫的贡献在抗体依赖性细胞毒性（ADCC）的背景下被广泛考虑。今天，很明显这些细胞的协同作用对于抗肿瘤有效反应的形成至关重要。B 细胞通常在 TME 中形成滤泡样结构，最近被认为是潜在的预后生物标志物，且浸润性 NK 细胞协同参与此抗肿瘤作用已得到证实（Freud et al. 2017）。TIL 的这些抗肿瘤作用正在癌症治疗中得到积极探索（Freud et al. 2017）。

3.4.1　CD8$^+$ 溶细胞性 T 细胞

T 细胞在肿瘤中的存在和效应功能仍然是大多数研究的主要兴趣所在。分析各种肿瘤类型中免疫浸润细胞组成的多样性可以明确肿瘤的独特"免疫特征"，将 TIL 与结果相关联，提供与预后相关的人类癌症免疫分类，可能接近或优于传统的肿瘤-淋巴结-转移（TNM）分类（Hendry et al. 2017）。除了总体 TIL 免疫评分外，免疫肿瘤浸润中 CD8$^+$ T 细胞的存在、频率或肿瘤定位尤为重要，其抗肿瘤活性的功能评估也很重要。能够在 TIL 中检测肿瘤抗原特异性 T 细胞（ELISPOT、细胞因子流式细胞术以及结合四聚体）的标准化单细胞测定极大地促进了其作为癌症预后生物标志物的潜在价值（Britten et al. 2011）。然而，也有人观察到，肿瘤表位特异性 CD8$^+$ T 细胞存在于癌症患者的原位或外周循环中，通常优先通过 Fas/FasL 或 Trail/TrailR 通路直接清除（Whiteside 2008），或通过释放携带死亡受体配体的肿瘤衍生外泌体间接清除（Whiteside 2013）。从人实体瘤中分离的 TIL 发生自发性细胞凋亡的倾向在流式细胞术中通过结合 Annexin V 来测量，并且表达 Fas 的具有肿瘤表位反应性的活化 CD8$^+$ T 细胞对肿瘤诱导的作用特别敏感（Whiteside 2008）。具体来说，从 FasL$^+$ 肿瘤来源的外泌体分离的肿瘤细胞上清液或癌症患者的血浆最近被证明与肿瘤进展有关，证实了膜束缚 FasL 以及外泌体中存在的其他分子，如 PD-L1 或 TGF-β，可能促进了 TIL 中抗肿瘤效应 T 细胞的凋亡，从而有助于肿瘤从宿主免疫系统中逃逸（Ferrone and Whiteside 2007）。总的来说，这些研究表明，肿瘤细胞上或由肿瘤来源外泌体携带的死亡诱导配体有助于消除 TME 中负责抗肿瘤作用的 TIL（Mittendorf and Sharma 2010）。因此，由于肿瘤的免疫抑制活性，在 TME 中积累并有望消除肿瘤细胞的 CD8$^+$ T 效应细胞变得功能失调或"耗尽"。TME 中的 TIL 耗尽有利于肿瘤进展。出于这个原因，当用作评估结果的生物标志物时，"免疫评分"应该包含对肿瘤诱导抑制的评估，如耗竭 T 细胞的数量和特性。耗竭的 T 细胞过度表达各种抑制性表面受体，如 PD-L1、淋巴细胞活化基因 3（LAG-3）、

T 细胞免疫球蛋白和黏蛋白结构域 3（TIM-3）、分泌干扰素（IFN）γ 以及低水平的效应细胞因子肿瘤坏死因子（TNF）α。在 TME 中，通常存在这些受体刺激信号的配体，抑制抗肿瘤反应的作用是深远的。这些受体是检查点抑制的治疗靶点，旨在恢复 T 细胞的抗肿瘤活性（Pardoll 2012）。

尽管活化的 CD8$^+$ T 细胞存在于许多人类肿瘤中，但这些肿瘤仍无法自发消退。这可能是由于 TME 中存在抑制 T 细胞反应的调节机制（Mittendorf and Sharma 2010）。这些机制可以在肿瘤细胞水平上发挥作用，例如，肿瘤抗原的丢失或 I 类 MHC 分子的下调，使肿瘤不被 CD8$^+$ T 效应细胞检测到（Ferrone and Whiteside 2007）。或者，如上所述，T 细胞上调免疫检查点或抑制通路，这些通路与所有 T 细胞反应紧密相连，以防止过度激活和组织损伤。例如，在抗原与 T 细胞受体（TCR）结合后，T 细胞会上调 CTLA-4，这是一种抑制性受体，可抵消刺激性受体 CD28 的作用（Pardoll 2012）。肿瘤细胞通常表达 PD-L1，它是另一种抑制性受体 PD-1 的配体。T 细胞中 PD-1/PD-L1 通路的激活会降低其增殖、存活和细胞因子的产生（Hugo et al. 2016）。另一种调节失效归因于肿瘤微环境中抑制细胞的存在，例如 Treg（见下文）或骨髓来源的抑制细胞。这些调节细胞产生抑制性细胞因子（如 IL-10、TGF-β）或减少/消除抗肿瘤免疫的抑制因子（Groth et al. 2019；Whiteside 2012）。

今天，在检查点抑制剂时代，免疫治疗后外周和 TME 中的 T 细胞活化或恢复受到了人们的广泛关注。似乎对 ICI 有反应的实体瘤患者在肿瘤边缘具有更高的 CD8$^+$ T 细胞密度，并且它们的数量/表型与基因炎症特征和高肿瘤突变负荷相关（Linette and Carreno 2019）。然而，CD8$^+$ TIL 对肿瘤相关抗原或新抗原的特异性仍然不清楚，这对癌症免疫学家来说是一个巨大挑战（Linette and Carreno 2019）。TIL 中 TCR-Vβ 库的 NGS 可以揭示肿瘤与外周血相比具有不同水平的 TCR 多样性和富集程度，这表明肿瘤中发生了抗原驱动的同源 T 细胞增殖（Lucca et al. 2021）。在某些情况下，T 细胞多样性似乎与肿瘤的突变负荷相关（Van Allen et al. 2015）。较新的数据表明，肿瘤新抗原特异性 CD8$^+$ T 细胞是介导检查点抑制后肿瘤消退的主要效应细胞（Linette and Carreno 2019）。

CD8$^+$ T 细胞的一个子群存在于肿瘤中，最近人们使用转录组分析将其鉴定为组织驻留记忆 T 细胞（T$_{RM}$），这是具有效应和记忆 T 细胞功能的异质 T 细胞群（Okla et al. 2021）。T$_{RM}$ 下调表达使它们从组织中退出的标记，并过度表达组织驻留的标记。这种表型使它们能够在各种组织中运动、驻留和巡逻，并发挥长期保护作用。在肿瘤中，T$_{RM}$ 浸润与患者的免疫疗法反应增强有关，并与良好的预后相关。肿瘤中的 T$_{RM}$ 通过效应细胞表达 PD-1、IFN-γ、穿孔素和颗粒酶，记忆细胞呈现干细胞样特性，从而进行独特的混合型效应细胞-记忆细胞分化程序（Okla et al. 2021）。肿瘤特异性 T$_{RM}$ 优先存在于肿瘤环境中，在那里它们自我增殖以响应 TAA，对抗肿瘤细胞或在原位消除转化细胞（Okla et al. 2021）。现已报道的有效抗肿瘤作用表明 T$_{RM}$ 细胞是增强免疫治疗反应的潜在靶点。

3.4.2　CD4$^+$ 辅助性 T 细胞

该 T 细胞亚群以等于或超过 CD8$^+$ T 细胞的频率存在于实体瘤中。辅助性 T 细胞（Th）的几个亚群已得到识别，包括 Th1、Th2、Th17 和 Treg。众所周知的"Th1/Th2"平衡（Romagnani 1997）指的是存在于功能不同的辅助性 T 细胞（Th）亚群之间的平衡。Th1 细胞产生细胞因子，特别是 IL-2 和 IFN-γ，它们在激活和增强 CD8$^+$ T 和 NK 细胞的扩增以及效应功能中发挥作用（Kalams and Walker 1998）。Th1 细胞还影响 DC 的抗原呈递能力，从而形成 CTL 反应（Knutson and Disis 2005）。相反，Th2 细胞分泌利于 B 细胞成熟、克隆扩增和类别转换的细胞因子，从而促进体液免疫反应。Th1/Th2 比率在癌症和其他疾病中发生改变，在癌症患者的血液和肿瘤组织中，Th2 细胞的数量通常超过 Th1 细胞（Zhu and Paul 2010）。没有区分这两个 Th 亚群的表面标记，但细胞因子产生谱和基因表达谱已被用于区分 Th1 和 Th2 反应（Tatsumi et al. 2002）。在一项针对 400 例 ER 阴性乳腺肿瘤的研究中，Th1 特征（IL-2、IL-12、IFN-γ）与 Th2 特征（IL-13、TGF-β）呈负相关，而 Th1 反应与远处转移的较低风险相关（Teschendorff et al. 2010）。Th2 反应与更高的风险相关。与单独使用其中任何一种途径相比，两种途径的组合可以更好地预测无转移生存期（Teschendorff et al. 2010）。这个例子强调了肿瘤部位 Th1 和 Th2 反应对疾病结果的潜在重要性，并表明在肿瘤微环境中发生的免疫反应是一个重要的预后因素。

最近 T 细胞库中新加入的以产生 IL-17 为特征的 Th17 细胞改变了 Th1/Th2 范式。Th17 细胞在自身免疫中起着重要作用，但人们对它们在癌症中的作用研究较少。一项关于人类乳腺肿瘤的研究将 Th17 细胞鉴定为浸润细胞的重要组成部分，并将它们的存在与疾病阶段或受累淋巴结数量之间建立了负相关关系，表明 Th17 参与了抗肿瘤反应（Yang et al. 2012）。在一项针对卵巢癌患者的研究中，Kryczek 等报道了无论肿瘤分期如何，Th17 细胞数量较多的患者的总体生存率都显著提高。此外，Th17 细胞的频率与肿瘤浸润性 FOXP3[+] Treg 的频率呈负相关（Kryczek et al. 2009）。然而，在小鼠癌症模型中进行的实验表明，Th17 也可能通过促进血管生成参与促肿瘤功能（Silva-Santos 2010）。IL-17 已被证明可诱导促血管生成因子的表达，如在基质细胞、内皮细胞和肿瘤细胞中的血管内皮生长因子、血管紧张素、IL-8 和前列腺素 E_2 表达升高（Silva-Santos 2010）。决定 Th17[+] TIL 促肿瘤和抗肿瘤功能的确切细胞机制仍不清楚，需要进一步研究。尽管如此，鉴于血管生成仍然是进展性肿瘤的主要特征，Th17 浸润的存在和数量可能在癌症预后中具有相当大的重要性。

3.4.3　调节性 T 细胞

调节性 T 细胞（Treg）这个在 TIL 中相对较小的 CD4[+] T 细胞亚群（约 5%）已被很好地表征，它在原位调节免疫反应中起主要作用。肿瘤似乎将 Treg 募集到肿瘤微环境中，在那里它们积聚，成为多种肿瘤类型中 TIL 的重要组成部分。Treg 的存在和功能与许多（但不是所有）人类肿瘤的结果呈负相关（Whiteside 2012；Lanca and Silva-Santos 2012）。现有关于 Treg 在促进肿瘤进展亦或是消退中的作用的相互矛盾的报告主要源于缺乏明确的人类 Treg 表型特征。似乎 CD4[+] CD25[高] FOXP3[+] 天然（n）Treg，通常负责维持外周耐受，控制癌症相关炎症（Whiteside et al. 2012）；而 Treg 的另一个亚群，诱导型（i）Treg 可能是也可能不是 FOXP3 阳性，但它产生腺苷和 TGF-β，是由肿瘤驱动常规 CD4[+] T 细胞转化为高度抑制的抗治疗细胞而产生的。这些 iTreg 似乎负责原位下调抗肿瘤免疫反应（Whiteside et al. 2012）。iTreg 扩增并在癌症中积累，促进肿瘤生长，它们在 TIL 中的存在预示着不良结果。在卵巢癌、黑色素瘤、乳腺癌和胶质母细胞瘤中，TIL 中 Treg 的频率与肿瘤分级和患者存活率降低相关（Lanca and Silva-Santos 2012）。由于 Treg 是异质的，由许多功能不同的细胞亚群组成，并且由于目前没有可用的人类 Treg 的通用区分标记，因此它们作为预后生物标记使用时受到限制。另一方面，Treg 在 TME 中保持对效应细胞的强烈抑制，它们的功能属性可能是作为 TME 中抑制水平的标志。Treg 具有不同于效应 T 细胞的代谢特征（Watson et al. 2021）。最近的研究显示，Treg 的葡萄糖摄取与其较差的抑制功能和长期不稳定性相关。相反，Treg 能够上调乳酸代谢，承受高乳酸条件，并在 TME 中成功增殖。Treg 在糖酵解途径方面的这些代谢差异说明了它们在 TME 逆境中生存的灵活性，它们通过排除葡萄糖摄取来促进乳酸代谢（Watson et al. 2021）。Treg 利用 TME 中的新陈代谢，并且与效应 T 细胞不同，它在富含乳酸的环境中茁壮成长并介导高水平的免疫抑制。有必要开展更多的研究来评估肿瘤微环境中存在的 Treg 的作用，以期作为癌症预后的独立预测因子。

3.4.4　B 细胞

B 细胞起源于骨髓，然后迁移到次级淋巴器官，例如淋巴结，在那里它们与抗原相互作用，分化成浆细胞，并产生抗原特异性抗体。人类实体瘤中的 TIL 群体包括不同比例的浸润性 B 细胞。虽然寻找有希望的与癌症诊断、预后和生存相关的免疫细胞主要限于 T 细胞反应，但较新的报告表明 B 细胞可能对临床结果也至关重要。最近的两项独立研究为 B 细胞在癌症预后中的作用提供了有利的见解。Schmidt 及其同事报道的数据证实 B 细胞是乳腺癌和其他人类肿瘤最有力的预后因素（Schmidt et al. 2008，2012）。这些研究人员将免疫球蛋白 G κ 链（IGKC）确定为数百名乳腺癌、非小细胞肺癌（NSCLC）和结直肠癌（CRC）患者预后和化疗反应性的免疫生物标志物（Schmidt et al. 2012；Whiteside and Ferrone 2012）。在这项多机构研究中，IGKC 在显微镜下被鉴定为存在于肿瘤基质中的浆细胞的产物，并通过在 20 个不同中心的数千个甲醛固定石蜡嵌入标本中独立进行的 RNA 和蛋白质表达研究验证其为预后生物标志物（Schmidt et al. 2012）。在 B 细胞元基因中发现的 60 个基因中，IGKC 转录本的表达是乳腺癌患者有无转移的最有力鉴别方法，而 T 细胞元基因的转录本具有较小的预后意义（Schmidt et al. 2012）。研究发现 T 细胞和 B 细胞的浸润与更好的预后相关。然而，最重要的发现是 IGKC 预测了乳腺癌对新辅助治疗的反应，因此它有资格作为癌症治疗反应的第一免疫标志物。B 细胞标志作为预后和治疗反应的有效生物标志物的发现为体液免疫在控制癌症中的作用提供了强有力的支持（Whiteside and Ferrone 2012）。

为了支持 B 细胞特征的这一关键作用，Nielsen 等（2012）报道，在高级别浆液性卵巢癌中存在的 TIL 中，CD20[+] B 细胞与活化的 CD8[+] T 细胞共定位并表达抗原呈递标志物，包括 I 类和 II 类 MHC 抗原、CD40、CD80 和 CD86。这些 B 细胞是接触过抗原的。与单独的 CD8[+] T 细胞相比，CD20[+] B 和 CD8[+] T 细胞在 TIL 中的存在与更好的患者存活率相关。尽管这些 CD20[+] B 细胞与 CD8[+] T 细胞都具有非典型 CD27（-）记忆 B 细胞表型，但它们促进了卵巢癌的良好预后（Nielsen et al. 2012）。

最近，作为异位细胞聚集体的三级淋巴结构（TLS）的作用也被研究，它在细胞含量和结构组织方面类似于次级淋巴器官（Jacquelot et al. 2021）。TLS 在非淋巴组织中形成，以响应局部炎症，并在实体瘤中被发现（Jacquelot et al. 2021）。TLS 由抗原特异性 B 细胞和 T 细胞以及树突状细胞组成，可驱动抗肿瘤免疫反应并对肿瘤进展产生影响。肿瘤中 TLS 的形成和 TLS 的丰度与良好的临床结果相关（Sautes-Fridman et al. 2019）。

B 细胞标志作为几种人类恶性肿瘤预后甚至是转移的生物标志物的新证据值得我们仔细去关注，特别是考虑到对该淋巴细胞亚群功能异质性的新见解，它似乎在调节 T 细胞反应中起着关键作用（Biragyn and Lee-Chang 2012）。因此，有人发现了人类 B 细胞表达 CD39

和 CD73，这些胞外酶将外源 ATP 水解为腺苷（Saze et al. 2013）。活化的 CD19$^+$ B 细胞通过腺苷途径和腺苷受体信号调节 T 细胞，此能力可能将这些淋巴样细胞置于与 Treg 类似的有效调节元素中（Saze et al. 2013）。

3.4.5 自然杀伤细胞

自然杀伤细胞（NK 细胞）介导先天免疫反应，并可介导直接细胞毒性作用，无需事先致敏（Freud et al. 2017）。NK 细胞在癌症免疫监视中起着关键作用。与 T 细胞相反，NK 细胞不受 HLA 限制。它们受一组受体，如杀伤性抑制受体 KIR 和激活受体（如 NKG2D 和其他几种受体）的调节（Freud et al. 2017），它们校准这些细胞的抗肿瘤功能。结果，NK 细胞消除了缺乏 I 类 MHC 表达或过表达 NKG2D 配体（包括 MICA、MICB 和 UL16 结合蛋白）的肿瘤，这些配体在非恶性细胞或组织中表达很少或不表达，被包括恶性转化在内的应激信号迅速有效地诱导，它们在活化的 NK 细胞上的过度表达被认为是对标记细胞进行免疫消除的"危险信号"。几乎没有证据表明 TME 中 NK 细胞的存在与实体瘤的临床结果相关。然而，有证据表明，高表达低亲和力 IgG Fc 受体（CD16）的 NK 细胞对于 ADCC 至关重要。NK 细胞也是强大的 IFN-γ 生产者（Vivier et al. 2011）。不幸的是，NK 细胞功能经常被发现在癌症中下调，并且在一项针对高度侵袭性 NSCLC 的研究中，人们发现 NK 细胞具有表型改变并且分泌 IFN-γ 的能力受损（Melaiu et al. 2019）。癌症患者的肿瘤和外周血来源的 NK 细胞经常受到损害，在许多情况下，这种损害与肿瘤进展和预后不良有关（Platonova et al. 2011）。最近有报道，肿瘤细胞产生的 EVs 在调节 NK 细胞的免疫监视过程中起着关键作用，这取决于肿瘤衍生的 EVs 中 MICA 表达所驱动的受体-配体的相互作用（Wu et al. 2021）。因此，肿瘤诱导免疫抑制的另一种机制被揭示出来，对这种机制的关注可能会在不久的将来为携带抑制性配体的 EVs 与癌症进展之间的关联提供证据。

3.5 结语

由淋巴样细胞亚群介导的抗肿瘤免疫反应可对癌症患者的生存产生重大影响。在这方面，结直肠癌和乳腺癌的证据尤其有力，但现在正在扩展到其他实体瘤（Fridman et al. 2017）。与肿瘤浸润性免疫细胞较少的患者相比，具有大量 T 细胞或 B 细胞浸润或编码 T 细胞或 B 细胞标志物的基因表达增加（即高免疫评分）的患者往往具有更好的存活率（Fridman et al. 2017）。TIL 至少可以分为三种不同的细胞类型：效应细胞、调节细胞和炎症细胞。所有这些细胞都可以通过产生细胞因子、可溶性因子和膜结合 EVs 来影响彼此的功能。肿瘤细胞本身也会产生免疫抑制性细胞因子，多数可溶且大量 EVs 装饰有免疫抑制配体，它们对募集到 TME 的免疫细胞具有直接和间接影响（Marar et al. 2021）。因此，肿瘤微环境的细胞组成和肿瘤内细胞的相互作用决定了抗肿瘤免疫反应的结果。微环境中的细胞组成和细胞因子环境都不是恒定的，它们会随着肿瘤进展为恶性并最终发展为转移表型过程中会发生变化，因此 TIL 对后果的影响可能是高度可变的。目前的数据表明，这可能取决于炎性和调节性 TIL 之间的平衡。这种平衡可能是影响 TIL 对癌症患者预后产生影响的内在分子机制的关键部分。因此，了解创造和维持这种平衡所涉及的细胞和分子机制对于确定 TIL 如何促进癌症患者的生存以及选择可以改善患者生存的治疗策略是必要的。

参 考 文 献

Allen BM，Hiam KJ，Burnett CE，Venida A，DeBarge R，Tenvooren I，Marquez DM，Cho NW，Carmi Y，Spitzer MH (2020) Systemic dysfunction and plasticity of the immune macroenvironment in cancer models. Nat Med 26(7):1125-1134. https://doi.org/10.1038/s41591-020-0892-6

Biragyn A，Lee-Chang C (2012) A new paradigm for an old story:the role of regulatory B cells in cancer. Front Immunol 3:206. https://doi.org/10.3389/fimmu.2012.00206

Bracci L，Fragale A，Gabriele L，Moschella F (2020) Towards a systems immunology approach to unravel responses to Cancer immunotherapy. Front Immunol 11:582744. https://doi.org/10. 3389/fimmu.2020.582744

Britten CM，Janetzki S，van der Burg SH，Huber C，Kalos M，Levitsky HI，Maecker HT，Melief CJ，O'Donnell-Tormey J，Odunsi K，Old LJ，Pawelec G，Roep BO，Romero P，Hoos A，Davis MM (2011) Minimal information about T cell assays:the process of reaching the community of T cell immunologists in cancer and beyond. Cancer Immunol Immunother 60(1):15-22. https://doi. org/10.1007/s00262-010-0940-z

Duan F，Duitama J，Al Seesi S，Ayres CM，Corcelli SA，Pawashe AP，Blanchard T，McMahon D，Sidney J，Sette A，Baker BM，Mandoiu II，Srivastava PK (2014) Genomic and bioinformatic profiling of mutational neoepitopes reveals new rules to predict anticancer immunogenicity. J Exp Med 211(11):2231-2248. https://doi.org/10.1084/jem.20141308

Ferrone S，Whiteside TL (2007) Tumor microenvironment and immune escape. Surg Oncol Clin N Am 16(4):755-774 viii. https://doi.org/10.1016/j.soc.2007.08.004

Fouad YA，Aanei C (2017) Revisiting the hallmarks of cancer. Am J Cancer Res 7(5):1016-1036

Fregni G，Perier A，Avril MF，Caignard A (2012) NK cells sense tumors，course of disease and treatments:consequences for NK-based therapies. Onco Targets Ther 1(1):38-47. https://doi. org/10.4161/onci.1.1.18312

Freud AG，Mundy-Bosse BL，Yu J，Caligiuri MA (2017) The broad Spectrum of human natural killer cell diversity. Immunity 47(5):820-833. https://doi.org/10.1016/j.immuni.2017.10.008

Fridman WH，Galon J，Dieu-Nosjean MC，Cremer I，Fisson S，Damotte D，Pages F，Tartour E，Sautes-Fridman C (2011) Immune infiltration in human cancer:prognostic significance and disease control. Curr Top Microbiol Immunol 344:1-24. https://doi.org/10.1007/82_2010_46

Fridman WH，Zitvogel L，Sautes-Fridman C，Kroemer G (2017) The immune contexture in cancer prognosis and treatment. Nat Rev Clin Oncol 14(12):717-734. https://doi.org/10.1038/nrclinonc.2017.101

Galon J，Costes A，Sanchez-Cabo F，Kirilovsky A，Mlecnik B，Lagorce-Pages C，Tosolini M，Camus M，Berger A，Wind P，Zinzindohoue F，Bruneval P，Cugnenc PH，Trajanoski Z，Fridman WH，Pages F (2006) Type，density，and location of immune cells within human colorectal tumors predict clinical outcome. Science 313(5795):1960-1964. https://doi.org/10.1126/science.1129139

Galon J，Pages F，Marincola FM，Thurin M，Trinchieri G，Fox BA，Gajewski TF，Ascierto PA (2012) The immune score as a new possible approach for the classification of cancer. J Transl Med 10:1. https://doi.org/10.1186/1479-5876-10-1

Galon J，Mlecnik B，Bindea G，Angell HK，Berger A，Lagorce C，Lugli A，Zlobec I，Hartmann A，Bifulco C，Nagtegaal ID，Palmqvist R，Masucci GV，Botti G，Tatangelo F，Delrio P，Maio M，Laghi L，Grizzi F，Asslaber M，D'Arrigo C，Vidal-Vanaclocha F，Zavadova E，Chouchane L，Ohashi PS，Hafezi-Bakhtiari S，Wouters BG，Roehrl M，Nguyen L，Kawakami Y，Hazama S，Okuno K，Ogino S，Gibbs P，Waring P，Sato N，Torigoe T，Itoh K，Patel PS，Shukla SN，Wang Y，Kopetz S，Sinicrope FA，Scripcariu V，Ascierto PA，Marincola FM，Fox BA，Pages F (2014) Towards the introduction of the 'Immunoscore' in the classification of malignant tumours. J Pathol 232(2):199-209. https://doi.org/10.1002/path.4287

Giraldo NA，Becht E，Remark R，Damotte D，Sautes-Fridman C，Fridman WH (2014) The immune contexture of primary and metastatic human tumours. Curr Opin Immunol 27：8-15. https://doi. org/10.1016/j.coi. 2014.01.001

Giraldo NA，Peske JD，Sautes-Fridman C，FridmanWH(2019) Integrating histopathology，immune biomarkers，and molecular subgroups in solid cancer：the next step in precision oncology. Virchows Arch 474(4)：463-474. https://doi.org/10.1007/s00428-018-02517-1

Groth C，Hu X，Weber R，Fleming V，Altevogt P，Utikal J，Umansky V (2019) Immunosuppression mediated by myeloid-derived suppressor cells (MDSCs) during tumour progression. Br J Cancer 120(1)：16-25. https://doi.org/10.1038/s41416-018-0333-1

Hanahan D，Weinberg RA (2011) Hallmarks of cancer：the next generation. Cell 144(5)：646-674. https://doi. org/10.1016/j.cell.2011.02.013

Hendry S，Salgado R，Gevaert T，Russell PA，John T，Thapa B，Christie M，van de Vijver K，Estrada MV，Gonzalez-Ericsson PI，Sanders M，Solomon B，Solinas C，Van den Eynden G，Allory Y，Preusser M，Hainfellner J，Pruneri G，Vingiani A，Demaria S，Symmans F，Nuciforo P，Comerma L，Thompson EA，Lakhani S，Kim SR，Schnitt S，Colpaert C，Sotiriou C，Scherer SJ，Ignatiadis M，Badve S，Pierce RH，Viale G，Sirtaine N，Penault-Llorca F，Sugie T，Fineberg S，Paik S，Srinivasan A，Richardson A，Wang Y，Chmielik E，Brock J，Johnson DB，Balko J，Wienert S，Bossuyt V，Michiels S，Ternes N，Burchardi N，Luen SJ，Savas P，Klauschen F，Watson PH，Nelson BH，Criscitiello C，O'Toole S，Larsimont D，de Wind R，Curigliano G，Andre F，Lacroix-Triki M，van de Vijver M，Rojo F，Floris G，Bedri S，Sparano J，Rimm D，Nielsen T，Kos Z，Hewitt S，Singh B，Farshid G，Loibl S，Allison KH，Tung N，Adams S，Willard-Gallo K，Horlings HM，Gandhi L，Moreira A，Hirsch F，Dieci MV，Urbanowicz M，Brcic I，Korski K，Gaire F，Koeppen H，Lo A，Giltnane J，Rebelatto MC，Steele KE，Zha J，Emancipator K，Juco JW，Denkert C，Reis-Filho J，Loi S，Fox SB (2017) Assessing tumor-infiltrating lymphocytes in solid tumors：a practical review for pathologists and proposal for a standardized method from the international Immunooncology biomarkers working group：part 1：assessing the host immune response，TILs in invasive breast carcinoma and ductal carcinoma in situ，metastatic tumor deposits and areas for further Research. Adv Anat Pathol 24(5)：235-251. https://doi.org/10.1097/PAP.0000000000000162

Hugo W，Zaretsky JM，Sun L，Song C，Moreno BH，Hu-Lieskovan S，Berent-Maoz B，Pang J，Chmielowski B，Cherry G，Seja E，Lomeli S，Kong X，Kelley MC，Sosman JA，Johnson DB，Ribas A，Lo RS (2016) Genomic and transcriptomic features of response to anti-PD-1 therapy in metastatic melanoma. Cell 165(1)：35-44. https://doi.org/10.1016/j.cell.2016.02.065

Jacquelot N，Tellier J，Nutt Sl BG (2021) Tertiary lymphoid structures and B lymphocytes in cancer prognosis and response to immunotherapies. Onco Targets Ther 10(1)：1900508. https://doi.org/10.1080/2162402X. 2021.1900508

Kalams SA，Walker BD (1998) The critical need for CD4 help in maintaining effective cytotoxic T lymphocyte responses. J Exp Med 188(12)：2199-2204. https://doi.org/10.1084/jem.188.12. 2199

Knutson KL，Disis ML (2005) Tumor antigen-specific T helper cells in cancer immunity and immunotherapy. Cancer Immunol Immunother 54(8)：721-728. https://doi.org/10.1007/s00262-004-0653-2

Kryczek I，Banerjee M，Cheng P，Vatan L，Szeliga W，Wei S，Huang E，Finlayson E，Simeone D，Welling TH，Chang A，Coukos G，Liu R，Zou W (2009) Phenotype，distribution，generation，and functional and clinical relevance of Th17 cells in the human tumor environments. Blood 114(6)：1141-1149. https://doi.org/10.1182/blood-2009-03-208249

Lanca T，Silva-Santos B (2012) The split nature of tumor-infiltrating leukocytes：implications for cancer surveillance and immunotherapy. Onco Targets Ther 1(5)：717-725. https://doi.org/10. 4161/onci.20068

Linette GP，Carreno BM (2019) Tumor-infiltrating lymphocytes in the checkpoint inhibitor era. Curr Hematol

Malig Rep 14(4):286-291. https://doi.org/10.1007/s11899-019-00523-x

Lucca LE, Axisa PP, Lu B, Harnett B, Jessel S, Zhang L, Raddassi K, Zhang L, Olino K, Clune J, Singer M, Kluger HM, Hafler DA (2021) Circulating clonally expanded T cells reflect functions of tumor-infiltrating T cells. J Exp Med 218(4). https://doi.org/10.1084/jem.20200921

Maby P, Corneau A, Galon J (2020) Phenotyping of tumor infiltrating immune cells using masscytometry (CyTOF). Methods Enzymol 632:339-368. https://doi.org/10.1016/bs.mie.2019. 07.025

Marar C, Starich B, Wirtz D (2021) Extracellular vesicles in immunomodulation and tumor progression. Nat Immunol 22(5):560-570. https://doi.org/10.1038/s41590-021-00899-0

Melaiu O, Lucarini V, Cifaldi L, Fruci D (2019) Influence of the tumor microenvironment on NK cell function in solid tumors. Front Immunol 10:3038. https://doi.org/10.3389/fimmu.2019. 03038

Mittendorf EA, Sharma P (2010) Mechanisms of T-cell inhibition:implications for cancer immunotherapy. Expert Rev Vaccines 9(1):89-105. https://doi.org/10.1586/erv.09.144

Mlecnik B, Tosolini M, Kirilovsky A, Berger A, Bindea G, Meatchi T, Bruneval P, Trajanoski Z, Fridman WH, Pages F, Galon J (2011) Histopathologic-based prognostic factors of colorectal cancers are associated with the state of the local immune reaction. J Clin Oncol 29(6):610-618. https://doi.org/10.1200/JCO.2010. 30.5425

Nielsen JS, Sahota RA, Milne K, Kost SE, Nesslinger NJ, Watson PH, Nelson BH (2012) CD20+ tumor-infiltrating lymphocytes have an atypical CD27-memory phenotype and together with CD8+ T cells promote favorable prognosis in ovarian cancer. Clin Cancer Res 18(12):3281-3292. https://doi.org/10.1158/1078-0432. CCR-12-0234

Okla K, Farber DL, Zou W (2021) Tissue-resident memory T cells in tumor immunity and immunotherapy. J Exp Med 218(4). https://doi.org/10.1084/jem.20201605

Pardoll DM (2012) The blockade of immune checkpoints in cancer immunotherapy. Nat Rev Cancer 12(4):252-264. https://doi.org/10.1038/nrc3239

Platonova S, Cherfils-Vicini J, Damotte D, Crozet L, Vieillard V, Validire P, Andre P, Dieu-Nosjean MC, Alifano M, Regnard JF, Fridman WH, Sautes-Fridman C, Cremer I (2011) Profound coordinated alterations of intratumoral NK cell phenotype and function in lung carcinoma. Cancer Res 71(16):5412-5422. https://doi.org/10.1158/0008-5472.CAN-10-4179

Robins H (2013) Immunosequencing:applications of immune repertoire deep sequencing. Curr Opin Immunol 25(5):646-652. https://doi.org/10.1016/j.coi.2013.09.017

Romagnani S (1997) The Th1/Th2 paradigm. Immunol Today 18(6):263-266. https://doi.org/10. 1016/s0167-5699(97)80019-9

Sautes-Fridman C, Petitprez F, Calderaro J, Fridman WH (2019) Tertiary lymphoid structures in the era of cancer immunotherapy. Nat Rev Cancer 19(6):307-325. https://doi.org/10.1038/s41568-019-0144-6

Saze Z, Schuler PJ, Hong CS, Cheng D, Jackson EK, Whiteside TL (2013) Adenosine production by human B cells and B cell-mediated suppression of activated T cells. Blood 122(1):9-18. https://doi.org/10.1182/blood-2013-02-482406

Schmidt M, Bohm D, von Torne C, Steiner E, Puhl A, Pilch H, Lehr HA, Hengstler JG, Kolbl H, GehrmannM(2008) The humoral immune system has a key prognostic impact in node-negative breast cancer. Cancer Res 68(13):5405-5413. https://doi.org/10.1158/0008-5472.CAN-07-5206

Schmidt M, Hellwig B, Hammad S, Othman A, Lohr M, Chen Z, Boehm D, Gebhard S, Petry I, Lebrecht A, Cadenas C, Marchan R, Stewart JD, Solbach C, Holmberg L, Edlund K, Kultima HG, Rody A, Berglund A, Lambe M, Isaksson A, Botling J, Karn T, Muller V, Gerhold-Ay A, Cotarelo C, Sebastian M, Kronenwett R, Bojar H, Lehr HA, Sahin U, Koelbl H, Gehrmann M, Micke P, Rahnenfuhrer J,

Hengstler JG (2012) A comprehensive analysis of human gene expression profiles identifies stromal immunoglobulin kappa C as a compatible prognostic marker in human solid tumors. Clin Cancer Res 18(9):2695-2703. https://doi.org/10.1158/1078-0432.CCR-11-2210

Silva-Santos B (2010) Promoting angiogenesis within the tumor microenvironment: the secret life of murine lymphoid IL-17-producing gammadelta T cells. Eur J Immunol 40(7):1873-1876. https://doi.org/10.1002/eji.201040707

Snyder A, Chan TA (2015) Immunogenic peptide discovery in cancer genomes. Curr Opin Genet Dev 30:7-16. https://doi.org/10.1016/j.gde.2014.12.003

Strickler JH, Hanks BA, Khasraw M (2021) Tumor mutational burden as a predictor of immunotherapy response: is more always better? Clin Cancer Res 27(5):1236-1241. https://doi.org/10.1158/1078-0432.CCR-20-3054

Tatsumi T, Kierstead LS, Ranieri E, Gesualdo L, Schena FP, Finke JH, Bukowski RM, Mueller-Berghaus J, Kirkwood JM, Kwok WW, Storkus WJ (2002) Disease-associated bias in T helper type 1 (Th1)/Th2 CD4 (+) T cell responses against MAGE-6 in HLA-DRB10401(+) patients with renal cell carcinoma or melanoma. J Exp Med 196(5):619-628. https://doi.org/10.1084/jem.20012142

Teschendorff AE, Gomez S, Arenas A, El-Ashry D, Schmidt M, Gehrmann M, Caldas C (2010) Improved prognostic classification of breast cancer defined by antagonistic activation patterns of immune response pathway modules. BMC Cancer 10:604. https://doi.org/10.1186/1471-2407-10-604

Thommen DS, Schumacher TN (2018) T cell dysfunction in Cancer. Cancer Cell 33(4):547-562. https://doi.org/10.1016/j.ccell.2018.03.012

Thorsson V, Gibbs DL, Brown SD, Wolf D, Bortone DS, Ou Yang TH, Porta-Pardo E, Gao GF, Plaisier CL, Eddy JA, Ziv E, Culhane AC, Paull EO, Sivakumar IKA, Gentles AJ, Malhotra R, Farshidfar F, Colaprico A, Parker JS, Mose LE, Vo NS, Liu J, Liu Y, Rader J, Dhankani V, Reynolds SM, Bowlby R, Califano A, Cherniack AD, Anastassiou D, Bedognetti D, Mokrab Y, Newman AM, Rao A, Chen K, Krasnitz A, Hu H, Malta TM, Noushmehr H, Pedamallu CS, Bullman S, Ojesina AI, Lamb A, Zhou W, Shen H, Choueiri TK, Weinstein JN, Guinney J, Saltz J, Holt RA, Rabkin CS, Cancer Genome Atlas Research N, Lazar AJ, Serody JS, Demicco EG, Disis ML, Vincent BG, Shmulevich I (2018) The immune landscape of Cancer. Immunity 48(4):812-830 e814. https://doi.org/10.1016/j.immuni.2018.03.023

Tirosh I, Izar B, Prakadan SM, Wadsworth MH 2nd, Treacy D, Trombetta JJ, Rotem A, Rodman C, Lian C, Murphy G, Fallahi-Sichani M, Dutton-Regester K, Lin JR, Cohen O, Shah P, Lu D, Genshaft AS, Hughes TK, Ziegler CG, Kazer SW, Gaillard A, Kolb KE, Villani AC, Johannessen CM, Andreev AY, Van Allen EM, Bertagnolli M, Sorger PK, Sullivan RJ, Flaherty KT, Frederick DT, Jane-Valbuena J, Yoon CH, Rozenblatt-Rosen O, Shalek AK, Regev A, Garraway LA (2016) Dissecting the multicellular ecosystem of metastatic melanoma by singlecell RNA-seq. Science 352(6282):189-196. https://doi.org/10.1126/science.aad0501

Van Allen EM, Miao D, Schilling B, Shukla SA, Blank C, Zimmer L, Sucker A, Hillen U, Foppen MHG, Goldinger SM, Utikal J, Hassel JC, Weide B, Kaehler KC, Loquai C, Mohr P, Gutzmer R, Dummer R, Gabriel S, Wu CJ, Schadendorf D, Garraway LA (2015) Genomic correlates of response to CTLA-4 blockade in metastatic melanoma. Science 350(6257):207-211. https://doi.org/10.1126/science.aad0095

Van den Eynde M, Mlecnik B, Bindea G, Fredriksen T, Church SE, Lafontaine L, Haicheur N, Marliot F, Angelova M, Vasaturo A, Bruni D, Jouret-Mourin A, Baldin P, Huyghe N, Haustermans K, Debucquoy A, Van Cutsem E, Gigot JF, Hubert C, Kartheuser A, Remue C, Leonard D, Valge-Archer V, Pages F, Machiels JP, Galon J (2018) The link between the multiverse of immune microenvironments in metastases and the survival of colorectal Cancer patients. Cancer Cell 34(6):1012-1026 e1013. https://doi.org/10.1016/

j.ccell.2018.11.003 Vivier E, Raulet DH, Moretta A, Caligiuri MA, Zitvogel L, Lanier LL, Yokoyama WM, Ugolini S (2011) Innate or adaptive immunity? The example of natural killer cells. Science 331(6013):44-49. https://doi.org/10.1126/science.1198687

Wang L, Wang Y, Chang Q (2016) Feature selection methods for big data bioinformatics: a survey from the search perspective. Methods 111:21-31. https://doi.org/10.1016/j.ymeth.2016.08.014

Watson MJ, Vignali PDA, Mullett SJ, Overacre-Delgoffe AE, Peralta RM, Grebinoski S, Menk AV, Rittenhouse NL, DePeaux K, Whetstone RD, Vignali DAA, Hand TW, Poholek AC, Morrison BM, Rothstein JD, Wendell SG, Delgoffe GM (2021) Metabolic support of tumourinfiltrating regulatory T cells by lactic acid. Nature 591(7851):645-651. https://doi.org/10.1038/s41586-020-03045-2

Whiteside TL (2008) The tumor microenvironment and its role in promoting tumor growth. Oncogene 27(45): 5904-5912. https://doi.org/10.1038/onc.2008.271

Whiteside TL (2010) Immune responses to malignancies. J Allergy Clin Immunol 125(2 Suppl 2):S272-S283. https://doi.org/10.1016/j.jaci.2009.09.045

Whiteside TL (2012) What are regulatory T cells (Treg) regulating in cancer and why? Semin Cancer Biol 22 (4):327-334. https://doi.org/10.1016/j.semcancer.2012.03.004

Whiteside TL (2013) Immune modulation of T-cell and NK (natural killer) cell activities by TEXs (tumour-derived exosomes). Biochem Soc Trans 41(1):245-251. https://doi.org/10.1042/BST20120265

Whiteside TL, Ferrone S (2012) For breast cancer prognosis, immunoglobulin kappa chain surfaces to the top. Clin Cancer Res 18(9):2417-2419. https://doi.org/10.1158/1078-0432.CCR-12-0566

Whiteside TL, Schuler P, Schilling B (2012) Induced and natural regulatory T cells in human cancer. Expert Opin Biol Ther 12(10):1383-1397. https://doi.org/10.1517/14712598.2012. 707184

Wu FXM, Hun M, She Z, Li C, Luo S, Chen X, Wan W, Wen C, Tian J (2021) Natural killer cellderived extracellular vesicles: novel players in Cancer immunotherapy. Front Immunol. https://doi.org/10. 3389/fimmu.2021.658698

Yadav M, Jhunjhunwala S, Phung QT, Lupardus P, Tanguay J, Bumbaca S, Franci C, Cheung TK, Fritsche J, Weinschenk T, Modrusan Z, Mellman I, Lill JR, Delamarre L (2014) Predicting immunogenic tumour mutations by combining mass spectrometry and exome sequencing. Nature 515(7528):572-576. https://doi. org/10.1038/nature14001

Yang L, Qi Y, Hu J, Tang L, Zhao S, Shan B (2012) Expression of Th17 cells in breast cancer tissue and its association with clinical parameters. Cell Biochem Biophys 62(1):153-159. https://doi. org/10.1007/s12013-011-9276-3

Zhu J, Paul WE (2010) Peripheral CD4＋ T-cell differentiation regulated by networks of cytokines and transcription factors. Immunol Rev 238(1):247-262. https://doi.org/10.1111/j.1600-065X. 2010.00951.x

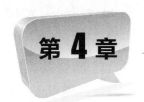

第 **4** 章 ▶▶

肿瘤相关巨噬细胞：
欢欣抑或惧怕的理由

Izabela Szulc-Kielbik[❶]，**Michal Kielbik**[❶]

▶ 摘要 肿瘤微环境（TME）是一个复杂且不断演变的实体，不仅由癌细胞组成，还由常驻宿主细胞和免疫浸润细胞组成，其中巨噬细胞是重要的组成部分，由于其功能的多样性，它们可以影响对肿瘤细胞的免疫反应。存在于肿瘤环境中的巨噬细胞被称为肿瘤相关巨噬细胞（TAM）。它们是强可塑性细胞，根据 TME 刺激物（即细胞因子、趋化因子），TAM 极化为抗肿瘤（M1 样 TAM）或促肿瘤（M2 样 TAM）表型。两种类型的 TAM 在表面受体的表达、细胞内信号通路的激活以及各种代谢物的产生和释放能力方面都有所不同。在肿瘤形成的早期阶段，TAM 是 M1 样表型，它们能够清除肿瘤细胞，即通过活性氧的形成或将癌抗原呈递给其他效应免疫细胞。然而，在肿瘤进展期间，TAM 的 M2 样表型占主导地位。它们主要促进血管生成、间质重塑、增强肿瘤细胞迁移和侵袭以及免疫抑制。TAM 功能的多样性使其成为开发抗肿瘤疗法的绝佳对象，抗肿瘤疗法主要基于三种策略：TAM 消除、重编程或抑制募集。

▶ 关键词 肿瘤相关巨噬细胞 肿瘤细胞 M1/M2 巨噬细胞 极化 血管生成 转移 TAMs 靶向治疗

▶ 缩略语

AKT 丝氨酸-苏氨酸蛋白激酶

Ang-2 血管生成素-2

APC 抗原呈递细胞

ARG1 精氨酸酶 1

CCL C-C 趋化因子配体

CTL 细胞毒性 T 淋巴细胞

CXCL C-X-C 基序趋化因子配体

DC 树突状细胞

ECM 细胞外基质

EGF 表皮生长因子

EMT 上皮-间质转化

---

❶ I. Szulc-Kielbik, M. Kielbik（✉）. Institute of Medical Biology, Polish Academy of Sciences, Lodz, Poland. e-mail：iszulc@cbm. pan. pl；mkielbik@cbm. pan. pl.

GM-CSF/CSF-2　粒细胞-巨噬细胞集落刺激因子

HIF　缺氧诱导因子

ICB　免疫检查点封锁

IFN　干扰素

IL　白细胞介素

JAK　Janus 激酶

M1　经典激活的巨噬细胞

M2　替代激活的巨噬细胞

M-CSF/CSF-1　巨噬细胞集落刺激因子

MHC　主要组织相容性复合体

MIF　迁移抑制因子

MMP　金属蛋白酶

NF-κB　核因子 kappaB

NK　自然杀伤

PD-1　程序性细胞死亡受体蛋白 1

PDGF　血小板衍生生长因子

PD-L1　程序性细胞死亡配体 1

PI3K　磷脂酰肌醇 3-激酶

PlGF　胎盘生长因子

RNS　活性氮

ROS　活性氧

STAT　信号转导和转录激活因子

TAM　肿瘤相关巨噬细胞

TEM　表达 TIE-2 的单核细胞

TGF　转化生长因子

TIE　Tek 酪氨酸激酶受体

TLR　Toll 样受体

TME　肿瘤微环境

TNF　肿瘤坏死因子

VEGF　血管内皮生长因子

4.1 引言

　　肿瘤不仅仅是一群癌细胞，它也是常驻宿主细胞、浸润细胞、多种分泌因子和细胞外基质的异质集合。它们共同创造了肿瘤微环境（TME），这是一个复杂且不断进化的实体（Anderson and Simon 2020）。它以癌细胞为主，旨在通过各种信号网络控制 TME 以及周围组织内的分子和细胞事件。这些细胞间的相互作用主要基于细胞因子、趋化因子、生长因子、炎症介质和基质重塑酶的分泌。然而，还有其他细胞间相互作用的机制，例如循环肿瘤细胞、外泌体、游离 DNA（cfDNA）或水平基因转移（HGT）的介质，如凋亡小体（Balkwill et al. 2012；Denisenko et al. 2018）。这些相互作用的结果反映在肿瘤的形成中，TME 通过帮助癌细胞的维持和进展积极参与有益于癌细胞的工作（Hanahan and Coussens 2012；Truffi et al. 2020）。

　　TME 的成分因肿瘤类型而异，但通常由细胞和非细胞成分组成。增殖的肿瘤细胞、基质细胞、血管和免疫细胞属于第一类，而外泌体和细胞外基质属于后者（Baghban et al. 2020）。免疫细胞是肿瘤微环境中非常重要的组成部分，并且有充分的证据表明实体瘤通常会被炎症细胞浸润（Balkwill and Coussens 2004）。在肿瘤微环境中可以观察到适应性和固有免疫反应。适应性免疫的介质以 T 淋巴细胞（T 细胞）和（偶尔）B 淋巴细胞（B 细胞）为代表，而固有免疫的效应细胞包括多形核白细胞（主要是中性粒细胞）、树突状细胞（DC）、巨噬细胞和（非常少）自然杀伤（NK）细胞（Whiteside 2008）。在所有免疫浸润物中，巨噬细胞是最有趣的一种，因为它们具有多种功能，可以影响针对肿瘤细胞的免疫反应。

4.2　巨噬细胞分类

　　巨噬细胞由 ÉlieMetchinkoff 在十九世纪末发现，是一种单核吞噬细胞谱系的白细胞（Mosser and Edwards 2008）。它们的多方面作用包括通过检测、吞噬和破坏所有有害物质（包括死细胞、细胞碎片、病原体和癌细胞）来维持组织稳态并保护人体。巨噬细胞系统是天然免疫（组成抵御外来分子的第一道防线）和适应性免疫的一部分，这一特性是通过协调炎症过程［如其他免疫细胞（即淋巴细胞）募集、各种细胞因子分泌、抗原呈递或补体系统激活］来体现的（Prenen and Mazzone 2019；Zhou et al. 2020）。部分巨噬细胞起源于骨髓，以单核细胞的形式进入血液系统。循环单核细胞在面对炎症过程时会发生一系列变化，当它们离开血流前往各种组织和器官时已分化为巨噬细胞，成为组织特异性巨噬细胞（Varol et al. 2015）。然而，最近的研究表明，大多数巨噬细胞来源于胚胎发育过程中的卵黄囊，称为组织驻留巨噬细胞，战略性地驻留在微生物入侵或异物积累频繁的组织和器官中。肺中的肺泡巨噬细胞、肝脏中的 Kupffer 细胞、骨骼中的破骨细胞、表皮朗格汉斯细胞、脑小胶质细胞、脾脏中的组织细胞以及肠道中的间质结缔组织或肠巨噬细胞是具有自我更新能力特征的组织驻留巨噬细胞的例子，寿命大约为几个月甚至几年［比循环血液单核细胞的寿命（大约为一天）长得多］。它们具有多种功能，不仅充当抗击病原体的吞噬细胞，而且还是体内稳态的守护者，分泌各种对组织再生很重要的因子，并在需要时募集额外的巨噬细胞（Mass et al. 2016；Davies et al. 2013；Epelman et al. 2014）。

　　无论起源如何，巨噬细胞都可以在免疫防御和监视中表现出不同的效应细胞功能。根据周围环境的刺激方式，巨噬细胞大致分为两个具有不同生理功能的主要群体：经典激活的巨噬细胞（M1）和各种形式的替代激活巨噬细胞（M2）（图 4.1）（Gordon 2003；Martinez et al. 2006；Mills et al. 2000）。

　　M1 巨噬细胞具有高促炎特性。它们主要由 Th1 相关细胞因子驱动，如其他免疫细胞分泌的干扰素-γ（IFN-γ）、肿瘤坏死因子 α（TNF-α）或粒细胞-巨噬细胞集落刺激因子（GM-CSF 也称为 CSF-2），也可以被细菌产物如脂多糖激活 Toll 样受体（TLR）诱导极化为 M1 表型。从功能上讲，经典激活的巨噬细胞是侵袭性吞噬细胞，在感染过程中参与清除入侵的微生物。它们能够产生和分泌多种炎性细胞因子和趋化因子，例如白介素（IL）-12、TNF-α、IL-6、IL-23、IL-1β、C-C 趋化因子配体（CCL）2 或 C-X-C 基序趋化因子配体（CXCL）8，从而促进 Th1 反应。此外，它们的重要特征是能够产生大量的活性氧和活性氮（ROS/RNS），这是可以杀死病原体和肿瘤细胞的毒性分子。M1 巨噬细胞介导 ROS 诱导的组织损伤，导致

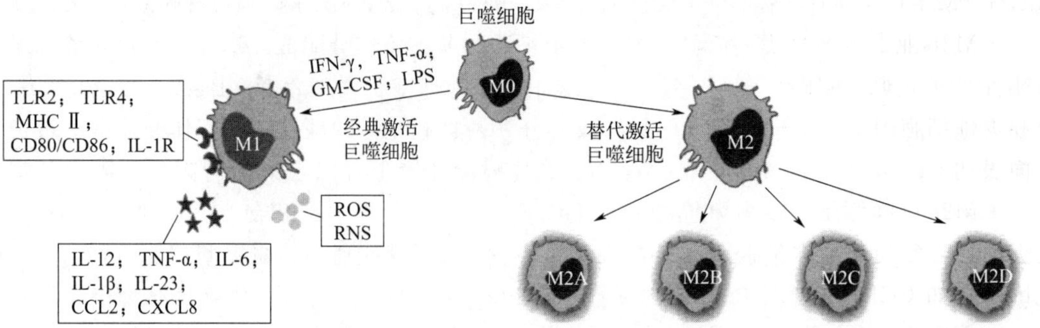

巨噬细胞

IFN-γ，TNF-α；GM-CSF，LPS

TLR2；TLR4；MHC Ⅱ；CD80/CD86，IL-1R

M0

M1

经典激活巨噬细胞

替代激活巨噬细胞

M2

ROS RNS

IL-12；TNF-α；IL-6；IL-1β；IL-23；CCL2；CXCL8

	M2A	M2B	M2C	M2D
刺激原	IL-4；IL-13	IC；TLR IL-1R	IL-10；TGF-β；糖皮质激素	LIF；CSF-1；腺苷；IL-6
表达	MR；SR；ARG1 IL-1RⅡ；dectin-1	MHC Ⅱ；CD80 CD86	MR；SR；CD14；CD150	SR
产生	IL-10；TGF-β；IL-1ra；CCL17 CCL18；CCL22；CCL24	IL-10↑；IL-6；IL-1β；TNF-α；CCL1	IL-10↑；TGF-β↑；CCL16 CCL18 CXCL13	IL-10；TGF-β；VEGF
功能	◆激活Th2反应 ◆激活Ⅱ型炎症 ◆刺激过敏 ◆杀灭寄生虫	◆控制转移 ◆抑制肿瘤生长 ◆Th2激活	◆组织修复 ◆免疫抑制 ◆基质重塑	◆诱导血管生成 ◆肿瘤进展

图 4.1 巨噬细胞的分类。基于环境刺激不同，巨噬细胞（M0）分化为两个具有不同表型和生理功能的主要群体，经典活化巨噬细胞（M1）和替代活化巨噬细胞（M2），后者有四个不同的亚群，即 M2a、M2b、M2c 和 M2d 表型

组织破坏并损害伤口愈合过程（Redente et al. 2010；Biswas et al. 2012；Sica and Mantovani 2012；Sica et al. 2015；Murray 2017）。在它们的表面，经典激活的巨噬细胞高表达 TLR2 和 TLR4、Ⅱ类主要组织相容性复合体（MHC）、共刺激分子 CD80/CD86 和 IL-1 受体（IL-1R）（Redente et al. 2010；Biswas et al. 2012）。

为了维持平衡并保护机体免受组织损伤，由 M1 巨噬细胞引起的慢性炎症反应受到抗炎 M2 巨噬细胞作用的调节和抑制，参与稳态过程。一般来说，它们在诱导 Th2 反应、组织修复和重塑、伤口愈合、抑制炎症或清除寄生虫方面发挥着重要作用。不幸的是，M2 巨噬细胞也负责肿瘤的形成和进展。替代激活的巨噬细胞具有以下特征：①抗炎细胞因子如 IL-10 和转化生长因子 β（TGF-β）的产生增加；②表达精氨酸酶-1（ARG1），这是一种支持纤维化和组织重塑功能的酶；③上调清道夫受体，而Ⅱ类 MHC 分子的下调使它们无法有效地呈递抗原（Shapouri-Moghaddam et al. 2018；Lopez-Castejón et al. 2011；Mantovani and Sica 2010）。此外，M2 巨噬细胞由四种不同的亚群所代表，包括 M2a、M2b、M2c 和 M2d 表型；然而，最近有人提议更精确地定义这些亚群，对每一类巨噬细胞使用特定的激活剂/诱导剂（Murray et al. 2014）。这些亚群中的每一种在其功能上都略有不同，并且由不同的细胞因子诱导（图 4.1）。

• M2a 巨噬细胞，由 IL-4 和 IL-13 诱导，表达高水平的表面分子（即 CXCR1、CXCR2、dectin-1）、受体（即甘露糖受体（CD206）、decoy IL-1RII、清道夫受体（CD163）和蛋白质（即 ARG1、Fizz1、Ym1/2）。它们产生 IL-10、TGF-β、IL-1ra、CCL17、CCL18、CCL22 和

CCL24。M2a 巨噬细胞主要刺激 Th2 反应、Ⅱ型炎症和过敏，并参与寄生虫的杀灭和包裹。

• M2b 亚群发挥免疫调节功能，因为它控制转移、抑制肿瘤生长并参与 Th2 激活。M2b 细胞通过联合暴露于免疫复合物（IC）与 TLR 或 IL-1R 配体而诱导，其特征是产生抗炎和炎性细胞因子，如 IL-10（大量）、IL-6、IL-1β、TNF-α 和趋化因子-CCL1。在它们的表面表达 CD80、CD86 和 MHC Ⅱ 分子。

• M2c 巨噬细胞（也称为失活的巨噬细胞）由 IL-10、TGF-β 或糖皮质激素诱导，具有抗炎活性，参与免疫抑制、组织修复和基质重塑。它们释放大量的 IL-10 和 TGF-β 以及趋化因子，如 CCL16、CCL18 或 CXCL13。它们在表面高表达甘露糖受体、清道夫受体和 CD14、CD150 分子。

• M2d 亚群由腺苷、白血病抑制因子（LIF）、巨噬细胞集落刺激因子（M-CSF 也称为 CSF-1）和 IL-6 所诱导。这些细胞主要分泌抗炎细胞因子，如 IL-10 和 TGF-β，并在其表面表达清道夫受体（即 CD163）。重要的是，M2d 能够产生高水平的血管内皮生长因子（VEGF），从而促进血管生成，有助于肿瘤进展（Shapouri-Moghaddam et al. 2018；Benoit et al. 2008；Cheng et al. 2019；Mantovani et al. 2004；Weagel et al. 2015）。

存在于肿瘤环境中的巨噬细胞被称为肿瘤相关巨噬细胞（TAM），其特征类似于 M2d 亚群。然而，TAM 的极化并不是那么确定，因为它们是高度可塑的细胞，能够从周围微环境接收到特定信号后改变它们的极化。在癌症进展过程中，巨噬细胞可以调节它们的表型，在 TME 中，我们可以观察到 M1 和 M2 样 TAM 群体，它们可以交叉调节彼此的功能，尽管 TAM 有很大优势呈现出具有肿瘤支持功能的 M2 表型（Sica and Mantovani 2012）。

4.3　肿瘤相关巨噬细胞的表征

肿瘤相关巨噬细胞是 TME 中的主要浸润性白细胞，在实体瘤中尤其丰富，也是免疫系统的关键细胞，决定了癌细胞与微环境中存在的免疫成分的相互作用（Belgiovine et al. 2016；Noy and Pollard 2014；Raggi et al. 2016）。TAM 的起源目前是人们争论的焦点，许多研究表明了它们的两个主要来源。一个有巨大的优势的观点是，TME 中的巨噬细胞来源于循环的 Ly6C$^+$CCR2$^+$ 单核细胞，这些单核细胞来源于骨髓造血干细胞。这些炎性单核细胞通过 TME 中存在的因子［特别是趋化因子 CCL2，也称为单核细胞趋化蛋白-1（MCP-1），还有其他因素：CCL5、CSF-1、CCL20 或 VEGF］从血液中被募集到肿瘤部位（Liu and Cao 2015；Yin et al. 2019；Larionova et al. 2019）。除了循环单核细胞外，TAM 的第二个来源是长寿的、胚胎来源的组织驻留巨噬细胞。正如最近许多研究报道的那样，在脑肿瘤（Chen et al. 2017；Bowman et al. 2016）、胰腺导管腺癌（Zhu et al. 2017）、乳腺肿瘤（Tymoszuk et al. 2014；Franklin et al. 2014）或肺癌（Loyher et al. 2018）的一些小鼠模型中已经证明了这两种来源的 TAM 存在。

TAM 可以对恶性细胞的生长和行为产生积极或消极的影响；因此，它们根据其生物学背景对肿瘤环境表现出双重影响。特别是在肿瘤形成的早期阶段，TAM 在转移到 M2 样型之前是 M1 样表型（图 4.2）。许多报告已经证明，肿瘤部位 M1 样 TAM 的更高浸润与更好的生存预后相关。Macciò 等（2020）表明，M1 样 TAM 的大量存在以及较高的 M1/M2 比率与卵巢癌患者较长的总生存期和无进展生存期相对应。Zhang 等（2014）的研究显示了类似的结果，其中 M1/M2 TAMs 比率增加的卵巢癌患者有更好的 5 年期预后。这一结论适用于神经

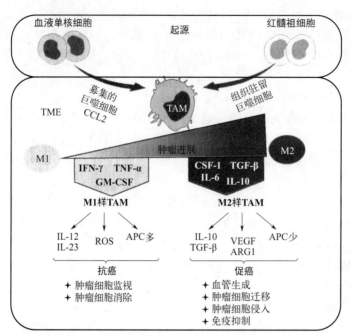

图 4.2　肿瘤相关巨噬细胞（TAM）的来源和功能。肿瘤相关巨噬细胞起源于血液单核细胞和红髓祖细胞。TAM 可以对恶性细胞和整个肿瘤微环境的行为产生积极或消极的影响，显示其兼有抗肿瘤（M1 样 TAM）或促肿瘤（M2 样 TAM）的作用

母细胞瘤（Liu and Joshi 2020）、肺癌（Ma et al. 2010）、乳腺癌（Honkanen et al. 2019）、胃癌（Pantano et al. 2013）或结直肠癌（Edin et al. 2012）。

　　如果刺激适当，具有 M1 样表型的 TAM 能够清除肿瘤细胞。它们产生大量的 IL-12 和 IL-23，产生 ROS 并具有识别恶性细胞的能力，并将它们的抗原呈递给免疫系统的效应细胞，从而提供针对癌细胞的 Th1 型反应（Belgiovine et al. 2016；Allavena et al. 2008）。M1 样 TAM 的重要特征是巨噬细胞介导的程序性细胞去除（PrCR），这对肿瘤监测和消除至关重要。炎性细胞因子（IFN-γ；CSF-2）激活巨噬细胞引发了 TLR 信号通路的激活，进而诱导了 Bruton 酪氨酸激酶（Btk）信号通路，进一步激活并从内质网分泌钙网蛋白（CRT），促进其在细胞表面暴露。CRT，以前显示为癌细胞上的"吃我"信号，暴露在巨噬细胞上或由巨噬细胞分泌，在介导邻近肿瘤细胞的识别和吞噬作用中起着至关重要的作用，即使它们本身不表达 CRT（Feng et al. 2015，2018）。为了防止吞噬作用，肿瘤细胞会表达"不要吃我"信号（CD47 分子），从而抑制整个过程。因此，阻断肿瘤细胞上的 CD47 可以与巨噬细胞中 TLR 信号通路的激活协同起作用，从而增强 PrCR（Zhou et al. 2020；Feng et al. 2015）。

　　一旦肿瘤形成，TAM 就会接受"驯化"以支持癌细胞（Pollard 2004；Qian and Pollard 2010）。在从良性生长转变为侵袭性癌症的过程中，TME 发生的变化主要受 TME 中存在的细胞因子和生长因子的影响。炎性细胞因子的分泌减少，有利于抑制性细胞因子的分泌（Noy and Pollard 2014）。这些因子包括 CSF-1、IL-10、IL-6 和 TGF-β，由许多类型的肿瘤细胞产生，但也可由 TAM 本身产生（Mantovani et al. 2002）。大量临床观察和实验数据表明，巨噬细胞有助于癌症的发生和恶性进展。M2 样 TAM 的高密度与许多类型人类癌症的不良预后相关：乳腺癌（Tsutsui et al. 2005）、肾癌（Hamada et al. 2002）、胃癌（Yan et al. 2016）、肺癌（Sumitomo et al. 2019）、前列腺癌（Lissbrant et al. 2000）或黑色素瘤（Jensen et al.

2009）。此外，Zhang 等（2012）的荟萃分析报告表明，高密度 TAM 对胃癌、乳腺癌、卵巢癌、膀胱癌、口腔癌或甲状腺癌患者的总体生存率有负面影响。在肿瘤进展期间，TAM 促进血管生成、淋巴管生成和间质重塑，增强肿瘤细胞迁移和侵袭，并抑制抗癌免疫（图 4.3）。

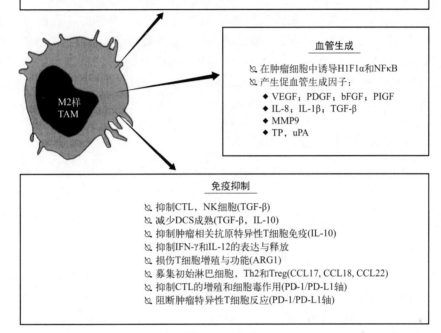

图 4.3　M2 样 TAM 的促瘤特征。M2 样 TAM 在转移、侵袭、血管生成和免疫抑制中发挥重要作用

M2 样 TAM 是弱抗原呈递细胞，不能分泌 IL-12，相反，它们会产生大量免疫抑制性 IL-10 和 TGF-β，进而阻断 T 细胞增殖，抑制细胞毒性 T 淋巴细胞（CTL）反应，并激活 T 调节细胞（Treg）（Sica and Mantovani 2012；Belgiovine et al. 2016）。在转移部位，TAM 参与组织准备以应对癌细胞的流入，并有助于癌细胞的外渗、存活和后期生长（Larionova et al. 2019；Qian and Pollard 2010）。此外，TAM 能促进肿瘤干细胞的功能，肿瘤干细胞是能够启动肿瘤进展、传播和复发的肿瘤细胞亚群（Raggi et al. 2016）。

4.4　TAM 在癌症发生、促进和进展中的作用

4.4.1　慢性炎症中的 TAM

炎症过程是癌症的标志之一。慢性炎症的特征是持续的组织损伤、损伤诱导的细胞增殖和组织修复。有两种途径导致癌症炎症：①内在途径，由可导致炎症过程和肿瘤形成的基因变化所驱动；②外在因素，由宿主细胞在慢性感染或持续性炎症条件下产生的炎症因子驱

动，从而增加患癌症的风险（Erreni et al. 2011）。一般来说，TAM 被认为是癌症和炎症过程之间的联系，因为慢性炎症微环境主要由与其他白细胞合作的巨噬细胞所主导，从而促进肿瘤的发展。众所周知，在肿瘤形成的早期阶段，TAM 极化为 M1 表型，产生高水平的 ROS 和 RNS（即过氧亚硝酸根阴离子）。这些分子在释放时会持续引起组织损伤，诱导 DNA 断裂，并导致增殖的上皮细胞和基质细胞发生突变（Pollard 2004）。此外，巨噬细胞释放的迁移抑制因子（MIF）和 TNF-α 会加剧 DNA 损伤。由 M1 样 TAM 衍生的 TNF-α 可以促进 ROS 在潜伏肿瘤细胞中的积累，从而破坏不同的原癌基因和抑癌基因，例如 p53（Wang et al. 2019）。MIF 还充当 p53 介导的生长停滞和细胞凋亡的负调节因子，从而导致癌突变增加并维持正常和恶性细胞的生长（Calandra and Roger 2003；Singh et al. 2019）。IL-12、IL-23、TNFα 以及 IL-1β 在慢性炎症的启动中是必不可少的，并且通过激活癌细胞中的核因子 kappaB（NFκB）信号通路，增强了肿瘤细胞的转移潜能，促进其增殖并抑制细胞凋亡（Karin and Greten 2005；Cho et al. 2018）。最近的数据表明，另一种炎症细胞因子 IL-6 通过信号转导和转录激活因子（STAT）3 信号通路促进慢性炎症并最终促进肿瘤形成，正如在肝细胞癌（Kong et al. 2016）和结肠癌（Bromberg and Wang 2009）中所证实的那样。

4.4.2 转移和预转移小生境中的 TAM

转移是实体瘤进展的复杂过程，可分为五个主要阶段：①侵入基底膜以及细胞迁移；②侵入血管和淋巴管；③在循环系统中生存；④从脉管系统外渗到新的小生境；⑤新小生境的定居和增殖（Hapach et al. 2019）。TAM 几乎涉及转移的每个步骤，提供增强该过程的因子。第一阶段从称为上皮-间质转化（EMT）的形态学事件开始，此时肿瘤细胞获得了逃离原发肿瘤部位并侵入周围基质的能力。在 EMT 期间，在肿瘤细胞中观察到分子和表型变化——由于黏附分子（E-钙黏蛋白、层粘连蛋白）的下调，它们失去了细胞-细胞连接和顶端-基底极性，并获得了与 N-钙黏蛋白、波形蛋白（vimentin）、纤连蛋白、β-连环蛋白、ZEB1、ZEB2、Slug 和 Snail 等间充质标志物上调相关联的运动细胞表型（Lin et al. 2019；Chen et al. 2019）。TAM 通过分泌 IL-6、IL-8 和 TNF-α 等细胞因子促进肿瘤细胞中 Janus 激酶（JAK）/STAT 3 和 NF-κB 等信号通路的激活，从而促进了 EMT 过程，这主要通过 E 钙黏蛋白的下调和 N-cadherin 的上调来实现（Song et al. 2017）。研究表明，TAM 参与了多种癌症的 EMT 过程的调节，包括胰腺癌（Liu et al. 2013）、结直肠癌（Cai et al. 2019；Li et al. 2017）、肝细胞癌（Fan et al. 2014）、乳腺癌（Su et al. 2014）、卵巢癌（Cortés et al. 2017）或头颈部鳞状细胞癌（Gao et al. 2018）。

值得一提的是，TAM 衍生的外泌体有助于巨噬细胞与肿瘤细胞进行交流。Zheng 等（2018）发现 TAM 能够通过递送含有 miRNA、lncRNA 和特定蛋白质的外泌体来增强胃癌细胞的转移潜能。这些 M2 样 TAM 衍生的囊泡富含载脂蛋白 E（ApoE），可激活肿瘤细胞中的磷脂酰肌醇 3-激酶/丝氨酸-苏氨酸蛋白激酶（PI3K/AKT）通路，诱导其 EMT 和细胞骨架重排。

巨噬细胞和肿瘤细胞之间的强烈相互作用导致了基质沉积和重塑的连续过程。首先，M2 样 TAM 大量分泌各种酶，这些酶是重塑和破坏细胞外基质（ECM）蛋白所必需的，这在肿瘤细胞转移中至关重要，使它们能够逃脱膜的限制并迁移通过致密间质。这些酶包括蛋白酶，如基质金属蛋白酶（MMP2、MMP7 和 MMP9）、组织蛋白酶 B 和尿激酶型纤溶酶原激活剂（uPA），能够降解大多数 ECM 蛋白：纤连蛋白、胶原蛋白、弹性蛋白或层粘连蛋白。TAM 分泌的其他重要因子是分泌型酸性和富含半胱氨酸的蛋白质（SPARC），它通过调节胶原蛋白密度及白细胞和血管浸润来增加肿瘤细胞外基质沉积和相互作用；血小板衍生生长因子（PDGF），上调 MMP2/MMP9 的表达；TGF-β 促进肿瘤细胞表达 MMP9，从而增强其侵袭力；去整合素以及金属蛋白酶（ADAM）10 和 17 蛋白酶，可激活在致癌发生中重要的信号通路，增强 VEGF-A 分泌，并增加表皮生长因子受体（EFGR）配体的生物利用度；以及 VEGF-A，它刺激血管生成，然后为肿瘤生长提供营养（Larionova et al. 2019；Lin et al. 2019；Jeon et al. 2007；Sangaletti et al. 2008；Wang et al. 2011；Ireland and Mielgo 2018；Huang et al. 2017；Saha et al. 2019；Schumacher et al. 2020）。

内渗是转移过程中的另一个关键步骤。TAMs 帮助肿瘤细胞穿透基底膜并侵入血管和淋巴管，它们通过这些血管和淋巴管到达不同的部位，在那里它们安定下来并生长。Wyckoff 等（2007）在使用多光子显微镜的研究中表明，TAM 参与乳腺细胞内渗。该实验的可视化直接证明肿瘤细胞在一个细胞距离之内总是伴随着一个巨噬细胞。在此过程中发生的重要作用是产 CSF-1 的肿瘤细胞和释放表皮生长因子（EGF）的 TAM 之间的旁分泌环路信号。第一个因子促进了巨噬细胞向 M2 样表型的增殖、分化和极化，并刺激它们释放 EGF。反过来，向肿瘤细胞发出的信号介导了它们向血管的增殖和趋化性迁移。此外，EGF 会刺激癌细胞释放 CSF-1（Wyckoff et al. 2004；Goswami et al. 2005；Laoui et al. 2014）。一旦肿瘤细胞进入脉管系统，它们就需要在悬浮液中存活并抵抗脱离诱导的细胞死亡或失巢凋亡（anoikis）。TAM 所分泌的趋化因子和细胞因子，即激活肿瘤细胞中 NFκB 和 STAT 3 信号通路的 TNF-α 或 IL-6，促进了肿瘤细胞在循环系统中的存活（Grivennikov et al. 2010）。其他研究表明，募集的巨噬细胞通过 α4 整合素与血管细胞黏附分子-1（VCAM-1）结合，从而触发了乳腺癌细胞中的 PI3K/AKT 存活信号通路（Chen et al. 2011；Lu et al. 2011）。一旦肿瘤细胞定居在靶器官的毛细血管中，它们就会尝试附着并通过血管挤出，而 TAM 会协助这一过程。Qian 等（2009）使用完整的肺成像系统可视化分析外渗过程，证明在这一期间肿瘤细胞和巨噬细胞之间存在完整的接触。

在转移过程的最后一步，肿瘤细胞到达新组织，它们在那里定居并增殖，形成新的肿瘤。然而，在肿瘤细胞传播之前，原发性肿瘤已为在未来的转移部位进行定植做好准备，并"启动"次级器官，形成所谓的预转移小生境。形成预转移小生境所涉及的关键因素之一是 TAM。原发性肿瘤细胞产生多种因子，例如 CCL2、CSF-1、胎盘生长因子（PlGF）、金属肽酶组织抑制剂（TIMP）-1 或富含 miRNA 的外泌体，这些外泌体将巨噬细胞动员到血流中，然后诱导它们在预转移部位积累（Nielsen and Schmid 2017；Joyce and Pollard 2009）。此外，原发性癌组织中的 TAM 所分泌的 TNF-α、VEGF 和 TGF-β 被认为可以通过血流转运至靶器官，在这里它们刺激组织驻留的巨噬细胞产生 S100A8 和血清淀粉样蛋白 A3。这些因子能够将巨噬细胞和肿瘤细胞募集到转移部位，促进形成预转移小生境（Sanchez et al. 2019）。骨髓来源和组织驻留的巨噬细胞都被称为转移相关巨噬细胞（MAM），它们的存在为循环肿瘤细胞归巢到 PMN 提供了路径。MAM 能在肿瘤细胞寄居前准备好小生境，因为它们释放基质蛋白，主要通过分泌 MMP、整合素或赖氨酰氧化酶（LOX）等重塑 ECM，并通过 VEGF 的产生促进外渗（Kaplan et al. 2005，2006；Erler et al. 2009；Sceneay et al. 2013）。此外，巨噬细胞可以抑制 T 细胞和 DC 的免疫反应，减弱它们的杀瘤和抗原呈递特性以帮助新定植的肿瘤细胞转移生长（Lin et al. 2019）。

4.4.3　血管生成时的 TAM

肿瘤的生长在很大程度上取决于血管生成，即从生长的肿瘤块周围的现有血管形成新血管。血管生成通过为快速生长的癌细胞提供营养和氧气促进转移过程，对肿瘤的发展至关重要（Wang et al. 2019）。有大量证据证明 TAM 水平与人类癌症中的血管数量密切相关，包括黑色素瘤（Torisu et al. 2000）、乳腺癌（Leek et al. 1996）、神经胶质瘤（Nishie et al. 1999）、胃癌（Wu et al. 2012）、结肠癌（Badawi et al. 2015）或肺腺癌（Takanami et al. 1999）。肿瘤组织在密集增殖生长过程中，需氧量远高于有效供氧量，导致肿瘤缺氧。缺氧诱导 TAM 中不同信号通路的激活，例如主要缺氧诱导因子 1（HIF-1）通路、PI3K/AKT/哺乳动物雷帕霉素靶标（mTOR）通路和 NFκB 通路。然而，在癌症中，这些信号通路也可能以一种与缺氧无关的方式被激活——通过生长因子、细胞因子、趋化因子或这些通路的特定蛋白的突变。这会导致促血管生成因子的产生和释放（Prenen and Mazzone 2019）。大量的 TAM 位于恶性肿瘤的缺氧区域，特别是在 HIF 高表达的坏死组织中。在这里，它们充当促血管生成因子的主要生产者，尤其是 VEGF，它是癌症血管生成的关键介质。VEGF 通过与血管内皮细胞上表达的两种受体 VEGFR1 和 VEGFR2 结合，启动血管生成，但这一过程还需要其他信号分子的参与，如血管生成素 2（Ang-2）和 delta 样配体 4（De Palma and Naldini 2011）。VEGF 和其他生长因子的产生，以及肿瘤微环境中的缺氧，开启"血管生成开关"，在肿瘤内部和周围形成新血管，使其呈现指数生长。肿瘤血管常发生畸形、扭曲、肿胀、不规则、渗漏、死角以及错乱。这些特征使肿瘤血流不理想，导致进一步的缺氧并产生 VEGF（Carmeliet 2005）。

除 VEGF 外，TAM 还分泌一系列在血管生成中起重要作用的因子，包括改变 VEGF 产生的细胞因子，如诱导癌细胞释放 VEGF 的 IL-1β；通过自分泌作用引起 VEGF 表达的 TGF-β；促进 VEGF 表达的碱性成纤维细胞生长因子（bFGF）；以及介导生物活性 VEGF 从基质中释放的 MMP9（Qian and Pollard 2010；Goswami et al. 2017）。此外，bFGF 充当单核细胞的趋化因子，并减少内皮黏附分子。然而，另一个因素——由 TAM 释放的 PDGF 有助于巨噬细胞募集和迁移，并导致血管稳定。此外，TAM 分泌的 IL-8 可以增加微血管密度，充当单核细胞和巨噬细胞的趋化剂，增强它们向肿瘤部位的募集，并促进 M2 样表型。另一种细胞因子 TNF-α 通过上调 IL-8、VEGF、bFGF 和血管生成素影响血管生成，增加其受体的表达并上调其在癌细胞中的表达（Goswami et al. 2017）。TAM 释放的其他促血管生成因子是胸苷磷酸化酶（TP）和 uPA。前者刺激内皮细胞的迁移，而后者导致细胞外基质降解并增加血管侵袭（Riabov et al. 2014）。M2 样 TAM 和肿瘤细胞会释放 PlGF，这是血管生成中的另一个关键分子，它有助于血管解体并充当 TAM 的趋化因子，同时还在其异常极化中发挥作用（Hedlund et al. 2009；Rolny et al. 2011）。

值得一提的是单核细胞的参与，它不仅是巨噬细胞的前体，还能促进血管生成。准确地说，DePalma 及其合作者在 2005 年鉴定出了表达 Tek 酪氨酸激酶受体 TIE-2（TEM；表达 TIE-2 的单核细胞）的独特单核细胞亚群。TEM 包含功能不同的骨髓谱系，能够诱导血管生成和肿瘤生长（De Palma et al. 2005）。在体外，TEM 被 Ang-2 趋化至肿瘤部位，Ang-2 是 TIE-2 的配体，它在活化的内皮细胞血管中被上调，表明了 TEM 对肿瘤的归巢机制（Venneri et al. 2007）。现已在不同的人类肿瘤中检测到了 TEM，包括结肠癌、肾癌、胰腺癌、肺癌（Venneri et al. 2007）、乳腺癌（Guex et al. 2015；Bron et al. 2015）或肝细胞癌

（Matsubara et al. 2013），但它们被排除在周围的健康组织之外。此外，内皮细胞产生的 Ang-2 诱导 TEMs 分泌 IL-10 和 VEGF，促进了血管生成（VEGF），抑制了 T 细胞增殖并促进了 Treg 生成（IL-10），从而使肿瘤细胞能够逃逸免疫反应（Coffelt et al. 2011；Ibberson et al. 2013）。

4.4.4　抗肿瘤免疫反应抑制时的 TAM

首先，如上所述，TAM 通过参与慢性炎症、肿瘤转移或血管生成，在很大程度上促进了肿瘤的发生。TAM 在肿瘤进展中的另一个重要作用是它们在 TME 中抑制抗肿瘤免疫反应。M2 样 TAM，而非 M1，是不良抗原呈递者，它们分泌一系列趋化因子（即 CCL2、CCL5、CCL17、CCL18 和 CCL22）、细胞因子（IL-10、IL-4、TGF-β、HGF、VEGF 和前列腺素）和酶（即 ARG1、MMP、COX-2 和组织蛋白酶 K）对宿主免疫系统发挥免疫抑制作用并下调许多免疫细胞的活化。另一方面，M2 样 TAM 产生低水平的免疫刺激细胞因子，如 IL-12、IL-1 或 TNF-α，这主要是由于 NF-κB 激活缺陷，尤其是在晚期癌症的 TAM 中（Chen et al. 2019；Sica et al. 2006）。

据报道，从人类和小鼠肿瘤中分离出来的 TAM 能够在体外直接抑制 T 细胞反应（Ruffell and Coussens 2015）。M2 样 TAM 过表达 IL-10，IL-10 单独或与 IL-6 一起可以上调巨噬细胞中 B7-H4 的表达，B7-H4 是一种负责抑制肿瘤相关抗原特异性 T 细胞免疫的分子（Sica et al. 2006；Kryczek et al. 2006）。此外，TME 中 TAM 衍生的 IL-10 会抑制 IL-12 的表达并抑制其他免疫细胞释放 IFN-γ。TAM 分泌的另一种免疫抑制细胞因子——TGF-β 可以抑制 CTL 和 NK 细胞的功能，因为它抑制颗粒酶 A 和 B、IFN-γ 或 FAS 配体的基因表达。此外，TGF-β 通过减少 DC 的成熟并增强其凋亡，促进了适应性免疫反应的下调（Ito et al. 2006；Thomas and Massagué 2005）。TAM 释放的趋化因子也有助于损害免疫反应。CCL2 不仅充当巨噬细胞的趋化因子，而且还被 TAM 分泌并促进 Th2 极化免疫（Balkwill 2004）。此外，TAM 分泌的 CCL17、CCL18 和 CCL22 负责吸引缺乏细胞毒性功能的 T 细胞亚群：它们募集初始、Th2 和 Treg 淋巴细胞，促进无效免疫反应并导致 T 细胞无能（Erreni et al. 2011；Solinas et al. 2009）。M2 样 TAM 产生大量 ARG1，这是一种负责将 L-精氨酸转化为 L-鸟氨酸和尿素的酶。激活 T 细胞反应需要 L-精氨酸；然而，通过表达 ARG1，导致 TAMs 细胞外精氨酸降解，从而引发 T 细胞代谢饥饿，这通常会损害它们的增殖和功能（Sica and Mantovani 2012）。

M2 样 TAM 调节 T 细胞活性的另一种机制是它们对程序性细胞死亡受体蛋白 1（PD-1）的影响，这是一种在活化的 T 细胞上表达上调的免疫检查点。在正常情况下，其配体——程序性细胞死亡配体 1（PD-L1）由抗原呈递细胞（APC）表达，其 PD-1/PD-L1 轴确保 T 细胞不会发动攻击（Boussiotis et al. 2014）。然而，肿瘤细胞经常过度表达 PD-L1，以防止被 T 细胞杀死，从而逃避免疫系统。此外，最近的研究表明，TAM 还表达 PD-1（Gordon et al. 2017）。TAM 通过 PD-1/PD-L1 轴与细胞毒性 T 细胞相互作用，抑制 T 细胞增殖、细胞毒性和细胞因子的产生，并导致 T 细胞受体和/或共刺激信号转导的抑制，反过来导致肿瘤特异性 T 细胞反应的阻断。此外，PD-1/PD-L1 信号通路还可以限制 NK 细胞、DCs 和 TAM 的功能，如抑制它们的吞噬特性（Chen et al. 2019；Katsuya et al. 2016；Qin et al. 2019）。

TAM 的多种功能使其成为开发抗肿瘤疗法的绝佳对象。下面，我们尝试简要概述 TAM 在癌症治疗中的作用。

4.5 癌症治疗中的 TAM

如上所述，TAM 是肿瘤微环境中免疫细胞的主要组成部分，它们作为免疫反应和肿瘤相关炎症的协调者发挥着主导作用（Yang and Zhang 2017）。大量研究表明，TAM 会干扰临床肿瘤学中常用的大多数抗肿瘤疗法，如常规（经典）化疗、放疗、抗血管生成疗法和基于抗体的免疫疗法（De Palma and Lewis 2013）。

TAM 可以对标准化疗发挥双重作用，偶尔会提高治疗效果，但更常见的是介导化疗耐药性。Mantovani 和 Allavena 等（2015）以及 Kroemer 等（2013）观察到了 TAM 对基于多柔比星的治疗的影响，这一过程是通过诱导骨髓细胞分化为 APC 并激活免疫反应，或通过诱导免疫原性细胞死亡（ICD）实现的。还有报道称，在人类肉瘤和胰腺癌中，特定药物（例如放线菌素 D 或吉西他滨）刺激了巨噬细胞的 M1 样分化并增强了它对癌细胞的细胞毒性（Colotta et al. 1984；Di Caro et al. 2016）。同样，在 B 细胞白血病模型中也观察到了环磷酰胺诱导肿瘤细胞分泌 CCL4、IL-8 和 TNF-α，从而促进了巨噬细胞浸润及其吞噬活性（Pallasch et al. 2014）。

另一方面，TAM 能够降低化疗的有效性。有研究在人类肺癌、乳腺癌和转移性骨病变中描述了巨噬细胞依赖性化疗耐药（Hughes et al. 2015）。TAM 通过三种可能的作用机制阻碍化疗的有效性：①增加免疫抑制性骨髓细胞的募集；②抑制适应性抗肿瘤免疫反应；③激活癌细胞中的抗细胞凋亡程序。第一种机制已在乳腺癌模型中得到了证实，其中化疗引起的组织损伤促进了癌细胞分泌 IL-34 和 CSF-1，并导致免疫抑制性骨髓细胞募集以试图治愈受损组织（DeNardo et al. 2011）。第二种机制已在卵巢癌中得到报道，其中巨噬细胞通过分泌 CCL2 来调控 Treg，从而间接调节 T 细胞的反应（Curiel et al. 2004）。此外，在用紫杉醇或卡铂治疗的荷瘤小鼠中，TAM 表现为 IL-10 的分泌增加，这会抑制 DC 产生 IL-12 并下调 CD8$^+$ T 细胞的抗肿瘤活性（Ruffell and Coussens 2015）。在用 5-氟尿嘧啶（5-FU）治疗的结直肠癌中观察到了第三种机制，即巨噬细胞促进了二胺腐胺的分泌并阻止了癌细胞凋亡（Zhang et al. 2016）。

与化疗类似，在放疗（RT）中观察到的 TAM 作用可能也有争议。在用 X 射线辐射治疗的胶质母细胞瘤中，观察到了 M2 巨噬细胞数量增加（Leblond et al. 2017）。此外，有研究记载了受辐射的巨噬细胞可能会有利于维持结肠癌细胞的侵袭性（Pinto et al. 2016）。另一方面，一些研究表明，低剂量放射治疗胰腺癌可能会将巨噬细胞重编程为 iNOS$^+$/M1 表型（Klug et al. 2013；Nadella et al. 2018）。巨噬细胞在 RT 中的促肿瘤作用可以解释为 M2 样表型比 M1 样表型更能抵抗辐射。巨噬细胞的抗肿瘤作用是基于这样一个事实，即辐射以类似于 ICD 激活剂的方式杀死癌细胞，导致其释放危险信号并触发有效的免疫反应（Leblond et al. 2017；Pinto et al. 2016）。

由于已知 TAM 是肿瘤血管生成开关的重要介质，并产生促进新血管网络形成的因子，因此它们能干扰血管生成药物也就不足为奇了。对患有难治性肿瘤的小鼠进行抗 VEGF 治疗的研究表明，与敏感肿瘤相比，抗性肿瘤的特征是具有更多的 TAM（Shojaei et al. 2007）。同样，用瓦他拉尼（vatalanib，阻断血管生成的蛋白激酶抑制剂）治疗鼠胶质母细胞瘤时 TAMs 浸润增加与降低的治疗效果相关。然而，随着与破坏 TAM 募集的 CSF-1R 抗体的联合给药，疗效显著改善（Achyut et al. 2015）。有趣的是，在乳腺癌和胰腺癌小鼠模型中，施用阻断抗体中断了 TEM 与 Ang-2 的相互作用，这导致了血管生成减少，但巨噬细胞的募集却增加了（Mazzieri et al. 2011）。

　　癌症免疫疗法的最新方法主要是基于使用靶向 T 细胞表面免疫检查点的抗体，称为免疫检查点阻断（ICB）疗法。这些免疫检查点是一个蛋白质家族，它们与 APC 或癌细胞上的特定配体相互作用并能抑制 TCR 介导的初始 T 细胞激活（Ribas and Wolchok 2018）。由于抗检查点抗体阻止了这种相互作用，它们已成为癌症免疫疗法的法宝，并在某些类型的癌症（黑色素瘤、肺癌或肾癌）中显示出良好的临床反应（Quaranta and Schmid 2019）。不幸的是，ICB 在某些类型的肿瘤中效果有限，例如胰腺癌、结直肠癌或卵巢癌（Kalbasi and Ribas 2020）。TAM 已被证明能够通过表达各种分子来降低 ICB 疗法的疗效，如 PD-L1/2、CD80、CD86 或 VISTA（T 细胞活化的 V 结构域免疫球蛋白抑制因子），这些分子作为检查点受体的其他配体并可能介导 CD8$^+$ T 细胞功能障碍（Chen et al. 2013；Kuklinski et al. 2018）。此外，Arlauckas 等（2017）报道，TAM 将抗 PD-1 抗体与其 Fc 受体结合，显著阻碍了抗体与 T 细胞上的 PD-1 结合。另一方面，已证明 TAMs 可以提高利妥昔单抗（Rituximab）的临床疗效，利妥昔单抗通过抗体依赖性细胞毒性（ADCC）机制靶向并杀死 B 细胞（Uchida et al. 2004）。这在靶向癌细胞的抗 PD-L1 抗体治疗中可能具有潜在优势。

4.6　靶向 TAM 的治疗方法：从实验研究到临床试验

　　如上所述，TAM 在抗肿瘤治疗中很重要，可能导致癌症对特定治疗产生耐药性。因此，人们非常关注靶向 TAM 的治疗，以便与当前疗法协同作用。通常，针对 TAM 的方法可分为三种（图 4.4）：①消除 TME 中已经存在的 TAM；②抑制 TAM 的募集和渗透；③重新编程 TAM 的促肿瘤极化状态并激活其抗肿瘤功能（Mantovani et al. 2017；Cassetta and Pollard 2018；Anfray et al. 2019）。

　　第一种策略侧重于 TAM 的消耗，被认为是对抗其负面影响以及增强抗癌治疗的方法。通常，此方法有两种途径：（A）靶向参与单核细胞/巨噬细胞增殖分化和存活的因子；（B）使用对巨噬细胞具有选择性毒性的药物。第一种途径（A）侧重于 CSF-1，因为它在单核细胞和巨噬细胞的生长中起着至关重要的作用（Jones and Ricardo 2013）。高水平的 CSF-1 或其受体（CSF-1R）已证明与淋巴瘤、乳腺癌或肝细胞癌患者的不良预后相关（Goswami et al. 2005；Koh et al. 2014；Zhu et al. 2008）。因此，已经开发了几种 CSF-1/CSF1R 轴的抑制剂，并且在临床试验中正作为单一疗法或与化学疗法/ICB 疗法联合进行研究。例如，单独使用或与紫杉醇联合使用的 Emactuzumab（人源化抗体）已显示出可显著减少晚期实体瘤患者 TME 中的 TAM 数量（具有良好的安全性）（Ⅰ 期试验）（Gomez-Roca et al. 2019）。另一种有趣的化合物是小分子药 PLX3397（Pexidartinib），它在乳腺癌和前列腺癌小鼠模型中被证明可以有效耗尽 TAM，增强 TME 中的 CD8$^+$ T 细胞浸润，并改善对治疗的反应（DeNardo et al. 2011；Xu et al. 2013）。PLX3397 与 ICB 或标准化疗方法联合应用可导致肿瘤消退并提高胰腺和周围神经鞘瘤对治疗的敏感性（Ⅰ 期和 Ⅱ 期试验）（Zhu et al. 2014；Patwardhan et al. 2014）。

　　前述方法中的另一种途径（B）涉及对单核细胞/巨噬细胞具有优先细胞毒活性的药物。在这方面通常使用的化合物属于无机双膦酸盐家族，分为两类：无氮或含氮化合物（Roelofs et al. 2006）。氯膦酸盐是一种第一类药物，在临床前试验中，它与纳米颗粒（通

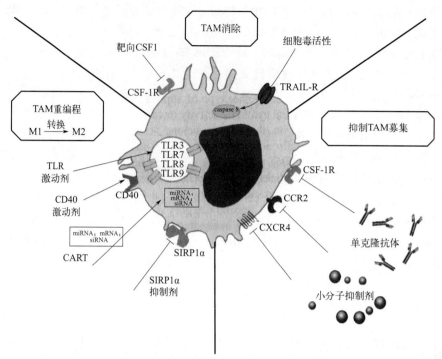

图 4.4　靶向 TAM 的三种策略。靶向 TAM 的三种主要策略包括：消除 TME 中已经存在的
TAM；抑制 TAM 的募集和浸润；以及重编程 TAM 的促肿瘤极化，激活其抗肿瘤功能

常是脂质体）结合使用可耗尽 TAM 并减少转移性肝癌的肿瘤生长（Zhang et al. 2010）。同
样，在各种临床前模型中，已证明使用唑来膦酸盐（对表达 MMP9 的巨噬细胞具有选择性
细胞毒性的第二类双膦酸盐）时巨噬细胞明显耗竭、血管生成减少且肿瘤进展受到抑制
（Zhang et al. 2010；Zhou et al. 2017；Lv et al. 2020）。此外，唑来膦酸盐已成功完成I期临床试
验，它显示出治疗肾癌和肺癌转移的潜力（Xiang et al. 2021）。另一种不属于双膦酸盐家族的
化合物是 Trabectedin——一种已注册的抗肿瘤药物，可成功用于靶向巨噬细胞。该化合物的
作用机制是通过 TRAIL 依赖性途径诱导单核细胞和巨噬细胞凋亡（Germano et al. 2013）。
Trabectedin 在消除 TAM 的有效性方面已在前列腺癌、胰腺癌和黑色素瘤的临床前试验中
得到了证实（Jones et al. 2019；Carminati et al. 2019；Borgoni et al. 2018）。虽然消除
TAM 的策略是有效的并且看起来很有希望，但这种方法的主要障碍是单核细胞/巨噬细胞
的耗竭不仅仅只选择 TAM。其他器官中驻留的巨噬细胞的整体损失可能会扰乱组织稳态并
减少细菌清除率（Krenkel and Tacke 2017）。

　　第二种 TAM 靶向方法旨在通过切断巨噬细胞在循环系统中的募集来限制 TME 内的巨
噬细胞积累。这种方法是围绕使用单克隆抗体或针对肿瘤衍生因子（TDF）或其受体的小
分子抑制剂而设计的。TDF 是补充 TAM 的关键参与者，它们在单核细胞和癌细胞之间的
交互作用中充当中介。该群中的主要因子是 CSF-1、VEGF、CCL2 和 CXCL12——也称为
基质细胞衍生因子 1α（SDF-1α）（Xiang et al. 2021；Argyle and Kitamura 2018）。临床前研
究表明，靶向 CCL2 或 CCR2 拮抗剂的抗体不仅下调了循环单核细胞的募集，而且还增强了
CD8[+] T 细胞和 NK 细胞的功能（Schmall et al. 2015）。抗 CCL2 抗体 CNTO888（Carlumab）的
临床试验在前列腺癌患者中已经成功进行（I期），具有显著的效果。同样，在胰腺癌或晚期

实体瘤中使用 CCR2 拮抗剂 PF-04136309 作为单一疗法或联合化疗使用（FOLFIRINOX）被证明是有效的，但总体结果有限（Ⅰ期和Ⅱ期）（Anfray et al. 2019）。本方法中的其他途径涉及 CXCL12/CXCR4 轴，它有助于募集 M2 巨噬细胞（Chen et al. 2014）。该通路由缺氧和 HIF-1α 诱导，因此，它在实体瘤中非常重要。CXCR4 拮抗剂 AMD3100 在乳腺癌模型中的研究证明了其抑制肿瘤进展和形成转移的能力（Boimel et al. 2012）。AMD3100 和另一种 CXCR4 拮抗剂 Plerixafor 目前正在头颈部鳞状细胞癌、急性髓性白血病（AML）和晚期实体瘤（Ⅰ期和Ⅱ期）患者的临床试验中进行评估（Anfray et al. 2019；Xiang et al. 2021）。抑制 TAM 募集的方法可以提高标准疗法（尤其是免疫疗法）的有效性；然而，也应考虑另一种可能的耐药机制，即肿瘤相关中性粒细胞（TAN）对巨噬细胞消耗的快速补偿（Nywening et al. 2018）。

最后一种靶向 TAM 的方法是基于巨噬细胞的药理学重编程，以诱导它们选择性地极化为 M1 型。将促肿瘤 M2 样 TAM 转换为抗肿瘤 M1 样 TAM，可以发挥它们作为 TME 中主要吞噬细胞和专业 APC 的潜力（DeNardo and Ruffell 2019）。有几种方法可以进行此类重编程，包括使用 TLR 激动剂、应用单克隆抗体和递送核酸（RNA、miRNA 或 siRNA）。

TLR 属于模式识别受体家族，可在与其配体结合后刺激巨噬细胞并激活 M1 样极化（Mantovani et al. 2017）。已经证明，位于 APC 内体区室中的 TLR（TLR3、TLR7、TLR8 或 TLR9）比细胞外 TLR（TLR1、TLR2、TLR4 或 TLR6）更有效地触发抗肿瘤免疫反应（Huang et al. 2021）。因此，多项研究已经集中于评估细胞内 TLR 激动剂诱导 TAM 重编程的能力。在这方面已经取得了一些成功，咪喹莫特（Imiquimod，TLR7 激动剂）已通过了Ⅲ期临床试验，并被美国食品药品监督管理局（FDA）批准用于治疗鳞状细胞癌和基底细胞癌（Keshavarz-Fathi and Rezaei 2021）。此外，最近 Maeda 等（2019）的研究表明，用 PolyI：C（TLR3 激动剂）刺激巨噬细胞比咪喹莫特更有效。目前，正在进行的临床试验旨在评估单独使用或与 ICB 联合使用的 PolyI：C 在治疗黑色素瘤、肉瘤以及头颈癌（Ⅰ期和Ⅱ期）中的效力（Anfray et al. 2019；Zhao et al. 2018）。值得一提的是，在过去几年中，TLR7/8 的激动剂 Resiquimod（R848）引起了人们的广泛关注，它是咪喹莫特的类似物。多项实验研究表明，它能够引发比咪喹莫特更强的抗肿瘤反应；然而，它毒性较强（Thauvin et al. 2019；Huang et al. 2018；Hasham et al. 2017）。R848 的另一种制剂——MEDI9197 已被开发出来以限制全身性细胞毒性作用（Mullins et al. 2019）。TLR 激动剂的应用似乎是治疗癌症的一种有前途的方法。其中一些化合物已用于疫苗接种目的（Bocanegra Gondan et al. 2018；Da Silva et al. 2019）；然而，关于它们在体内的效率的信息仍然非常有限。

重编程 TAM 的第二种方法侧重于使用单克隆抗体来恢复巨噬细胞的吞噬能力或释放其免疫刺激能力。吞噬作用受信号调节蛋白 α（SIRPα）的调节，SIRPα 是巨噬细胞上表达的抑制性受体。它识别 CD47，一种"不要吃我"的信号，在肿瘤细胞上过度表达（Feng et al. 2019；Willingham et al. 2012）。CD47-SIRPα 轴的相互作用是抵抗吞噬作用的主要机制，许多研究证明，CD47 的药理学抑制恢复了巨噬细胞在各种临床前癌症模型中杀死肿瘤细胞的能力（Yang et al. 2019；Noman et al. 2018；Gu et al. 2018）。迄今为止，Hu5F9-G4 单克隆抗体在骨髓性白血病和淋巴瘤患者中单独或与利妥昔单抗（抗 CD20 抗体）联合给药的临床试验已经取得了令人鼓舞的结果（Anfray et al. 2019；Advani et al. 2018）。巨噬细胞刺激其他免疫细胞（如 T 细胞）的能力取决于 CD40。它是属于 TNF 受体超家族的表面受体，主要在 APCs 上表达。CD40 与其配体（CD40L）的相互作用上调了 MHC 分子的表达并促进了炎性细胞因子（如 IL-12）的分泌（Zhang et al. 2018）。实验数据表明，激动性抗 CD40 抗体可在小鼠肿瘤模型中导致 TAM 恢复肿瘤免疫监视和有效抗肿瘤活性（Beatty et al. 2011；Perry et al. 2018）。目前正在进行一项针对 RO7009789（CD40 激动剂抗体）与化疗或免疫检查点疗法联合用于治疗晚期实体瘤患者的临床评估实验（Ⅰ期）（Anfray et al. 2019）。

基于细胞转染的分子生物学技术进步允许开发 mRNA、miRNA 或 siRNA 递送的 TAM 重编程新策略。新型电荷改变的可释放转运蛋白（CART）结合寡（碳酸酯-b-α-氨基酯）作为动态载体，能够通过受控降解和细胞质促进释放功能性 mRNA 来保护和递送聚阴离子 mRNA（McKinlay et al. 2017）。该方法已用于将编码 CD80、CD86 和 OX40L 的 mRNA 传递到淋巴瘤和结肠癌的双肿瘤模型中。该实验的结果表明，CARTs 可以成功转染肿瘤浸润细胞，包括 TAMs（占其数量的 28%），并诱导全身抗肿瘤免疫（Haabeth et al. 2019）。另一项研究表明，在生物可降解的聚合物纳米颗粒中封装和使用两种 mRNA——第一种编码干扰素调节因子 5（IRF5），第二种编码丝氨酸激酶 IKKβ，在小鼠卵巢肿瘤模型中通过下调 M2 基因表达（如 CCL12）和上调 M1 基因（如 CCL5）导致了 M1 样巨噬细胞数量的增加（Zhang et al. 2019）。基因水平的改变也可用微小 RNA（miRNA）来实现。这些小的非编码 RNA 分子能够在转录后水平调节基因表达（O'Brien et al. 2018）。在小鼠肉瘤模型中的研究显示，在脂质包被的膦酸盐纳米颗粒的促进下，miRNA-155 的递送成功地将 TAMs 重编程为 M1 表型（Cai et al. 2012）。另一方面，小干扰 RNA（siRNA）的递送旨在沉默参与 TAM 免疫抑制功能的基因。在 Song 等人的研究中，靶向 VEGF 和 PlGF 的两种 siRNA 被加载到甘露糖化双 pH 响应的纳米颗粒中。这两种生长因子在癌细胞和 TAM 中过表达，促进了肿瘤细胞增殖和免疫抑制。设计的纳米粒子被用于小鼠乳腺癌模型，导致靶基因沉默，抑制了肿瘤生长和转移（Song et al. 2018）。到目前为止，已有Ⅰ期和Ⅱ期临床试验评估了使用载有编码人 OX40L 的 mRNA-2416 的脂质体联合抗 PD-L1 疗法治疗的晚期肿瘤患者；然而，据我们所知，目前还没有基于 RNA 递送技术的新临床试验启动（Anfray et al. 2019）。

4.7 结语

总而言之，由于 TAM 在肿瘤微环境中具有多方面的功能，因此对肿瘤的发生具有重大影响。它们可以呈现抗肿瘤（M1 样 TAM）和促肿瘤（M2 样 TAM）活性。M1 样 TAM 的作用是基于炎性细胞因子、细胞毒性分子的产生以及其他免疫细胞活性的增强。TME 中存在的大量 M1 样 TAM 与患者更好的总生存率预后相关。另一方面，在癌症患者中更常见的 M2 样 TAM 有助于转移、血管生成、预转移小生境的产生以及宿主抗肿瘤免疫反应的抑制。因此，它们会导致疾病的不良后果。由于 TAM 的广泛特性，它们构成了极好的治疗靶点。在与癌症的斗争中人们已经提出了许多使用 TAM 的方法，其中最有希望的是涉及巨噬细胞耗竭、抑制它们的募集或重新编程它们功能的策略。希望靶向 TAM 的疗法能让科学家们感到欢欣鼓舞。

参 考 文 献

Achyut BR，Shankar A，Iskander ASM et al (2015) Bone marrow derived myeloid cells orchestrate antiangio-
　　genic resistance in glioblastoma through coordinated molecular networks. Cancer Lett 369:416-426. https://
　　doi.org/10.1016/j.canlet.2015.09.004

Advani R，Flinn I，Popplewell L et al（2018）CD47 blockade by Hu5F9-G4 and rituximab in non-Hodgkin's lymphoma. N Engl J Med 379：1711-1721. https：//doi.org/10.1056/NEJMoa1807315

Allavena P，Sica A，Solinas G et al（2008）The inflammatory micro-environment in tumor progression：the role of tumor-associated macrophages. Crit Rev Oncol Hematol 66：1-9. https：//doi.org/10.1016/j.critrevonc.2007.07.004

Anderson NM，Simon MC（2020）The tumor microenvironment. Curr Biol 30：R921-R925. https：//doi.org/10.1016/j.cub.2020.06.081

Anfray C，Ummarino A，Torres Andón F，Allavena P（2019）Current strategies to target tumorassociated-macrophages to improve anti-tumor immune responses. Cell 9. https：//doi.org/10.3390/cells9010046

Argyle D，Kitamura T（2018）Targeting macrophage-recruiting chemokines as a novel therapeutic strategy to prevent the progression of solid tumors. Front Immunol 9：2629. https：//doi.org/10.3389/fimmu.2018.02629

Arlauckas SP，Garris CS，Kohler RH et al（2017）*In vivo* imaging reveals a tumor-associated macrophage-mediated resistance pathway in anti-PD-1 therapy. Sci Transl Med 9. https：//doi.org/10.1126/scitranslmed.aal3604

Badawi MA，Abouelfadl DM，El-Sharkawy SL et al（2015）Tumor-associated macrophage（TAM）and angiogenesis in human colon carcinoma. Open Access Maced J Med Sci 3：209-214. https：//doi.org/10.3889/oamjms.2015.044

Baghban R，Roshangar L，Jahanban-Esfahlan R et al（2020）Tumor microenvironment complexity and therapeutic implications at a glance. Cell Communication and Signaling 18：59. https：//doi.org/10.1186/s12964-020-0530-4

Balkwill F（2004）Cancer and the chemokine network. Nat Rev Cancer 4：540-550. https：//doi.org/10.1038/nrc1388

Balkwill F，Coussens LM（2004）Cancer：an inflammatory link. Nature 431：405-406. https：//doi.org/10.1038/431405a

Balkwill FR，Capasso M，Hagemann T（2012）The tumor microenvironment at a glance. J Cell Sci 125：5591-5596. https：//doi.org/10.1242/jcs.116392

Beatty GL，Chiorean EG，Fishman MP et al（2011）CD40 agonists alter tumor stroma and show efficacy against pancreatic carcinoma in mice and humans. Science 331：1612-1616. https：//doi.org/10.1126/science.1198443

Belgiovine C，D'Incalci M，Allavena P，Frapolli R（2016）Tumor-associated macrophages and antitumor therapies：complex links. Cell Mol Life Sci 73：2411-2424. https：//doi.org/10.1007/s00018-016-2166-5

Benoit M，Desnues B，Mege J-L（2008）Macrophage polarization in bacterial infections. J Immunol 181：3733-3739. https：//doi.org/10.4049/jimmunol.181.6.3733

Biswas SK，Chittezhath M，Shalova IN，Lim J-Y（2012）Macrophage polarization and plasticity in health and disease. Immunol Res 53：11-24. https：//doi.org/10.1007/s12026-012-8291-9

Bocanegra Gondan AI，Ruiz-de-Angulo A，Zabaleta A et al（2018）Effective cancer immunotherapy in mice by polyIC-imiquimod complexes and engineered magnetic nanoparticles. Biomaterials 170：95-115. https：//doi.org/10.1016/j.biomaterials.2018.04.003

Boimel PJ，Smirnova T，Zhou ZN et al（2012）Contribution of CXCL12 secretion to invasion of breast cancer cells. Breast Cancer Res 14：R23. https：//doi.org/10.1186/bcr3108

Borgoni S，Iannello A，Cutrupi S et al（2018）Depletion of tumor-associated macrophages switches the epigenetic profile of pancreatic cancer infiltrating T cells and restores their anti-tumor phenotype. Onco Targets Ther 7：e1393596. https：//doi.org/10.1080/2162402X.2017.1393596

Boussiotis VA，Chatterjee P，Li L（2014）Biochemical signaling of PD-1 on T cells and its functional implications. Cancer J 20：265-271. https：//doi.org/10.1097/PPO.0000000000000059

Bowman RL，Klemm F，Akkari L et al（2016）Macrophage ontogeny underlies differences in tumor-specific education in brain malignancies. Cell Rep 17:2445-2459. https://doi.org/10. 1016/j.celrep.2016.10.052

Bromberg J, Wang TC (2009) Inflammation and cancer: IL-6 and STAT3 complete the link. Cancer Cell 15:79-80. https://doi.org/10.1016/j.ccr.2009.01.009

Bron S, Henry L, Faes-van't Hull E et al (2015) TIE-2-expressing monocytes are lymphangiogenic and associate specifically with lymphatics of human breast cancer. Onco Targets Ther 5. https://doi.org/10.1080/2162402X.2015.1073882

Cai X, Yin Y, Li N et al (2012) Re-polarization of tumor-associated macrophages to pro-inflammatory M1 macrophages by microRNA-155. J Mol Cell Biol 4:341-343. https://doi.org/10.1093/jmcb/mjs044

Cai J, Xia L, Li J et al (2019) Tumor-associated macrophages derived TGF-β-induced epithelial to mesenchymal transition in colorectal cancer cells through Smad2,3-4/snail signaling pathway. Cancer Res Treat 51:252-266. https://doi.org/10.4143/crt.2017.613

Calandra T, Roger T (2003) Macrophage migration inhibitory factor: a regulator of innate immunity. Nat Rev Immunol 3:791-800. https://doi.org/10.1038/nri1200

Carmeliet P (2005) VEGF as a key mediator of angiogenesis in cancer. Oncology 69(Suppl 3):4-10. https://doi.org/10.1159/000088478

Carminati L, Pinessi D, Borsotti P et al (2019) Antimetastatic and antiangiogenic activity of trabectedin in cutaneous melanoma. Carcinogenesis 40:303-312. https://doi.org/10.1093/carcin/bgy177

Cassetta L, Pollard JW (2018) Targeting macrophages: therapeutic approaches in cancer. Nat Rev Drug Discov 17:887-904. https://doi.org/10.1038/nrd.2018.169

Chen Q, Zhang XH-F, Massagué J (2011) Macrophage binding to receptor VCAM-1 transmits survival signals in breast cancer cells that invade the lungs. Cancer Cell 20:538-549. https://doi. org/10.1016/j.ccr.2011.08.025

Chen BJ, Chapuy B, Ouyang J et al (2013) PD-L1 expression is characteristic of a subset of aggressive B-cell lymphomas and virus-associated malignancies. Clin Cancer Res 19:3462-3473. https://doi.org/10.1158/1078-0432.CCR-13-0855

Chen Y, Huang Y, Reiberger T et al (2014) Differential effects of sorafenib on liver versus tumor fibrosis mediated by stromal-derived factor 1 alpha/C-X-C receptor type 4 axis and myeloid differentiation antigen-positive myeloid cell infiltration in mice. Hepatology 59:1435-1447. https://doi.org/10.1002/hep.26790

Chen Z, Feng X, Herting CJ et al (2017) Cellular and molecular identity of tumor-associated macrophages in glioblastoma. Cancer Res 77:2266-2278. https://doi.org/10.1158/0008-5472. CAN-16-2310

Chen Y, Song Y, Du W et al (2019) Tumor-associated macrophages: an accomplice in solid tumor progression. J Biomed Sci 26:78. https://doi.org/10.1186/s12929-019-0568-z

Cheng H, Wang Z, Fu L, Xu T (2019) Macrophage polarization in the development and progression of ovarian cancers: an overview. Front Oncol 9:421. https://doi.org/10.3389/fonc.2019.00421

Cho U, Kim B, Kim S et al (2018) Pro-inflammatory M1 macrophage enhances metastatic potential of ovarian cancer cells through NF-κB activation. Mol Carcinog 57:235-242. https://doi.org/10. 1002/mc.22750

Coffelt SB, Chen Y-Y, Muthana M et al (2011) Angiopoietin 2 stimulates TIE2-expressing monocytes to suppress T cell activation and to promote regulatory T cell expansion. J Immunol 186:4183-4190. https://doi. org/10.4049/jimmunol.1002802

Colotta F, Peri G, Villa A, Mantovani A (1984) Rapid killing of actinomycin D-treated tumor cells by human mononuclear cells. I. Effectors belong to the monocyte-macrophage lineage. J Immunol 132:936-944

Cortés M, Sanchez-Moral L, de Barrios O et al (2017) Tumor-associated macrophages (TAMs) depend on ZEB1 for their cancer-promoting roles. EMBO J 36:3336-3355. https://doi.org/10. 15252/embj.201797345

Curiel TJ, Coukos G, Zou L et al (2004) Specific recruitment of regulatory T cells in ovarian carcinoma fosters immune privilege and predicts reduced survival. Nat Med 10:942-949. https://doi.org/10.1038/nm1093

Da Silva CG, Camps MGM, Li TMWY et al (2019) Co-delivery of immunomodulators in biodegradable nanop-articles improves therapeutic efficacy of cancer vaccines. Biomaterials 220:119417. https://doi.org/10.1016/j.biomaterials.2019.119417

Davies LC, Jenkins SJ, Allen JE, Taylor PR (2013) Tissue-resident macrophages. Nat Immunol 14:986-995. https://doi.org/10.1038/ni.2705

De Palma M, Lewis CE (2013) Macrophage regulation of tumor responses to anticancer therapies. Cancer Cell 23:277-286. https://doi.org/10.1016/j.ccr.2013.02.013

De Palma M, Naldini L (2011) Angiopoietin-2 TIEs up macrophages in tumor angiogenesis. Clin Cancer Res 17:5226-5232. https://doi.org/10.1158/1078-0432.CCR-10-0171

De Palma M, Venneri MA, Galli R et al (2005) Tie2 identifies a hematopoietic lineage of proangiogenic mono-cytes required for tumor vessel formation and a mesenchymal population of pericyte progenitors. Cancer Cell 8:211-226. https://doi.org/10.1016/j.ccr.2005.08.002

DeNardo DG, Ruffell B (2019) Macrophages as regulators of tumour immunity and immunotherapy. Nat Rev Immunol 19:369-382. https://doi.org/10.1038/s41577-019-0127-6

DeNardo DG, Brennan DJ, Rexhepaj E et al (2011) Leukocyte complexity predicts breast cancer survival and functionally regulates response to chemotherapy. Cancer Discov 1:54-67. https://doi.org/10.1158/2159-8274.CD-10-0028

Denisenko TV, Budkevich IN, Zhivotovsky B (2018) Cell death-based treatment of lung adenocarcinoma. Cell Death Dis 9:117. https://doi.org/10.1038/s41419-017-0063-y

Di Caro G, Cortese N, Castino GF et al (2016) Dual prognostic significance of tumour-associated macrophages in human pancreatic adenocarcinoma treated or untreated with chemotherapy. Gut 65:1710-1720. https://doi.org/10.1136/gutjnl-2015-309193

Edin S, Wikberg ML, Dahlin AM et al (2012) The distribution of macrophages with a M1 or M2 phenotype in relation to prognosis and the molecular characteristics of colorectal cancer. PLoS One 7:e47045. https://doi.org/10.1371/journal.pone.0047045

Epelman S, Lavine KJ, Randolph GJ (2014) Origin and functions of tissue macrophages. Immunity 41:21-35. https://doi.org/10.1016/j.immuni.2014.06.013

Erler JT, Bennewith KL, Cox TR et al (2009) Hypoxia-induced lysyl oxidase is a critical mediator of bone mar-row cell recruitment to form the premetastatic niche. Cancer Cell 15:35-44. https://doi.org/10.1016/j.ccr.2008.11.012

Erreni M, Mantovani A, Allavena P (2011) Tumor-associated macrophages (TAM) and inflammation in color-ectal cancer. Cancer Microenviron 4:141-154. https://doi.org/10.1007/s12307-010-0052-5

Fan Q-M, Jing Y-Y, Yu G-F et al (2014) Tumor-associated macrophages promote cancer stem celllike proper-ties via transforming growth factor-beta1-induced epithelial-mesenchymal transition in hepatocellular carcino-ma. Cancer Lett 352:160-168. https://doi.org/10.1016/j.canlet.2014.05.008

Feng M, Chen JY, Weissman-Tsukamoto R et al (2015) Macrophages eat cancer cells using their own calreti-culin as a guide:roles of TLR and Btk. PNAS 112:2145-2150. https://doi.org/10.1073/pnas.1424907112

Feng M, Marjon KD, Zhu F et al (2018) Programmed cell removal by calreticulin in tissue homeostasis and cancer. Nat Commun 9:3194. https://doi.org/10.1038/s41467-018-05211-7

Feng M, Jiang W, Kim BYS et al (2019) Phagocytosis checkpoints as new targets for cancer immunotherapy. Nat Rev Cancer 19:568-586. https://doi.org/10.1038/s41568-019-0183-z

Franklin RA, Liao W, Sarkar A et al (2014) The cellular and molecular origin of tumor-associated macropha-ges. Science 344:921-925. https://doi.org/10.1126/science.1252510

Gao L，Zhang W，Zhong W-Q et al（2018）Tumor associated macrophages induce epithelial to mesenchymal transition via the EGFR/ERK1/2 pathway in head and neck squamous cell carcinoma. Oncol Rep 40：2558-2572. https://doi.org/10.3892/or.2018.6657

Germano G，Frapolli R，Belgiovine C et al（2013）Role of macrophage targeting in the antitumor activity of trabectedin. Cancer Cell 23：249-262. https://doi.org/10.1016/j.ccr.2013.01.008

Gomez-Roca CA，Italiano A，Le Tourneau C et al（2019）Phase I study of emactuzumab single agent or in combination with paclitaxel in patients with advanced/metastatic solid tumors reveals depletion of immunosuppressive M2-like macrophages. Ann Oncol 30：1381-1392. https://doi.org/10.1093/annonc/mdz163

Gordon S（2003）Alternative activation of macrophages. Nat Rev Immunol 3：23-35. https://doi.org/10.1038/nri978

Gordon SR，Maute RL，Dulken BW et al（2017）PD-1 expression by tumour-associated macrophages inhibits phagocytosis and tumour immunity. Nature 545：495-499. https://doi.org/10.1038/nature22396

Goswami S，Sahai E，Wyckoff JB et al（2005）Macrophages promote the invasion of breast carcinoma cells via a colony-stimulating factor-1/epidermal growth factor paracrine loop. Cancer Res 65：5278-5283. https://doi.org/10.1158/0008-5472.CAN-04-1853

Goswami KK，Ghosh T，Ghosh S et al（2017）Tumor promoting role of anti-tumor macrophages in tumor microenvironment. Cell Immunol 316：1-10. https://doi.org/10.1016/j.cellimm.2017.04.005

Grivennikov SI，Greten FR，Karin M（2010）Immunity，inflammation，and cancer. Cell 140：883-899. https://doi.org/10.1016/j.cell.2010.01.025

Gu S，Ni T，Wang J et al（2018）CD47 blockade inhibits tumor progression through promoting phagocytosis of tumor cells by M2 polarized macrophages in endometrial cancer. J Immunol Res 2018：6156757. https://doi.org/10.1155/2018/6156757

Guex N，Crespo I，Bron S et al（2015）Angiogenic activity of breast cancer patients' monocytes reverted by combined use of systems modeling and experimental approaches. PLoS Comput Biol 11：e1004050. https://doi.org/10.1371/journal.pcbi.1004050

Haabeth OAW，Blake TR，McKinlay CJ et al（2019）Local delivery of Ox40l，Cd80，and Cd86 mRNA kindles global anticancer immunity. Cancer Res 79：1624-1634. https://doi.org/10.1158/0008-5472.CAN-18-2867

Hamada I，Kato M，Yamasaki T et al（2002）Clinical effects of tumor-associated macrophages and dendritic cells on renal cell carcinoma. Anticancer Res 22：4281-4284

Hanahan D，Coussens LM（2012）Accessories to the crime：functions of cells recruited to the tumor microenvironment. Cancer Cell 21：309-322. https://doi.org/10.1016/j.ccr.2012.02.022

Hapach LA，Mosier JA，Wang W，Reinhart-King CA（2019）Engineered models to parse apart the metastatic cascade. NPJ Precis Oncol 3：1-8. https://doi.org/10.1038/s41698-019-0092-3

Hasham MG，Baxan N，Stuckey DJ et al（2017）Systemic autoimmunity induced by the TLR7/8 agonist Resiquimod causes myocarditis and dilated cardiomyopathy in a new mouse model of autoimmune heart disease. Dis Model Mech 10：259-270. https://doi.org/10.1242/dmm.027409

Hedlund E-M，Hosaka K，Zhong Z et al（2009）Malignant cell-derived PlGF promotes normalization and remodeling of the tumor vasculature. PNAS 106：17505-17510. https://doi.org/10.1073/pnas.0908026106

Honkanen TJ，Tikkanen A，Karihtala P et al（2019）Prognostic and predictive role of tumourassociated macrophages in HER2 positive breast cancer. Sci Rep 9：10961. https://doi.org/10.1038/s41598-019-47375-2

Huang F，Wang D，Yao Y，Wang M（2017）PDGF signaling in cancer progression. Int J Clin Exp Med 10：9918-9929. http://www.ijcem.com/files/ijcem0055300.pdf

Huang L，Xu H，Peng G（2018）TLR-mediated metabolic reprogramming in the tumor microenvironment：potential novel strategies for cancer immunotherapy. Cell Mol Immunol 15：428-437. https://doi.org/10.1038/

cmi.2018.4

Huang X，Zhang X，Lu M（2021）Recent trends in the development of toll-like receptor 7/8-targeting therapeutics. Expert Opin Drug Discov:1-12. https://doi.org/10.1080/17460441.2021. 1898369

Hughes R，Qian B-Z，Rowan C et al（2015）Perivascular M2 macrophages stimulate tumor relapse after chemotherapy. Cancer Res 75:3479-3491. https://doi.org/10.1158/0008-5472.CAN-14-3587

Ibberson M，Bron S，Guex N et al（2013）TIE-2 and VEGFR kinase activities drive immunosuppressive function of TIE-2-expressing monocytes in human breast tumors. Clin Cancer Res 19:3439-3449. https://doi.org/10.1158/1078-0432.CCR-12-3181

Ireland LV，Mielgo A（2018）Macrophages and fibroblasts，key players in cancer Chemoresistance. Front Cell Dev Biol 6:131. https://doi.org/10.3389/fcell.2018.00131

Ito M，Minamiya Y，Kawai H et al（2006）Tumor-derived TGFbeta-1 induces dendritic cell apoptosis in the sentinel lymph node. J Immunol 176:5637-5643. https://doi.org/10.4049/jimmunol.176.9.5637

Jensen TO，Schmidt H，Møller HJ et al（2009）Macrophage markers in serum and tumor have prognostic impact in American joint committee on cancer stage Ⅰ/Ⅱ melanoma. J Clin Oncol 27:3330-3337. https://doi.org/10.1200/JCO.2008.19.9919

Jeon S-H，Chae B-C，Kim H-A et al（2007）Mechanisms underlying TGF-beta1-induced expression of VEGF and Flk-1 in mouse macrophages and their implications for angiogenesis. J Leukoc Biol 81:557-566. https://doi.org/10.1189/jlb.0806517

Jones CV，Ricardo SD（2013）Macrophages and CSF-1. Organogenesis 9:249-260. https://doi.org/10.4161/org.25676

Jones JD，Sinder BP，Paige D et al（2019）Trabectedin reduces skeletal prostate cancer tumor size in association with effects on M2 macrophages and Efferocytosis. Neoplasia 21:172-184. https://doi.org/10.1016/j.neo.2018.11.003

Joyce JA，Pollard JW（2009）Microenvironmental regulation of metastasis. Nat Rev Cancer 9:239-252. https://doi.org/10.1038/nrc2618

Kalbasi A，Ribas A（2020）Tumour-intrinsic resistance to immune checkpoint blockade. Nat Rev Immunol 20:25-39. https://doi.org/10.1038/s41577-019-0218-4

Kaplan RN，Riba RD，Zacharoulis S et al（2005）VEGFR1-positive haematopoietic bone marrow progenitors initiate the pre-metastatic niche. Nature 438:820-827. https://doi.org/10.1038/nature04186

Kaplan RN，Psaila B，Lyden D（2006）Bone marrow cells in the "pre-metastatic niche":within bone and beyond. Cancer Metastasis Rev 25:521-529. https://doi.org/10.1007/s10555-006-9036-9

Karin M，Greten FR（2005）NF-kappaB:linking inflammation and immunity to cancer development and progression. Nat Rev Immunol 5:749-759. https://doi.org/10.1038/nri1703

Katsuya Y，Horinouchi H，Asao T et al（2016）Expression of programmed death 1（PD-1）and its ligand（PD-L1）in thymic epithelial tumors:impact on treatment efficacy and alteration in expression after chemotherapy. Lung Cancer 99:4-10. https://doi.org/10.1016/j.lungcan.2016. 05.007

Keshavarz-Fathi M，Rezaei N（2021）Cancer Immunoprevention:current status and future directions. Arch Immunol Ther Exp 69:3. https://doi.org/10.1007/s00005-021-00604-x

Klug F，Prakash H，Huber PE et al（2013）Low-dose irradiation programs macrophage differentiation to an iNOS$^+$/M1 phenotype that orchestrates effective T cell immunotherapy. Cancer Cell 24:589-602. https://doi.org/10.1016/j.ccr.2013.09.014

Koh YW，Park C，Yoon DH et al（2014）CSF-1R expression in tumor-associated macrophages is associated with worse prognosis in classical Hodgkin lymphoma. Am J Clin Pathol 141:573-583. https://doi.org/10.1309/AJCPR92TDDFARISU

Kong L，Zhou Y，Bu H et al（2016）Deletion of interleukin-6 in monocytes/macrophages suppresses the initiation of hepatocellular carcinoma in mice. J Exp Clin Cancer Res 35：131. https：//doi.org/10.1186/s13046-016-0412-1

Krenkel O，Tacke F（2017）Liver macrophages in tissue homeostasis and disease. Nat Rev Immunol 17：306-321. https：//doi.org/10.1038/nri.2017.11

Kroemer G，Galluzzi L，Kepp O，Zitvogel L（2013）Immunogenic cell death in cancer therapy. Annu Rev Immunol 31：51-72. https：//doi.org/10.1146/annurev-immunol-032712-100008

Kryczek I，Zou L，Rodriguez P et al（2006）B7-H4 expression identifies a novel suppressive macrophage population in human ovarian carcinoma. J Exp Med 203：871-881. https：//doi. org/10.1084/jem.20050930

Kuklinski LF，Yan S，Li Z et al（2018）VISTA expression on tumor-infiltrating inflammatory cells in primary cutaneous melanoma correlates with poor disease-specific survival. Cancer Immunol Immunother 67：1113-1121. https：//doi.org/10.1007/s00262-018-2169-1

Laoui D，Van Overmeire E，De Baetselier P et al（2014）Functional relationship between tumorassociated macrophages and macrophage Colony-stimulating factor as contributors to cancer progression. Front Immunol 5：489. https：//doi.org/10.3389/fimmu.2014.00489

Larionova I，Cherdyntseva N，Liu T et al（2019）Interaction of tumor-associated macrophages and cancer chemotherapy. Onco Targets Ther 8：1596004. https：//doi.org/10.1080/2162402X.2019. 1596004

Leblond MM，Pérès EA，Helaine C et al（2017）M2 macrophages are more resistant than M1 macrophages following radiation therapy in the context of glioblastoma. Oncotarget 8：72597-72612. https：//doi. org/10. 18632/oncotarget.19994

Leek RD，Lewis CE，Whitehouse R et al（1996）Association of macrophage infiltration with angiogenesis and prognosis in invasive breast carcinoma. Cancer Res 56：4625-4629

Li S，Xu F，Zhang J et al（2017）Tumor-associated macrophages remodeling EMT and predicting survival in colorectal carcinoma. Onco Targets Ther 7. https：//doi.org/10.1080/2162402X.2017. 1380765

Lin Y，Xu J，Lan H（2019）Tumor-associated macrophages in tumor metastasis：biological roles and clinical therapeutic applications. J Hematol Oncol 12：76. https：//doi.org/10.1186/s13045-019-0760-3

Lissbrant IF，Stattin P，Wikstrom P et al（2000）Tumor associated macrophages in human prostate cancer：relation to clinicopathological variables and survival. Int J Oncol 17：445-451. https：//doi.org/10.3892/ijo.17.3.445

Liu Y，Cao X（2015）The origin and function of tumor-associated macrophages. Cell Mol Immunol 12：1-4. https：//doi.org/10.1038/cmi.2014.83

Liu KX，Joshi S（2020）"Re-educating" tumor associated macrophages as a novel immunotherapy strategy for neuroblastoma. Front Immunol 11. https：//doi.org/10.3389/fimmu.2020.01947

Liu C-Y，Xu J-Y，Shi X-Y et al（2013）M2-polarized tumor-associated macrophages promoted epithelial-mesenchymal transition in pancreatic cancer cells，partially through TLR4/IL-10 signaling pathway. Lab Investig 93：844-854. https：//doi.org/10.1038/labinvest.2013.69

Lopez-Castejón G，Baroja-Mazo A，Pelegrín P（2011）Novel macrophage polarization model：from gene expression to identification of new anti-inflammatory molecules. Cell Mol Life Sci 68：3095-3107. https：//doi.org/10.1007/s00018-010-0609-y

Loyher P-L，Hamon P，Laviron M et al（2018）Macrophages of distinct origins contribute to tumor development in the lung. J Exp Med 215：2536-2553. https：//doi.org/10.1084/jem.20180534

Lu X，Mu E，Wei Y et al（2011）VCAM-1 promotes osteolytic expansion of indolent bone micrometastasis of breast cancer by engaging $\alpha4\beta1$-positive osteoclast progenitors. Cancer Cell 20：701-714. https：//doi.org/10.1016/j.ccr.2011.11.002

Lv J，Chen F-K，Liu C et al（2020）Zoledronic acid inhibits thyroid cancer stemness and metastasis by repressing

M2-like tumor-associated macrophages induced Wnt/β-catenin pathway. Life Sci 256：117925. https://doi. org/10.1016/j.lfs.2020.117925

Ma J, Liu L, Che G et al (2010) The M1 form of tumor-associated macrophages in non-small cell lung cancer is positively associated with survival time. BMC Cancer 10：112. https://doi.org/10. 1186/1471-2407-10-112

Macciò A, Gramignano G, Cherchi MC et al (2020) Role of M1-polarized tumor-associated macrophages in the prognosis of advanced ovarian cancer patients. Sci Rep 10：6096. https://doi.org/10.1038/s41598-020-63276-1

Maeda A, Digifico E, Andon FT et al (2019) Poly(I：C) stimulation is superior than Imiquimod to induce the antitumoral functional profile of tumor-conditioned macrophages. Eur J Immunol 49：801-811. https://doi. org/10.1002/eji.201847888

Mantovani A, Allavena P (2015) The interaction of anticancer therapies with tumor-associated macrophages. J Exp Med 212：435-445. https://doi.org/10.1084/jem.20150295

Mantovani A, Sica A (2010) Macrophages, innate immunity and cancer：balance, tolerance, and diversity. Curr Opin Immunol 22：231-237. https://doi.org/10.1016/j.coi.2010.01.009

Mantovani A, Sozzani S, Locati M et al (2002) Macrophage polarization：tumor-associated macrophages as a paradigm for polarized M2 mononuclear phagocytes. Trends Immunol 23：549-555. https://doi.org/10.1016/ s1471-4906(02)02302-5

Mantovani A, Sica A, Sozzani S et al (2004) The chemokine system in diverse forms of macrophage activation and polarization. Trends Immunol 25：677-686. https://doi.org/10.1016/j.it.2004. 09.015

Mantovani A, Marchesi F, Malesci A et al (2017) Tumour-associated macrophages as treatment targets in oncology. Nat Rev Clin Oncol 14：399-416. https://doi.org/10.1038/nrclinonc. 2016.217

Martinez FO, Gordon S, Locati M, Mantovani A (2006) Transcriptional profiling of the human monocyte-to-macrophage differentiation and polarization：new molecules and patterns of gene expression. J Immunol 177：7303-7311. https://doi.org/10.4049/jimmunol.177.10.7303

Mass E, Ballesteros I, Farlik M et al (2016) Specification of tissue-resident macrophages during organogenesis. Science 353. https://doi.org/10.1126/science.aaf4238

Matsubara T, Kanto T, Kuroda S et al (2013) TIE2-expressing monocytes as a diagnostic marker for hepatocellular carcinoma correlates with angiogenesis. Hepatology 57：1416-1425. https://doi. org/10.1002/hep.25965

Mazzieri R, Pucci F, Moi D et al (2011) Targeting the ANG2/TIE2 axis inhibits tumor growth and metastasis by impairing angiogenesis and disabling rebounds of proangiogenic myeloid cells. Cancer Cell 19：512-526. https://doi.org/10.1016/j.ccr.2011.02.005

McKinlay CJ, Vargas JR, Blake TR et al (2017) Charge-altering releasable transporters (CARTs) for the delivery and release of mRNA in living animals. Proc Natl Acad Sci U S A 114：E448-E456. https://doi.org/10. 1073/pnas.1614193114

Mills CD, Kincaid K, Alt JM et al (2000) M-1/M-2 macrophages and the Th1/Th2 paradigm. J Immunol 164：6166-6173. https://doi.org/10.4049/jimmunol.164.12.6166

Mosser DM, Edwards JP (2008) Exploring the full spectrum of macrophage activation. Nat Rev Immunol 8：958-969. https://doi.org/10.1038/nri2448

Mullins SR, Vasilakos JP, Deschler K et al (2019) Intratumoral immunotherapy with TLR7/8 agonist MEDI9197 modulates the tumor microenvironment leading to enhanced activity when combined with other immunotherapies. J Immunother Cancer 7：244. https://doi.org/10. 1186/s40425-019-0724-8

Murray PJ (2017) Macrophage polarization. Annu Rev Physiol 79：541-566. https://doi.org/10. 1146/annurev-physiol-022516-034339

Murray PJ, Allen JE, Biswas SK et al (2014) Macrophage activation and polarization：nomenclature and experimental guidelines. Immunity 41：14-20. https://doi.org/10.1016/j.immuni.2014. 06.008

Nadella V，Singh S，Jain A et al（2018）Low dose radiation primed iNOS＋M1 macrophages modulate angiogenic programming of tumor derived endothelium. Mol Carcinog 57：1664-1671. https://doi.org/10.1002/mc.22879

Nielsen SR，Schmid MC（2017）Macrophages as key drivers of cancer progression and metastasis. Mediat Inflamm 2017：e9624760. https://doi.org/10.1155/2017/9624760

Nishie A，Ono M，Shono T et al（1999）Macrophage infiltration and heme oxygenase-1 expression correlate with angiogenesis in human gliomas. Clin Cancer Res 5：1107-1113

Noman MZ，Van Moer K，Marani V et al（2018）CD47 is a direct target of SNAI1 and ZEB1 and its blockade activates the phagocytosis of breast cancer cells undergoing EMT. Onco Targets Ther 7：e1345415. https://doi.org/10.1080/2162402X.2017.1345415

Noy R，Pollard JW（2014）Tumor-associated macrophages：from mechanisms to therapy. Immunity 41：49-61. https://doi.org/10.1016/j.immuni.2014.06.010

Nywening TM，Belt BA，Cullinan DR et al（2018）Targeting both tumour-associated CXCR2＋ neutrophils and CCR2＋ macrophages disrupts myeloid recruitment and improves chemotherapeutic responses in pancreatic ductal adenocarcinoma. Gut 67：1112-1123. https://doi.org/10. 1136/gutjnl-2017-313738

O'Brien J，Hayder H，Zayed Y，Peng C（2018）Overview of MicroRNA biogenesis，mechanisms of actions，and circulation. Front Endocrinol 9. https://doi.org/10.3389/fendo.2018.00402

Pallasch CP，Leskov I，Braun CJ et al（2014）Sensitizing protective tumor microenvironments to antibody-mediated therapy. Cell 156：590-602. https://doi.org/10.1016/j.cell.2013.12.041

Pantano F，Berti P，Guida FM et al（2013）The role of macrophages polarization in predicting prognosis of radically resected gastric cancer patients. J Cell Mol Med 17：1415-1421. https://doi.org/10.1111/jcmm.12109

Patwardhan PP，Surriga O，Beckman MJ et al（2014）Sustained inhibition of receptor tyrosine kinases and macrophage depletion by PLX3397 and rapamycin as a potential new approach for the treatment of MPNSTs. Clin Cancer Res 20：3146-3158. https://doi.org/10.1158/1078-0432. CCR-13-2576

Perry CJ，Muñoz-Rojas AR，Meeth KM et al（2018）Myeloid-targeted immunotherapies act in synergy to induce inflammation and antitumor immunity. J Exp Med 215：877-893. https://doi. org/10.1084/jem.20171435

Pinto AT，Pinto ML，Cardoso AP et al（2016）Ionizing radiation modulates human macrophages towards a proinflammatory phenotype preserving their pro-invasive and pro-angiogenic capacities. Sci Rep 6：18765. https://doi.org/10.1038/srep18765

Pollard JW（2004）Tumour-educated macrophages promote tumour progression and metastasis. Nat Rev Cancer 4：71-78. https://doi.org/10.1038/nrc1256

Prenen H，Mazzone M（2019）Tumor-associated macrophages：a short compendium. Cell Mol Life Sci 76：1447-1458. https://doi.org/10.1007/s00018-018-2997-3

Qian B-Z，Pollard JW（2010）Macrophage diversity enhances tumor progression and metastasis. Cell 141：39-51. https://doi.org/10.1016/j.cell.2010.03.014

Qian B，Deng Y，Im JH et al（2009）A distinct macrophage population mediates metastatic breast cancer cell extravasation，establishment and growth. PLoS One 4：e6562. https://doi.org/10. 1371/journal.pone.0006562

Qin W，Hu L，Zhang X et al（2019）The diverse function of PD-1/PD-L pathway beyond cancer. Front Immunol 10：2298. https://doi.org/10.3389/fimmu.2019.02298

Quaranta V，Schmid MC（2019）Macrophage-mediated subversion of anti-tumour immunity. Cell 8. https://doi.org/10.3390/cells8070747

Raggi C，Mousa HS，Correnti M et al（2016）Cancer stem cells and tumor-associated macrophages：a roadmap for multitargeting strategies. Oncogene 35：671-682. https://doi.org/10.1038/onc. 2015.132

Redente EF，Higgins DM，Dwyer-Nield LD et al（2010）Differential polarization of alveolar macrophages and bone marrow-derived monocytes following chemically and pathogen-induced chronic lung inflammation. J Leukoc Biol 88:159-168. https://doi.org/10.1189/jlb.0609378

Riabov V, Gudima A, Wang N et al (2014) Role of tumor associated macrophages in tumor angiogenesis and lymphangiogenesis. Front Physiol 5. https://doi.org/10.3389/fphys.2014. 00075

Ribas A, Wolchok JD (2018) Cancer immunotherapy using checkpoint blockade. Science 359:1350-1355. https://doi.org/10.1126/science.aar4060

Roelofs AJ, Thompson K, Gordon S, Rogers MJ (2006) Molecular mechanisms of action of bisphosphonates: current status. Clin Cancer Res 12:6222s-6230s. https://doi.org/10.1158/1078-0432.CCR-06-0843

Rolny C, Mazzone M, Tugues S et al (2011) HRG inhibits tumor growth and metastasis by inducing macrophage polarization and vessel normalization through downregulation of PlGF. Cancer Cell 19:31-44. https://doi.org/10.1016/j.ccr.2010.11.009

Ruffell B, Coussens LM (2015) Macrophages and therapeutic resistance in cancer. Cancer Cell 27:462-472. https://doi.org/10.1016/j.ccell.2015.02.015

Saha N, Robev D, Himanen JP, Nikolov DB (2019) ADAM proteases:emerging role and targeting of the non-catalytic domains. Cancer Lett 467:50-57. https://doi.org/10.1016/j.canlet.2019. 10.003

Sanchez L, Lucia B, Entenberg D et al (2019) The emerging roles of macrophages in cancer metastasis and response to chemotherapy. J Leukoc Biol 106. https://doi.org/10.1002/jlb. mr0218-056rr

Sangaletti S, Di Carlo E, Gariboldi S et al (2008) Macrophage-derived SPARC bridges tumor cellextracellular matrix interactions toward metastasis. Cancer Res 68:9050-9059. https://doi.org/10.1158/0008-5472.CAN-08-1327

Sceneay J, Smyth MJ, Möller A (2013) The pre-metastatic niche:finding common ground. Cancer Metastasis Rev 32:449-464. https://doi.org/10.1007/s10555-013-9420-1

Schmall A, Al-Tamari HM, Herold S et al (2015) Macrophage and cancer cell cross-talk via CCR2 and CX3CR1 is a fundamental mechanism driving lung cancer. Am J Respir Crit Care Med 191:437-447. https://doi.org/10.1164/rccm.201406-1137OC

Schumacher N, Rose-John S, Schmidt-Arras D (2020) ADAM-mediated Signalling pathways in gastrointestinal cancer formation. Int J Mol Sci 21. https://doi.org/10.3390/ijms21145133

Shapouri-Moghaddam A, Mohammadian S, Vazini H et al (2018) Macrophage plasticity, polarization, and function in health and disease. J Cell Physiol 233:6425-6440. https://doi.org/10. 1002/jcp.26429

Shojaei F, Wu X, Malik AK et al (2007) Tumor refractoriness to anti-VEGF treatment is mediated by CD11b+ Gr1+ myeloid cells. Nat Biotechnol 25:911-920. https://doi.org/10.1038/nbt1323

Sica A, Mantovani A (2012) Macrophage plasticity and polarization:in vivo veritas. J Clin Invest 122:787-795. https://doi.org/10.1172/JCI59643

Sica A, Schioppa T, Mantovani A, Allavena P (2006) Tumour-associated macrophages are a distinct M2 polarised population promoting tumour progression:potential targets of anti-cancer therapy. Eur J Cancer 42:717-727. https://doi.org/10.1016/j.ejca.2006.01.003

Sica A, Erreni M, Allavena P, Porta C (2015) Macrophage polarization in pathology. Cell Mol Life Sci 72:4111-4126. https://doi.org/10.1007/s00018-015-1995-y

Singh N, Baby D, Rajguru JP et al (2019) Inflammation and cancer. Ann Afr Med 18:121-126. https://doi.org/10.4103/aam.aam_56_18

Solinas G, Germano G, Mantovani A, Allavena P (2009) Tumor-associated macrophages (TAM) as major players of the cancer-related inflammation. J Leukoc Biol 86:1065-1073. https://doi.org/10.1189/jlb.0609385

Song W, Mazzieri R, Yang T, Gobe GC (2017) Translational significance for tumor metastasis of tumor-associated macrophages and epithelial-mesenchymal transition. Front Immunol 8:1106. https://doi.org/10.3389/

fimmu.2017.01106

Song Y，Tang C，Yin C（2018）Combination antitumor immunotherapy with VEGF and PIGF siRNA via systemic delivery of multi-functionalized nanoparticles to tumor-associated macrophages and breast cancer cells. Biomaterials 185：117-132. https：//doi.org/10.1016/j.bio materials.2018.09.017

Su S，Liu Q，Chen J et al（2014）A positive feedback loop between mesenchymal-like cancer cells and macrophages is essential to breast cancer metastasis. Cancer Cell 25：605-620. https：//doi. org/10.1016/j.ccr.2014.03.021

Sumitomo R，Hirai T，Fujita M et al（2019）M2 tumor-associated macrophages promote tumor progression in non-small-cell lung cancer. Exp Ther Med 18：4490-4498. https：//doi.org/10. 3892/etm.2019.8068

Takanami I，Takeuchi K，Kodaira S（1999）Tumor-associated macrophage infiltration in pulmonary adenocarcinoma：association with angiogenesis and poor prognosis. Oncology 57：138-142. https：//doi.org/10.1159/000012021

Thauvin C，Widmer J，Mottas I et al（2019）Development of resiquimod-loaded modified PLA-based nanoparticles for cancer immunotherapy：a kinetic study. Eur J Pharm Biopharm 139：253-261. https：//doi.org/10.1016/j.ejpb.2019.04.007

Thomas DA，Massagué J（2005）TGF-beta directly targets cytotoxic T cell functions during tumor evasion of immune surveillance. Cancer Cell 8：369-380. https：//doi.org/10.1016/j.ccr.2005. 10.012

Torisu H，Ono M，Kiryu H et al（2000）Macrophage infiltration correlates with tumor stage and angiogenesis in human malignant melanoma：possible involvement of TNFalpha and IL-1alpha. Int J Cancer 85：182-188

Truffi M，Sorrentino L，Corsi F（2020）Fibroblasts in the tumor microenvironment. Adv Exp Med Biol 1234：15-29. https：//doi.org/10.1007/978-3-030-37184-5_2

Tsutsui S，Yasuda K，Suzuki K et al（2005）Macrophage infiltration and its prognostic implications in breast cancer：the relationship with VEGF expression and microvessel density. Oncol Rep 14：425-431

Tymoszuk P，Evens H，Marzola V et al（2014）In situ proliferation contributes to accumulation of tumor-associated macrophages in spontaneous mammary tumors. Eur J Immunol 44：2247-2262. https：//doi.org/10.1002/eji.201344304

Uchida J，Hamaguchi Y，Oliver JA et al（2004）The innate mononuclear phagocyte network depletes B lymphocytes through fc receptor-dependent mechanisms during anti-CD20 antibody immunotherapy. J Exp Med 199：1659-1669. https：//doi.org/10.1084/jem.20040119

Varol C，Mildner A，Jung S（2015）Macrophages：development and tissue specialization. Annu Rev Immunol 33：643-675. https：//doi.org/10.1146/annurev-immunol-032414-112220

Venneri MA，De Palma M，PonzoniMet al（2007）Identification of proangiogenic TIE2-expressing monocytes（TEMs）in human peripheral blood and cancer. Blood 109：5276-5285. https：//doi. org/10.1182/blood-2006-10-053504

Wang R，Zhang J，Chen S et al（2011）Tumor-associated macrophages provide a suitable microenvironment for non-small lung cancer invasion and progression. Lung Cancer 74：188-196. https：//doi.org/10.1016/j.lungcan.2011.04.009

Wang J，Li D，Cang H，Guo B（2019）Crosstalk between cancer and immune cells：role of tumorassociated macrophages in the tumor microenvironment. Cancer Med 8：4709-4721. https：//doi. org/10.1002/cam4.2327

Weagel EG，Smith CD，Liu P，et al（2015）Macrophage polarization and its role in cancer. https：//doi.org/10. 4172/2155-9899.1000338

Whiteside T（2008）The tumor microenvironment and its role in promoting tumor growth. Oncogene 27：5904-5912. https：//doi.org/10.1038/onc.2008.271

Willingham SB，Volkmer J-P，Gentles AJ et al（2012）The CD47-signal regulatory protein alpha（SIRPa）interaction is a therapeutic target for human solid tumors. Proc Natl Acad Sci U S A 109：6662-6667. https：//

doi.org/10.1073/pnas.1121623109

Wu H，Xu J-B，He Y-L et al（2012）Tumor-associated macrophages promote angiogenesis and lymphangiogenesis of gastric cancer. J Surg Oncol 106：462-468. https：//doi.org/10.1002/jso. 23110

Wyckoff J，Wang W，Lin EY et al（2004）A paracrine loop between tumor cells and macrophages is required for tumor cell migration in mammary tumors. Cancer Res 64：7022-7029. https：//doi. org/10.1158/0008-5472. CAN-04-1449

Wyckoff JB，Wang Y，Lin EY et al（2007）Direct visualization of macrophage-assisted tumor cell intravasation in mammary tumors. Cancer Res 67：2649-2656. https：//doi.org/10.1158/0008-5472.CAN-06-1823

Xiang X，Wang J，Lu D，Xu X（2021）Targeting tumor-associated macrophages to synergize tumor immunotherapy. Signal Transduct Target Ther 6：1-12. https：//doi.org/10.1038/s41392-021-00484-9

Xu J，Escamilla J，Mok S et al（2013）CSF1R signaling blockade stanches tumor-infiltrating myeloid cells and improves the efficacy of radiotherapy in prostate cancer. Cancer Res 73：2782-2794. https：//doi.org/10.1158/0008-5472.CAN-12-3981

Yan Y，Zhang J，Li J-H et al（2016）High tumor-associated macrophages infiltration is associated with poor prognosis and may contribute to the phenomenon of epithelial-mesenchymal transition in gastric cancer. Onco Targets Ther 9：3975-3983. https：//doi.org/10.2147/OTT.S103112

Yang L，Zhang Y（2017）Tumor-associated macrophages：from basic research to clinical application. J Hematol Oncol 10：58. https：//doi.org/10.1186/s13045-017-0430-2

Yang L，Zheng L，Chng WJ，Ding JL（2019）Comprehensive analysis of ERK1/2 substrates for potential combination immunotherapies. Trends Pharmacol Sci 40：897-910. https：//doi.org/10. 1016/j.tips.2019.09.005

Yin M，Shen J，Yu S et al（2019）Tumor-associated macrophages（TAMs）：a critical activator in ovarian cancer metastasis. Onco Targets Ther 12：8687-8699. https：//doi.org/10.2147/OTT. S216355

Zhang W，Zhu X-D，Sun H-C et al（2010）Depletion of tumor-associated macrophages enhances the effect of sorafenib in metastatic liver cancer models by antimetastatic and antiangiogenic effects. Clin Cancer Res 16：3420-3430. https：//doi.org/10.1158/1078-0432.CCR-09-2904

Zhang Q，Liu L，Gong C et al（2012）Prognostic significance of tumor-associated macrophages in solid tumor：a meta-analysis of the literature. PLoS One 7：e50946. https：//doi.org/10.1371/journal.pone.0050946

Zhang M，He Y，Sun X et al（2014）A high M1/M2 ratio of tumor-associated macrophages is associated with extended survival in ovarian cancer patients. J Ovarian Res 7：19. https：//doi.org/10.1186/1757-2215-7-19

Zhang X，Chen Y，Hao L et al（2016）Macrophages induce resistance to 5-fluorouracil chemotherapy in colorectal cancer through the release of putrescine. Cancer Lett 381：305-313. https：//doi. org/10.1016/j.canlet.2016.08.004

Zhang JQ，Zeng S，Vitiello GA et al（2018）Macrophages and CD8＋ T cells mediate the antitumor efficacy of combined CD40 ligation and Imatinib therapy in gastrointestinal stromal tumors. Cancer Immunol Res 6：434-447. https：//doi.org/10.1158/2326-6066.CIR-17-0345

Zhang F，Parayath NN，Ene CI et al（2019）Genetic programming of macrophages to perform antitumor functions using targeted mRNA nanocarriers. Nat Commun 10：3974. https：//doi.org/10. 1038/s41467-019-11911-5

Zhao J，Zhang Z，Xue Y et al（2018）Anti-tumor macrophages activated by ferumoxytol combined or surface-functionalized with the TLR3 agonist poly（I ：C）promote melanoma regression. Theranostics 8：6307-6321. https：//doi.org/10.7150/thno.29746

Zheng P，Luo Q，Wang W et al（2018）Tumor-associated macrophages-derived exosomes promote the migration of gastric cancer cells by transfer of functional apolipoprotein E. Cell Death Dis 9：434. https：//doi.org/10.1038/s41419-018-0465-5

Zhou D-Y，Qin J，Huang J et al（2017）Zoledronic acid inhibits infiltration of tumor-associated macrophages and angiogenesis following transcatheter arterial chemoembolization in rat hepatocellular carcinoma models. Oncol Lett 14:4078-4084. https://doi.org/10.3892/ol.2017.6717

Zhou J, Tang Z, Gao S et al (2020) Tumor-associated macrophages:recent insights and therapies. Front Oncol 10:188. https://doi.org/10.3389/fonc.2020.00188

Zhu X-D, Zhang J-B, Zhuang P-Y et al (2008) High expression of macrophage colony-stimulating factor in peritumoral liver tissue is associated with poor survival after curative resection of hepatocellular carcinoma. J Clin Oncol 26:2707-2716. https://doi.org/10.1200/JCO.2007.15. 6521

Zhu Y, Knolhoff BL, Meyer MA et al (2014) CSF1/CSF1R blockade reprograms tumor-infiltrating macrophages and improves response to T-cell checkpoint immunotherapy in pancreatic cancer models. Cancer Res 74:5057-5069. https://doi.org/10.1158/0008-5472.CAN-13-3723

Zhu Y, Herndon JM, Sojka DK et al (2017) Tissue resident macrophages in pancreatic ductal adenocarcinoma originate from embryonic hematopoiesis and promote tumor progression. Immunity 47:323-338.e6. https://doi.org/10.1016/j.immuni.2017.07.014

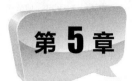

第 5 章

多形核中性粒细胞与肿瘤：
是敌是友？

Izabela Szulc-Kielbik[1]，Magdalena Klink[1]

▶ **摘要** 肿瘤微环境（TME）是一个动态网络，除了肿瘤细胞外，还包括从血液循环中募集的免疫系统细胞，例如中性粒细胞。在 TME 中，中性粒细胞与肿瘤细胞或其他免疫细胞进行着密切的直接和间接相互作用，它们在预防和/或促进肿瘤进展和转移方面发挥作用。中性粒细胞的双重作用是由它们的高可塑性和异质性决定的。类似于巨噬细胞，中性粒细胞可以表达抗肿瘤（N1）和促肿瘤（N2）表型，它们在形态和功能上有很大差异。N1表型具有高细胞毒性和促炎活性，而 N2 表型具有免疫抑制和促转移特性。中性粒细胞的抗肿瘤作用包括产生活性氧或促凋亡分子等。中性粒细胞的促肿瘤作用依赖于促血管生成以及促转移介质、免疫抑制因子的释放，还可以在外渗过程中直接帮助肿瘤细胞。本章总结了TME 中中性粒细胞的异质性，以及它们对肿瘤细胞的双重作用。

▶ **关键词** 肿瘤相关中性粒细胞　肿瘤细胞　活性氧　死亡受体　中性粒细胞弹性蛋白酶　精氨酸酶-1　组织蛋白酶 G　中性粒细胞胞外诱捕网　金属蛋白酶　肿瘤细胞外渗

▶ **缩略语**

ADCC　抗体依赖性细胞介导的细胞毒性

ARG-1　精氨酸酶 1

BM　基底膜

CG　组织蛋白酶 G

CTC　循环肿瘤细胞

ECM　细胞外基质

EMT　上皮-间质转化

FGF　成纤维细胞生长因子

G-CSF　粒细胞集落刺激因子

GM-CSF　粒细胞-巨噬细胞集落刺激因子

HDN　高密度中性粒细胞

huGCP-2　人粒细胞趋化蛋白 2

ICAM-1　细胞内黏附分子 1

❶ I. Szulc-Kielbik，M. Klink (✉). Institute of Medical Biology，Polish Academy of Sciences，Lodz，Poland. e-mail：iszulc@cbm. pan. pl；mklink@cbm. pan. pl.

IFN　干扰素

IL　白细胞介素

IRS-1　胰岛素受体底物 1

LDN　低密度中性粒细胞

LFA-1　淋巴细胞功能相关抗原 1

LPS　脂多糖

MAPK　丝裂原活化蛋白激酶

MIP-1α　巨噬细胞炎症蛋白-1α

MMP　金属蛋白酶

NE　中性粒细胞弹性蛋白酶

NET　中性粒细胞胞外诱捕网

NK　自然杀伤细胞

OSM　制瘤素 M

PD-1　程序性细胞死亡受体蛋白 1

PD-L1　程序性细胞死亡配体 1

PI3K　磷酸肌醇 3 激酶

PMA　佛波-12-肉豆蔻-13-乙酸酯（佛波酯）

ROS　活性氧

sLeX　唾液酸化 Lewis X

TAM　肿瘤相关巨噬细胞

TAN　肿瘤相关中性粒细胞

TGF-β　转化生长因子 β

TLR　Toll 样受体

TME　肿瘤微环境

TNF-α　肿瘤坏死因子-α

TRAIL　TNF 相关凋亡诱导配体

VEGF　血管内皮生长因子

5.1 引言

　　中性粒细胞是人类外周血中最常见的细胞群，约占循环白细胞的 50%～70%（Ng et al. 2019）。人们普遍认为它们是寿命短的细胞，半衰期约为 7 小时，之后它们会自发凋亡并被巨噬细胞清除（Rankin 2010）。尽管如此，有人提供了数据证明其半衰期超过 5 天（Pillay et al. 2010）。与中性粒细胞在宿主抗感染防御中的已知公认作用相反（Teng et al. 2017），人们对它们在人类肿瘤的发生、生长和进展以及抗肿瘤免疫反应和肿瘤破坏的诱导方面的作用知之甚少。此外，与肿瘤相关巨噬细胞或肿瘤浸润性 T 细胞相比，中性粒细胞常被认为是次要的。然而，越来越多的研究表明它们是整个肿瘤生物学的关键参与者。由于中性粒细胞具有从外周血渗出到组织中的能力，它们主动浸润多种类型的实体瘤，例如肾癌（Jensen et al. 2009）、胃癌（Caruso et al. 2002；Zhao et al. 2012）、肺癌（Teixidó and Rosell 2017）、黑色素瘤（Jensen et al. 2012）、肝癌（Li et al. 2011；Kuang et al. 2011）、膀胱癌（Mandelli et al.

2020）和胰腺癌（Reid et al. 2011）。在肿瘤微环境（TME）中，它们兼有抗肿瘤和促肿瘤功能，这取决于疾病的阶段、肿瘤的种类，甚至患者的个体差异。更重要的是，这些活性差异是中性粒细胞浸润肿瘤组织时的高度可塑性和异质性的结果（Sionov et al. 2015；Treffers et al. 2016；Shaul and Fridlender 2018）。作为 TME 行为的重要创造者，中性粒细胞参与了与肿瘤和基质细胞的复杂（直接或间接）交互作用（Sionov et al. 2015；Carnevale et al. 2020）。在这里，我们将重点关注 TME 中中性粒细胞的表型异质性，以及它们在促进和预防肿瘤进展和转移中的双重作用。

5.2　肿瘤相关中性粒细胞的表征

5.2.1　肿瘤组织对中性粒细胞的需求

为了到达肿瘤，中性粒细胞必须在称为外渗的过程中离开循环系统。这一步需要中性粒细胞进入肿瘤部位，协调它们之间的相互作用，并且内皮细胞允许它离开循环系统。表达在中性粒细胞（例如 CD11a/CD18、CD11b/CD18）和血管内皮细胞（例如 ICAM-1）上的各种分子，以及中性粒细胞形状和极化的变化都可以使细胞间相互作用加强并通过血液-内皮细胞屏障使其进入肿瘤组织（Filippi 2019）。已知许多肿瘤衍生的可溶性因子可诱导中性粒细胞迁移到 TME 并随后形成瘤内积聚。中性粒细胞吸引因子由肿瘤细胞、免疫细胞（包括中性粒细胞）、上皮细胞和其他基质细胞产生。最有效和最著名的趋化因子是白细胞介素 8（IL-8/CXCL8），这是一种属于 CXCL 家族的趋化因子，可与循环中性粒细胞上高度表达的 CXCR1 和 CXCR2 受体结合。通过 CXCR1 和 CXCR2，中性粒细胞也可以被其他 CXCL 型趋化因子如 CXCL1、2、5、6 和 7 所吸引。特别是，CXCL2-CXCLR2 轴诱导它们外渗。将中性粒细胞募集到肿瘤组织的第二个已知的刺激因子是粒细胞-巨噬细胞集落刺激因子（GM-CSF）。另一个动员中性粒细胞流入的关键因素是 IL-17，它也上调趋化因子 GM-CSF 的表达。除上述因子外，影响中性粒细胞流入 TME 的趋化因子和细胞因子还有巨噬细胞炎症蛋白-1α（MIP-1α）、人粒细胞趋化蛋白 2（huGCP-2）、肿瘤坏死因子-α（TNF-α）、粒细胞集落刺激因子（G-CSF）和 CCL2（Shaul and Fridlender 2018；Fridlender and Albelda 2012；Uribe-Querol and Rosales 2015；SenGupta et al. 2019；Wu et al. 2019）。此外，与炎症相关并在肿瘤中高表达的非细胞因子分子，如白三烯 B_4（LTB_4）或外泌体蛋白（S100A8 和 S100A9），也能够募集中性粒细胞（Shaul and Fridlender 2018；SenGupta et al. 2019；Masucci et al. 2019）。促进中性粒细胞流入 TME 的另一个因素是缺氧。有趣的是，中性粒细胞通常位于肿瘤组织的高缺氧区域（SenGupta et al. 2019）。

5.2.2　肿瘤相关中性粒细胞的异质性

当中性粒细胞到达肿瘤时，它们被称为肿瘤相关中性粒细胞（TAN），在人类中由表面标记 CD11b[+]/CD14[-]/CD66[+]/CD15[高] 定义，在小鼠中由 CD11b[+]/Ly-6G[高]/Ly-6C[中] 定义。此外，表面 CD10 分子被证明是中性粒细胞成熟和具有抑制潜力的关键标志物（Eruslanov 2017；Lecot et al. 2019）。在肿瘤组织中，TANs 显示出功能和表型异质性。Fridlender 等（Fridlender et al. 2009）提供了 N1（抗肿瘤）和 N2（促肿瘤）型 TAN 表型（图 5.1）存在的证据，类似于肿瘤相关巨噬细胞（TAMs）向促肿瘤（M2）或抗肿瘤（M1）极化的表型。

中性粒细胞极化主要受转化生长因子 β（TGF-β）调节，它诱导 N2 TAN 的积累并强烈阻止 N1 中性粒细胞的产生。研究发现，抑制 TGF-β 会显著增加 TME 中 N1 TAN 的数量（Fridlender and Albelda 2012；Fridlender et al. 2009；Piccard et al. 2012）。Andzinski 等人（Andzinski et al. 2016）和 Pylaeva 等人（Pylaeva et al. 2016）的研究清楚地证明了 I 型干扰素（I 型 IFN/IFN-β）将中性粒细胞极化为 N1 表型，而抑制这种细胞因子的产生会导致 N2 TAN 的积累。其他各种细胞因子也被描述为影响中性粒细胞极化的重要因素。例如，IL-6 和 IL-35 均诱导促肿瘤 N2 的产生，而 IL-12 将中性粒细胞极化为 N1 表型（Shaul and Fridlender 2018；Zou et al. 2017）。

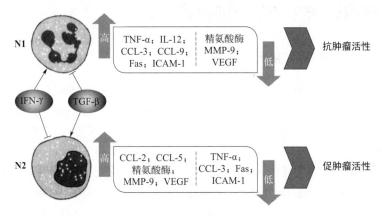

图 5.1　肿瘤相关中性粒细胞的极化。肿瘤相关中性粒细胞（TAN）分化为抗肿瘤（N1）表型或促肿瘤（N2）表型。N1 TAN 产生高水平的促炎和趋化性细胞因子，并高表达 Fas 和 ICAM-1 等分子。另一方面，它们产生少量的免疫抑制性精氨酸酶、促血管生成因子、MMP-9 和 VEGF。相比之下，N2 TAN 则产生少量的促炎和趋化细胞因子，表面 Fas 和 ICAM-1 表达水平低。然而，N2 TAN 释放大量急性炎症细胞因子、精氨酸酶、MMP-9 和 VEGF

　　N1 和 N2 TAN 在形态和功能活性上有很大不同。具有 N1 表型的高度活化的中性粒细胞是寿命短的成熟细胞，可产生高水平的活性氧（ROS）以及多种促炎和趋化细胞因子（肿瘤坏死因子 α、TNF-α、CCL3、CXCL9、IL-12 和 GM-CSF），负责刺激 NK 细胞和细胞毒性 T 细胞。N1 型 TAN 的特征还在于其表面 Fas 和 ICAM-1 分子水平升高，并呈现出低水平的精氨酸酶 1（ARG-1）、基质金属蛋白酶 9（MMP-9）以及血管内皮生长因子（VEGF）。在功能上，N1 TAN 可以杀死癌细胞并促进细胞毒性 CD8$^+$ T 细胞的募集和激活。相反，N2 TAN 是长寿、低细胞毒性的细胞，不会产生相当水平的能够激活免疫细胞的细胞因子。然而，它们会产生大量 ARG-1，对 T 细胞具有免疫抑制作用，并通过下调 T 细胞受体（TCR）使其效应功能丧失。此外，N2 TAN 表达高水平的中性粒细胞弹性蛋白酶（NE）以及促血管生成因子和促转移因子，例如 MMP-9 和 VEGF，其特征是趋化因子（CCL2、3、4、5、8、12 和 CXCL1、2、8）上调。此外，N1 和 N2 中性粒细胞的细胞核形状不同；N1 TAN 具有大量分段核酸，而 N2 TANs 具有环形核酸（Sionov et al. 2015；Masucci et al. 2019；Piccard et al. 2012；Rakic et al. 2018）。在基因水平上也观察到两种细胞表型之间的差异。对中性粒细胞的转录组学进行深入分析表明，N1 细胞的特征是与肌动蛋白聚合、分泌小泡、I 类 MHC 抗原呈递和趋化因子（CXCL10、CCL2、3、7）相关的基因上调。相比之下，相同的基因在 N2 TAN 中显著下调（Shaul et al. 2016）。

　　许多论文证明，癌症患者循环系统中存在的中性粒细胞也是异质的。通常，它们分为两个亚群：高密度中性粒细胞（HDN）和低密度中性粒细胞（LDN）。HDN 是成熟的、分段的，具有针对肿瘤细胞的细胞毒活性的特征并且具有高吞噬能力。LDN 尺寸较大，并可进一步分为成熟（分段）和未成熟（带状核）类群。所有 LDN 均表现出低吞噬活性和低氧化爆发活性，因此，它们的特点是抗肿瘤活性降低。未成熟的 LDN 也被称为粒细胞来源的未成熟髓源抑制细胞（G-MDSC），它对 CD8$^+$ T 细胞表现出强烈的免疫抑制作用，并且通常表现出促肿瘤功能（Treffers et al. 2016；Shaul and Fridlender 2018；Wang et al. 2018）。由于本章的重点是 TME 中存在的中性粒细胞的功能活性，因此此处不再赘述循环中性粒细胞的详细特征。此外，本书另有一章专门针对 MDSC 进行阐述。目前尚不清楚 TAN 是来自 G-MDSC、LDN 还是 HDN。然而，HDN 在功能上与 N1 表型相似，而成熟 LDN 和 N2 TAN 的功能相似性表明它们属于同一类群。然而，由于缺乏不同中性粒细胞种群的特异性标记，因此很难明确证实这种可能性（Wang et al. 2018；Rosales 2018）。此外，根据基因组图谱，一些数据表明 G-MDSC 可以是独立的细胞群（Masucci et al. 2019）。需要强调的是，LDN、HDN 以及 N1 TAN 和 N2 TAN 具有高可塑性，在细胞因子（例如 TGF-β 或 IFN-β）处理下，它们可以转化为其他表型。因此，需要进一步调查以了解 N1/N2 TANs 与 HDN/LDN 亚群之间的关系。

5.3　TAN 在 TME 中的双重作用

TAN 完全能够改变肿瘤的生长和侵袭性，它们在 TME 中的存在可能表明宿主的抗肿瘤反应更好或更差。一般来说，TAN 存在与否的预后价值因肿瘤类型而异（Treffers et al. 2016）。然而，许多研究报告说，TME 中 TAN 数量的增加构成了一个独立因素，表明多种人类肿瘤的生存率降低和复发频繁（Treffers et al. 2016；Shaul and Fridlender 2018；Shen et al. 2014；Moses and Brandau 2016）。据报道，TAN 与预后不良相关，如肾癌（Jensen et al. 2009）、胃癌（Zhao et al. 2012）、黑色素瘤（Jensen et al. 2012）、胰腺癌（Reid et al. 2011）和头颈癌（Trellakis et al. 2011）。然而，在患结直肠癌时，瘤内中性粒细胞作为影响患者生存的一个因素，其在预后良好（Droeser et al. 2013；Galdiero et al. 2016）和不良预后方面存在争议（Rao et al. 2012）。另一方面，也有报告显示更多的 TAN 降低了女性晚期胃癌患者的死亡率（Caruso et al. 2002）。此外，动物模型研究也证明了中性粒细胞的抗肿瘤活性。首先，这些从健康大鼠外周血中分离出来的细胞已被证明对 Walker256 癌细胞（W256）具有高度细胞毒性和抗增殖作用。其次，在携带 W256 肿瘤的大鼠的肿瘤部位施用此类中性粒细胞可显著延长动物的生存期并促进肿瘤消退（Zivkovic et al. 2007；Jaganjac et al. 2008，2010）。

TAN 的抗肿瘤或促肿瘤功能也与肿瘤分期有关。对小鼠肺肿瘤模型以及从患者肿瘤组织（例如胃癌、肺癌）中分离出的中性粒细胞的研究表明，在疾病晚期，免疫抑制 N2 表型在肿瘤组织中占主导地位。相比之下，在疾病早期的 TME 中发现了具有抗肿瘤功能的 TANs（Lecot et al. 2019；Wang et al. 2018）。然而，应该强调的是，由于肿瘤微环境中发生的改变（细胞因子、缺氧），中性粒细胞可以流畅地更改它们的极化状态。

5.4　TAN 的抗肿瘤作用

中性粒细胞本身不能特异性识别肿瘤细胞。肿瘤细胞也因太大而不能被这些吞噬细胞吞噬。然而，募集的中性粒细胞会产生多种细胞毒性介质，包括 ROS、膜穿孔剂和可溶性因子，并表达各种促凋亡分子，这些分子参与诱导肿瘤细胞功能障碍并最终破坏肿瘤（图 5.2）。

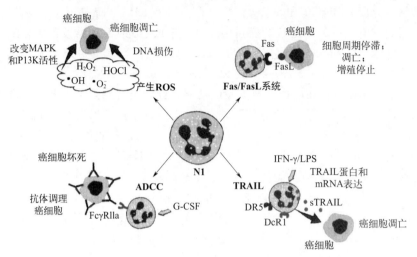

图 5.2　肿瘤相关中性粒细胞 N1 表型的抗肿瘤活性

5.4.1　产生 ROS

活化的中性粒细胞产生并释放多种 ROS。中性粒细胞在名为"呼吸爆发"的一系列复杂反应中产生自由基物质，如超氧阴离子（O_2^-）和羟基自由基（OH^-），以及非自由基物质，如过氧化氢（H_2O_2）。据推测，质膜结合的 NADPH 氧化酶复合物（NOX-2）催化氧的单电子还原为 $\cdot O_2^-$，然后自发或通过超氧化物歧化酶（SOD）的作用转化为 H_2O_2。在髓过氧化物酶（MPO）的催化下，H_2O_2 与 Cl^- 反应生成有毒的 HClO。氧代谢物在细胞外或细胞内释放到吞噬体中（Jones et al. 2000；Babior 2004；Brandes et al. 2014）。

已知 ROS 对癌细胞具有双重作用。一方面，它们具有导致肿瘤形成的基因毒性。另一方面，它们的细胞毒作用导致肿瘤细胞的杀伤，并因此导致肿瘤消退。$\cdot O_2^-$ 和 $\cdot OH^-$ 的细胞毒性与多种类型的 DNA 损伤相关，如氧化、脱嘌呤、甲基化、脱氨基以及单链和双链断裂。特别是前者的破坏对整个基因组的稳定性是非常危险的。HClO 是 ROS 的另一个成员，已知会诱导 DNA-蛋白质交联、DNA 碱基的氯化以及嘧啶氧化（Kulcharyk and Heinecke 2001；Knaapen et al. 2006）。所有提到的 DNA 损伤，如果因氧自由基的永久存在而加剧并且没有得到适当修复，就会导致细胞死亡。Zivkovic 等（2007）和 Dallegri 等（1991）证明了中性粒细胞产生的 ROS 参与肿瘤细胞的裂解。他们已经证明，佛波酯（PMA）激活的中性粒细胞通过 ROS 诱导肿瘤细胞裂解（黑色素瘤 B16-F16 细胞、B 淋巴母细胞）。此外，TME 中 TAN 产生的大量 ROS 似乎足以解决对肿瘤细胞的细胞毒性作用，并且不需要直接的细胞间接触（Sionov et al. 2015）。

ROS，特别是 H_2O_2，也可以作为第二信使调节信号蛋白的活性，例如核因子 kappaB、属于有丝分裂原活化蛋白激酶（MAPK）家族的激酶，或磷酸肌醇 3 激酶（PI3K）/Akt 调节的信号级联蛋白（Liou and Storz 2010；Reczek and Chandel 2017）。调节 MAPK 活性可诱导细胞周期停滞，阻止癌细胞生长和分裂，并最终诱导细胞凋亡（Reczek and Chandel 2017）。TAN 释放的 ROS 的另一个作用是调节免疫细胞的活性。Mensurado 等人（Mensurado et al. 2018）清楚地证明，TAN 通过 ROS 抑制了高度免疫抑制性鼠 γδ17T 细胞的增殖。

5.4.2　Fas/FasL 系统

Fas/Apo-1（CD95）/Fas 配体（FasL）系统通过诱导癌细胞凋亡在针对癌细胞的免疫监视中发挥重要作用。Fas 分子是属于 TNF 受体超家族的死亡受体。其主要和众所周知的功能是与其生理配体 FasL 相互作用后诱导细胞凋亡（Nagata 1999；Strasser et al. 2009）。TAN 的 N1 表型表面存在 Fas 分子（Sionov et al. 2015；Piccard et al. 2012），其在结直肠癌（Pryczynicz et al. 2010）、结肠癌（Peduto Eberl et al. 1999；Zhang et al. 2005）、肾脏癌（Peduto Eberl et al. 1999）、肝脏癌（Shiraki et al. 1997）、胰腺癌（Kornmann et al. 2000）和乳腺癌细胞上存在膜结合的 FasL（mFasL）（O'Connell et al. 1999）已被详细记录。Fas/FasL 系统参与了中性粒细胞对肿瘤细胞的细胞毒活性，这在肝细胞癌（Shimizu et al. 2001）或黑色素瘤（Chen et al. 2002）小鼠模型中得到证实。有研究者还注意到，中性粒细胞通过 Fas/FasL 轴在体外阻止人肺癌细胞系的细胞周期并停止其增殖（Sun et al. 2018a）。然而，相反的发现表明，中性粒细胞通过 Fas/FasL 与人神经胶质瘤细胞系相互作用不足以诱导肿瘤细胞凋亡（Hor et al. 2003）。其他研究者报道，通过切割 mFasL 产生的可溶性 FasL（sFasL）是一种有效的中性粒细胞趋化剂，但不是中性粒细胞激活剂（Ottonello et al. 1999；Dupont and Warrens 2007）。然而，需要注意的是，肿瘤细胞上的 FasL 与中性粒细胞上的 Fas 相互作用也可引发中性粒细胞凋亡，这被认为是肿瘤逃避免疫监视的机制之一（Chen et al. 2003）。

5.4.3　TRAIL

TNF 相关凋亡诱导配体（TRAIL）是一种 TNF 超家族的膜蛋白。这种 II 型跨膜蛋白由几种活化的免疫细胞产生并在其表面表达，包括抗癌免疫的主要参与者，如 NK 细胞和活化的细胞毒性 T 细胞。在人类中，已知有五种 TRAIL 受体：DR4、DR5、DcR1、DcR2 和 OPG（MacFarlane 2003；Thorburn 2007；James and Griffith 2015）。据报道，中性粒细胞表达 TRAIL mRNA 和表面蛋白以及 TRAIL 受体 DR5 和 DcR1。已知 TNF-α 会下调，而 IFN-γ 会上调中性粒细胞表面的 TRAIL 水平。此外，吞噬细胞可以释放可溶性 TRAIL 和 DR5，特别是在用 IFN-γ 或脂多糖（LPS）刺激后（Kamohara et al. 2004；Cassatella 2006；Jablonska et al. 2008；Sag et al. 2019）。

中性粒细胞来源的 TRAIL 的潜在抗肿瘤意义已有人研究并已发表。Koga 等人（2004）已经证明 IFN-γ 刺激的中性粒细胞利用 TRAIL 对白血病细胞产生细胞毒作用。Tecchio 等人（2004）报道了存在于从 IFN-α 激活的中性粒细胞上清液中收获的可溶性 TRAIL，对 TRAIL 敏感细胞（JurkatJ32 克隆和 MEG-01）具有显著的促凋亡作用。还有人证明了 TRAIL 在中性粒细胞表面的表达及其释放到细胞环境中会大大提高牛分枝杆菌卡介苗（BCG）在治疗膀胱尿路上皮癌患者中的疗效。BCG 加速了肿瘤组织对中性粒细胞的需求，并增强了 TRAIL 表达及其从中性粒细胞中的释放，从而导致了癌细胞凋亡的诱导（Ludwig et al. 2004；Rosevear et al. 2009；Brincks et al. 2013）。

5.4.4　抗体依赖性细胞介导的细胞毒性（ADCC）

当特异性抗体被用于靶向恶性细胞时，中性粒细胞还可以通过 ADCC 杀死肿瘤细胞。

这种类型的杀伤在神经胶质瘤、鳞状细胞癌、神经母细胞瘤、黑色素瘤和卵巢癌的案例中都有描述(Sionov et al. 2015)。中性粒细胞表达几种类型的抗体 Fc 片段受体(FcγR Ⅰ、FcγR Ⅱ a、FcγR Ⅲ a 和 FcγR Ⅲ b),尽管并非所有受体都是发生 ADCC 所必需的。尽管高亲和力 FcγR Ⅰ 在静息中性粒细胞上的表达非常低甚至检测不到,但在细胞用 G-CSF 刺激后其表面水平迅速升高,其浓度在 TME 中非常高。此外,FcγR Ⅰ 在中性粒细胞相关 ADCC 中的贡献(甚至已经表达的 FcγR Ⅰ)仍然存在争议。中性粒细胞相关 ADCC 所需的主要受体是 FcγR Ⅱ a,而 FcγR Ⅲ b 是诱饵受体且限制中性粒细胞依赖性 ADCC(Sionov et al. 2015;Uribe-Querol and Rosales 2015;van Egmond and Bakema 2013;Treffers et al. 2019)。中性粒细胞杀死被抗体调理的肿瘤细胞的机制称为胞啃作用(trogoptosis),由 Matlung 等人在其研究中描述(Matlung et al. 2018)。这种细胞毒性方式是基于破坏肿瘤细胞的质膜导致其坏死的。此外,作者证明中性粒细胞和肿瘤细胞之间的直接相互作用(在 ADCC 启动之前)是通过 CD11b/CD18 整合素介导的。

5.5 TAN 的促肿瘤效应

中性粒细胞大量参与保持肿瘤细胞存活及其转移能力。TAN 在这方面的作用与以下作用相关:①释放多种促血管生成和促肿瘤产物;②直接帮助肿瘤细胞外渗;③与其他免疫细胞相互作用以诱导免疫抑制(图 5.3)。

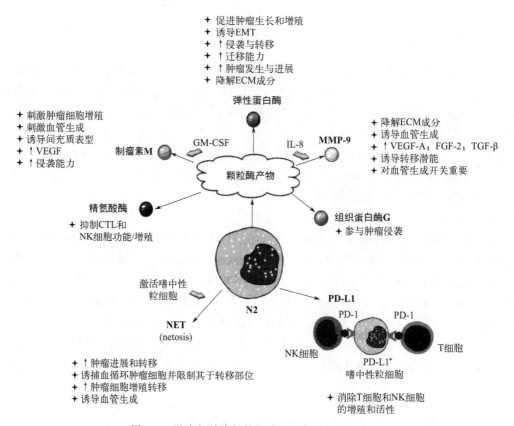

图 5.3　肿瘤相关中性粒细胞 N2 表型的促瘤活性

5.5.1 中性粒细胞弹性蛋白酶（NE）

中性粒细胞弹性蛋白酶是由中性粒细胞产生的中性丝氨酸蛋白酶，储存在嗜天青颗粒中。它通过脱颗粒或在中性粒细胞胞外诱捕网（NET）形成过程中释放到细胞外空间。它首先被鉴定为具有杀菌活性的酶。目前，已经确定 NE 具有多种生物学功能，包括破坏细胞外基质（ECM）成分的能力。这种丝氨酸蛋白酶对弹性蛋白、纤连蛋白、蛋白多糖和 IV 型胶原具有特异性。已知 NE 与多种炎症性疾病有关，包括：慢性阻塞性肺病、急性呼吸窘迫综合征、缺血再灌注损伤或关节炎，以及各种癌症（Pham 2008；Korkmaz et al. 2008）。在肿瘤疾病中，NE 促进许多肿瘤的发生、进展和转移。它在乳腺癌、胃癌和食管癌中的致癌作用已得到了明确描述（Treffers et al. 2016；Sun and Yang 2004）。NE 也被认为是一种可以指示患者存活率的因子。一些报告显示，与 TME 中 NE 水平低的个体相比，肿瘤组织中 NE 浓度高的乳腺癌患者与快速复发和较差的总生存期相关（Foekens et al. 2003；Akizuki et al. 2007）。此外，肿瘤组织中的 NE 表达预示着口腔鳞状细胞癌的不良临床结果和淋巴结转移（Jaiswal et al. 2019）。

目前已经描述了 NE 促肿瘤活性的几种机制。首先，它降解基底膜（BM）和 ECM 蛋白，这两者对于恶性细胞的侵袭和转移至关重要。其次，NE 可以激活表皮生长因子受体（EGFR）和 Toll 样受体 4（TLR4）等膜受体，从而激活 MAP 激酶，促进肿瘤细胞增殖（Lerman and Hammes 2018）。此外，NE 通过直接激活其促存活信号通路促进肿瘤细胞生长。这可能是因为 TAN 在肿瘤细胞表面附近分泌 NE；因此，它可以通过网格蛋白包被的凹坑进入肿瘤细胞并进入内体。在内体区室中，在其各种潜在的蛋白质底物中，NE 降解胰岛素受体底物 1（IRS-1）。在没有 IRS-1 的情况下，PI3K 的活性增加，导致丝氨酸/苏氨酸激酶 B（PKB）（也称为 AKT）磷酸化（Lerman and Hammes 2018；Houghton et al. 2010；Metz and Houghton 2011；Gregory and Houghton 2011；Gregory and Houghton 2011）。激活的 AKT 磷酸化多种对于维持细胞生长和存活至关重要的底物，它还调节葡萄糖代谢（Paez and Sellers 2003）。NE 在肿瘤生长中的另一个重要作用与肿瘤细胞的上皮-间质转化（EMT）过程有关。Gaida 等（2012）已经证明了 NE 降解胰腺肿瘤细胞上的 E-钙黏蛋白，导致其迁移能力和肿瘤侵袭显著增加。Grosse-Steffen 等人（2012）已经证明 NE 可以切割人胰腺癌细胞系上的 E-钙黏蛋白，并有效地诱导这些细胞的 EMT。

NE 是一种多功能酶，除了直接作用于肿瘤细胞外，这种丝氨酸蛋白酶还可以参与整个 TME 功能活性的调节。例如，NE 似乎通过调节金属蛋白酶的活性发挥促血管生成作用。它的目标是将 pro-MMP-9 和 pro-MMP-8 转化为其生物活性形式，并使 TIMP-1（一种金属蛋白酶的抑制剂）失活（Lerman and Hammes 2018）。

5.5.2 基质金属蛋白酶-9（MMP-9）

肿瘤侵袭、转移和血管生成需要通过多种基质金属蛋白酶控制 ECM 的降解。研究人员根据其结构和底物特异性将所有金属蛋白酶分为几组。MMP-9 也称为明胶酶 B，主要水解基底层的成分，包括明胶和胶原蛋白 IV。MMP-9 的生物活性还包括裂解细胞表面蛋白（例如细胞黏附分子）和存在于细胞外环境中的蛋白质（例如多肽）（Löffek et al. 2011；Huang 2018）。在中性粒细胞内，MMP-9 储存在二级颗粒内并在 IL-8 刺激下释放（Xie 2001；Faurschou and Borregaard 2003；Chakrabarti et al. 2006）。与其他细胞相反，中性粒细胞分泌独特形式的 MMP-9，它不受制于 TIMP-1（一种金属蛋白酶的抑制剂），使其处于激活状态并允许快速有效地展示其催化活性（Ardi et al. 2007，2009）。

TAN 已被确定为 TME 中 MMP-9 的主要来源（Tazzyman et al. 2013；Deryugina et al. 2014）。此外，体外和体内模型（细胞系、小鼠模型和各种癌症的人类肿瘤组织）清楚地表明，中性粒细胞衍生的 MMP-9 对于血管生成开关和肿瘤细胞转移潜能的诱导至关重要。中性粒细胞衍生的 MMP-9 的高血管生成能力主要与其独特的产生方式（无 TIMP-1）有关，导致 ECM 成分立即快速降解（Kuang et al. 2011；Ardi et al. 2007；Nozawa et al. 2006；Deryugina and Quigley 2010；Bausch et al. 2011）。除了 ECM 蛋白的裂解外，中性粒细胞衍生的 MMP-9 的促血管生成功能还与 VEGF-A 和成纤维细胞生长因子-2（FGF-2）的蛋白质水解释放以及刺激促血管生成因子 TGF-β 的产生和激活有关（Kobayashi et al. 2014），前二种蛋白质通常以非活性形式隔离在 ECM 中（Bergers et al. 2000；Bekes et al. 2011；Deryugina and Quigley 2015）。还有人注意到 MMP-9 和 VEGF-A 之间存在强烈的相互作用，最新发现其相互作用可以调节 MMP-9 的产生（Deryugina and Quigley 2015）。然而，有趣的是，中性粒细胞衍生的 MMP-9 可以在没有 VEGF-A 的情况下诱导血管生成，正如在胰腺导管腺癌中所描述的那样（Bausch et al. 2011）。

5.5.3　制瘤素 M（OSM）

制瘤素 M 是一种属于 IL-6 细胞因子家族的细胞因子。它由巨噬细胞、单核细胞、T 细胞、中性粒细胞、肥大细胞和树突细胞（DC）产生。用 GM-CSF 处理的中性粒细胞表达并释放高水平的这种细胞因子。TME 中的 OSM 效应与刺激肿瘤细胞增殖、刺激血管生成和癌细胞间充质表型的诱导有关（Elbjeirami et al. 2011；Richards 2013；Junk et al. 2017；West et al. 2018）。中性粒细胞衍生的 OSM 在肿瘤进展中的参与作用在乳腺癌模型中得到了很好的描述。Queen 等人的研究（2005）已经证明了人类乳腺癌细胞系通过 GM-CSF 刺激中性粒细胞分泌制瘤素 M，这反过来又增强了癌细胞中 VEGF 的产生并增加了它们的侵袭能力。最近，Li 等人（2015）描述了从人类肝细胞癌组织中分离出的 TAN 表现出高自噬率，这与 OSM 分泌增加相关，并最终与 HCC 患者的疾病进展相关。

5.5.4　组织蛋白酶 G（CG）

组织蛋白酶 G 是一种丝氨酸蛋白酶，储存在中性粒细胞的嗜天青颗粒中，并表现出胰凝乳蛋白酶样和胰蛋白酶样底物特异性。已知这种酶参与细胞外病原体的破坏以及趋化因子和细胞因子活性的修饰（前体被切割成活性形式）。它还会增加内皮细胞的渗透性（Pham 2008；Meyer-Hoffert and Wiedow 2011）。CG 在肿瘤进展中的作用鲜为人知，但一些研究证明它参与了肿瘤细胞侵袭。正如研究所描述的，CG 在体外诱导人类 MCF-7 细胞（乳腺癌细胞系）聚集、多细胞球体的形成和迁移（Yui et al. 2005，2014；Morimoto-Kamata et al. 2020）。在小鼠乳腺癌模型中进行的其他研究表明，CG 可增强由破骨细胞生成和随后的骨质溶解诱导的肿瘤细胞。反过来，乳腺肿瘤细胞是导致组织蛋白酶 G 分泌增加的原因（Wilson et al. 2008）。与 NE 类似，从中性粒细胞释放的 CG 可以以网格蛋白依赖性方式进入肿瘤细胞（人肺腺癌细胞系）的内体。然而，与 NE 不同的是，组织蛋白酶 G 不能降解 IRS-1，其对细胞内信号通路的影响尚不清楚（Gregory and Houghton 2011）。

5.5.5　精氨酸酶 1（ARG-1）

N2 型 TAN 以 ARG-1 的表达为特征，ARG-1 位于明胶酶颗粒中。中性粒细胞在用 IL-8 或 TNF-α 刺激后可以分泌 ARG-1，它们是肿瘤细胞的产物，如非小细胞肺癌细胞系模型所示。ARG-1 对 TME 的影响与其强大的免疫抑制作用有关。据描述，ARG-1 阳性 TAN 与 T 细胞的抑制功能呈正相关（Rodriguez et al. 2009；Rotondo et al. 2009；Grzywa et al. 2020）。ARG-1 催化 L-精氨酸降解为鸟氨酸和尿素，导致细胞外环境中精氨酸的消耗。缺乏 L-精氨酸会下调 CD3ζ 链的表达，CD3ζ 链是 CD3/TCR 复合体的关键元素。这会导致 T 细胞功能受损，T 细胞虽然还活着，但不会增殖，也不会产生细胞因子和趋化因子。此外，缺乏 L-精氨酸会影响 NK 细胞，例如，NKp46 和 NKp30 激活受体的表达和 IFN-γ 分泌减少以及这些细胞的增殖降低（Grzywa et al. 2020；Oberlies et al. 2009；Munder 2009）。Sippel 等人（2011）描述了中性粒细胞中 ARG-1 的临床意义。作者发现，胶质母细胞瘤患者的免疫抑制与中性粒细胞的脱颗粒和 ARG-1 的释放有关。另一项研究证明，从胶质瘤患者的血液和肿瘤组织中分离出的中性粒细胞具有高表达 ARG-1 的特征，并且对 T 细胞具有强大的免疫抑制作用（Gielen et al. 2016）。还有人描述了具有中性粒细胞形态的 CD15$^+$ ARG-1$^+$ 细胞经常在胃癌、结直肠癌和前列腺癌的肿瘤组织中被发现，而在腺瘤中，它们的表达非常低或检测不到（Jang et al. 2018）。

5.5.6　PD-L1

癌症患者的中性粒细胞可以表达免疫检查点分子，即程序性细胞死亡蛋白 1（PD-L1）的配体。在肝细胞癌（He et al. 2015）和胃癌（Wang et al. 2017）等肿瘤组织中发现了 PD-L1 阳性中性粒细胞。此外，胃癌肿瘤组织中较高数量的 PD-L1 阳性中性粒细胞与疾病进展和患者生存率低相关（Wang et al. 2017）。PD-L1 的表达也可以在巨噬细胞、一些活化的 T 细胞和 B 细胞、DC 上发现，主要是在肿瘤细胞上（Han et al. 2020）。在人类癌症中，在 T 细胞、B 细胞、NK 细胞、巨噬细胞和 DC 上都观察到了程序性细胞死亡受体蛋白 1（PD-1）的表达。PD-1/PD-L1 轴负责癌症免疫逃逸。例如，PD-L1（存在于癌症或免疫细胞上）与 T 细胞上表达的 PD-1 的相互作用会诱导免疫抑制信号，导致 T 效应细胞功能受损（如增殖、细胞因子分泌）（Han et al. 2020；Sun et al. 2018b）。Wang 等人（2017）证明了 PD-L1 阳性中性粒细胞参与降低 T 细胞的活性。作者清楚地表明，来自胃癌组织的 PD-L1$^+$ 中性粒细胞，被 GM-CSF 激活，在体外抑制自体 T 细胞的增殖。除了 T 细胞，NK 细胞还可以通过 PD-1/PD-L1 轴与中性粒细胞相互作用。在结肠癌小鼠模型中，观察到中性粒细胞以 PD-1/PD-L1 依赖性方式对 NK 细胞的细胞毒性产生抑制作用（Sun et al. 2020）。另一项研究表明，检查点分子在中性粒细胞与肿瘤细胞的直接相互作用中发挥重要作用。Gershkovitz 等人（2020）描述了 PD-L1 阴性中性粒细胞对乳腺癌细胞系的细胞毒活性高于其 PD-L1 阳性细胞系。

5.5.7　中性粒细胞胞外诱捕网（NET）

NET 作为一种降解病毒和细菌的抗微生物机制，于 2004 年由 Brinkmann 等人（2004）发现。NET 的形成称为 netosis，这个过程与中性粒细胞形态和功能的变化有关，被认为是一种独特的细胞死亡形式。NET 由染色质 DNA 丝和来自颗粒、细胞质和细胞骨架的各种蛋白质组成。netosis 的诱导需要中性粒细胞的刺激，并且与 NADPH 氧化酶的激活和 ROS 的产生直接相关。ROS 反过来激活 4 型蛋白精氨酸脱亚胺酶（PAD4），后者催化组蛋白过度瓜氨酸化以使染色质去浓缩。然而，还有人注意到了 NET 具有与 ROS 和 PAD4 无关的释放方式。最著名的 netosis 刺激剂包括细菌产物（例如 LPS、PMA）、细胞因子、趋化因子（如 IL-8、TNF-α、G-CSF）和药物（如他汀类药物）。除了参与免疫防御外，NET 还在动脉硬化、自身免疫、糖尿病和恶性疾病等病理状况中发挥作用（Kaplan and Radic 2012；Papayannopoulos 2018；Liu and Liu 2019）。

TME 富含细胞因子/趋化因子（如 TNF-α、G-CSF、IL-8）和促炎因子（如白三烯 B4），它们很容易激活中性粒细胞并可能诱导 netosis。尽管目前仍处于阐明 NET 和肿瘤相关知识的初期，但通常认为 NET 的产生有利于肿瘤的进展和转移的形成（Masucci et al. 2020）。NETs 在人类 TME 中的存在尚未得到广泛研究；然而，在尤因肉瘤（Berger-Achituv et al. 2013）、肺癌（Li et al. 2019）和三阴性人类乳腺癌（Park et al. 2016）患者的肿瘤组织中发现了它们的表达。NET 参与不同解剖部位转移的发生已在肺癌小鼠模型（形成肝转移）（Cools-Lartigue et al. 2013）和卵巢癌小鼠模型（转移至网膜）（Lee et al. 2018）以及乳腺癌患者的转移性肺部病变（Park et al. 2016）和结直肠癌的肝转移（Tohme et al. 2016）中得到证实。肿瘤细胞直接参与 NET 的形成是近期研究领域的一个热点。胰腺癌细胞（Jung et al. 2019）或三阴性乳腺癌细胞（Park et al. 2016）的体外研究清楚地表明了肿瘤细胞可以成功诱导 NET 的形成。此外，对乳腺癌细胞的研究表明，其分泌的 G-CSF 负责人类中性粒细胞的激活和 NET 的形成（Park et al. 2016；Arpinati et al. 2020）。

NET 对肿瘤进展的影响与 NE、CG 和 MMP-9 的活性有关，它们在 TME 中的作用如上所述。此外，NET 还可以捕获在血管中循环的肿瘤细胞并阻止它们到达转移部位，这已在多种癌症的小鼠模型和三阴性乳腺癌患者的临床样本中得到了证明（Uribe-Querol and Rosales 2015；Park et al. 2016；Cools-Lartigue et al. 2013，2014）。通过 NETs 促进肿瘤的另一种机制是刺激癌细胞增殖和迁移。Yang 等（2020）表明，NET 的 DNA 与存在于人乳腺癌细胞系和患者原发性乳腺癌细胞表面的 CCDC25 受体结合，使肿瘤细胞具有黏附特性、侵袭潜力和增殖能力。Teijeira 等（2020）最近提出了 NET 参与肿瘤免疫逃逸的非常有趣的机制。他们提出，人结直肠腺癌细胞系分泌的趋化因子（靶向中性粒细胞上的 CXCR1 和 CXCR2）可有效诱导中性粒细胞 netosis。反过来，NET 包裹结直肠癌细胞，保护它们免受 CD8[+] T 效应细胞的细胞毒性。Martins-Cardoso 等（2020）描述了 NET 的另一种促肿瘤能力。从 PMA 上清液中分离的 NETs 激活血液中性粒细胞，通过促进 EMT 诱导人乳腺癌细胞（MCF7 细胞系）的预转移表型。

5.5.8 肿瘤细胞外渗

转移过程的第一步是肿瘤细胞从原发肿瘤脱离，破坏肿瘤血管的基底膜，然后细胞内渗进入循环。循环肿瘤细胞（CTC）必须在血流剪切力和免疫系统的挑战下存活下来，因此，在进入毛细血管后不久，它们就会穿过内皮血管壁（外渗）进入周围区域或远离原发肿瘤的部位。CTC 的外渗是多步骤过程，需要：①肿瘤细胞与内皮的初始附着和进一步牢固附着；②调节内皮屏障；③通过内皮细胞迁移到组织中（Madsen and Sahai 2010；Strilic and Offermanns 2017；Sökeland and Schumacher 2019）。

一些报告显示，中性粒细胞促进并增强肿瘤细胞的外渗过程。Wu 等（2001）已经证明，肿瘤条件培养基中存在的因子会增加中性粒细胞对人乳腺肿瘤细胞系 MDA-MB-231 细胞的附着，并促进肿瘤细胞的跨内皮迁移。重要的是，单独的 MDA-MB-231 细胞不会迁移。Slattery 和 Dong（2003）报道说，中性粒细胞在流动条件下增强人黑色素瘤细胞（C8161）的迁移，并改善 C8161 细胞对成纤维 L 细胞的黏附。在后来的研究中，Dong 等（2005）得出结论，中性粒细胞促进黑色素瘤细胞在内皮上的紧密黏附及其随后的跨内皮迁移。Spicer（2012）和 McDonalds 等人（2009）提供了中性粒细胞参与肿瘤细胞转移过程的直接证据。使用转移的体内模型和活体显微镜，他们的研究表明中性粒细胞促进了癌细胞在肝窦内的黏附，并且中性粒细胞可以作为促进癌细胞与肝实质之间相互作用的桥梁。

中性粒细胞介导的肿瘤细胞外渗机制已在黑色素瘤细胞中得到广泛研究。一种假说推测转移涉及①中性粒细胞被束缚于内皮细胞上且②肿瘤细胞附着于束缚的中性粒细胞上。以这种方式，它们持续靠近内皮促进了外渗。另一种假说推测 CTC 首先与循环中性粒细胞相互作用形成"异型聚集体"，然后通过中性粒细胞与内皮细胞结合（Piccard et al. 2012；Liang et al. 2005，2008；Fu et al. 2011）。中性粒细胞在外渗过程中的贡献是由中性粒细胞、CTC 和内皮细胞之间的直接接触介导的。这种三向相互作用的发生归咎于 CD11a/CD18（LFA-1）和 CD11b/CD18（Mac-1，$\beta 2$ 整合素）在中性粒细胞表面的表达，内皮细胞上存在 E-选择素和 ICAM-1，以及 ICAM-1 和唾液酰 LewisX（sLeX）在肿瘤细胞上的表达（Sionov et al. 2015；Piccard et al. 2012；Slattery and Dong 2003；Fu et al. 2011；Wu et al. 2020）。虽然几种细胞因子和趋化因子可能与中性粒细胞和肿瘤细胞的黏附活性有关，但 IL-8 尤为重要。这种细胞因子（由中性粒细胞和肿瘤细胞释放）可增强 Mac-1 和 LFA-1 的表达。此外，IL-8 可激活内皮细胞并促进血管生成（Dong et al. 2005；Waugh and Wilson 2008）。Huh 等人已经证明了这种趋化因子在中性粒细胞和肿瘤细胞相互作用以及肿瘤转移中的重要作用（Huh et al. 2010）。他们已经证明，使用小干扰 RNA（siRNA）降低黑色素瘤细胞（WM35 细胞系）中 IL-8 的表达会减弱它们与中性粒细胞的相互作用，并减少束缚于内皮细胞和跨内皮细胞层的黑色素瘤细胞（Peng et al. 2007）。Liang 等（2009）明确展示总结了中性粒细胞的促转移作用。作者描述了中性粒细胞促进黑色素瘤细胞系（C8161.c9；WM9）与内皮细胞的黏附，从而允许肿瘤细胞外渗。此外，作者证明黑色素瘤细胞上的 ICAM-1 以及中性粒细胞上的 LFA-1 和 Mac-1 明显参与了上述过程，而 IL-8 可调节 $\beta 2$ 整合素的表达。

5.6　结语

在 TME 中，中性粒细胞被称为肿瘤相关中性粒细胞，代表高度异质性的细胞群，显示出阳性（抗肿瘤）和阴性（促肿瘤）作用。第一个作用主要与中性粒细胞的细胞毒性作用有关，依赖于活性氧的产生和死亡受体的表达。中性粒细胞的促肿瘤特性在几种恶性疾病中更常见，并且主要与促转移、促血管生成和免疫抑制活性的多种颗粒产物的释放有关。同样重要的中性粒细胞促肿瘤活性与其在外渗过程中直接帮助肿瘤细胞的能力有关。因此，中性粒细胞虽然寿命很短，但却是整个 TME 功能的关键参与者之一。

参 考 文 献

Akizuki M，Fukutomi T，Takasugi M et al（2007）Prognostic significance of immunoreactive neutrophil elastase in human breast cancer：long-term follow-up results in 313 patients. Neoplasia 9：260-264. https://doi.org/10.1593/neo.06808

Andzinski L, Kasnitz N, Stahnke S et al (2016) Type I IFNs induce anti-tumor polarization of tumor associated neutrophils in mice and human. Int J Cancer 138:1982-1993. https://doi.org/10. 1002/ijc.29945

Ardi VC, Kupriyanova TA, Deryugina EI, Quigley JP (2007) Human neutrophils uniquely release TIMP-free MMP-9 to provide a potent catalytic stimulator of angiogenesis. Proc Natl Acad Sci U S A 104:20262-20267. https://doi.org/10.1073/pnas.0706438104

Ardi VC, Van den Steen PE, Opdenakker G et al (2009) Neutrophil MMP-9 proenzyme, unencumbered by TIMP-1, undergoes efficient activation *in vivo* and catalytically induces angiogenesis via a basic fibroblast growth factor (FGF-2)/FGFR-2 pathway. J Biol Chem 284: 25854-25866. https://doi. org/10. 1074/jbc. M109.033472

Arpinati L, Shaul ME, Kaisar-Iluz N et al (2020) NETosis in cancer:a critical analysis of the impact of cancer on neutrophil extracellular trap (NET) release in lung cancer patients vs. mice. Cancer Immunol Immunother 69:199-213. https://doi.org/10.1007/s00262-019-02474-x

Babior BM (2004) NADPH oxidase. Curr Opin Immunol 16:42-47

Bausch D, Pausch T, Krauss T et al (2011) Neutrophil granulocyte derived MMP-9 is a VEGF independent functional component of the angiogenic switch in pancreatic ductal adenocarcinoma. Angiogenesis 14:235-243. https://doi.org/10.1007/s10456-011-9207-3

Bekes EM, Schweighofer B, Kupriyanova TA et al (2011) Tumor-recruited neutrophils and neutrophil TIMP-free MMP-9 regulate coordinately the levels of tumor angiogenesis and efficiency of malignant cell intravasation. Am J Pathol 179:1455-1470. https://doi.org/10. 1016/j.ajpath.2011.05.031

Berger-Achituv S, Brinkmann V, Abed UA et al (2013) A proposed role for neutrophil extracellular traps in cancer immunoediting. Front Immunol 4:48. https://doi.org/10.3389/fimmu.2013.00048

Bergers G, Brekken R, McMahon G et al (2000) Matrix metalloproteinase-9 triggers the angiogenic switch during carcinogenesis. Nat Cell Biol 2:737-744. https://doi.org/10.1038/35036374

Brandes RP, Weissmann N, Schröder K (2014) Nox family NADPH oxidases:molecular mechanisms of activation. Free Radic Biol Med 76:208-226. https://doi.org/10.1016/j.freeradbiomed. 2014.07.046

Brincks EL, Risk MC, Griffith TS (2013) PMN and anti-tumor immunity--the case of bladder cancer immunotherapy. Semin Cancer Biol 23:183-189. https://doi.org/10.1016/j.semcancer. 2013.02.002

Brinkmann V, Reichard U, Goosmann C et al (2004) Neutrophil extracellular traps kill bacteria. Science 303: 1532-1535. https://doi.org/10.1126/science.1092385

Carnevale S, Ghasemi S, Rigatelli A, Jaillon S (2020) The complexity of neutrophils in health and disease: focus on cancer. Semin Immunol:101409. https://doi.org/10.1016/j.smim.2020.101409

Caruso RA, Bellocco R, Pagano M et al (2002) Prognostic value of intratumoral neutrophils in advanced gastric carcinoma in a high-risk area in northern Italy. Mod Pathol 15:831-837. https://doi.org/10.1097/01. MP. 0000020391.98998.6B

Cassatella MA (2006) On the production of TNF-related apoptosis-inducing ligand (TRAIL/Apo-2L) by human neutrophils. J Leukoc Biol 79:1140-1149. https://doi.org/10.1189/jlb.1005558

Chakrabarti S, Zee JM, Patel KD (2006) Regulation of matrix metalloproteinase-9 (MMP-9) in TNF-stimulated neutrophils:novel pathways for tertiary granule release. J Leukoc Biol 79:214-222. https://doi. org/10.1189/jlb.0605353

Chen Y-L, Wang J-Y, Chen S-H, Yang B-C (2002) Granulocytes mediates the Fas-L-associated apoptosis during lung metastasis of melanoma that determines the metastatic behaviour. Br J Cancer 87: 359-365. https://doi.org/10.1038/sj.bjc.6600461

Chen Y-L, Chen S-H, Wang J-Y, Yang B-C (2003) Fas ligand on tumor cells mediates inactivation of neutrophils. J Immunol 171:1183-1191. https://doi.org/10.4049/jimmunol.171.3.1183

Cools-Lartigue J, Spicer J, McDonald B et al (2013) Neutrophil extracellular traps sequester circulating tumor cells and promote metastasis. J Clin Invest 123:3446-3458. https://doi.org/10.1172/JCI67484

Cools-Lartigue J, Spicer J, Najmeh S, Ferri L (2014) Neutrophil extracellular traps in cancer progression. Cell Mol Life Sci 71:4179-4194. https://doi.org/10.1007/s00018-014-1683-3

Dallegri F, Ottonello L, Ballestrero A et al (1991) Tumor cell lysis by activated human neutrophils:analysis of neutrophil-delivered oxidative attack and role of leukocyte function-associated antigen 1. Inflammation 15:15-30. https://doi.org/10.1007/BF00917906

Deryugina EI, Quigley JP (2010) Pleiotropic roles of matrix metalloproteinases in tumor angiogenesis:contrasting, overlapping and compensatory functions. Biochim Biophys Acta 1803:103-120. https://doi.org/10.1016/j.bbamcr.2009.09.017

Deryugina EI, Quigley JP (2015) Tumor angiogenesis:MMP-mediated induction of intravasationand metastasis-sustaining neovasculature. Matrix Biol 44-46:94-112. https://doi.org/10.1016/j.matbio.2015.04.004

Deryugina EI, Zajac E, Juncker-Jensen A et al (2014) Tissue-infiltrating neutrophils constitute the major *in vivo* source of angiogenesis-inducing MMP-9 in the tumor microenvironment. Neoplasia 16:771-788. https://doi.org/10.1016/j.neo.2014.08.013

Dong C, Slattery MJ, Liang S, Peng H-H (2005) Melanoma cell extravasation under flow conditions is modulated by leukocytes and endogenously produced interleukin 8. Mol Cell Biomech 2:145-159

Droeser RA, Hirt C, Eppenberger-Castori S et al (2013) High myeloperoxidase positive cell infiltration in colorectal cancer is an independent favorable prognostic factor. PLoS One 8:e64814. https://doi.org/10.1371/journal.pone.0064814

Dupont PJ, Warrens AN (2007) Fas ligand exerts its pro-inflammatory effects via neutrophil recruitment but not activation. Immunology 120:133-139. https://doi.org/10.1111/j.1365-2567.2006.02504.x

Elbjeirami WM, Donnachie EM, Burns AR, Smith CW (2011) Endothelium-derived GM-CSF influences expression of oncostatin M. Am J Physiol Cell Physiol 301:C947-C953. https://doi.org/10.1152/ajpcell.00205.2011

Eruslanov EB (2017) Phenotype and function of tumor-associated neutrophils and their subsets in early-stage human lung cancer. Cancer Immunol Immunother 66:997-1006. https://doi.org/10.1007/s00262-017-1976-0

Faurschou M, Borregaard N (2003) Neutrophil granules and secretory vesicles in inflammation. Microbes Infect 5:1317-1327. https://doi.org/10.1016/j.micinf.2003.09.008

Filippi M-D (2019) Neutrophil transendothelial migration:updates and new perspectives. Blood 133:2149-2158. https://doi.org/10.1182/blood-2018-12-844605

Foekens JA, Ries C, Look MP et al (2003) The prognostic value of polymorphonuclear leukocyte elastase in patients with primary breast cancer. Cancer Res 63:337-341

Fridlender ZG, Albelda SM (2012) Tumor-associated neutrophils:friend or foe? Carcinogenesis 33:949-955. https://doi.org/10.1093/carcin/bgs123

Fridlender ZG, Sun J, Kim S et al (2009) Polarization of tumor-associated neutrophil phenotype by TGF-beta: "N1" versus "N2" TAN. Cancer Cell 16:183-194. https://doi.org/10.1016/j.ccr.2009.06.017

Fu C, Tong C, WangMet al (2011) Determining beta2-integrin and intercellular adhesion molecule 1 binding kinetics in tumor cell adhesion to leukocytes and endothelial cells by a gas-driven micropipette assay. J Biol Chem 286:34777-34787. https://doi.org/10.1074/jbc.M111.281642

Gaida MM, Steffen TG, Günther F et al (2012) Polymorphonuclear neutrophils promote dyshesion of tumor cells and elastase-mediated degradation of E-cadherin in pancreatic tumors. Eur J Immunol 42:3369-3380. https://doi.org/10.1002/eji.201242628

Galdiero MR, Bianchi P, Grizzi F et al (2016) Occurrence and significance of tumor-associated neutrophils in patients with colorectal cancer. Int J Cancer 139:446-456. https://doi.org/10. 1002/ijc.30076

Gershkovitz M, Yajuk O, Fainsod-Levi T, Granot Z (2020) The pd-l1/pd-1 axis blocks neutrophil cytotoxicity in cancer. https://doi.org/10.1101/2020.02.28.969410

Gielen PR, Schulte BM, Kers-Rebel ED et al (2016) Elevated levels of polymorphonuclear myeloid-derived suppressor cells in patients with glioblastoma highly express S100A8/9 and arginase and suppress T cell function. Neuro-Oncology 18:1253-1264. https://doi.org/10.1093/neuonc/now034

Gregory AD, Houghton AM (2011) Tumor-associated neutrophils:new targets for cancer therapy. Cancer Res 71:2411-2416. https://doi.org/10.1158/0008-5472.CAN-10-2583

Grosse-Steffen T, Giese T, Giese N et al (2012) Epithelial-to-mesenchymal transition in pancreatic ductal adenocarcinoma and pancreatic tumor cell lines:the role of neutrophils and neutrophilderived elastase. Clin Dev Immunol 2012:720768. https://doi.org/10.1155/2012/720768

Grzywa TM, Sosnowska A, Matryba P et al (2020) Myeloid cell-derived arginase in cancer immune response. Front Immunol 11:938. https://doi.org/10.3389/fimmu.2020.00938

Han Y, Liu D, Li L (2020) PD-1/PD-L1 pathway:current researches in cancer. Am J Cancer Res 10:727-742

He G, Zhang H, Zhou J et al (2015) Peritumoural neutrophils negatively regulate adaptive immunity via the PD-L1/PD-1 signalling pathway in hepatocellular carcinoma. J Exp Clin Cancer Res 34:141. https://doi.org/10.1186/s13046-015-0256-0

Hor W-S, Huang W-L, Lin Y-S, Yang B-C (2003) Cross-talk between tumor cells and neutrophils through the Fas (APO-1, CD95)/FasL system:human glioma cells enhance cell viability and stimulate cytokine production in neutrophils. J Leukoç Biol 73:363-368. https://doi.org/10. 1189/jlb.0702375

Houghton AM, Rzymkiewicz DM, Ji H et al (2010) Neutrophil elastase-mediated degradation of IRS-1 accelerates lung tumor growth. Nat Med 16:219-223. https://doi.org/10.1038/nm.2084

Huang H (2018) Matrix Metalloproteinase-9 (MMP-9) as a cancer biomarker and MMP-9 biosensors:recent advances. Sensors (Basel) 18. https://doi.org/10.3390/s18103249

Huh SJ, Liang S, Sharma A et al (2010) Transiently entrapped circulating tumor cells interact with neutrophils to facilitate lung metastasis development. Cancer Res 70:6071-6082. https://doi. org/10.1158/0008-5472. CAN-09-4442

Jablonska E, Jablonski J, Marcinczyk M et al (2008) The release of soluble forms of TRAIL and DR5 by neutrophils of oral cavity cancer patients. Folia Histochem Cytobiol 46:177-183. https://doi. org/10. 2478/ v10042-008-0027-2

Jaganjac M, Poljak-Blazi M, Zarkovic K et al (2008) The involvement of granulocytes in spontaneous regression of Walker 256 carcinoma. Cancer Lett 260:180-186. https://doi.org/10.1016/j. canlet.2007.10.039

Jaganjac M, Poljak-Blazi M, Kirac I et al (2010) Granulocytes as effective anticancer agent in experimental solid tumor models. Immunobiology 215:1015-1020. https://doi.org/10.1016/j. imbio.2010.01.002

Jaiswal P, Kheur S, Mahajan P et al (2019) Assessing the potential role of neutrophil elastase as a prognostic indicator in oral squamous cell carcinoma. Forum of Clinical Oncology 10:34-38. https://doi.org/10.2478/ fco-2019-0004

James B, Griffith T (2015) Tumor necrosis factor-related apoptosis-inducing ligand-induced apoptotic pathways in cancer immunosurveillance:molecular mechanisms and prospects for therapy. Research and Reports in Biochemistry 5:1-10. https://doi.org/10.2147/RRBC.S59123

Jang TJ, Kim SA, Kim MK (2018) Increased number of arginase 1-positive cells in the stroma of carcinomas compared to precursor lesions and nonneoplastic tissues. Pathol Res Pract 214:1179-1184. https://doi.org/ 10.1016/j.prp.2018.06.016

Jensen HK, Donskov F, Marcussen N et al (2009) Presence of intratumoral neutrophils is an independent prognostic factor in localized renal cell carcinoma. J Clin Oncol 27：4709-4717. https：//doi.org/10.1200/JCO.2008. 18.9498

Jensen TO，Schmidt H，Møller HJ et al (2012) Intratumoral neutrophils and plasmacytoid dendritic cells indicate poor prognosis and are associated with pSTAT3 expression in AJCC stage I/II melanoma. Cancer 118：2476-2485. https：//doi.org/10.1002/cncr.26511

Jones RD，Hancock JT，Morice AH (2000) NADPH oxidase：a universal oxygen sensor? Free Radic Biol Med 29：416-424. https：//doi.org/10.1016/s0891-5849(00)00320-8

Jung HS，Gu J，Kim J-E et al (2019) Cancer cell-induced neutrophil extracellular traps promote both hypercoagulability and cancer progression. PLoS One 14：e0216055. https：//doi.org/10.1371/journal.pone.0216055

Junk DJ，Bryson BL，Smigiel JM et al (2017) Oncostatin M promotes cancer cell plasticity through cooperative STAT3-SMAD3 signaling. Oncogene 36：4001-4013. https：//doi.org/10.1038/onc. 2017.33

Kamohara H，Matsuyama W，Shimozato O et al (2004) Regulation of tumour necrosis factor-related apoptosis-inducing ligand (TRAIL) and TRAIL receptor expression in human neutrophils. Immunology 111：186-194. https：//doi.org/10.1111/j.0019-2805.2003.01794.x

Kaplan MJ，Radic M (2012) Neutrophil extracellular traps：double-edged swords of innate immunity. J Immunol 189：2689-2695. https：//doi.org/10.4049/jimmunol.1201719

Knaapen AM，Güngör N，Schins RPF et al (2006) Neutrophils and respiratory tract DNA damage and mutagenesis：a review. Mutagenesis 21：225-236. https：//doi.org/10.1093/mutage/gel032

Kobayashi T，Kim H，Liu X et al (2014) Matrix metalloproteinase-9 activates TGF-β and stimulates fibroblast contraction of collagen gels. Am J Physiol Lung Cell Mol Physiol 306：L1006-L1015. https：//doi.org/10. 1152/ajplung.00015.2014

Koga Y，Matsuzaki A，Suminoe A et al (2004) Neutrophil-derived TNF-related apoptosis-inducing ligand (TRAIL)：a novel mechanism of antitumor effect by neutrophils. Cancer Res 64：1037-1043. https：//doi.org/ 10.1158/0008-5472.can-03-1808

Korkmaz B，Moreau T，Gauthier F (2008) Neutrophil elastase，proteinase 3 and cathepsin G：physicochemical properties，activity and physiopathological functions. Biochimie 90：227-242. https：//doi. org/10. 1016/j. biochi.2007.10.009

Kornmann M，Ishiwata T，Kleeff J et al (2000) Fas and Fas-ligand expression in human pancreatic cancer. Ann Surg 231：368-379. https：//doi.org/10.1097/00000658-200003000-00010

Kuang D-M，Zhao Q，Wu Y et al (2011) Peritumoral neutrophils link inflammatory response to disease progression by fostering angiogenesis in hepatocellular carcinoma. J Hepatol 54：948-955. https：//doi.org/10. 1016/j.jhep.2010.08.041

Kulcharyk PA，Heinecke JW (2001) Hypochlorous acid produced by the myeloperoxidase system of human phagocytes induces covalent cross-links between DNA and protein. Biochemistry 40：3648-3656. https：//doi. org/10.1021/bi001962l

Lecot P，Sarabi M，Pereira Abrantes M et al (2019) Neutrophil heterogeneity in cancer：from biology to therapies. Front Immunol 10：2155. https：//doi.org/10.3389/fimmu.2019.02155

Lee W，Ko SY，Mohamed MS et al (2018) Neutrophils facilitate ovarian cancer premetastatic niche formation in the omentum. J Exp Med 216：176-194. https：//doi.org/10.1084/jem.20181170

Lerman I，Hammes SR (2018) Neutrophil elastase in the tumor microenvironment. Steroids 133：96-101. https：// doi.org/10.1016/j.steroids.2017.11.006

Li Y-W，Qiu S-J，Fan J et al (2011) Intratumoral neutrophils：a poor prognostic factor for hepatocellular carcinoma following resection. J Hepatol 54：497-505. https：//doi.org/10.1016/j.jhep.2010.07.044

Li X-F，Chen D-P，Ouyang F-Z et al (2015) Increased autophagy sustains the survival and pro-tumourigenic effects of neutrophils in human hepatocellular carcinoma. J Hepatol 62:131-139. https://doi.org/10.1016/j.jhep.2014.08.023

Li Y, Yang Y, Gan T et al (2019) Extracellular RNAs from lung cancer cells activate epithelial cells and induce neutrophil extracellular traps. Int J Oncol 55:69-80. https://doi.org/10.3892/ijo. 2019.4808

Liang S, Slattery MJ, Dong C (2005) Shear stress and shear rate differentially affect the multi-step process of leukocyte-facilitated melanoma adhesion. Exp Cell Res 310:282-292. https://doi.org/10.1016/j.yexcr.2005.07.028

Liang S, Fu C, Wagner D et al (2008) Two-dimensional kinetics of beta 2-integrin and ICAM-1 bindings between neutrophils and melanoma cells in a shear flow. Am J Physiol Cell Physiol 294:C743-C753. https://doi.org/10.1152/ajpcell.00250.2007

Liang S, Hoskins M, Dong C (2009) Tumor cell extravasation mediated by leukocyte adhesion is shear rate dependent on IL-8 signaling. Mol Cell Biomech 7:77-91

Liou G-Y, Storz P (2010) Reactive oxygen species in cancer. Free Radic Res 44:479-496. https://doi.org/10.3109/10715761003667554

Liu Y, Liu L (2019) The pro-tumor effect and the anti-tumor effect of neutrophils extracellular traps. Biosci Trends 13:469-475. https://doi.org/10.5582/bst.2019.01326

Löffek S, Schilling O, Franzke C-W (2011) Series "matrix metalloproteinases in lung health and disease": biological role of matrix metalloproteinases: a critical balance. Eur Respir J 38:191-208. https://doi.org/10.1183/09031936.00146510

Ludwig AT, Moore JM, Luo Y et al (2004) Tumor necrosis factor-related apoptosis-inducing ligand: a novel mechanism for bacillus Calmette-Guérin-induced antitumor activity. Cancer Res 64:3386-3390. https://doi.org/10.1158/0008-5472.CAN-04-0374

MacFarlane M (2003) TRAIL-induced signalling and apoptosis. Toxicol Lett 139:89-97. https://doi.org/10.1016/s0378-4274(02)00422-8

Madsen CD, Sahai E (2010) Cancer dissemination--lessons from leukocytes. Dev Cell 19:13-26. https://doi.org/10.1016/j.devcel.2010.06.013

Mandelli GE, Missale F, Bresciani D et al (2020) Tumor infiltrating neutrophils are enriched in basal-type urothelial bladder cancer. Cell 9. https://doi.org/10.3390/cells9020291

Martins-Cardoso K, Almeida VH, Bagri KM et al (2020) Neutrophil extracellular traps (NETs) promote pro-metastatic phenotype in human breast cancer cells through epithelial-mesenchymal transition. Cancers (Basel) 12. https://doi.org/10.3390/cancers12061542

Masucci MT, Minopoli M, Carriero MV (2019) Tumor associated neutrophils. Their role in tumorigenesis, metastasis, prognosis and therapy. Front. Oncologia 9(1146). https://doi.org/10.3389/fonc.2019.01146

Masucci MT, Minopoli M, Del Vecchio S, Carriero MV (2020) The emerging role of neutrophil extracellular traps (NETs) in tumor progression and metastasis. Front Immunol 11:1749. https://doi.org/10.3389/fimmu.2020.01749

Matlung HL, Babes L, Zhao XW et al (2018) Neutrophils kill antibody-opsonized cancer cells by Trogoptosis. Cell Rep 23:3946-3959.e6. https://doi.org/10.1016/j.celrep.2018.05.082

McDonald B, Spicer J, Giannais B et al (2009) Systemic inflammation increases cancer cell adhesion to hepatic sinusoids by neutrophil mediated mechanisms. Int J Cancer 125:1298-1305. https://doi.org/10.1002/ijc.24409

Mensurado S, Rei M, Lança T et al (2018) Tumor-associated neutrophils suppress pro-tumoral IL-17+ γδ T cells through induction of oxidative stress. PLoS Biol 16:e2004990. https://doi.org/10.1371/journal.pbio.2004990

Metz HE, Houghton AM (2011) Insulin receptor substrate regulation of phosphoinositide 3-kinase. Clin Cancer Res 17:206-211. https://doi.org/10.1158/1078-0432.CCR-10-0434

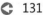

Meyer-Hoffert U，Wiedow O（2011）Neutrophil serine proteases：mediators of innate immune responses. Curr Opin Hematol 18：19-24. https：//doi.org/10.1097/MOH.0b013e32834115d1

Morimoto-Kamata R，Tsuji D，Yui S（2020）Cathepsin G-induced insulin-like growth factor（IGF）elevation in MCF-7 medium is caused by proteolysis of IGF binding protein（IGFBP）-2 but not of IGF-1. Biol Pharm Bull 43：1678-1686. https：//doi.org/10.1248/bpb.b20-00389

Moses K，Brandau S（2016）Human neutrophils：their role in cancer and relation to myeloid-derived suppressor cells. Semin Immunol 28：187-196. https：//doi.org/10.1016/j.smim.2016.03.018

Munder M（2009）Arginase：an emerging key player in the mammalian immune system. Br J Pharmacol 158：638-651. https：//doi.org/10.1111/j.1476-5381.2009.00291.x

Nagata S（1999）Fas ligand-induced apoptosis. Annu Rev Genet 33：29-55. https：//doi.org/10.1146/annurev.genet.33.1.29

Ng LG，Ostuni R，Hidalgo A（2019）Heterogeneity of neutrophils. Nat Rev Immunol 19：255-265. https：//doi.org/10.1038/s41577-019-0141-8

Nozawa H，Chiu C，Hanahan D（2006）Infiltrating neutrophils mediate the initial angiogenic switch in a mouse model of multistage carcinogenesis. Proc Natl Acad Sci U S A 103：12493-12498. https：//doi.org/10.1073/pnas.0601807103

O'Connell J，Bennett MW，O'Sullivan GC et al（1999）Expression of Fas（CD95/APO-1）ligand by human breast cancers：significance for tumor immune privilege. Clin Diagn Lab Immunol 6：457-463

Oberlies J，Watzl C，Giese T et al（2009）Regulation of NK cell function by human granulocyte arginase. J Immunol 182：5259-5267. https：//doi.org/10.4049/jimmunol.0803523

Ottonello L，Tortolina G，Amelotti M，Dallegri F（1999）Soluble Fas ligand is chemotactic for human neutrophilic polymorphonuclear leukocytes. J Immunol 162：3601-3606

Paez J，Sellers WR（2003）PI3K/PTEN/AKT pathway. A critical mediator of oncogenic signaling. Cancer Treat Res 115：145-167

Papayannopoulos V（2018）Neutrophil extracellular traps in immunity and disease. Nat Rev Immunol 18：134-147. https：//doi.org/10.1038/nri.2017.105

Park J，Wysocki RW，Amoozgar Z et al（2016）Cancer cells induce metastasis-supporting neutrophil extracellular DNA traps. Sci Transl Med 8：361ra138. https：//doi.org/10.1126/scitranslmed.aag1711

Peduto Eberl L，Guillou L，Saraga E et al（1999）Fas and Fas ligand expression in tumor cells and in vascular smooth-muscle cells of colonic and renal carcinomas. Int J Cancer 81：772-778. https：//doi.org/10.1002/（sici）1097-0215（19990531）81：5<772：：aid-ijc18>3.0.co；2-s

Peng H-H，Liang S，Henderson AJ，Dong C（2007）Regulation of interleukin-8 expression in melanoma-stimulated neutrophil inflammatory response. Exp Cell Res 313：551-559. https：//doi.org/10.1016/j.yexcr.2006.10.030

Pham CTN（2008）Neutrophil serine proteases fine-tune the inflammatory response. Int J Biochem Cell Biol 40：1317-1333. https：//doi.org/10.1016/j.biocel.2007.11.008

Piccard H，Muschel RJ，Opdenakker G（2012）On the dual roles and polarized phenotypes of neutrophils in tumor development and progression. Crit Rev Oncol Hematol 82：296-309. https：//doi.org/10.1016/j.critrevonc.2011.06.004

Pillay J，den Braber I，Vrisekoop N et al（2010）In vivo labeling with 2H2O reveals a human neutrophil lifespan of 5.4 days. Blood 116：625-627. https：//doi.org/10.1182/blood-2010-01-259028

Pryczynicz A，Guzińska-Ustymowicz K，Kemona A（2010）Fas/FasL expression in colorectal cancer. An immunohistochemical study Folia Histochem Cytobiol 48：425-429. https：//doi.org/10.2478/v10042-010-0058-3

Pylaeva E，Lang S，Jablonska J（2016）The essential role of type I interferons in differentiation and activation of tumor-associated neutrophils. Front Immunol 7:629. https://doi.org/10.3389/fimmu.2016.00629

Queen MM, Ryan RE, Holzer RG et al (2005) Breast cancer cells stimulate neutrophils to produce oncostatin M:potential implications for tumor progression. Cancer Res 65:8896-8904. https://doi.org/10.1158/0008-5472.CAN-05-1734

Rakic A, Beaudry P, Mahoney DJ (2018) The complex interplay between neutrophils and cancer. Cell Tissue Res 371:517-529. https://doi.org/10.1007/s00441-017-2777-7

Rankin SM (2010) The bone marrow:a site of neutrophil clearance. J Leukoc Biol 88:241-251. https://doi.org/10.1189/jlb.0210112

Rao H-L, Chen J-W, Li M et al (2012) Increased intratumoral neutrophil in colorectal carcinomas correlates closely with malignant phenotype and predicts patients' adverse prognosis. PLoS One 7:e30806. https://doi.org/10.1371/journal.pone.0030806

Reczek CR, Chandel NS (2017) The two faces of reactive oxygen species in cancer. Annual Review of Cancer Biology 1:79-98. https://doi.org/10.1146/annurev-cancerbio-041916-065808

Reid MD, Basturk O, Thirabanjasak D et al (2011) Tumor-infiltrating neutrophils in pancreatic neoplasia. Mod Pathol 24:1612-1619. https://doi.org/10.1038/modpathol.2011.113

Richards CD (2013) The enigmatic cytokine oncostatin m and roles in disease. ISRN Inflamm 2013:512103. https://doi.org/10.1155/2013/512103

Rodriguez PC, Ernstoff MS, Hernandez C et al (2009) Arginase I-producing myeloid-derived suppressor cells in renal cell carcinoma are a subpopulation of activated granulocytes. Cancer Res 69:1553-1560. https://doi.org/10.1158/0008-5472.CAN-08-1921

Rosales C (2018) Neutrophil:a cell with many roles in inflammation or several cell types? Front Physiol 9:113. https://doi.org/10.3389/fphys.2018.00113

Rosevear HM, Lightfoot AJ, O'Donnell MA, Griffith TS (2009) The role of neutrophils and TNF-related apoptosis-inducing ligand (TRAIL) in bacillus Calmette-Guérin (BCG) immunotherapy for urothelial carcinoma of the bladder. Cancer Metastasis Rev 28:345-353. https://doi.org/10.1007/s10555-009-9195-6

Rotondo R, Barisione G, Mastracci L et al (2009) IL-8 induces exocytosis of arginase 1 by neutrophil polymorphonuclears in nonsmall cell lung cancer. Int J Cancer 125:887-893. https://doi.org/10.1002/ijc.24448

Sag D, Ayyildiz ZO, Gunalp S, Wingender G (2019) The role of TRAIL/DRs in the modulation of immune cells and responses. Cancers (Basel) 11. https://doi.org/10.3390/cancers11101469

SenGupta S, Subramanian BC, Parent CA (2019) Getting TANned:how the tumor microenvironment drives neutrophil recruitment. J Leukoc Biol 105:449-462. https://doi.org/10.1002/JLB. 3RI0718-282R

Shaul ME, Fridlender ZG (2018) Cancer-related circulating and tumor-associated neutrophils—subtypes, sources and function. FEBS J 285:4316-4342. https://doi.org/10.1111/febs.14524

Shaul ME, Levy L, Sun J et al (2016) Tumor-associated neutrophils display a distinct N1 profile following TGFβ modulation:a transcriptomics analysis of pro-vs. antitumor TANs. Onco Targets Ther 5:e1232221. https://doi.org/10.1080/2162402X.2016.1232221

Shen M, Hu P, Donskov F et al (2014) Tumor-associated neutrophils as a new prognostic factor in cancer:a systematic review and meta-analysis. PLoS One 9:e98259. https://doi.org/10.1371/journal.pone.0098259

Shimizu M, Fontana A, Takeda Y et al (2001) Fas/Apo-1 (CD95)-mediated apoptosis of neutrophils with Fas ligand (CD95L)-expressing tumors is crucial for induction of inflammation by neutrophilic polymorphonuclear leukocytes associated with antitumor immunity. Cell Immunol 207:41-48. https://doi.org/10.1006/cimm.2000.1734

Shiraki K, Tsuji N, Shioda T et al (1997) Expression of Fas ligand in liver metastases of human colonic adenocarcinomas. Proc Natl Acad Sci U S A 94:6420-6425. https://doi.org/10.1073/pnas.94.12.6420

Sionov RV，Fridlender ZG，Granot Z（2015）The multifaceted roles neutrophils play in the tumor microenviron-ment. Cancer Microenviron 8：125-158. https：//doi.org/10.1007/s12307-014-0147-5

Sippel TR，White J，Nag K et al（2011）Neutrophil degranulation and immunosuppression in patients with GBM：restoration of cellular immune function by targeting arginase I. Clin Cancer Res 17：6992-7002. https：//doi.org/10.1158/1078-0432.CCR-11-1107

Slattery MJ，Dong C（2003）Neutrophils influence melanoma adhesion and migration under flow conditions. Int J Cancer 106：713-722. https：//doi.org/10.1002/ijc.11297

Sökeland G，Schumacher U（2019）The functional role of integrins during intra-and extravasation within the metastatic cascade. Mol Cancer 18：12. https：//doi.org/10.1186/s12943-018-0937-3

Spicer JD，McDonald B，Cools-Lartigue JJ et al（2012）Neutrophils promote liver metastasis via mac-1-mediated interactions with circulating tumor cells. Cancer Res 72：3919-3927. https：//doi. org/10. 1158/0008-5472. CAN-11-2393

Strasser A，Jost PJ，Nagata S（2009）The many roles of FAS receptor signaling in the immune system. Immu-nity 30：180-192. https：//doi.org/10.1016/j.immuni.2009.01.001

Strilic B，Offermanns S（2017）Intravascular survival and extravasation of tumor cells. Cancer Cell 32：282-293. https：//doi.org/10.1016/j.ccell.2017.07.001

Sun Z，Yang P（2004）Role of imbalance between neutrophil elastase and alpha 1-antitrypsin in cancer develop-ment and progression. Lancet Oncol 5：182-190. https：//doi.org/10.1016/S1470-2045(04)01414-7

Sun B，Qin W，Song M et al（2018a）Neutrophil suppresses tumor cell proliferation via Fas /Fas ligand path-way mediated cell cycle arrested. Int J Biol Sci 14：2103-2113. https：//doi.org/10. 7150/ijbs.29297

Sun C，Mezzadra R，Schumacher TN（2018b）Regulation and function of the PD-L1 checkpoint. Immunity 48：434-452. https：//doi.org/10.1016/j.immuni.2018.03.014

Sun R，Xiong Y，Liu H et al（2020）Tumor-associated neutrophils suppress antitumor immunity of NK cells through the PD-L1/PD-1 axis. Transl Oncol 13：100825. https：//doi.org/10.1016/j. tranon.2020.100825

Tazzyman S，Niaz H，Murdoch C（2013）Neutrophil-mediated tumour angiogenesis：subversion of immune responses to promote tumour growth. Semin Cancer Biol 23：149-158. https：//doi.org/10.1016/j.semcancer.2013.02.003

Tecchio C，Huber V，Scapini P et al（2004）IFNalpha-stimulated neutrophils and monocytes release a soluble form of TNF-related apoptosis-inducing ligand（TRAIL/Apo-2 ligand）displaying apoptotic activity on leuke-mic cells. Blood 103：3837-3844. https：//doi.org/10.1182/blood-2003-08-2806

Teijeira Á，Garasa S，Gato M et al（2020）CXCR1 and CXCR2 chemokine receptor agonists produced by tumors induce neutrophil extracellular traps that interfere with immune cytotoxicity. Immunity 52：856-871. e8. https：//doi.org/10.1016/j.immuni.2020.03.001

Teixidó C，Rosell R（2017）Neutrophils dominate the immune landscape of non-small cell lung cancer. J Thorac Dis 9：E468-E469. https：//doi.org/10.21037/jtd.2017.04.55

Teng T-S，Ji A-L，Ji X-Y，Li Y-Z（2017）Neutrophils and immunity：from bactericidal action to being con-quered. J Immunol Res 2017：9671604. https：//doi.org/10.1155/2017/9671604

Thorburn A（2007）Tumor necrosis factor-related apoptosis-inducing ligand（TRAIL）pathway signaling. J Thorac Oncol 2：461-465. https：//doi.org/10.1097/JTO.0b013e31805fea64

Tohme S，Yazdani HO，Al-Khafaji AB et al（2016）Neutrophil extracellular traps promote the development and progression of liver metastases after surgical stress. Cancer Res 76：1367-1380. https：//doi.org/10.1158/0008-5472.CAN-15-1591

Treffers LW，Hiemstra IH，Kuijpers TW et al（2016）Neutrophils in cancer. Immunol Rev 273：312-328. https：//doi.org/10.1111/imr.12444

Treffers LW，van Houdt M，Bruggeman CW et al（2019）FcγRIIIb restricts antibody-dependent destruction of cancer cells by human neutrophils. Front Immunol 9：3124. https：//doi.org/10. 3389/fimmu.2018.03124

Trellakis S，Bruderek K，Dumitru CA et al（2011）Polymorphonuclear granulocytes in human head and neck cancer：enhanced inflammatory activity，modulation by cancer cells and expansion in advanced disease. Int J Cancer 129：2183-2193. https：//doi.org/10.1002/ijc.25892

Uribe-Querol E，Rosales C（2015）Neutrophils in cancer：two sides of the same coin. J Immunol Res 2015：983698. https：//doi.org/10.1155/2015/983698

van Egmond M，Bakema JE（2013）Neutrophils as effector cells for antibody-based immunotherapy of cancer. Semin Cancer Biol 23：190-199. https：//doi.org/10.1016/j.semcancer.2012.12.002

Wang T-T，Zhao Y-L，Peng L-S et al（2017）Tumour-activated neutrophils in gastric cancer foster immune suppression and disease progression through GM-CSF-PD-L1 pathway. Gut 66：1900-1911. https：//doi.org/10.1136/gutjnl-2016-313075

Wang X，Qiu L，Li Z et al（2018）Understanding the multifaceted role of neutrophils in cancer and autoimmune diseases. Front Immunol 9：2456. https：//doi.org/10.3389/fimmu.2018.02456

Waugh DJJ，Wilson C（2008）The interleukin-8 pathway in cancer. Clin Cancer Res 14：6735-6741. https：//doi.org/10.1158/1078-0432.CCR-07-4843

West NR，Owens BMJ，Hegazy AN（2018）The oncostatin M-stromal cell axis in health and disease. Scand J Immunol 88：e12694. https：//doi.org/10.1111/sji.12694

Wilson TJ，Nannuru KC，FutakuchiMet al（2008）Cathepsin G enhances mammary tumor-induced osteolysis by generating soluble receptor activator of nuclear factor-kappaB ligand. Cancer Res 68：5803-5811. https：//doi.org/10.1158/0008-5472.CAN-07-5889

Wu QD，Wang JH，Condron C et al（2001）Human neutrophils facilitate tumor cell transendothelial migration. Am J Physiol Cell Physiol 280：C814-C822. https：//doi.org/10.1152/ajpcell.2001. 280.4.C814

Wu L，Saxena S，Awaji M，Singh RK（2019）Tumor-associated neutrophils in cancer：going pro. Cancers（Basel）11. https：//doi.org/10.3390/cancers11040564

Wu L，Saxena S，Singh RK（2020）Neutrophils in the tumor microenvironment. Adv Exp Med Biol 1224：1-20. https：//doi.org/10.1007/978-3-030-35723-8_1

Xie K（2001）Interleukin-8 and human cancer biology. Cytokine Growth Factor Rev 12：375-391

Yang L，Liu Q，Zhang X et al（2020）DNA of neutrophil extracellular traps promotes cancer metastasis via CCDC25. Nature 583：133-138. https：//doi.org/10.1038/s41586-020-2394-6

Yui S，Tomita K，Kudo T et al（2005）Induction of multicellular 3-D spheroids of MCF-7 breast carcinoma cells by neutrophil-derived cathepsin G and elastase. Cancer Sci 96：560-570. https：//doi.org/10.1111/j.1349-7006. 2005.00097.x

Yui S，Osawa Y，Ichisugi T，Morimoto-Kamata R（2014）Neutrophil cathepsin G，but not elastase，induces aggregation of MCF-7 mammary carcinoma cells by a protease activity-dependent celloriented mechanism. Mediat Inflamm 2014：971409. https：//doi.org/10.1155/2014/971409

Zhang W，Ding E-X，Wang Q et al（2005）Fas ligand expression in colon cancer：a possible mechanism of tumor immune privilege. World J Gastroenterol 11：3632-3635. https：//doi.org/10.3748/wjg.v11.i23.3632

Zhao J，Pan K，WangWet al（2012）The prognostic value of tumor-infiltrating neutrophils in gastric adenocarcinoma after resection. PLoS One 7：e33655. https：//doi.org/10.1371/journal.pone. 0033655

Zivkovic M，Poljak-Blazi M，Zarkovic K et al（2007）Oxidative burst of neutrophils against melanoma B16-F10. Cancer Lett 246：100-108. https：//doi.org/10.1016/j.canlet.2006.02.002

Zou J-M，Qin J，Li Y-C et al（2017）IL-35 induces N2 phenotype of neutrophils to promote tumor growth. Oncotarget 8：33501-33514. https：//doi.org/10.18632/oncotarget.16819

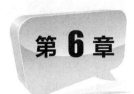

第6章

NK 细胞在肿瘤进展中的作用

Iñigo Terrén[1]，Francisco Borrego[2]

▶ 摘要 自然杀伤（NK）细胞是具有产生抗肿瘤反应能力的效应淋巴细胞。NK 细胞包含具有不同特性的不同亚群，并具有以不同方式杀死癌细胞的能力。然而，肿瘤细胞已经发展出多种机制来逃避 NK 细胞介导的杀伤。在本章中，我们总结了 NK 细胞生物学的一些方面，旨在了解这些细胞的能力，并探讨 NK 细胞在不同恶性肿瘤中必须面对的一些挑战。此外，我们将回顾目前关于 NK 细胞在肿瘤进展中作用的知识，并描述它们在肿瘤组织和癌症患者外周血中的表型和效应功能。最后，我们将总结一些研究的发现，这些研究的重点是确定 NK 细胞在不同癌症中的预后价值。

▶ 关键词 NK 细胞 癌症 TME 肿瘤微环境 肿瘤逃逸 实体瘤 肿瘤浸润淋巴细胞 TINK 细胞 预后 CD56

▶ 缩略语

ADCC 抗体依赖细胞介导的细胞毒性

CCL3 C-C 基序趋化因子配体 3

CIC 癌起始细胞

CSC 肿瘤干细胞

CTL 细胞毒性 T 淋巴细胞

DC 树突状细胞

Eomes 脱中胚蛋白

FcγRⅢ Fcγ 受体 3

GM-CSF 粒细胞-巨噬细胞集落刺激因子

HCC 肝细胞癌

HIF-1α 缺氧诱导因子 1α

HLA 人类白细胞抗原

HNC 头颈癌

IFNγ 干扰素 γ

IL 白细胞介素

[1] I. Terrén. Immunopathology Group，Biocruces Bizkaia Health Research Institute，Barakaldo，Spain. e-mail：inigo. terrenmartinez@osakidetza. eus.

[2] F. Borrego (✉). Immunopathology Group，Biocruces Bizkaia Health Research Institute，Barakaldo，Spain；Ikerbasque，Basque Foundation for Science，Bilbao，Spain. e-mail：francisco. borregorabasco@osakidetza. eus.

ILC　固有淋巴样细胞
KIR　杀伤细胞免疫球蛋白样受体
MHC　主要组织相容性复合体
MICA　Ⅰ类 MHC 链相关蛋白 A
NCAM　神经细胞黏附分子
NK　自然杀伤
NSCLC　非小细胞肺癌
scRNA-seq　单细胞 RNA 测序
TGF-β　转化生长因子 β
TINK　肿瘤浸润 NK 细胞
TME　肿瘤微环境
TNF　肿瘤坏死因子
TRAIL　TNF 相关凋亡诱导配体

6.1 引言

自然杀伤（NK）细胞是属于固有淋巴样细胞（ILC）家族的效应淋巴细胞。它们约占血液中淋巴细胞的 5%～15%，不同的 NK 细胞亚群也存在于多个组织和器官中（Freud et al. 2017）。与细胞毒性 T 淋巴细胞（CTL）相反，NK 细胞不需要事先致敏即可发挥其细胞毒性活性。此外，NK 细胞对健康细胞表现出有限的反应性，结合它们识别和杀死肿瘤细胞的能力，使它们成为防御多种恶性肿瘤的关键角色。此外，NK 细胞能够产生和分泌多种细胞因子和趋化因子，这些细胞因子和趋化因子可以协调固有和适应性免疫反应，进一步促进肿瘤监视。在本章中，我们将总结当前关于 NK 细胞生物学的知识，重点关注它们的表型和效应功能，并回顾癌细胞为逃避 NK 细胞毒活性而发展出来的一些机制。最后，我们将探讨 NK 细胞在肿瘤进展中的作用，并描述癌症患者中 NK 细胞的特征及其作为预后标志物的价值。

6.2 NK 细胞生物学

6.2.1 NK 细胞多样性

NK 细胞在 20 世纪 70 年代首次被描述为非胸腺来源的非包含 Ig 的淋巴样细胞，具有通过抗体依赖性细胞介导的细胞毒性（ADCC）和其他细胞接触依赖性机制杀死靶细胞的能力（Greenberg et al. 1973；Kiessling et al. 1975a；Kiessling et al. 1975b）。这些初步研究通过排除其他淋巴细胞来鉴定 NK 细胞，但未能找到特定的 NK 细胞标记。将近 50 年后，对 NK 细胞生物学的理解有了很大的提高，但免疫学家仍然没有找到 NK 细胞的特异性标记。目前，人类 NK 细胞可以通过缺乏其他白细胞特异性标志物的表达来进行表型鉴定，包括 T 细胞（例如 CD3）、B 细胞（例如 CD19）和骨髓细胞（例如 CD14）的标志物，以及通过表达神经细胞黏附分子（NCAM，也称为 CD56）和 Fcγ 受体 3（FcγRⅢ，也称为 CD16）。可以根据 CD56 和 CD16 的表达与否来区分两个主要的 NK 细胞亚群：CD56^{亮}CD16^{低}/和 CD56^{暗}CD16^{+} NK 细胞。这些亚群共同构成了外周血中 NK 细胞的大部分，但由于缺乏特异性 NK 细胞标记，因此鉴定其它不表达 CD56 的 NK 细胞亚群非常具有挑战性。例如，据报道 CD56负 NK 细胞表现出类似于 CD56暗 亚群的表型（Voigt et al. 2018），在某些病症下会扩增，例如感染人类免疫缺陷病毒或丙型肝炎病毒的患者，合并感染巨细胞病毒和 EB 病毒的患者，以及多发性骨髓瘤患者（Mavilio et al. 2005；Alter et al. 2011；Müller-Durovic et al. 2019；Vitallé et al. 2019；Orrantia et al. 2020a）。此外，由于激活或冷冻保存，CD16 表达可能会下调（Peruzzi et al. 2013；Oliviero et al. 2017；Tang et al. 2015；Zhou et al. 2013；Romee et al. 2013；Lugthart et al. 2015），可能会阻碍 CD56负 NK 细胞的鉴定。另一方面，CD56负 NK 细胞与其他 ILC 具有表型相似性（Vivier et al. 2018），因此对这些细胞进行正确分类和鉴定可能具有挑战性。为此，有人基于 NKp80 和/或转录因子脱中胚蛋白（Eomes）的表达提出了 NK 细胞识别的替代策略（Orrantia et al. 2020a；Vivier et al. 2018；Vitale et al. 2001；Freud et al. 2016；Verma et al. 2020；Orrantia et al. 2020b）。

除了 CD56 和 CD16 之外，人类 NK 细胞还表达大量表面分子，这些分子已被用于表征外周血和不同组织中的多个亚群（Freud et al. 2017）。令人兴奋的是，这个领域在不断发展，新的 NK 细胞亚群正在被发现和表征。NK 细胞（和其他细胞）的免疫表型分析需要同时分析多个标记，并且一直受到现有技术的限制。通过这种方式，流式细胞术的改进可以让人们了解 NK 细胞库的多样性。此外，质谱流式细胞术和单细胞 RNA 测序（scRNA-seq）等新兴技术使人们对 NK 细胞生物学以及在健康和疾病中不同亚群的数量有了更深入的了解。例如，通过使用质谱流式细胞术，已经估算出人体内可能有 6000～30000 个有表型的 NK 细胞亚群（Horowitz et al. 2013）。基于 scRNA-seq 的转录组学分析也证实了这些淋巴细胞的异质性，并有助于揭示器官特异性特征（Crinier et al. 2018；Yang et al. 2019；Smith et al. 2020）。有趣的是，表面标记是否能有效识别和分类 NK 细胞亚群仍存在争议。例如，固有淋巴样细胞（ILC）1 和 NK 细胞可以通过它们在稳态下的表型来定义，但当细胞被激活时，分析会变得更加复杂（Seillet et al. 2021）。此外，在肿瘤微环境（TME）的背景下，有研究已经描述了小鼠 NK 细胞可以通过转化生长因子 β（TGF-β）的作用转化为 ILC1 样细胞（Gao et al. 2017）。最近的数据也讨论了特定表型与确定的效应功能相关的事实。传统上认为，在 NK 细胞的两个主要亚群中，CD56亮 细胞发挥免疫调节作用，而 CD56暗 细胞专门从事靶标杀伤作用（Freud et al. 2017）。然而，据描述，CD56亮 NK 细胞在使用白细胞介素（IL）-15 或基于饲养细胞的扩增方案启动后可以发挥强大的细胞毒活性（Wagner et al. 2017；Poznanski et al. 2018）。鉴于这些发现，一些作者提出 NK 细胞也可以根据它们的代谢进行分类，这与其成熟状态或功能状态密切相关（Poznanski and Ashkar 2019；O'Brien and Finlay 2019；Terrén et al. 2019；Marçais et al. 2014）。尽管如此，使用表型和/或代谢特征来表征 NK 细胞后得出的结论是，该淋巴细胞亚群包含了复杂的多群细胞。

6.2.2 NK 细胞效应功能

NK 细胞与肿瘤监测的相关性通过它们杀死恶性细胞同时避免对健康细胞造成任何损害的能力得到证明。这种能力是一系列种系编码的激活受体和抑制受体信号之间平衡的结果，这将决定 NK 细胞是否被激活。NK 细胞经历一个驯化过程，在此过程中它们获得反应性和被 I 类主要组织相容性复合体（MHC）[在人类中称为 I 类人类白细胞抗原（HLA）] 蛋白质抑制的能力（Boudreau and Hsu 2018）。在健康细胞中表达的 I 类 MHC 分子被 NK 细胞中表达的多种 MHC 特异性抑制受体识别，包括杀伤细胞免疫球蛋白样受体（KIR）的多基因和多态性家族以及异二聚体受体 CD94/NKG2A。自我缺失假说解释了抑制性受体对Ⅰ类 MHC 的识别如何阻止 NK 细胞活化，从而保护健康细胞。相反，恶性细胞下调Ⅰ类 MHC 分子的表达和/或增加应激配体的表达，这些配体可以结合 NK 细胞上表达的许多激活受体，如 NKG2D、天然细胞毒性受体（包括 NKp30、NKp44 和 NKp46）、CD94/NKG2C、DNAM1 或 2B4 等。此外，NK 细胞可以通过 CD16 激活，CD16 可以与调理过的靶细胞结合，然后诱导 ADCC（Terrén et al. 2020）。因此，当遇到具有上述特征的肿瘤细胞时，抑制信号和激活信号的平衡向后者倾斜，NK 细胞就会被激活。

NK 细胞可以通过不同的机制直接和间接地杀死癌细胞（图 6.1）。在识别靶细胞后，NK 细胞可以通过释放含有细胞毒性分子（包括穿孔素和颗粒酶）的颗粒来发挥直接细胞毒性或 ADCC。穿孔素分子作为单体释放，在靶细胞膜上聚集并形成孔隙，从而允许颗粒酶内化并引起渗透压失衡（Prager and Watzl 2019）。值得注意的是，还有研究提出颗粒酶 B 可以通过内吞作用独立于穿孔素进入靶细胞（Veugelers et al. 2004）。一旦内化，颗粒酶可诱导 Caspase 激活、线粒体功能障碍和其他非依赖 Caspase 机制，从而导致靶细胞凋亡（Prager and Watzl 2019）。或者，NK 细胞可以通过诱导死亡受体依赖性细胞凋亡来杀死靶细胞。这种机制依赖于 NK 细胞表达的肿瘤坏死因子（TNF）超家族配体［包括 FasL（也称为 CD95L）、TRAIL（TNF 相关凋亡诱导配体）和 TNF］和在靶细胞中表达的各自（死亡）受体结合。结合后，死亡受体启动信号级联，类似于颗粒酶，导致半胱氨酸蛋白酶（Caspase）

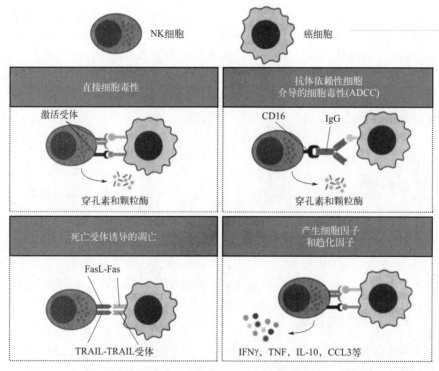

图 6.1　NK 细胞介导的杀伤机制。NK 细胞通过激活受体（直接细胞毒性）或 CD16（ADCC）激活后释放含穿孔素和颗粒酶的颗粒杀死肿瘤细胞。另外，NK 细胞通过将 FasL 或 TRAIL 与癌细胞中各自表达的受体结合，诱导肿瘤细胞凋亡（死亡受体依赖性凋亡）。此外，活化的 NK 细胞可以分泌不同的细胞因子和趋化因子来调节先天和适应性免疫反应

的激活和随后的线粒体损伤，从而诱导靶细胞凋亡。有趣的是，在系列杀伤过程中，NK 细胞优先将颗粒介导的机制（即直接细胞毒性和 ADCC）用于首次相遇者，然后对随后相遇的靶细胞切换到死亡受体相关机制（Prager et al. 2019）。此外，活化的 NK 细胞可以通过产生和分泌细胞因子、趋化因子和生长因子［包括 TNF、IFNγ（干扰素 γ）、IL-5、IL-10、IL-13、CCL3（C-C 基序趋化因子配体 3）、CCL4、CCL5、GM-CSF（粒细胞-巨噬细胞集落刺激因子）等］来调节免疫反应，（Bald et al. 2020；Caligiuri and a. 2008；Morvan and Lanier 2016）。通过这些分子，NK 细胞提供了一种额外的机制来控制肿瘤生长。例如，有人报道 NK 细胞可以通过 CCL5 和 CXCL1 趋化因子将传统的 1 型树突细胞（DCs）募集到 TME 中（Böttcher et al. 2018）。除了已报道功能外，DC 还可以将效应 CD8$^+$ T 细胞募集到 TME 中，并激活淋巴结中的初始 CD8$^+$ T 细胞，从而充当 NK 细胞和适应性免疫反应之间的桥梁（Peterson and Barry 2021）。总之，这些功能突出了 NK 细胞的多功能性及其通过不同机制清除靶细胞的能力。

6.3　肿瘤对 NK 细胞介导的杀伤作用的抗性机制

不幸的是，癌细胞已经发展出多种机制来逃避 NK 细胞介导的杀伤。除了肿瘤细胞，TME 中还发现了许多肿瘤相关细胞，如髓源性抑制细胞、调节性 T 细胞或肿瘤相关成纤维细胞和巨噬细胞（Vitale et al. 2014）。肿瘤和肿瘤相关细胞共同产生免疫抑制微环境，削弱了 NK 细胞的效应功能。这些细胞产生了一种营养耗尽的 TME，诱导了对肿瘤浸润 NK（TINK）细胞的代谢限制，从而限制了它们的效应功能（Terrén et al. 2019）。特别是，由于血管生成紊乱，缺氧常见于实体瘤中。据报道，缺氧会减少细胞因子和趋化因子的分泌、NK 细胞的细胞毒性，以及激活受体和细胞毒性分子的表达（Parodi et al. 2018；Balsamo et al. 2013；Sarkar et al. 2013；Solocinski et al. 2020；Guan et al. 2020）。细胞通过稳定转录因子 HIF-1α（缺氧诱导因子 1α）来适应缺氧并因此增加其表达。因此，TINK 细胞显示出更高的 HIF-1α 表达以及 HIF-1α 靶基因转录的上调（Guan et al. 2020）。不方便的是，增加的 HIF-1α 表达可能对 NK 细胞功能有害。最近的一份报告显示，TINK 细胞中 HIF-1α 的表达与其在小鼠和人类中的抗肿瘤潜力呈负相关（Ni et al. 2020）。因此，缺氧是 TME 中 NK 细胞功能的主要障碍之一。

缺氧可通过下调恶性细胞 MICA（I 类 MHC 链相关蛋白 A）和 MICB（激活受体 NKG2D 的配体）的表达进一步促进肿瘤逃逸（Barsoum et al. 2011；Yamada et al. 2012；Schilling et al. 2015；Siemens et al. 2008；Lu et al. 2015b）。这些表面配体表达的减少是由缺氧诱导的金属蛋白酶 ADAM10 上调介导的（Barsoum et al. 2011；Ou et al. 2019）。在某些恶性肿瘤中，表面 MICA 和 MICB 的脱落与可溶性 MICA 和 MICB 的增加相平行（Lu et al. 2015b；Ou et al. 2019；Basher et al. 2020），尽管据报道有一些例外情况，其中可溶性 MIC 没有增加（Yamada et al. 2012）。可溶性 NKG2D 配体可诱导 NKG2D 的内化，从而下调该受体在 NK 细胞中的表达（Doubrovina et al. 2003；Song et al. 2006）。因此，前列腺癌或肝细胞癌（HCC）患者血清中可溶性 MICA 水平升高与 NK 细胞表面 NKG2D 表达呈负相关（Wu et al. 2004；Jinushi et al. 2005）。此外，可溶性 MICB 的血清水平与转移性前列腺癌患者中循环 NK 细胞的频率呈负相关（Liu et al. 2013）。最近的一份报告全面分析了这种效应，发现用可溶性 MICB 培养的 NK 细胞下调了细胞增殖和存活的基因，并增加了促凋亡基因和细胞周期抑制剂基因（Basher et al. 2020）。有趣的是，可溶性 MIC 中和抗体已被证明可以恢复 NK 细胞稳态并发挥抗 MIC 以及抗肿瘤细胞的作用（Basher et al. 2020；Lu et al. 2015a；Basher et al. 2016）。总之，癌细胞表面 NKG2D 配体脱落可能会在不同水平上损害 NK 细胞的抗肿瘤活性，因此，靶向可溶性 NKG2D 配体代表了一种旨在增加 NK 细胞活性的治疗方法。

许多癌症患者的 TME 和血清中普遍存在着 TGF-β 水平升高（Ma et al. 2020；Lee et al. 2004；Zecca et al. 2020）。在用 IL-12、IL-15 和 IL-18 刺激后的 NK 细胞中 TGF-β 可拮抗转录因子 T-bet 的诱导，T-bet 是 IFNγ 产生的正调节因子（Yu et al. 2006）。因此，TGF-β 抑制了 NK 细胞产生 IFNγ 以响应 IL-12 和 IL-18 的刺激，以及 CD16 激活（Laouar et al. 2005；Trotta et al. 2008）。TGF-β 还可以调节 NK 细胞表型。CXCR3、CXCR4 和 CX3CR1 趋化因子受体的表达受 TGF-β 的影响很大（Castriconi et al. 2013）。几项研究报告显示，TGF-β 下调 NK 细胞中 NKp30 和 NKG2D 受体的表达（Lee et al. 2004；Castriconi et al. 2013；Castriconi et al. 2003；Fujii et al. 2018；Wilson et al. 2011；Han et al. 2018；Zenarruzabeitia et al. 2017；Tran et al. 2017）。有趣的是，当 NK 细胞与 TGF-β 一起培养过夜时，CD16 的表达没有改变（Trotta et al. 2008），而更长时间的培养（15 天）却诱导了该受体的下调（Allan et al. 2010；Keskin et al. 2007）。用 TGF-β 诱导的 NK 细胞 CD16 表达缺失也与 CD103 和 CD9 的表达增加同时发生，这是蜕膜 NK 细胞的特征（Freud et al. 2017；Keskin et al. 2007）。其他作者也报道了 CD103 和 CD9 上调表达以响应 TGF-β（Cerdeira et al. 2013；Montaldo et al. 2016；Hawke et al. 2020a；Hawke et al. 2020b）。然而，Hawke 等发现，与在小鼠 NK 细胞中所证实的相似（Gao et al. 2017），人类 NK 细胞在暴露于 TGF-β 后获得了 ILC1 样表型，而不是蜕膜样表型（Hawke et al. 2020a；Hawke et al. 2020b）。除了对 NK 细胞功能和表型的影响外，TGF-β 还能够抑制 NK 细胞的代谢活动（Viel et al. 2016；Zaiatz-Bittencourt et al. 2018）。这种效应已被证明在转移性乳腺癌患者中特别强，在这些患者中，NK 细胞表现出代谢和功能缺陷。值得注意的是，作者发现中和 TGF-β 可恢复患者 NK 细胞的代谢活性和 IFNγ 产生（Slattery et al. 2021）。同样，其他作者也报告说，HCC 患者的血浆中所含的 TGF-β 水平升高，并且将健康供体的 NK 细胞暴露于 HCC 患者的血浆会引发代谢和功能缺陷。添加抗 TGF-β 抗体后，这些缺陷会得到恢复（Zecca et al. 2020）。因此，在 TME 中，TGF-β 通过调节 NK 效应细胞功能、表型和代谢发挥重要作用。

在 TME 中，可以发现许多可溶性因子，例如前列腺素 E2 和 L-犬尿氨酸，它们通过抑制激活受体的表达和细胞毒活性，对 NK 细胞功能也具有免疫抑制作用（Chiesa et al. 2006；Li et al. 2012；Park et al. 2018；Pietra et al. 2012）。这些源自肿瘤和肿瘤相关细胞的分子能调节 NK 细胞的表型和功能，因而癌细胞可以抵抗功能受抑制的 NK 细胞。此外，某些肿瘤细胞具备抵抗完全激活的 NK 细胞的裂解活性的能力。已有研究描述了多种突变允许癌细胞抵抗 NK 细胞的细胞毒性，例如干扰死亡受体或 caspases 活性的基因突变（Sordo-Bahamonde et al. 2020）。有关 NK 细胞杀伤抵抗机制的知识对于预测 NK 细胞在疾病进展过程中可能发挥的作用至关重要。同样，对 TINK 细胞及其所在的 TME 进行全面表征对于认清 NK 细胞是否与不同类型癌症的结果相关也是必要的。

6.4 肿瘤进展中的 NK 细胞

在某些肿瘤中，Ⅰ 类 HLA 表达低或不表达。此功能赋予癌细胞保护自身免受 CTL 介导的杀伤，但不能防止 NK 细胞介导的细胞毒活性。在肿瘤干细胞（CSCs）或癌症起始细胞（CICs）中也发现了 I 类 HLA 表达降低，肿瘤干细胞是肿瘤中对化疗和放疗有抵抗力的一种罕见亚群（Ravindran et al. 2019）。值得注意的是，多项报告表明 NK 细胞可以识别并清除 CSCs 和 CICs（Tallerico et al. 2013；Ames et al. 2015；Pietra et al. 2009；Tallerico et al. 2017；Ferreira-Teixeira et al. 2016；Castriconi et al. 2009；Close et al. 2020；Cristiani et al. 2019）。因此，NK 细胞具有根除肿瘤和肿瘤起始细胞的潜力，这对于防止肿瘤进展和转移至关重要（López-Soto et al. 2017）。然而，NK 细胞在实体瘤中的浸润性较差，并且由于 TME 的免疫抑制性，那些到达 TME 的 NK 细胞表现出表型和效应功能改变。在本节中，我们将讨论这些要点以及当前关于 NK 细胞在肿瘤进展中的作用的知识。

6.4.1　TME 中浸润的 NK 细胞

NK 细胞在启动和促进抗肿瘤反应中起着关键作用。这个过程涉及几个步骤，包括将 NK 细胞募集到 TME、识别肿瘤细胞并激活、杀死靶细胞以及协调固有免疫和适应性免疫（Bald et al. 2020）。第一步至少部分取决于 NK 细胞表达的几种归巢受体以及它们各自在 TME 中的可溶性趋化因子配体的存在（Bald et al. 2020；Yao and Matosevic 2021）。有人提出，肿瘤细胞可以调节 TME 中趋化因子的表达，以优先吸引细胞毒性较小的 NK 细胞亚群。CXCL12、CX₃CL1、CXCL1 和 CXCL8 的表达降低可能会阻碍 CD56^{暗}NK 细胞的募集，而 CXCL2、CXCL9、CXCL10、CCL5 和 CCL19 的表达增加可能会促进 CD56^{亮}NK 细胞的迁移（Bald et al. 2020；Castriconi et al. 2018）。此外，TGF-β 可以调节 NK 细胞中趋化因子受体的表达，从而代表了另一种机制，癌细胞可以通过这种机制阻碍 NK 细胞向 TME 的募集（Castriconi et al. 2013）。

如前所述，由于缺乏特异性标记，正确识别 NK 细胞可能具有挑战性。最初的研究使用 CD57 来识别 NK 细胞，尽管这是 CD56^{暗}NK 细胞亚群的标记，也可以由 CD8$^+$ T 细胞表达（Nielsen et al. 2013；Russick et al. 2020）。一些作者使用 CD56 作为 NK 细胞的标记。然而，CD56 也由 ILC3 和上皮内 ILC1 以及一些 T 细胞亚群表达（Simoni and Newell 2018；Kovalenko et al. 2021）。最近发表的文章表明，NKp46 可以更准确地识别 TME 中的 NK 细胞（Cózar et al. 2021），尽管该受体也与其他 ILCs 共享（Seillet et al. 2021；Simoni and Newell 2018）。因此，关于实体瘤中 NK 细胞浸润的知识及其预后价值可能因用于识别 NK 细胞的策略而异。尽管如此，多项使用 CD57、CD56 或 NKp46 标记物的研究已证实 NK 细胞存在于多种实体瘤中（Russick et al. 2020；Cózar et al. 2021；Nersesian et al. 2021）。

6.4.2　TINK 细胞的表型

TME 可以选择性地招募某些 NK 细胞亚群并调节它们的表型。因此，TINK 细胞和循环 NK 细胞在表型和转录程序方面存在差异（Guan et al. 2020；de Andrade et al. 2019）。值得注意的是，其中一些表型变化包括免疫检查点的差异表达，例如 PD-1 或 TIM-3。据报道，与来自患者和健康供体的外周血 NK 细胞相比，卵巢癌患者腹膜液中 PD-1＋NK 细胞的频率更高（Pesce et al. 2017）。最近在非小细胞肺癌（NSCLC）和头颈癌（HNC）患者的 TINK 细胞中也报道了类似的结果（Trefny et al. 2020；Concha-Benavente et al. 2018）。有趣的是，已经发现，与健康供体相比，患有某些癌症（例如卡波济肉瘤和 HNC）的患者的循环 NK 细胞中 PD-1 的表达可能更高（Concha-Benavente et al. 2018；Beldi-Ferchiou et al. 2016）。另一项针对 HCC 患者的研究表明，TME 中存在组织驻留 CD49a-NK 细胞的积累，并且该亚群还表达了比肿瘤内 CD49a-NK 细胞亚群更高水平的 PD-1、TIGIT 和 CD96（Sun et al. 2019）。TINK 细胞中的 PD-1 上调可能是癌症患者血浆中肿瘤衍生细胞因子或糖皮质激素水平升高，甚至是化疗药物治疗的结果（Park et al. 2017；Quatrini et al. 2021；Makowska et al. 2020）。据报道，来自肉瘤和乳腺肿瘤切除术以及 HCC 肿瘤组织中的 NK 细胞的 TIM-3 表达更高（Neo et al. 2020；Tan et al. 2020）。相比之下，其他研究报告称，HNC 和 NSCLC 患者的循环 NK 和 TINK 细胞之间 TIM-3 的表达没有差异（Trefny et al. 2020；Concha-Benavente et al. 2018）。考虑到针对免疫检查点的抗肿瘤疗法的功效，更好地了解 TINK 细胞中这些受体的调节及其功能后果至关重要。

6.4.3 NK 细胞的预后价值

与 T 细胞和 B 细胞相比，NK 细胞只占肿瘤浸润淋巴细胞的一小部分（López-Soto et al. 2017；Cózar et al. 2021）。此外，那些迁移到 TME 的 NK 细胞显示出改变的表型和功能。那么，NK 细胞能否对肿瘤进展产生相关影响？尽管在 TME 中代表一小部分淋巴细胞，但多项研究已报告了 TINK 细胞在各种癌症中的存在，尽管它们在不同恶性肿瘤中的存在是可变的（Russick et al. 2020；Cózar et al. 2021）。最近的一项荟萃分析评估了 NK 细胞在 53 项不同癌症研究中的预后价值，包括 HNC、乳腺癌、结直肠癌、胃癌、肺癌、肝癌、卵巢癌、子宫内膜癌、外阴癌、肾癌、肉瘤、黑色素瘤、壶腹周围癌、胆囊癌和胶质母细胞瘤。作者得出结论，实体瘤中的 NK 细胞浸润与死亡风险降低有关（Nersesian et al. 2021）。其他作者也得出了类似的结论，他们的结论是，TINK 细胞的丰度与 NSCLC（Soo et al. 2018）、肾癌细胞癌（Remark et al. 2013）和其他恶性肿瘤（包括 HCC）（Wu et al. 2020）的总生存期增加和预后改善相关。值得注意的是，许多研究报告了 NK 细胞对总体存活率没有影响（Nersesian et al. 2021）。这些矛盾的结果可能是由于用于识别 NK 细胞的方法（是基于 CD57、CD56 还是 NKp46 标记的方法）不同。因此，为了获得更有说服力的结论，开发和应用能够区分 NK 细胞和其他细胞（例如 ILC 和 T 细胞亚群）的精准识别方法至关重要。此外，区分不同 NK 细胞亚群将非常有用，因为其中一些可能在肿瘤进展中具有相反的作用。例如，有研究发现 CD11b⁻CD27⁻NK 细胞亚群在 HCC 和 NSCLC 患者的 TME 中积累。该亚群表现出不成熟的表型和较差的细胞毒能力，其在 TME 中的存在与肿瘤进展有关（Jin et al. 2013；Zhang et al. 2017）。在 HCC 患者的肿瘤组织中也可以检测到 CD49a⁺NK 细胞亚群，并且该亚群的积累与不良临床结果相关（Sun et al. 2019）。除 TINK 细胞外，还应考虑循环 NK 细胞在肿瘤进展中的作用。表达 NKp30、NKp46、NKG2D 和 DNAM-1 的外周血 NK 细胞比例下降与胃癌患者的肿瘤进展相关（Han et al. 2018）。CCR7⁺CD56亮 NK 细胞的频率标志着黑色素瘤患者的疾病演变（Cristiani et al. 2019）。令人兴奋的是，外周血 NK 细胞可以作为某些恶性肿瘤的预后指标。较高频率的循环 PD-1⁺ NK 细胞已被证明与 HNC 患者的存活率增加有关（Concha-Benavente et al. 2018）。据报道，循环 NKp46⁺CD56暗 CD16⁺ NK 细胞的水平会影响 NSCLC 患者的生存（Picard et al. 2019）。另一份报告还发现，NK 细胞计数高的 NSCLC 患者的总生存期和无进展生存期增加（Mazzaschi et al. 2019）。因此，目前的知识表明 NK 细胞在肿瘤进展中起着关键作用，并且它们可以用作许多恶性肿瘤的预后因素。对不同 NK 细胞亚群的表型和功能进行更深入的分析将有助于了解它们在不同癌症中的确切作用。

6.5 结语

考虑到 NK 细胞的抗肿瘤活性，许多研究都集中在它们身上，并试图了解这些细胞是否与多种恶性肿瘤相关。然而，已经发表的结论相互矛盾，尽管这并不出人意料。随着我们对 NK 细胞生物学认知的迅速提高，研究中用于识别 NK 细胞的方法也在更新。此外，NK 细胞是一群不同的细胞，不同的亚群在疾病期间可能执行相反的功能。因此，对癌症患者的 NK 细胞亚群进行全面分析将有助于更好地了解它们的作用。在特定环境下检查 NK 细胞同样重要。肿瘤细胞可以通过不同的机制对 NK 细胞介导的杀伤产生抗性。了解 NK 细胞是否由于 TME 的特定条件或肿瘤衍生的抑制分子（如可溶性 MIC 配体或 TGF-β）而在某些癌症中变得功能失调至关重要。确定这些机制将提供可用于癌症免疫治疗的新靶点，并改善许多患者的临床结果。需要进一步的研究来完全了解 NK 细胞在肿瘤进展中的作用，毫无疑问，关于 NK 细胞生物学和不同癌症特征的新发现将揭示这些细胞在疾病过程中的作用。目前数据表明 NK 细胞是抗肿瘤反应的关键因素。他们有能力在癌症发生的最初阶段做出早期反应。此外，由于具有识别和杀死 CSCs 的能力，NK 细胞可能与控制转移密切相关。未来的研究将阐明 NK 细胞是否在肿瘤进展的其他阶段发挥相关作用。

参 考 文 献

Allan DSJ，Rybalov B，Awong G et al（2010）TGF-β affects development and differentiation of human natural killer cell subsets. Eur J Immunol 40：2289-2295. https://doi.org/10.1002/eji. 200939910

Alter G，Jost S，Rihn S et al（2011）Reduced frequencies of NKp30+NKp46+, CD161+, and NKG2D+ NK cells in acute HCV infection may predict viral clearance. J Hepatol 55：278-288. https://doi.org/10.1016/j. jhep.2010.11.030

Ames E，Canter RJ，Grossenbacher SK et al（2015）NK cells preferentially target tumor cells with a cancer stem cell phenotype. J Immunol 195：4010-4019. https://doi.org/10.4049/jimmunol. 1500447

Bald T，Krummel MF，Smyth MJ，Barry KC（2020）The NK cell-cancer cycle：advances and new challenges in NK cell-based immunotherapies. Nat Immunol 21：835-847. https://doi.org/10. 1038/s41590-020-0728-z

Balsamo M，Manzini C，Pietra G et al（2013）Hypoxia downregulates the expression of activating receptors involved in NK-cell-mediated target cell killing without affecting ADCC. Eur J Immunol 43：2756-2764. https://doi.org/10.1002/eji.201343448

Barsoum IB，Hamilton TK，Li X et al（2011）Hypoxia induces escape from innate immunity in cancer cells via increased expression of ADAM10：role of nitric oxide. Cancer Res 71：7433-7441. https://doi.org/10.1158/0008-5472.CAN-11-2104

Basher F，Dhar P，Wang X et al（2020）Antibody targeting tumor-derived soluble NKG2D ligand sMIC reprograms NK cell homeostatic survival and function and enhances melanoma response to PDL1 blockade therapy. J Hematol Oncol 13：74. https://doi.org/10.1186/s13045-020-00896-0

Basher F，Jeng EK，Wong H，Wu J（2016）Cooperative therapeutic anti-tumor effect of IL-15 agonist ALT-803 and co-targeting soluble NKG2D ligand sMIC. Oncotarget 7：814-830. https://doi. org/10. 18632/oncotarget.6416

Beldi-Ferchiou A，Lambert M，Dogniaux S et al（2016）PD-1 mediates functional exhaustion of activated NK cells in patients with Kaposi sarcoma. Oncotarget 7：72961-72977. https://doi.org/10.18632/oncotarget.12150

Böttcher JP，Bonavita E，Chakravarty P et al（2018）NK cells stimulate recruitment of cDC1 into the tumor microenvironment promoting cancer immune control. Cell 172：1022-1037.e14. https：//doi.org/10.1016/j.cell. 2018.01.004

Boudreau JE，Hsu KC（2018）Natural killer cell education and the response to infection and cancer therapy：stay tuned. Trends Immunol 39：222-239. https：//doi.org/10.1016/j.it.2017.12.001

Caligiuri M，a.（2008）Human natural killer cells. Blood 112：461-469. https：//doi.org/10.1182/blood-2007-09-077438

Castriconi R，Cantoni C，Della Chiesa M et al（2003）Transforming growth factor 1 inhibits expression of NKp30 and NKG2D receptors：consequences for the NK-mediated killing of dendritic cells. Proc Natl Acad Sci 100：4120-4125. https：//doi.org/10.1073/pnas.0730640100

Castriconi R，Carrega P，Dondero A et al（2018）Molecular mechanisms directing migration and retention of natural killer cells in human tissues. Front Immunol 9：1-14. https：//doi.org/10.3389/fimmu.2018.02324

Castriconi R，Daga A，Dondero A et al（2009）NK cells recognize and kill human glioblastoma cells with stem cell-like properties. J Immunol 182：3530-3539. https：//doi.org/10.4049/jimmunol. 0802845

Castriconi R，Dondero A，Bellora F et al（2013）Neuroblastoma-derived TGF-1 modulates the chemokine receptor repertoire of human resting NK cells. J Immunol 190：5321-5328. https：//doi.org/10.4049/jimmunol.1202693

Cerdeira AS，Rajakumar A，Royle CM et al（2013）Conversion of peripheral blood NK cells to a Decidual NK-like phenotype by a cocktail of defined factors. J Immunol 190：3939-3948. https：//doi.org/10.4049/jimmunol.1202582

Chiesa MD，Carlomagno S，Frumento G et al（2006）The tryptophan catabolite L-kynurenine inhibits the surface expression of NKp46-and NKG2D-activating receptors and regulates NK-cell function. Blood 108：4118-4125. https：//doi.org/10.1182/blood-2006-03-006700

Close HJ，Stead LF，Nsengimana J et al（2020）Expression profiling of single cells and patient cohorts identifies multiple immunosuppressive pathways and an altered NK cell phenotype in glioblastoma. Clin Exp Immunol 200：33-44. https：//doi.org/10.1111/cei.13403

Concha-Benavente F，Kansy B，Moskovitz J et al（2018）PD-L1 mediates dysfunction in activated PD-1 þ NK cells in head and neck cancer patients. Cancer Immunol Res 6：1548-1560. https：//doi.org/10.1158/2326-6066.CIR-18-0062

Cózar B，Greppi M，Carpentier S et al（2021）Tumor-infiltrating natural killer cells. Cancer Discov 11：34-44. https：//doi.org/10.1158/2159-8290.CD-20-0655

Crinier A，Milpied P，Escalière B et al（2018）High-dimensional single-cell analysis identifies organ-specific signatures and conserved NK cell subsets in humans and mice. Immunity 49：971-986.e5. https：//doi.org/10. 1016/j.immuni.2018.09.009

Cristiani CM，Turdo A，Ventura V et al（2019）Accumulation of circulating CCR7 ＋ natural killer cells Marks melanoma evolution and reveals a CCL19-dependent metastatic pathway. Cancer Immunol Res 7：841-852. https：//doi.org/10.1158/2326-6066.CIR-18-0651

de Andrade LF，Lu Y，Luoma A et al（2019）Discovery of specialized NK cell populations infiltrating human melanoma metastases. JCI Insight 4. https：//doi.org/10.1172/jci.insight. 133103

Doubrovina ES，Doubrovin MM，Vider E et al（2003）Evasion from NK cell immunity by MHC class I chain-related molecules expressing colon adenocarcinoma. J Immunol 171：6891-6899. https：//doi.org/10.4049/jimmunol.171.12.6891

Ferreira-Teixeira M，Paiva-Oliveira D，Parada B et al（2016）Natural killer cell-based adoptive immunotherapy eradicates and drives differentiation of chemoresistant bladder cancer stem-like cells. BMC Med 14：163. https：//doi.org/10.1186/s12916-016-0715-2

Freud AG，Keller KA，Scoville SD et al（2016）NKp80 defines a critical step during human natural killer cell development. Cell Rep 16：379-391. https：//doi.org/10.1016/j.celrep.2016.05.095

Freud AG，Mundy-Bosse BL，Yu J，Caligiuri MA（2017）The broad Spectrum of human natural killer cell diversity. Immunity 47：820-833. https://doi.org/10.1016/j.immuni.2017.10.008

Fujii R，Jochems C，Tritsch SR et al（2018）An IL-15 superagonist/IL-15Rα fusion complex protects and rescues NK cell-cytotoxic function from TGF-β1-mediated immunosuppression. Cancer Immunol Immunother 67：675-689. https://doi.org/10.1007/s00262-018-2121-4

Gao Y，Souza-Fonseca-Guimaraes F，Bald T et al（2017）Tumor immunoevasion by the conversion of effector NK cells into type 1 innate lymphoid cells. Nat Immunol 18：1004-1015. https://doi. org/10.1038/ni.3800

Greenberg AH，Hudson L，Shen L，Roitt IM（1973）Antibody-dependent cell-mediated cytotoxicity due to a "null" lymphoid cell. Nat New Biol 242：111-113. https://doi.org/10.1038/newbio242111a0

Guan Y，Chambers CB，Tabatabai T et al（2020）Renal cell tumors convert natural killer cells to a proangiogenic phenotype. Oncotarget 11：2571-2585. https://doi.org/10.18632/oncotarget. 27654

Han B，Mao FY，Zhao YL et al（2018）Altered NKp30，NKp46，NKG2D，and DNAM-1 expression on circulating NK cells is associated with tumor progression in human gastric cancer. J Immunol Res 2018. https://doi.org/10.1155/2018/6248590

Hawke LG，Mitchell BZ，Ormiston ML（2020a）TGF-β and IL-15 synergize through MAPK pathways to drive the conversion of human NK cells to an innate lymphoid cell 1-like phenotype. J Immunol 204：3171-3181. https://doi.org/10.4049/jimmunol.1900866

Hawke LG，Whitford MKM，Ormiston ML（2020b）The production of pro-angiogenic VEGF-A isoforms by hypoxic human NK cells is independent of their TGF-β-mediated conversion to an ILC1-like phenotype. Front Immunol 11：1-9. https://doi.org/10.3389/fimmu.2020.01903

Horowitz A，Strauss-Albee DM，Leipold Met al（2013）Genetic and environmental determinants of human NK cell diversity revealed by mass cytometry. Sci Transl Med 5：208ra145-208ra145. https://doi.org/10.1126/scitranslmed.3006702

Jin J，Fu B，Mei X et al（2013）CD11b-CD27-NK cells are associated with the progression of lung carcinoma. PLoS One 8. https://doi.org/10.1371/journal.pone.0061024

Jinushi M，Takehara T，Tatsumi T et al（2005）Impairment of natural killer cell and dendritic cell functions by the soluble form of MHC class I-related chain a in advanced human hepatocellular carcinomas. J Hepatol 43：1013-1020. https://doi.org/10.1016/j.jhep.2005.05.026

Keskin DB，Allan DSJ，Rybalov B et al（2007）TGFbeta promotes conversion of CD16+ peripheral blood NK cells into CD16-NK cells with similarities to decidual NK cells. Proc Natl Acad Sci 104：3378-3383. https://doi.org/10.1073/pnas.0611098104

Kiessling R，Klein E，Pross H，Wigzell H（1975a）"Natural" killer cells in the mouse. II. Cytotoxic cells with specificity for mouse Moloney leukemia cells. Characteristics of the killer cell. Eur J Immunol 5：117-121. https://doi.org/10.1002/eji.1830050209

Kiessling R，Klein E，Wigzell H（1975b）"Natural" killer cells in the mouse. I. Cytotoxic cells with specificity for mouse Moloney leukemia cells. Specificity and distribution according to genotype. Eur J Immunol 5：112-117. https://doi.org/10.1002/eji.1830050208

Kovalenko EI，Zvyagin IV，Streltsova MA et al（2021）Surface NKG2C identifies differentiated αβT-cell clones expanded in peripheral blood. Front Immunol 11：1-15. https://doi.org/10.3389/fimmu.2020.613882

Laouar Y，Sutterwala FS，Gorelik L，Flavell RA（2005）Transforming growth factor-β controls T helper type 1 cell development through regulation of natural killer cell interferon-γ. Nat Immunol 6：600-607. https://doi.org/10.1038/ni1197

Lee J-C，Lee K-M，Kim D-W，Heo DS（2004）Elevated TGF-β1 secretion and Down-modulation of NKG2D underlies impaired NK cytotoxicity in cancer patients. J Immunol 172：7335-7340. https://doi.org/10.4049/jimmunol.172.12.7335

Li T，Yang Y，Hua X et al (2012) Hepatocellular carcinoma-associated fibroblasts trigger NK cell dysfunction via PGE2 and IDO. Cancer Lett 318：154-161. https：//doi.org/10.1016/j.canlet. 2011.12.020

Liu G，Lu S，Wang X et al (2013) Perturbation of NK cell peripheral homeostasis accelerates prostate carcinoma metastasis. J Clin Invest 123：4410-4422. https：//doi.org/10.1172/JCI69369

López-Soto A，Gonzalez S，Smyth MJ，Galluzzi L (2017) Control of metastasis by NK cells. Cancer Cell 32：135-154. https：//doi.org/10.1016/j.ccell.2017.06.009

Lu Y，Hu J，Sun W et al (2015b) Hypoxia-mediated immune evasion of pancreatic carcinoma cells. Mol Med Rep 11：3666-3672. https：//doi.org/10.3892/mmr.2015.3144

Lu S，Zhang J，Liu D et al (2015a) Nonblocking monoclonal antibody targeting soluble MIC revamps endogenous innate and adaptive antitumor responses and eliminates primary and metastatic tumors. Clin Cancer Res 21：4819-4830. https：//doi.org/10.1158/1078-0432.CCR-15-0845

Lugthart G，van Ostaijen-ten Dam MM，van Tol MJD et al (2015) CD56dimCD16-NK cell phenotype can be induced by cryopreservation. Blood 125：1842-1843. https：//doi.org/10.1182/blood-2014-11-610311

Ma K，Zhang C，Li W (2020) TGF-β is associated with poor prognosis and promotes osteosarcoma progression via PI3K/Akt pathway activation. Cell Cycle 19：2327-2339. https：//doi.org/10. 1080/15384101.2020.1805552

Makowska A，Meier S，Shen L et al (2020) Anti-PD-1 antibody increases NK cell cytotoxicity towards nasopharyngeal carcinoma cells in the context of chemotherapy-induced upregulation of PD-1 and PD-L1. Cancer Immunol Immunother 70：323-336. https：//doi.org/10.1007/s00262-020-02681-x

Marçais A，Cherfils-Vicini J，Viant C et al (2014) The metabolic checkpoint kinase mTOR is essential for IL-15 signaling during the development and activation of NK cells. Nat Immunol 15：749-757. https：//doi.org/10. 1038/ni.2936

Mavilio D，Lombardo G，Benjamin J et al (2005) Characterization of CD56-/CD16＋ natural killer (NK) cells：a highly dysfunctional NK subset expanded in HIV-infected viremic individuals. Proc Natl Acad Sci 102：2886-2891. https：//doi.org/10.1073/pnas.0409872102

Mazzaschi G，Facchinetti F，Missale G et al (2019) The circulating pool of functionally competent NK and CD8＋ cells predicts the outcome of anti-PD1 treatment in advanced NSCLC. Lung Cancer 127：153-163. https：//doi.org/10.1016/j.lungcan.2018.11.038

Montaldo E，Vacca P，Chiossone L et al (2016) Unique Eomes＋ NK cell subsets are present in uterus and decidua during early pregnancy. Front Immunol 6：1-11. https：//doi.org/10.3389/fimmu.2015.00646

Morvan MG，Lanier LL (2016) NK cells and cancer：you can teach innate cells new tricks. Nat Rev Cancer 16：7-19. https：//doi.org/10.1038/nrc.2015.5

Müller-Durovic B，Grählert J，Devine OP et al (2019) CD56-negative NK cells with impaired effector function expand in CMV and EBV co-infected healthy donors with age. Aging (Albany NY) 11：724-740. https：//doi.org/10.18632/aging.101774

Neo SY，Yang Y，Record J et al (2020) CD73 immune checkpoint defines regulatory NK cells within the tumor microenvironment. J Clin Invest 130：1185-1198. https：//doi.org/10.1172/JCI128895

Nersesian S，Schwartz SL，Grantham SR et al (2021) NK cell infiltration is associated with improved overall survival in solid cancers：a systematic review and meta-analysis. Transl Oncol 14：100930. https：//doi.org/10. 1016/j.tranon.2020.100930

Ni J，Wang X，Stojanovic A et al (2020) Single-cell RNA sequencing of tumor-infiltrating NK cells reveals that inhibition of transcription factor HIF-1α unleashes NK cell activity. Immunity：1-13. https：//doi.org/10. 1016/j.immuni.2020.05.001

Nielsen CM，White MJ，Goodier MR，Riley EM (2013) Functional significance of CD57 expression on human

NK cells and relevance to disease. Front Immunol 4:1-8. https://doi.org/10.3389/fimmu.2013.00422

O'Brien KL, Finlay DK (2019) Immunometabolism and natural killer cell responses. Nat Rev Immunol 19:282-290. https://doi.org/10.1038/s41577-019-0139-2

Oliviero B, Mantovani S, Varchetta S et al (2017) Hepatitis C virus-induced NK cell activation causes metzincin-mediated CD16 cleavage and impaired antibody-dependent cytotoxicity. J Hepatol 66: 1130-1137. https://doi.org/10.1016/j.jhep.2017.01.032

Orrantia A, Terrén I, Izquierdo-Lafuente A et al (2020a) A NKp80-based identification strategy reveals that CD56neg NK cells are not completely dysfunctional in health and disease. iScience 23:101298. https://doi.org/10.1016/j.isci.2020.101298

Orrantia A, Terrén I, Vitallé J et al (2020b) Identification and functional analysis of human CD56neg NK cells by flow cytometry. STAR Protoc 1:100149. https://doi.org/10.1016/j.xpro. 2020.100149

Ou Z-L, Luo Z, Wei W et al (2019) Hypoxia-induced shedding of MICA and HIF1A-mediated immune escape of pancreatic cancer cells from NK cells: role of circ_0000977/miR-153 axis. RNA Biol 16: 1592-1603. https://doi.org/10.1080/15476286.2019.1649585

Park A, Lee Y, Kim MS et al (2018) Prostaglandin E2 secreted by thyroid cancer cells contributes to immune escape through the suppression of natural killer (NK) cell cytotoxicity and NK cell differentiation. Front Immunol 9:1-13. https://doi.org/10.3389/fimmu.2018.01859

Park IH, Yang HN, Lee KJ et al (2017) Tumor-derived IL-18 induces PD-1 expression on immunosuppressive NK cells in triple-negative breast cancer. Oncotarget 8:32722-32730. https://doi.org/10.18632/oncotarget.16281

Parodi M, Raggi F, Cangelosi D et al (2018) Hypoxia modifies the transcriptome of human NK cells, modulates their Immunoregulatory profile, and influences NK cell subset migration. Front Immunol 9. https://doi.org/10.3389/fimmu.2018.02358

Peruzzi G, Femnou L, Gil-Krzewska A et al (2013) Membrane-type 6 matrix metalloproteinase regulates the activation-induced downmodulation of CD16 in human primary NK cells. J Immunol 191:1883-1894. https://doi.org/10.4049/jimmunol.1300313

Pesce S, Greppi M, Tabellini G et al (2017) Identification of a subset of human natural killer cells expressing high levels of programmed death 1:a phenotypic and functional characterization. J Allergy Clin Immunol 139: 335-346.e3. https://doi.org/10.1016/j.jaci.2016.04.025

Peterson EE, Barry KC (2021) The natural killer-dendritic cell immune axis in anti-cancer immunity and immunotherapy. Front Immunol 11:1-7. https://doi.org/10.3389/fimmu.2020. 621254

Picard E, Godet Y, Laheurte C et al (2019) Circulating NKp46 + natural killer cells have a potential regulatory property and predict distinct survival in non-small cell lung cancer. Onco Targets Ther 8:e1527498. https://doi.org/10.1080/2162402X.2018.1527498

Pietra G, Manzini C, Rivara S et al (2012) Melanoma cells inhibit natural killer cell function by modulating the expression of activating receptors and Cytolytic activity. Cancer Res 72:1407-1415. https://doi.org/10.1158/0008-5472.CAN-11-2544

Pietra G, Manzini C, Vitale M et al (2009) Natural killer cells kill human melanoma cells with characteristics of cancer stem cells. Int Immunol 21:793-801. https://doi.org/10.1093/intimm/dxp047

Poznanski SM, Ashkar AA (2019) What defines NK cell functional fate:phenotype or metabolism? Front Immunol 10:1-12. https://doi.org/10.3389/fimmu.2019.01414

Poznanski SM, Nham T, Chew MV et al (2018) Expanded CD56 superbright CD16 + NK cells from ovarian cancer patients are cytotoxic against autologous tumor in a patient-derived xenograft murine model. Cancer Immunol Res 6:1174-1185. https://doi.org/10.1158/2326-6066.CIR-18-0144

Prager I, Liesche C, van Ooijen H et al (2019) NK cells switch from granzyme B to death receptor-mediated cytotoxicity during serial killing. J Exp Med 216:2113-2127. https://doi.org/10.1084/jem.20181454

Prager I, Watzl C (2019) Mechanisms of natural killer cell-mediated cellular cytotoxicity. J Leukoc Biol 105: 1319-1329. https://doi.org/10.1002/JLB.MR0718-269R

Quatrini L, Vacca P, Tumino N et al (2021) Glucocorticoids and the cytokines IL-12, IL-15, and IL-18 present in the tumor microenvironment induce PD-1 expression on human natural killer cells. J Allergy Clin Immunol 147:349-360. https://doi.org/10.1016/j.jaci.2020.04.044

Ravindran S, Rasool S, Maccalli C (2019) The cross talk between cancer stem cells/cancer initiating cells and tumor microenvironment: the missing piece of the puzzle for the efficient targeting of these cells with immunotherapy. Cancer Microenviron 12:133-148. https://doi.org/10.1007/s12307-019-00233-1

Remark R, Alifano M, Cremer I et al (2013) Characteristics and clinical impacts of the immune environments in colorectal and renal cell carcinoma lung metastases: influence of tumor origin. Clin Cancer Res 19:4079-4091. https://doi.org/10.1158/1078-0432.CCR-12-3847

Romee R, Foley B, Lenvik T et al (2013) NK cell CD16 surface expression and function is regulated by a disintegrin and metalloprotease-17 (ADAM17). Blood 121:3599-3608. https://doi.org/10.1182/blood-2012-04-425397

Russick J, Torset C, Hemery E, Cremer I (2020) NK cells in the tumor microenvironment: prognostic and theranostic impact. Recent advances and trends. Semin Immunol 48:101407. https://doi.org/10.1016/j.smim.2020.101407

Sarkar S, Germeraad WTV, Rouschop KMA et al (2013) Hypoxia induced impairment of NK cell cytotoxicity against multiple myeloma can be overcome by IL-2 activation of the NK cells. PLoS One 8:e64835. https://doi.org/10.1371/journal.pone.0064835

Schilling D, Tetzlaff F, Konrad S et al (2015) A hypoxia-induced decrease of either MICA/B or Hsp70 on the membrane of tumor cells mediates immune escape from NK cells. Cell Stress Chaperones 20:139-147. https://doi.org/10.1007/s12192-014-0532-5

Seillet C, Brossay L, Vivier E (2021) Natural killers or ILC1s? That is the question. Curr Opin Immunol 68:48-53. https://doi.org/10.1016/j.coi.2020.08.009

Siemens DR, Hu N, Sheikhi AK et al (2008) Hypoxia increases tumor cell shedding of MHC class I chain-related molecule: role of nitric oxide. Cancer Res 68:4746-4753. https://doi.org/10.1158/0008-5472.CAN-08-0054

Simoni Y, Newell EW (2018) Dissecting human ILC heterogeneity: more than just three subsets. Immunology 153:297-303. https://doi.org/10.1111/imm.12862

Slattery K, Woods E, Zaiatz-Bittencourt V et al (2021) TGFβ drives NK cell metabolic dysfunction in human metastatic breast cancer. J Immunother Cancer 9:e002044. https://doi.org/10.1136/jitc-2020-002044

Smith SL, Kennedy PR, Stacey KB et al (2020) Diversity of peripheral blood human NK cells identified by single-cell RNA sequencing. Blood Adv 4:1388-1406. https://doi.org/10.1182/bloodadvances.2019000699

Solocinski K, Padget MR, Fabian KP et al (2020) Overcoming hypoxia-induced functional suppression of NK cells. J Immunother Cancer 8:e000246. https://doi.org/10.1136/jitc-2019-000246

Song H, Kim J, Cosman D, Choi I (2006) Soluble ULBP suppresses natural killer cell activity via down-regulating NKG2D expression. Cell Immunol 239:22-30. https://doi.org/10.1016/j.cellimm.2006.03.002

Soo RA, Chen Z, Yan Teng RS et al (2018) Prognostic significance of immune cells in non-small cell lung cancer: meta-analysis. Oncotarget 9:24801-24820. https://doi.org/10.18632/oncotarget.24835

Sordo-Bahamonde C, Lorenzo-Herrero S, Payer ÁR et al (2020) Mechanisms of apoptosis resistance to NK cell-mediated cytotoxicity in cancer. Int J Mol Sci 21:3726. https://doi.org/10.3390/ijms21103726

Sun H, Liu L, Huang Q et al (2019) Accumulation of tumor-infiltrating cd49a nk cells correlates with poor prognosis for human hepatocellular carcinoma. Cancer Immunol Res 7:1535-1546. https://doi.org/10.1158/2326-6066.CIR-18-0757

Tallerico R, Conti L, Lanzardo S et al (2017) NK cells control breast cancer and related cancer stem cell hematological spread. Onco Targets Ther 6:e1284718. https://doi.org/10.1080/2162402X. 2017.1284718

Tallerico R, Todaro M, Di Franco S et al (2013) Human NK cells selective targeting of colon cancer-initiating cells:a role for natural cytotoxicity receptors and MHC class I molecules. J Immunol 190:2381-2390. https://doi.org/10.4049/jimmunol.1201542

Tan S, Xu Y, Wang Z et al (2020) Tim-3 hampers tumor surveillance of liver-resident and conventional NK cells by disrupting PI3K signaling. Cancer Res 80:1130-1142. https://doi. org/10.1158/0008-5472.CAN-19-2332

Tang C-C, Isitman G, Bruneau J et al (2015) Phenotypical and functional profiles of natural killer cells exhibiting matrix metalloproteinase-mediated CD16 cleavage after anti-HIV antibodydependent activation. Clin Exp Immunol 181:275-285. https://doi.org/10.1111/cei.12593

Terrén I, Orrantia A, Mikelez-Alonso I et al (2020) NK cell-based immunotherapy in renal cell carcinoma. Cancers (Basel) 12:316. https://doi.org/10.3390/cancers12020316

Terrén I, Orrantia A, Vitallé J et al (2019) NK cell metabolism and tumor microenvironment. Front Immunol 10:1-9. https://doi.org/10.3389/fimmu.2019.02278

Tran HC, Wan Z, Sheard MA et al (2017) TGFβR1 blockade with galunisertib (LY2157299) enhances anti-neuroblastoma activity of the anti-GD2 antibody dinutuximab(ch 14.18) with natural killer cells. Clin Cancer Res 23:804-813. https://doi.org/10.1158/1078-0432.CCR-16-1743

Trefny MP, Kaiser M, Stanczak MA et al (2020) PD-1+ natural killer cells in human non-small cell lung cancer can be activated by PD-1/PD-L1 blockade. Cancer Immunol Immunother 69:1505-1517. https://doi.org/10.1007/s00262-020-02558-z

Trotta R, Col JD, Yu J et al (2008) TGF-β utilizes SMAD3 to inhibit CD16-mediated IFN-γ production and antibody-dependent cellular cytotoxicity in human NK cells. J Immunol 181:3784-3792. https://doi.org/10.4049/jimmunol.181.6.3784

Verma R, Er JZ, Pu RW et al (2020) Eomes expression defines group 1 innate lymphoid cells during metastasis in human and mouse. Front Immunol 11:1-13. https://doi.org/10.3389/fimmu.2020. 01190

Veugelers K, Motyka B, Frantz C et al (2004) The granzyme B-serglycin complex from cytotoxic granules requires dynamin for endocytosis. Blood 103:3845-3853. https://doi.org/10.1182/blood-2003-06-2156

Viel S, Marçais A, Guimaraes FS et al (2016) TGF-β inhibits the activation and functions of NK cells by repressing the mTOR pathway. Sci Signal 9:ra19-ra19. https://doi.org/10.1126/scisignal.aad1884

Vitale M, Cantoni C, Pietra G et al (2014) Effect of tumor cells and tumor microenvironment on NK-cell function. Eur J Immunol 44:1582-1592. https://doi.org/10.1002/eji.201344272

Vitale M, Falco M, Castriconi R et al (2001) Identification of NKp80, a novel triggering molecule expressed by human NK cells. Eur J Immunol 31:233-242. https://doi.org/10.1002/1521-4141(200101)31:1<233::AID-IMMU233>3.0.CO;2-4

Vitallé J, Terrén I, Orrantia A et al (2019) CD300a inhibits CD16-mediated NK cell effector functions in HIV-1-infected patients. Cell Mol Immunol 16:940-942. https://doi.org/10.1038/s41423-019-0275-4

Vivier E, Artis D, Colonna M et al (2018) Innate lymphoid cells:10 years on. Cell 174:1054-1066. https://doi.org/10.1016/j.cell.2018.07.017

Voigt J, Malone DFG, Dias J et al (2018) Proteome analysis of human CD56 neg NK cells reveals a homogeneous phenotype surprisingly similar to CD56 dim NK cells. Eur J Immunol 48:1456-1469. https://doi.org/10.1002/eji.201747450

Wagner JA，Rosario M et al（2017）CD56bright NK cells exhibit potent antitumor responses following IL-15 priming. J Clin Invest：1-17. https://doi.org/10.1172/JCI90387

Wilson EB，El-Jawhari JJ，Neilson AL et al（2011）Human tumour immune evasion via TGF-β blocks NK cell activation but not survival allowing therapeutic restoration of anti-tumour activity. PLoS One 6：e22842. https://doi.org/10.1371/journal.pone.0022842

Wu JD，Higgins LM，Steinle A et al（2004）Prevalent expression of the immunostimulatory MHC class I chain-related molecule is counteracted by shedding in prostate cancer. J Clin Invest 114：560-568. https://doi.org/10.1172/JCI200422206

Wu M，Mei F，Liu W，Jiang J（2020）Comprehensive characterization of tumor infiltrating natural killer cells and clinical significance in hepatocellular carcinoma based on gene expression profiles. Biomed Pharmacother 121：109637. https://doi.org/10.1016/j.biopha.2019.109637

Yamada N，Yamanegi K，Ohyama H et al（2012）Hypoxia downregulates the expression of cell surface MICA without increasing soluble MICA in osteosarcoma cells in a HIF-1α-dependent manner. Int J Oncol 41：2005-2012. https://doi.org/10.3892/ijo.2012.1630

Yang C，Siebert JR，Burns R et al（2019）Heterogeneity of human bone marrow and blood natural killer cells defined by single-cell transcriptome. Nat Commun 10：3931. https://doi.org/10.1038/s41467-019-11947-7

Yao X，Matosevic S（2021）Chemokine networks modulating natural killer cell trafficking to solid tumors. Cytokine Growth Factor Rev. https://doi.org/10.1016/j.cytogfr.2020.12.003

Yu J，Wei M，Becknell B et al（2006）Pro-and Antiinflammatory cytokine signaling：reciprocal antagonism regulates interferon-gamma production by human natural killer cells. Immunity 24：575-590. https://doi.org/10.1016/j.immuni.2006.03.016

Zaiatz-Bittencourt V，Finlay DK，Gardiner CM（2018）Canonical TGF-β signaling pathway represses human NK cell metabolism. J Immunol 200：3934-3941. https://doi.org/10.4049/jimmunol.1701461

Zecca A，Barili V，Canetti D et al（2020）Energy metabolism and cell motility defect in NK-cells from patients with hepatocellular carcinoma. Cancer Immunol Immunother. https://doi.org/10.1007/s00262-020-02561-4

Zenarruzabeitia O，Vitallé J，Astigarraga I，Borrego F（2017）Natural killer cells to the attack：combination therapy against neuroblastoma. Clin Cancer Res 23：615-617. https://doi.org/10.1158/1078-0432.CCR-16-2478

Zhang QF，Yin WW，Xia Y et al（2017）Liver-infiltrating CD11b-CD27-NK subsets account for NK-cell dysfunction in patients with hepatocellular carcinoma and are associated with tumor progression. Cell Mol Immunol 14：819-829. https://doi.org/10.1038/cmi.2016.28

Zhou Q，Gil-Krzewska A，Peruzzi G，Borrego F（2013）Matrix metalloproteinases inhibition promotes the polyfunctionality of human natural killer cells in therapeutic antibody-based anti-tumour immunotherapy. Clin Exp Immunol 173：131-139. https://doi.org/10.1111/cei.12095

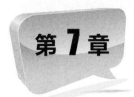

第7章

髓源性抑制细胞在肿瘤生长和转移中的作用

Defne Bayik[1]，Juyeun Lee[2]，Justin D. Lathia[1]

▶ 摘要　髓源性抑制细胞（MDSC）是未成熟的骨髓源性抑制细胞，是与癌症相关的病理免疫反应的重要组成部分。MDSC 的扩增与各种恶性肿瘤患者的不良疾病结果和耐药性有关，使这些细胞成为下一代治疗策略的潜在靶标。MDSC 分为单核细胞（M-MDSC）和多形核/粒细胞（PMN-MDSC）亚型，它们在肿瘤微环境或全身性疾病进展中发挥着独特的多种作用。在本章中，我们将讨论 MDSC 亚群如何通过抑制抗肿瘤免疫反应、支持肿瘤干细胞（CSC）/上皮间质转化（EMT）表型和促进血管生成来协助原发性肿瘤的生长并诱导转移扩散。我们还将总结参与癌细胞和 MDSC 之间相互作用的信号网络，这些信号网络代表了潜在的免疫治疗靶点。

▶ 关键词　髓源性抑制细胞（MDSC）　多形核（PMN-MDSC）　粒细胞（G-MDSC）
单核细胞（M-MDSC）　免疫抑制　炎症　肿瘤发生　转移

▶ 缩略语

Arg1　精氨酸酶 1

CCA　胆管癌

CMP　髓系祖细胞

COX2　环氧合酶 2

CSC　肿瘤干细胞

CTC　循环肿瘤细胞

DC　树突状细胞

EMT　上皮间质转化

ER　内质网

FAO　脂肪酸氧化

GBM　胶质母细胞瘤

G-CSF　粒细胞集落刺激因子

GM-CSF　粒细胞-巨噬细胞集落刺激因子

❶　D. Bayik，J. D. Lathia（✉）. Lerner Research Institute，Cleveland Clinic，Cleveland，OH，USA；Case Comprehensive Cancer Center，Euclid，OH，USA. e-mail：watsond3@ccf. org；lathiaj@ccf. org.

❷　J. Lee. Lerner Research Institute，Cleveland Clinic，Cleveland，OH，USA. e-mail：leej30@ccf. org.

GMP　粒细胞-巨噬细胞祖细胞

GP　粒细胞祖细胞

HCC　肝细胞癌

HIF-1a　缺氧诱导因子1α

HNSCC　头颈部鳞状细胞癌

HSC　造血干细胞

IDO　吲哚胺2,3双加氧酶

IFN　干扰素

IL　白细胞介素

IRF8　干扰素调节因子-8

L-Arg　L-精氨酸

M-CSF　巨噬细胞集落刺激因子

MDP　巨噬细胞和DC祖细胞

MDSC　髓源性抑制细胞

MIF　巨噬细胞迁移抑制因子

MLPG　单核细胞样前体粒细胞

M-MDSC　单核MDSC

MMP　基质金属蛋白酶

MPO　髓过氧化物酶

NET　神经内分泌肿瘤

NF-κB　核因子kappaB

NO　一氧化氮

NOS　NO合酶

PD-L1　程序性死亡配体1

PGE₂　前列腺素E2

PMN-MDSC　多形核MDSC

PNT　过氧亚硝酸盐

RCC　肾细胞癌

ROS　活性氧

STAT　信号转导和激活蛋白

TAM　肿瘤相关巨噬细胞

TGF　转化生长因子

TLR　Toll样受体

TNF　肿瘤坏死因子

TNFR　肿瘤坏死因子受体

VEGF　血管内皮生长因子

7.1 引言

7.1.1 MDSC 亚群

髓源性抑制细胞（MDSC）是异质的未成熟骨髓细胞群，与包括癌症、炎症和感染在内的多种病理状况相关（Gabrilovich and Nagaraj 2009）。MDSC 发挥有效的免疫抑制作用，特别是对 T 细胞，从而消除适应性免疫反应。基于表型、分子和功能差异，MDSC 分为两个亚群：单核（M-MDSCs）和多形核/粒 MDSC（PMN-MDSC 或 G-MDSC）（Movahedi et al. 2008）。这些 MDSC 亚群与炎性骨髓细胞具有共同的表型特征，因此，研究人员已经做出许多努力来区分这些细胞亚群（图 7.1）。在小鼠中，MDSCs 首先被明确为 CD11b$^+$ Gr1$^+$ 细胞，并且已经发现了另外的表型标记来识别每个亚群。M-MDSCs 被明确为 CD11b$^+$ Ly6C^高 Ly6G$^-$ 细胞，在细胞表面缺乏 II 类主要组织相容性复合体（MHC）以及巨噬细胞和树突状细胞标记物 CD68 和 CD11c 的表达。PMN-MDSC 的特征为 CD11b$^+$ Ly6C^低 Ly6G$^+$，这也是中性粒细胞的标记（Bronte et al. 2016）。尽管与中性粒细胞相比，PMN-MDSC 表面标志物如 CD115 和 CD244 的表达升高（Youn et al. 2012），但由于 PMN-MDSC 的高度异质性，这些标志物的使用受到限制（Veglia et al. 2021）。

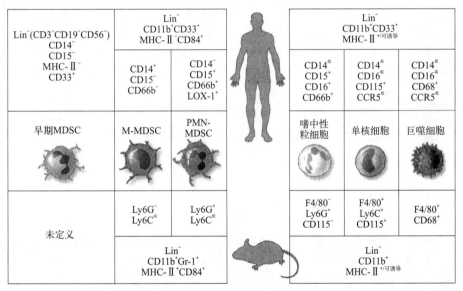

图 7.1　用于定义人和小鼠 MDSC 的表型标记。基于表面标记来表征 MDSC 和炎性髓细胞

在人类中，MDSC 的细胞表面免疫分型因人类白细胞上缺乏 Gr-1 表达而混淆。M-MDSC 被明确为 CD11b$^+$ CD33$^+$ CD14$^+$ CD15$^-$ CD66b$^-$ 并且表达非常低水平的 II 类 MHC 分子，这使得它们与表达 II 类 MHC 的单核细胞不同。与鼠类细胞类似，人 PMN-MDSC 和中性粒细胞共有 CD11b$^+$ CD33$^+$ CD14$^-$ CD15$^+$ CD66b$^+$ 特征表型（Bronte et al. 2016）。传统上，密度梯度离心已用于分离 PMN-MDSC 和中性粒细胞。离心后，PMN-MDSC 在低密度部分富集，而中性粒细胞从外周血单核细胞（PBMC）的高密度部分中分离出来（Dumitru et al. 2012）。然而，这种方法不能确保两种细胞类型的明确分离，因为在低密度部分也可以找到活化的嗜

中性粒细胞。最近，凝集素型氧化 LDL 受体 1（LOX-1）被确定为 PMN-MDSC 的特异性标记物，无需梯度离心和功能测定即可提供更好的区分（Condamine et al. 2016）。此外，已在人类中鉴定出 MDSC 的第三个亚群，称为早期 MDSC（eMDSC）（Bronte et al. 2016；Solito et al. 2011；Diaz-Montero et al. 2009；Kumar et al. 2016b）。该群体由呈现未成熟表型且缺乏单核细胞（CD14⁻）和粒细胞（CD15⁻）标记的祖细胞组成。等效的小鼠细胞类型尚未确定。

最近，有人提议将 CD84 作为 M-MDSC 和 PMN-MDSC 亚群的新型标记物（Alshetaiwi et al. 2020）。Alshetaiwi 等人使用从 MMTV-PyMT（小鼠乳腺肿瘤病毒-多瘤病毒中间 T 抗原）乳腺癌小鼠模型中分离出的 MDSC 进行单细胞 RNA 测序，确定了几个表面标记（包括 CD84），它们在小鼠和人类中都是 MDSC 特异性的（Alshetaiwi et al. 2020）。作者进一步证实，CD11b⁺Gr1⁺CD84⁺ 细胞表现出免疫抑制功能和高活性氧（ROS）产生能力（Alshetaiwi et al. 2020）。目前定义 MDSC 的金标准是通过上述表型标准结合抑制 T 细胞来评估其抑制功能。然而，抑制检测在临床环境中存在技术挑战，因为分离细胞的数量可能有限。未来出现的更明确的 MDSC 表面标记物需要消除对这些检测的依赖。

7.1.2 MDSC 的谱系关系

MDSC 的发育需要启动某些程序。在健康个体或初始小鼠中，检测不到 MDSC 或它很少出现在循环系统中。在病理生理条件下，许多因素会干扰髓系细胞的成熟，导致 MDSC 的积累。MDSC 是一种功能状态，因为与从荷瘤宿主分离的细胞相比，从健康小鼠分离的细胞缺乏抑制活性（Youn et al. 2008；Kusmartsev et al. 2004）。在常规骨髓生成过程中，造血干细胞（HSC）分化为髓系祖细胞（CMP），随后是粒细胞-巨噬细胞祖细胞（GMP），并进一步分化为粒细胞祖细胞（GP）以及巨噬细胞和树突状细胞（DC）祖细胞（MDP）。这个过程受到多种细胞因子和转录因子的严格协调调控。然而，在存在肿瘤或其他慢性炎症性疾病的情况下，骨髓细胞生成有缺陷，包括 GP 和 MDP 在内的骨髓前体细胞分化为未成熟的 MDSC（图 7.2）。最近，Mastio 等人报道了一种新的 MDSC 祖细胞群，称为粒细胞单核细胞样前体（MLPG），并将这些细胞描述为单核细胞前体，可以在肿瘤存在的情况下特异性分化为 PMN-MDSC（Mastio et al. 2019）。研究表明，与 GP 对应物相比，更大比例的 PMN-MDSC 池衍生自 MLPG。

MDSC 的产生开始于骨髓中未成熟髓样细胞的扩增，这些细胞由大量的生长因子诱导，如粒细胞-巨噬细胞集落刺激因子（GM-CSF）、粒细胞集落刺激因子（G-CSF）、巨噬细胞集落-刺激因子（M-CSF）和血管内皮生长因子（VEGF）（Morales et al. 2010；Waight et al. 2011；Lechner et al. 2010）。每种生长因子似乎都会刺激特定的 MDSC 亚群产生，而 GM-CSF 会诱导 M-MDSC 的优先扩增，G-CSF 对于 PMN-MDSC 的扩增至关重要（Dolcetti et al. 2010）。肿瘤来源的 VEGF、GM-CSF、白细胞介素（IL）6、M-CSF 和 S100A9 会进一步阻止骨髓细胞向 DC 的分化，导致 MDSC 的积累增加（Dolcetti et al. 2010；Cheng et al. 2008；Gabrilovich et al. 1998；Menetrier-Caux et al. 1998）。这种效应依赖于关键转录因子的激活。每个生长因子与其受体的结合会激活转录调节因子，包括信号转导和激活蛋白（STAT）3、干扰素调节因子 8（IRF8）和 CCAAT/增强子结合蛋白 β（C/EBP-β），随后使细胞命运向 MDSC 倾斜。此外，视网膜母细胞瘤的表观遗传沉默已证明与 PMN-MDSC 的发展有关（Youn et al. 2013）。在荷瘤小鼠中，MDSC 表现出 STAT3 的磷酸化水平升高。

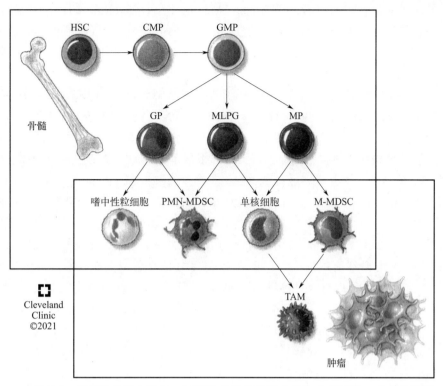

图 7.2　MDSC 的造血谱系。MDSC 来源于骨髓中的造血干细胞，并在肿瘤进展过程中分化为亚群

Cheng 等人发现增加的 STAT3 磷酸化会上调骨髓相关蛋白 S100A8 和 S100A9 的转录，这反过来会增加 ROS 并引导 MDSC 向分化方向发展（Cheng et al. 2008）。STAT 3 信号的废除减少了 MDSC 在体内的扩增（Kortylewski et al. 2005；Nefedova et al. 2005），并在体外抑制了肿瘤浸润性 MDSCs 中免疫抑制功能的诱导（Al-Khami et al. 2017）。另一个对 MDSC 扩增至关重要的转录因子是 IRF8。IRF8 正向调节单核细胞和 DC 的发育，同时作为中性粒细胞和 MDSC 的负调节因子（Becker et al. 2012）。IRF8 缺陷小鼠的中性粒细胞数量增加，表现出类似于 MDSC 的特征（Becker et al. 2012；Waight et al. 2013）。进一步的研究表明，MDSCs 中 IRF8 的下调受 STAT3 和 STAT5 通路的调节（Waight et al. 2013）。C/EBP-β 也被认为是 MDSC 发育的"主要"转录因子，因为 C/EBP-β 直接结合启动子区域并增强与 MDSC 扩增相关的基因以及那些调节免疫抑制功能的基因转录，如精氨酸酶 1（Arg1）、诱导型一氧化氮合酶（iNOS 或 NOS2）和环氧合酶 2（COX2）（Fultang et al. 2020）。已知磷酸化 STAT3 可上调 C/EBP-β 的表达，Li 等最近的一项研究建议将 c-Rel 作为 C/EBP-β 的新型上游调节剂（Li et al. 2020）。骨髓细胞中 c-Rel 的缺失显著减少了肿瘤生长并改变了 MDSCs 的免疫抑制机制。c-Rel 还通过与磷酸化 STAT3、C/EBP-β 和 p65 形成转录复合物来直接调节 MDSC 特征基因的转录。

　　累积的 MDSC 进一步发生由多种炎症细胞因子调节的功能变化，这些细胞因子包括干扰素（IFN）γ、IL-1β、IL-6 和肿瘤坏死因子（TNF）α，主要通过核因子 kappaB（NF-κB）、STAT 1 或 STAT 6 发出信号（Condamine et al. 2015）。IFNγ-STAT 1 轴可能对 M-MDSC 的抑制功能至关重要，可能是通过激活负反馈回路（Schouppe et al. 2013），而 IFNγ 对 STAT1 的激活导致了存活率和 PMN-MDSC 功能降低（Medina-Echeverz et al. 2014）。此外，Toll 样受体（TLR）信号转导可诱导 MDSC 积累并增强免疫抑制功能，从而导致肿瘤进展。在荷瘤小鼠中，TLR2 配体的辅助治疗增加了 M-MDSCs 的扩增及其抑制功能，T 细胞分泌的 IFNγ 进一步增强了这种功能（Shime et al. 2017）。TLR4 还可以正向调节 MDSC，因为将脂多糖和 IFNγ 给予初始小鼠会导致 MDSC 亚群的扩增以及脾脏中 DC 的诱导受损（Greifenberg et al. 2009）。根据癌症患者血液中检测到的 COX2$^+$ MDSC 和循环 PGE2 升高，显示通过前列腺素 E2（PGE2）上调 COX2 是诱导抑制性 MDSC 的关键因素（Obermajer et al. 2011a）。除了异常的骨髓细胞生成外，还有研究报道了成熟的骨髓细胞如中性粒细胞或单核细胞向 MDSC 的转化。多项研究报道，在暴露于肿瘤细胞后，CD14$^+$ 单核细胞能够通过 PGE2（Mao et al. 2013）或 IL-10 依赖机制（Rodrigues et al. 2010）获得 M-MDSC 表型。此外，在人类中，内质网（ER）应激可诱导中性粒细胞转化为表达 LOX-1 的 PMN-MDSC（Condamine et al. 2016）。迁移至肿瘤后，M-MDSC 进一步分化为免疫抑制性肿瘤相关巨噬细胞（TAM）。肿瘤微环境中的生长因子在此过程中起着至关重要的作用。阻断 GM-CSF 和 M-CSF 通路显著减少了 MDSC 的肿瘤浸润，并削弱了它们向具有免疫抑制特性的 TAM 的分化（Zhu et al. 2014；Van Overmeire et al. 2016）。肿瘤部位缺氧是调节 MDSC 转化为 TAM 的另一个关键因素。过继转移的 M-MDSCs 在缺氧诱导因子 1α（HIF-1α）依赖机制中成为免疫抑制性 TAMs（Corzo et al. 2010）。另一项研究表明，缺氧条件会诱导 CD45 磷酸酶上调，从而导致 STAT3 磷酸化降低（Kumar et al. 2016a）。这些发现进一步强调了 STAT3 信号在 MDSC 的发育和维持中的重要性。除了 TAM，MDSC 分化为调节性 DCs（Zhong et al. 2014）或纤维细胞（Niedermeier et al. 2009；Zoso et al. 2014）也已在多种肿瘤模型中得到报道。

7.1.3 癌症中的 MDSC

专注于癌症免疫抑制机制的早期研究确定了以未成熟骨髓细胞积累为特征的造血谱系定型改变。后来的研究将这些细胞鉴定为 MDSC，并报告说这种异质细胞群的频率在各种恶性肿瘤中增加（表 7.1）。虽然一些肿瘤，如肾细胞癌和胰腺癌，以 PMN-MDSC 的扩增为特征，但据报道 M-MDSC 是其他恶性肿瘤（如肝癌）中的主要群体。这些差异部分是由肿瘤细胞的不同趋化因子表达谱驱动的，但也可能是因为分析方法的差异而产生的偏差。值得注意的是，PMN-MDSC 无法从冷冻保存中恢复：必须使用新鲜样本来实现对该亚群的准确分析（Kotsakis et al. 2012）。尽管有混杂因素，包括储存条件、分析时间和白细胞分离方法（Florcken et al. 2015），MDSC 频率的增加与患有各种实体瘤和血液癌症［包括乳腺癌、卵巢癌、肝癌、黑色素瘤、非小细胞肺癌、头颈癌、食管鳞状细胞癌、霍奇金淋巴瘤和胶质母细胞瘤（GBM）］的患者的更高级疾病和不良预后有关（Diaz-Montero et al. 2009；Cui et al. 2013；Alban et al. 2018；Bayik et al. 2020a；Mizukoshi et al. 2016；Weide et al. 2014；Lang et al. 2018；Vetsika et al. 2014；Wang and Yang 2016；Chen et al. 2014；Romano et al. 2015）。此外，高 MDSC 水平与对尿路上皮癌膀胱切除术、肝癌和结直肠癌化疗以及黑色素瘤免疫疗法的反应呈负相关（Mizukoshi et al. 2016；Meyer et al. 2014；Ornstein et al. 2018；Limagne et al. 2016）。这些发现使 MDSC 成为癌症免疫治疗的有前途的靶标，值得进一步研究驱动 MDSC 积累和功能的信号网络。

表 7.1 MDSC 在外周循环中增殖并浸润恶性肿瘤患者的肿瘤

亚型	肿瘤	解剖学部位	参考文献
MDSC/PMN-MDSC/M-MDSC	乳腺癌	外周血，肿瘤	（Wang and Yang 2016；Yu et al. 2013；Peng et al. 2016；Almand et al. 2000；Cassetta et al. 2020）
M-MDSC	CCA	外周血	（Xu et al. 2016）
M-MDSC/PMN-MDSC	结直肠癌	外周血，肿瘤	（Bayik et al. 2020a；Wu et al. 2014；Cassetta et al. 2020）
M-MDSC	鼻咽癌	外周血	（Chen et al. 2014）
M-MDSC/PMN-MDSC	胃肠癌	外周血	（Mundy-Bosse et al. 2011）
M-MDSC/PMN-MDSC	胶质母细胞瘤	外周血，肿瘤	（Alban et al. 2018；Bayik et al. 2020b；Cassetta et al. 2020；Raychaudhuri et al. 2011，2015；Chai et al. 2019）
MDSC/M-MDSC	HCC	外周血	（Bayik et al. 2020a；Hoechst et al. 2008；Arihara et al. 2013；Shen et al. 2014）
MDSC/M-MDSC/PMN-MDSC	HNSCC	外周血	（Lang et al. 2018；Almand et al. 2000，2001；Cassetta et al. 2020；Young et al. 1997；Zhong et al. 2019）
MDSC/M-MDSC/PMN-MDSC	肺癌	外周血，肿瘤	（Yamauchi et al. 2018；Almand et al. 2000，2001；Liu et al. 2010）
M-MDSC	黑色素瘤	外周血	（Meyer et al. 2014；Lesokhin et al. 2012；Filipazzi et al. 2007）
M-MDSC	NET	外周血	（Bayik et al. 2020a）
PMN-MDSC	胰腺癌	外周血，肿瘤，骨髓	（Khaled et al. 2014；Porembka et al. 2012）
M-MDSC	前列腺癌	外周血	（Vuk-Pavlovic et al. 2010）
PMN-MDSC	RCC	外周血	（Najjar et al. 2017）
PMN-MDSC	卵巢癌	外周血	（Cassetta et al. 2020）
PMN-MDSC	尿道癌	外周血，肿瘤	（Sheng et al. 2020；Eruslanov et al. 2012）

7.2 在癌症中驱动 MDSC 的信号网络

MDSC 亚群的募集、维持和功能受多种因素的影响，这些因素共同通过免疫调节促进肿瘤进展。

7.2.1 募集

肿瘤细胞分泌多种趋化因子以驱动 MDSC 在肿瘤微环境中积累（图 7.3）。对于 PMN-MDSCs 来说，CXCR2 是主要的趋化受体，肿瘤细胞大量表达 CXCR2 配体 CXCL1、CXCL2 和 CXCL5（Clavijo et al. 2017；Wang et al. 2016）。除了 CXCR2 之外，PMN-MDSC 表达的 CXCR4 还驱动它们转运至肝脏预转移小生境以响应 CXCL1 和 CXCL12（Wang et al. 2017a；Seubert et al. 2015）。在肾细胞癌患者中，除 CXCL5 外，CCL3、IL-8 和 IL-1β 表达与 PMN-MDSC 水平相关，表明存在其他介质（Najjar et al. 2017）。过表达 IL-1β 的纤维肉瘤和乳腺癌的特点是更多的肿瘤浸润、循环和脾脏内 MDSCs，具有增强的抑制功能（Bunt et al. 2006；Song et al. 2005；Bunt et al. 2007）。后续机制研究表明，下游 IL-6 信号转导是导致 MDSC 在乳腺癌中积累的部分原因（Bunt et al. 2007），而经过改造后过表达 IL-1β 的结直肠癌细胞具有更高的 CXCL1、CXCL2 和 CXCL5 水平以及增强的 PMN-MDSC 浸润（Tannenbaum et al. 2019）。肿瘤来源的 G-CSF 还在乳腺癌模型中动员 PMN-MDSC 以在肺部形成致癌微环境（Kowanetz et al. 2010）。然而，这可能是疾病/模型特异性的，因为在结直肠癌中，G-CSF 的作用仅限于扩增，不会诱导募集（Tannenbaum et al. 2019）。趋化因子的冗余和不同模型的差异表明 MDSC 浸润受到肿瘤类型、阶段和定位依赖性调节。此外，MDSCs 和肿瘤细胞之间的双向通信可以激活一个正反馈回路，增强 MDSC 浸润并加速肿瘤生长。骨髓来源细胞产生的 S100A8/S100A9 激活结肠癌中的丝裂原活化蛋白激酶和 NF-κB，以增加 CXCL1 的产生和随后的 MDSC 浸润（Ichikawa et al. 2011）。这些信号轴中的一些因子也可以作为补偿机制响应治疗而被激活。在小鼠模型中，TAM 的耗竭导致肿瘤中 CXCL2 表达升高和 PMN-MDSC 浸润到胆管癌（CCA）肿瘤中（Loeuillard et al. 2020）（图 7.3）。

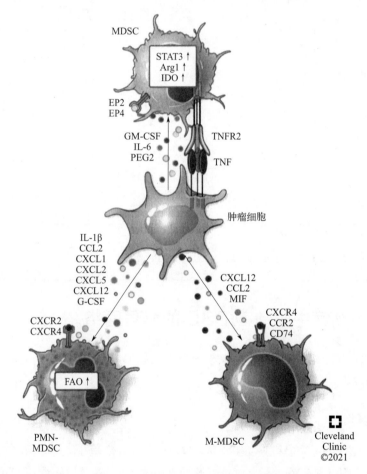

图 7.3　肿瘤源性因子调节 MDSC 亚群的募集和功能。肿瘤细胞分泌大量细胞因子和趋化因子，共同促进 MDSC 积累、代谢重编程并激活免疫抑制途径。早期的研究将 MDSC 亚群作为一个单一的群体，具有保守的鉴定信号（IL-6、GM-CSF、PGE2 和 TNFR2），而后来的研究确定了一系列亚群特异性因子。G-CSF、IL-1β、CXCL1、CXCL2、CXCL5 主要作用于 PMN-MDSCs，通过 CXCR2 和 CXCR4 驱动转运。相比之下，CCR2 和 MIF 以依赖 CCR2 和 cd74 的方式选择性募集 M-MDSCs

使用人类肿瘤的共培养研究和临床前动物研究将 CCL2 确定为介导表达 CCR2 的 MDSC 迁移的关键细胞因子（Huang et al. 2007；Chang et al. 2016；Lesokhin et al. 2012）。然而，CCL2

信号也增强了 PMN-MDSC 在结肠癌中的 T 细胞抑制活性，表明它可以影响 MDSC 的全部两个亚群（Chun et al. 2015）。非小细胞肺癌患者的循环 M-MDSC 也表达高水平的 CCR5，这表明其他的 CCR2 配体可以导致这些细胞的募集（Yamauchi et al. 2018）。PGE$_2$ 依赖性 CXCR4 表达也与 CXCL12 反应和 M-MDSC 向卵巢癌腹水的迁移有关（Obermajer et al. 2011b）。几种额外的促炎介质与荷瘤小鼠中的 MDSC 积累有关。这可能是激活消解通路作为抑制炎症损伤的负反馈回路的结果。巨噬细胞迁移抑制因子（MIF）是一种与 GBM 中 MDSC 积累相关的炎症细胞因子（Otvos et al. 2016）。机制研究表明，MIF 富集在肿瘤干细胞（CSC）中而不是非 CSC 部分中，作用于表面 CD74，将 M-MDSC 募集到肿瘤微环境中（Otvos et al. 2016；Alban et al. 2020）。值得注意的是，TNF 受体 2 敲除（Tnfr2$^{-/-}$）小鼠的特征是肿瘤植入后 MDSC 扩增受损（Zhao et al. 2012）。跨膜而非可溶性 TNFα 作为 TNFR2 的配体驱动 MDSC 表型，中和 TNFα 阻止了这些细胞在临床前肿瘤模型中的积累（Zhao et al. 2012；Hu et al. 2014）。体外共培养试验表明，响应 GM-CSF，M-MDSC 而非来自骨髓前体的 PMN-MDSC 的特异性极化在 Tnfr2$^{-/-}$ 小鼠中被阻断（Polz et al. 2014）。这与证明 GM-CSF 是比 PMN-MDSC 更强的 M-MDSC 诱导剂的研究相一致（Tannenbaum et al. 2019；Lesokhin et al. 2012）。然而，Tnfr2$^{-/-}$ 小鼠的肝脏转移负担较低，这一过程主要由 PMN-MDSC 亚群调节，同时 CD11b$^+$Gr-1$^+$ 细胞频率降低，表明 TNF 信号可能也在维持和/或招募 PMN-MDSC 中发挥作用（Ham et al. 2015）（图 7.3）。

除了肿瘤衍生因素外，肿瘤微环境中存在的基质细胞可以促进 MDSC 的募集，宿主因素起决定作用，治疗策略也会对其产生影响。在 CCA 中，渗漏的肠道屏障会导致共生细菌激活 TLR4 信号轴，随后肝细胞产生 CXCL1 以募集 PMN-MDSC（Zhang et al. 2021）。从人类结肠直肠肿瘤中分选出的产 IL-17 的 γδT 细胞亚群（γδT17）分泌的 IL-8 和 GM-CSF 刺激了 PMN-MDSC 的跨膜迁移（Wu et al. 2014）。在黑色素瘤中，吲哚胺 2,3 双加氧酶（IDO）表达，以调节性 T 细胞（Treg）依赖性方式促进了 MDSC 的全身扩张和肿瘤募集（Holmgaard et al. 2015）。细胞因子诱导的杀伤细胞治疗也会部分通过上调肿瘤细胞的 IL-3 和 CX3CL1 分泌来促进 PMN-MDSC 和 M-MDSC 在肝细胞癌模型中的积累（Yu et al. 2019）。相反，巨噬细胞和小胶质细胞构成了人类 GBM 微环境中 CCL2 的主要来源，表明它们有助于 M-MDSC 的迁移（Chang et al. 2016）。巨噬细胞和 MDSC 之间的通信并不是 GBM 独有的。乳腺癌中这两个细胞群之间的双向交互作用共同驱动免疫抑制，并且被 MDSC 分泌的 IL-10 和腹膜巨噬细胞产生的 IL-6 所促进（Beury et al. 2014；Sinha et al. 2007b）。这些观察结果表明，与 MDSC 相互作用的主要细胞类型可能是器官或肿瘤特异性的。

7.2.2　维持与功能

MDSC 的维持和功能由大量可溶性配体决定，这些配体激活保守的细胞内信号网络并调节细胞代谢。肿瘤细胞可以刺激 MDSC 表达免疫调节因子，当 MDSC 与小鼠乳腺癌细胞共培养时，IL-6 和 NO 的产生都会增加（Beury et al. 2014）。肺肿瘤细胞也可以通过 E-前列腺素（EP）2/EP4 受体以 PGE$_2$ 信号转导方式诱导 Arg1 表达（Rodriguez et al. 2005；Sinha et al. 2007a）。在人类 M-MDSCs 中，PGE$_2$ 处理伴随着功能性 MDSC 标记物的上调，例如 Arg1、COX2、IL-10 和 IDO1（Obermajer et al. 2011a）。MDSC 趋化因子也部分负责下游功能效应。MIF 驱动 MDSC 中 Arg1 的表达，而 GM-CSF、CCL2 和 IL-6 是激活 STAT3 通路的因子，STAT3 通路是 MDSC 行为不可或缺的一部分（Al-Khami et al. 2017；Chun et al.

2015;Otvos et al. 2016;Panni et al. 2014;Yu et al. 2013;Jiang et al. 2017)。STAT3磷酸化随后驱动免疫抑制介质的表达,例如IDO1(Yu et al. 2013)。从IL-1β过表达的结肠肿瘤中分离出的M-MDSC和PMN-MDSC的特征是免疫抑制标记物的高表达,包括Arg1、iNOS、转化生长因子(TGF)β、基质金属蛋白酶(MMP)9和S100A9(Tannenbaum et al. 2019)。同样,抑制IDO可逆转MDSC对T细胞增殖的抑制作用(Holmgaard et al. 2015)。TNFR2的跨膜TNF信号会通过下游p38和NF-κB信号促进MDSCs的存活及其抑制功能,而TNFR2缺陷的M-MDSC的抑制活性会受到损害并减少了免疫抑制介质的产生(Hu et al. 2014;Polz et al. 2014)。

MDSC的细胞代谢与其功能密切相关,尤其是在肿瘤微环境中。与单核细胞相比,人肝细胞癌的浸润性M-MDSC的特征是糖酵解率低以及葡萄糖摄取受体Glut-1的表达降低(Baumann et al. 2020)。这种代谢状态与二羰基甲基乙二醛的产生有关,二羰基甲基乙二醛是一种对M-MDSC的抑制能力很重要的代谢物(Baumann et al. 2020)。临床前研究表明,CD11b⁺Gr1⁺MDSC可以在肿瘤微环境中进行代谢重编程,从而导致脂肪酸氧化(FAO)超过糖酵解(Al-Khami et al. 2017)。虽然在外周器官中,M-MDSC和PMN-MDSC的扩增都依赖于糖酵解,但在肿瘤中,MDSC的抑制功能依赖于FAO(Al-Khami et al. 2017;Hossain et al. 2015;Jian et al. 2017)。这种代谢改变部分是由STAT3/STAT5依赖性脂质摄取受体上调驱动的,以响应肿瘤衍生的G-CSF、GM-CSF和IL-6(Al-Khami et al. 2017)。GM-CSF诱导的STAT5磷酸化对于增强PMN-MDSC中脂肪酸转运蛋白2的表达和PGE2的产生是必需的(Veglia et al. 2019)。重要的是,肿瘤微环境也可以决定MDSC的代谢和命运。除了促进MDSC分化外,缺氧还可以对MDSC进行重编程,以HIF-1α依赖性方式增加程序性死亡配体1(PD-L1)的表达水平(Noman et al. 2014)。

7.3 MDSC亚群在癌症中的不同作用

PMN-MDSC和M-MDSC可以在肿瘤微环境中发挥特殊作用(图7.4)。早期将MDSC亚型作为单一群体进行研究的报告显示,这些细胞通过分泌IL-10和TGFβ(Huang et al. 2006)诱导Treg发育,并通过Arg1耗竭细胞外L-精氨酸(L-Arg)来部分抑制T细胞增殖(Rodriguez et al. 2005;Rodriguez et al. 2004)。L-Arg对于T细胞活化至关重要,因为它的剥夺会下调CD3ζ链的表达并导致T细胞增殖停滞(Taheri et al. 2001;Raber et al. 2012)。虽然酶介导的L-Arg消耗是主要途径且主要受Arg1调节,但据报道,两个MDSC亚群也表达阳离子氨基酸转运蛋白2(CAT2),从肿瘤微环境中摄取L-Arg以抑制局部T细胞活性(Cimen Bozkus et al. 2015)。这种方法不仅限于调节L-Arg水平;MDSC还通过输入受体隔离细胞外胱氨酸,这已被证明有助于通过剥夺半胱氨酸来抑制T细胞(Srivastava et al. 2010)[图7.4(a)]。虽然单个MDSC亚群在半胱氨酸调节中的作用仍有待研究,但后来的研究侧重于M-MDSC和PMN-MDSC的不同功能,确定了调节L-Arg代谢的不同途径。尽管全部两个MDSCs亚群都显示表达Arg1,但这种酶对PMN-MDSC功能更为重要,人类PMN-MDSC将Arg1释放到它们的环境中(Raber et al. 2012;Rodriguez et al. 2009)。PMN-MDSC还以gp91(phox)和内皮NOS(eNOS)依赖性方式产生过氧亚硝酸盐(PNT)和ROS以抑制T细胞活性(Youn et al. 2008;Raber et al. 2014)[图7.4(b)]。重要的是,在移植物抗宿主病的背景下,IDO1的表达通过促进ROS清除的方式来防止MDSC分化为促炎嗜中性粒细胞（Ju et al. 2021）。由于 IDO 对色氨酸的分解代谢会干扰 T 细胞增殖，而 IDO 的抑制会逆转 MDSC 的抑制活性，因此色氨酸调节也成为一种潜在途径（Holmgaard et al. 2015；Yu et al. 2013；Lee et al. 2002）。相比之下，小鼠 M-MDSC 损害 T 细胞功能的主要途径是通过 iNOS 产生一氧化氮（NO）（Youn et al. 2008；Lesokhin et al. 2012；Huang et al. 2006；Raber et al. 2014）。人类 M-MDSC 还通过二羰基甲基乙二醛的细胞转移消耗 T 细胞中的 L-Arg（Baumann et al. 2020），并通过释放 TGFβ 抑制 T 细胞增殖（Filipazzi et al. 2007），表明 MDSCs 采用多种互补机制来阻断 T 细胞活化 [图 7.4（c）]。除了可溶性介质之外，Treg 的诱导和 T 细胞增殖的抑制部分依赖于 MDSC 上的 CD40 和整合素表达，表明细胞-细胞接触对于 MDSC 的抑制功能很重要（Kusmartsev et al. 2004；Pan et al. 2010）。一种值得注意的作用机制是 MDSC 下调归巢受体 CD62（L-选择素），这可能是通过质膜表达 ADAM17 实现的（Schouppe et al. 2013；Hanson et al. 2009）[图 7.4（a）]。M-MDSC 还会降低 CD44 和 CD25 水平，表明它们可以干扰 T 细胞归巢和 IL-2 反应（Schouppe et al. 2013）。

　　MDSC 亚群的抑制活性超出了 T 细胞范围。M-MDSC 通过直接细胞间接触和膜结合 TGFβ 的方式抑制自然杀伤（NK）细胞的 IFNγ 产生和 NKG2D 表达（Hoechst et al. 2009；Li et al. 2009）[图 7.4（c）]。肝和脾 NK 细胞的细胞毒性的 MDSC 依赖性降低在黑色素瘤、肺、肝和淋巴瘤模型中是一致的，表明肿瘤相关的 MDSC 对免疫激活具有全局性影响（Li et al. 2009）。在预转移部位，PMN-MDSC 可以通过干扰 NK 细胞的细胞毒功能来创造一个容纳性环境（Sceneay et al. 2012）。PMN-MDSC 也可以干扰 DCs 的抗原交叉呈递。这种效应取决于 MDSC 髓过氧化物酶（MPO）的表达，并由氧化脂质向 DC 的转移介导（Ugolini et al. 2020）[图 7.4（b）]。此外，MDSC 可以决定远处器官的免疫反应，尽管肿瘤浸润性 MDSC 与外周 MDSC 在表达谱、代谢活性和抑制能力方面存在显著差异。值得注意的是，与从肿瘤床分离的 MDSC 相比，外周 MDSC 在抑制 T 细胞活性方面效果较差（Haverkamp et al. 2011；Maenhout et al. 2014）。因此，与外周血中的对应物相比，位于人类肺部肿瘤或结直肠癌中的 PMN-MDSC 具有更高水平的 PD-L1 以及外核苷酸酶 CD73 和 CD39 的表达（Limagne et al. 2016；Yamauchi et al. 2018）。CD11b+ Gr1+ MDSC 在荷瘤小鼠脾脏和骨髓中的积累以下调 STAT 5 信号转导的方式损害了 B 细胞发育和免疫球蛋白（Ig）G 的产生（Wang et al. 2018）。小鼠纤维肉瘤模型的另一项研究表明，脾脏 MDSC 可通过分泌 IL-10 和 TGFβ1 诱导 B 细胞产生 IgA（Xu et al. 2017）。虽然尚未完全研究清楚 MDSC 亚群的不同作用，但从健康供体中分离出的 M-MDSC 和 PMN-MDSC 都能够通过分泌因子和接触依赖机制在体外抑制 B 细胞增殖和 IgM 分泌（Lelis et al. 2017；Jaufmann et al. 2020）[图 7.4（a）]。总的来说，这些观察结果支持了 MDSCs 可能会影响癌症抗体反应的观点。

　　除了抑制抗肿瘤免疫反应外，MDSC 亚群还可以直接与肿瘤细胞相互作用，促进 CSC 的维持和细胞迁移，重塑细胞外基质，并驱动血管生成。早期研究发现，来自黑色素瘤、结直肠或肺模型的脾脏和肿瘤浸润性 CD11b+ Gr1+ 细胞会分泌促血管生成因子，包括 VEGF、成纤维细胞生长因子或 MMP-9，以促进内皮细胞在体外或体内的分化及功能（Kujawski et al. 2008；Yang et al. 2004）。这种效应归因于 PMN-MDSC，因为后来的研究表明 Ly6G+ 细胞分泌多种促血管生成因子，激活内皮细胞，并促进肿瘤细胞的跨内皮迁移（Spiegel et al. 2016；Binsfeld et al. 2016）[图 7.4（b）]。几项临床前研究表明，PMN-MDSC 的这种功能有助于转移扩散。在乳腺癌模型中，CD11b+ Gr1+ 细胞通过 MMP-9 分泌促进渗漏和异常血管系统，从而驱动肺转移（Yan et al. 2010）。PMN-MDSC 在肝脏中的积累有助于结直肠癌模型中预转移小

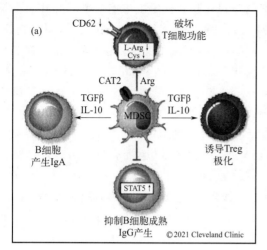
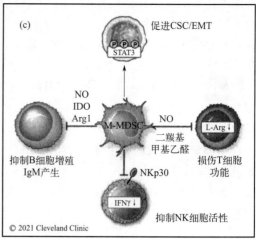
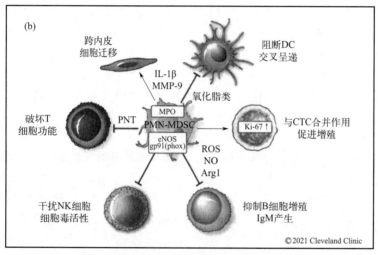

图 7.4　MDSC 亚群抑制抗肿瘤免疫细胞的功能并与肿瘤细胞相互作用。MDSC 亚群在系统和肿瘤微环境中发挥着不同的作用。（a）作为一个整体群体，MDSC 诱导 Treg 极化，抑制细胞毒性 T 细胞活性，并调节 B 细胞成熟。（b）PMN-MDSC 通过与循环肿瘤细胞络合并作用于内皮细胞来驱动转移扩散。它们主要通过产生 ROS 和 PNT 来抑制 T 细胞、树突状细胞、NK 细胞和 B 细胞的功能。（c）NO 的产生是 M-MDSC 抑制 B 细胞和 T 细胞的主要途径。这些细胞也激活肿瘤细胞中的 STAT3 信号，促进了肿瘤干细胞表型

生境的形成，而乳腺癌的肺转移部分是由 PMN-MDSC 诱导的肿瘤细胞增殖和间充质上皮细胞逆转驱动的（Wang et al. 2017a；Seubert et al. 2015；Ouzounova et al. 2017）。乳腺癌患者和小鼠模型中表达谱与 PMN-MDSC 一致的中性粒细胞也显示出与循环的肿瘤细胞（CTCs）相匹配。这种聚类通过赋予增殖优势增强了 CTC 的转移潜能（Szczerba et al. 2019）［图 7.4（b）］。与 PMN-MDSC 相比，M-MDSC 的致癌作用尚未得到充分研究。与 M-MDSC 相关的主要功能是它们能够通过 STAT3 磷酸化促进上皮-间质转化（EMT）/CSC 表型（Panni et al. 2014；Ouzounova et al. 2017；Peng et al. 2016）。在人类乳腺癌细胞系的共培养实验中，这种效应取决于 IL-6 和 NO 的产生（Peng et al. 2016）。同样，定位于乳腺癌模型侵袭前沿的 M-MDSC 显示出可通过 NO 诱导 EMT（Ouzounova et al. 2017）［图 7.4（c）］。鉴于 M-MDSC 在 GBM 中与 CSC 相邻定位（Otvos et al. 2016），这些细胞的空间组

织可能决定它们的功能。然而，这种 CSC 促进表型并不是 M-MDSC 独有的。PMN-MDSC 可以通过上调 STAT3 磷酸化和激活 DNA 甲基转移酶 3β 来增强肿瘤细胞的干性，其中部分是通过外泌体 S100A9 来实现的（Ai et al. 2019；Wang et al. 2019）。

7.4 结语

靶向癌症中的 MDSC 预示着启动免疫治疗反应的治疗机会。在临床前模型中，抑制 MDSC 引发了对其他免疫疗法的反应，包括检查点抑制剂和肿瘤疫苗（Clavijo et al. 2017；Davis et al. 2017；Highfill et al. 2014；Kamran et al. 2017）。控制 MDSC 的治疗方法可分为以下几类：①阻断发育、募集和/或免疫抑制功能以及②将 MDSCs 重编程为成熟的抗肿瘤细胞。化疗药物，包括 5-氟尿嘧啶、氟达拉滨、吉西他滨和舒尼替尼，已被用来非特异性耗竭 MDSC（Otvos et al. 2016；Bayik et al. 2020b；Le et al. 2009；Peereboom et al. 2019；Vincent et al. 2010；Wang et al. 2017b；Ko et al. 2009）。此外，MDSC 存活所需的关键分子通路以及将 MDSC 与单核细胞和粒细胞区分开来的关键分子通路构成了治疗靶点。最近的研究显示，肝 X 核受体（LXR）/载脂蛋白 E（ApoE）轴的激活可通过细胞凋亡减少两个亚群的 MDSCs 数量（Tavazoie et al. 2018）。未折叠蛋白和 ER 应激反应也与 MDSC 生理学有关（Condamine et al. 2014；Mohamed et al. 2020；Thevenot et al. 2014）。相一致的是，阻断 ER 应激和相关的 TNF 凋亡诱导配体受体信号已被证明可诱导 MDSC 特异性耗竭（Condamine et al. 2014）。用二甲基双胍阻断线粒体复合物 I 的活性（Baumann et al. 2020）和抑制 FAO（Hossain et al. 2015）也可以通过代谢重编程消除 MDSC 的抑制活性。通过持续降低循环 PMN-MDSCs 的频率，抑制 IL-1β 在肾细胞癌、乳腺癌和 GBM 模型中有效性，而在肉瘤和头颈癌模型中阻断 CXCR2 可干扰此细胞的运输（Najjar et al. 2017；Bunt et al. 2007；Highfill et al. 2014；Bayik et al. 2020b；Greene et al. 2020）。最后，通过他达拉非靶向 COX2/PGE$_2$ 或 PDE5 也会干扰 MDSC 的扩增和功能（Obermajer et al. 2011a；Yu et al. 2019；Fujita et al. 2011；Veltman et al. 2010）。早期专注于 MDSC 成熟途径的研究表明，全反式视黄酸可以诱导 MDSC 分化为 DC（Almand et al. 2001）。通过靶向蛋白激酶 R（PKR）样内质网激酶（PERK）信号或通过促进糖酵解对 MDSC 进行代谢重编程可诱导 M-MDSC 成熟为具有抗肿瘤活性的巨噬细胞（Mohamed et al. 2020；Liu et al. 2014）。这种向炎性巨噬细胞的分化也可以通过 TLR7/8、TLR9 激动剂或炎性细胞因子刺激来实现（Bayik et al. 2018；Shirota et al. 2012；Wang et al. 2015）。总的来说，这些临床前发现导致了几种靶向 MDSC 的晚期恶性肿瘤治疗方法的临床转化（表 7.2）。虽然这些研究正在进行中，但对 MDSC 亚群异质性和分子编程的理解拓宽有望确定更多具有高特异性的治疗方法。

表 7.2　靶向 MDSC 的临床试验

策略/方法	靶向	药物（干预）	Combo Partner	肿瘤	临床试验批准号	状态（期）
阻断抑制性功能	COX-2	塞来昔布	纳武单抗/伊匹单抗	结肠癌	NCT03026140	招募中（Ⅱ期）
	PDE5	他达拉非	抗 MUC1 疫苗	头颈癌	NCT02544880	进行中，未招募（Ⅰ期）
	Arg1	Arg1 肽	PD-L1 肽	髓增生性肿瘤	NCT04051307	招募中（Ⅰ/Ⅱ期）
	IDO	BMS-986205	纳武单抗/替莫唑胺	胶质母细胞瘤	NCT04047706	招募中（Ⅰ期）
	PI3K	卡比利珠单抗	纳武单抗	晚期实体瘤	NCT02637531	进行中，未招募（Ⅰ期）

续表

策略/方法	靶向	药物（干预）	Combo Partner	肿瘤	临床试验批准号	状态（期）
抑制分化/浸润	CSF-1R	Cabiralizumab	纳武单抗	晚期实体瘤	NCT02526017	实结（Ⅰ期）
	VEGF	贝伐珠单抗	阿特珠单抗	转移性癌/肾癌	NCT03024437	招募中（Ⅰ/Ⅱ）期
	VEGFR	瑞格非尼	纳武单抗	肝细胞癌	NCT04170556	招募中（Ⅰ/Ⅱ）期
	CXCR1/2	纳瓦利辛	帕博利珠单抗	晚期实体瘤	NCT03473925	进行中，未招募（Ⅱ期）
	CCR5	维利韦洛	帕博利珠单抗	结直肠癌	NCT03631407	进行中，未招募（Ⅱ期）
耗尽	LXR	RGX-104	纳武单抗/帕博利珠单抗	晚期实体瘤/淋巴瘤	NCT02922764	招募中（Ⅰ期）
	DNA	吉西他滨	纳武单抗	非小细胞肺癌	NCT04331626	未招募（Ⅳ期）
促进分化	ARTA	RAR/RXR	帕博利珠单抗	晚期黑色素瘤	NCT03200847	进行中，未招募（Ⅰ/Ⅱ期）
	TLR9	CMP-001	纳武单抗	黑色素瘤/淋巴结癌	NCT03618641	进行中，未招募（Ⅱ期）

参 考 文 献

Ai L，Mu S，Sun C et al（2019）Myeloid-derived suppressor cells endow stem-like qualities to multiple myeloma cells by inducing piRNA-823 expression and DNMT3B activation. Mol Cancer 18(1):88. https://doi.org/10.1186/s12943-019-1011-5

Alban TJ，Alvarado AG，Sorensen MD et al（2018）Global immune fingerprinting in glioblastoma patient peripheral blood reveals immune-suppression signatures associated with prognosis. Insight 3(21). https://doi.org/10.1172/jci.insight.122264

Alban TJ，Bayik D，Otvos B et al（2020）Glioblastoma myeloid-derived suppressor cell subsets express differential macrophage migration inhibitory factor receptor profiles that can be targeted to reduce immune suppression. Front Immunol 11:1191. https://doi.org/10.3389/fimmu.2020.01191

Al-Khami AA，Zheng L，Del Valle L et al（2017）Exogenous lipid uptake induces metabolic and functional reprogramming of tumor-associated myeloid-derived suppressor cells. Onco Targets Ther 6(10):e1344804. https://doi.org/10.1080/2162402X.2017.1344804

Almand B，Clark JI，Nikitina E et al（2001）Increased production of immature myeloid cells in cancer patients:a mechanism of immunosuppression in cancer. J Immunol 166(1):678-689. https://doi.org/10.4049/jimmunol.166.1.678

Almand B，Resser JR，Lindman B et al（2000）Clinical significance of defective dendritic cell differentiation in cancer. Clin Cancer Res 6(5):1755-1766

Alshetaiwi H，Pervolarakis N，McIntyre LL et al（2020）Defining the emergence of myeloid-derived suppressor cells in breast cancer using single-cell transcriptomics. Sci Immunol 5(44). https://doi.org/10.1126/sciimmunol.aay6017

Arihara F，Mizukoshi E，Kitahara M et al（2013）Increase in CD14＋HLA-DR－/low myeloidderived suppressor cells in hepatocellular carcinoma patients and its impact on prognosis. Cancer Immunol Immunother 62(8):1421-1430. https://doi.org/10.1007/s00262-013-1447-1

Baumann T，Dunkel A，Schmid C et al（2020）Regulatory myeloid cells paralyze T cells through cell-cell transfer of the metabolite methylglyoxal. Nat Immunol 21(5):555-566. https://doi.org/10.1038/s41590-020-0666-9

Bayik D，Lauko AJ，Roversi GA et al（2020a）Hepatobiliary malignancies have distinct peripheral myeloid-derived suppressor cell signatures and tumor myeloid cell profiles. Sci Rep 10(1):18848. https://doi.org/10.1038/s41598-020-75881-1

Bayik D，Tross D，Klinman DM（2018）Factors influencing the differentiation of human Monocytic myeloid-derived suppressor cells into inflammatory macrophages. Front Immunol 9：608. https://doi.org/10.3389/fimmu.2018.00608

Bayik D，Zhou Y，Park C et al（2020b）Myeloid-derived suppressor cell subsets drive glioblastoma growth in a sex-specific manner. Cancer Discov 10(8)：1210-1225. https://doi.org/10.1158/2159-8290.CD-19-1355

Becker AM，Michael DG，Satpathy AT et al（2012）IRF-8 extinguishes neutrophil production and promotes dendritic cell lineage commitment in both myeloid and lymphoid mouse progenitors. Blood 119(9)：2003-2012. https://doi.org/10.1182/blood-2011-06-364976

Beury DW，Parker KH，Nyandjo M et al（2014）Cross-talk among myeloid-derived suppressor cells，macrophages，and tumor cells impacts the inflammatory milieu of solid tumors. J Leukoc Biol 96(6)：1109-1118. https://doi.org/10.1189/jlb.3A0414-210R

Binsfeld M，Muller J，Lamour V et al（2016）Granulocytic myeloid-derived suppressor cells promote angiogenesis in the context of multiple myeloma. Oncotarget 7（25）：37931-37943. https://doi.org/10.18632/oncotarget.9270

Bronte V，Brandau S，Chen SH et al（2016）Recommendations for myeloid-derived suppressor cell nomenclature and characterization standards. Nat Commun 7：12150. https://doi.org/10.1038/ncomms12150

Bunt SK，Sinha P，Clements VK et al（2006）Inflammation induces myeloid-derived suppressor cells that facilitate tumor progression. J Immunol 176(1)：284-290. https://doi.org/10.4049/jimmunol.176.1.284

Bunt SK，Yang L，Sinha P et al（2007）Reduced inflammation in the tumor microenvironment delays the accumulation of myeloid-derived suppressor cells and limits tumor progression. Cancer Res 67(20)：10019-10026. https://doi.org/10.1158/0008-5472.CAN-07-2354

Cassetta L，Bruderek K，Skrzeczynska-Moncznik J et al（2020）Differential expansion of circulating human MDSC subsets in patients with cancer，infection and inflammation. J Immunother Cancer 8(2). https://doi.org/10.1136/jitc-2020-001223

Chai E，Zhang L，Li C（2019）LOX-1＋ PMN-MDSC enhances immune suppression which promotes glioblastoma multiforme progression. Cancer Manag Res 11：7307-7315. https://doi.org/10.2147/CMAR.S210545

Chang AL，Miska J，Wainwright DA et al（2016）CCL2 produced by the glioma microenvironment is essential for the recruitment of regulatory T cells and myeloid-derived suppressor cells. Cancer Res 76(19)：5671-5682. https://doi.org/10.1158/0008-5472.CAN-16-0144

Chen MF，Kuan FC，Yen TC et al（2014）IL-6-stimulated CD11b＋ CD14＋ HLA-DR-myeloidderived suppressor cells，are associated with progression and poor prognosis in squamous cell carcinoma of the esophagus. Oncotarget 5(18)：8716-8728. https://doi.org/10.18632/oncotarget. 2368

Cheng P，Corzo CA，Luetteke N et al（2008）Inhibition of dendritic cell differentiation and accumulation of myeloid-derived suppressor cells in cancer is regulated by S100A9 protein. J Exp Med 205(10)：2235-2249. https://doi.org/10.1084/jem.20080132

Chun E，Lavoie S，Michaud M et al（2015）CCL2 promotes colorectal carcinogenesis by enhancing Polymorphonuclear myeloid-derived suppressor cell population and function. Cell Rep 12(2)：244-257. https://doi.org/10.1016/j.celrep.2015.06.024

Cimen Bozkus C，Elzey BD，Crist SA et al（2015）Expression of cationic amino acid transporter 2 is required for myeloid-derived suppressor cell-mediated control of T cell immunity. J Immunol 195（11）：5237-5250. https://doi.org/10.4049/jimmunol.1500959

Clavijo PE，Moore EC，Chen J et al（2017）Resistance to CTLA-4 checkpoint inhibition reversed through selective elimination of granulocytic myeloid cells. Oncotarget 8(34)：55804-55820. https://doi.org/10.18632/oncotarget.18437

Condamine T，Dominguez GA，Youn JI et al（2016）Lectin-type oxidized LDL receptor-1 distinguishes population of human polymorphonuclear myeloid-derived suppressor cells in cancer patients. Sci Immunol 1(2). https://doi.org/10.1126/sciimmunol.aaf8943

Condamine T，Kumar V，Ramachandran IR et al（2014）ER stress regulates myeloid-derived suppressor cell fate through TRAIL-R-mediated apoptosis. J Clin Invest 124(6):2626-2639. https://doi.org/10.1172/JCI74056

Condamine T，Mastio J，Gabrilovich DI（2015）Transcriptional regulation of myeloid-derived suppressor cells. J Leukoc Biol 98(6):913-922. https://doi.org/10.1189/jlb.4RI0515-204R

Corzo CA，Condamine T，Lu L et al（2010）HIF-1alpha regulates function and differentiation of myeloid-derived suppressor cells in the tumor microenvironment. J Exp Med 207(11):2439-2453. https://doi.org/10.1084/jem.20100587

Cui TX，Kryczek I，Zhao L et al（2013）Myeloid-derived suppressor cells enhance stemness of cancer cells by inducing microRNA101 and suppressing the corepressor CtBP2. Immunity 39(3):611-621. https://doi.org/10.1016/j.immuni.2013.08.025

Davis RJ，Moore EC，Clavijo PE et al（2017）Anti-PD-L1 efficacy can be enhanced by inhibition of myeloid-derived suppressor cells with a selective inhibitor of PI3Kdelta/gamma. Cancer Res 77(10):2607-2619. https://doi.org/10.1158/0008-5472.CAN-16-2534

Diaz-Montero CM，Salem ML，Nishimura MI et al（2009）Increased circulating myeloid-derived suppressor cells correlate with clinical cancer stage，metastatic tumor burden，and doxorubicincyclophosphamide chemotherapy. Cancer Immunol Immunother 58(1):49-59. https://doi.org/10.1007/s00262-008-0523-4

Dolcetti L，Peranzoni E，Ugel S et al（2010）Hierarchy of immunosuppressive strength among myeloid-derived suppressor cell subsets is determined by GM-CSF. Eur J Immunol 40(1):22-35. https://doi.org/10.1002/eji.200939903

Dumitru CA，Moses K，Trellakis S et al（2012）Neutrophils and granulocytic myeloid-derived suppressor cells: immunophenotyping, cell biology and clinical relevance in human oncology. Cancer Immunol Immunother 61(8):1155-1167. https://doi.org/10.1007/s00262-012-1294-5

Eruslanov E，Neuberger M，Daurkin I et al（2012）Circulating and tumor-infiltrating myeloid cell subsets in patients with bladder cancer. Int J Cancer 130(5):1109-1119. https://doi.org/10.1002/ijc.26123

Filipazzi P，Valenti R，Huber V et al（2007）Identification of a new subset of myeloid suppressor cells in peripheral blood of melanoma patients with modulation by a granulocyte-macrophage colony-stimulation factor-based antitumor vaccine. J Clin Oncol 25(18):2546-2553. https://doi.org/10.1200/JCO.2006.08.5829

Florcken A，Takvorian A，Singh A et al（2015）Myeloid-derived suppressor cells in human peripheral blood: optimized quantification in healthy donors and patients with metastatic renal cell carcinoma. Immunol Lett 168(2):260-267. https://doi.org/10.1016/j.imlet.2015.10.001

Fujita M，Kohanbash G，Fellows-Mayle W et al（2011）COX-2 blockade suppresses gliomagenesis by inhibiting myeloid-derived suppressor cells. Cancer Res 71(7):2664-2674. https://doi.org/10.1158/0008-5472.CAN-10-3055

Fultang N，Li X，Li T et al（2020）Myeloid-derived suppressor cell differentiation in cancer:transcriptional regulators and Enhanceosome-mediated mechanisms. Front Immunol 11:619253. https://doi.org/10.3389/fimmu.2020.619253

Gabrilovich D，Ishida T，Oyama T et al（1998）Vascular endothelial growth factor inhibits the development of dendritic cells and dramatically affects the differentiation of multiple hematopoietic lineages *in vivo*. Blood 92(11):4150-4166

Gabrilovich DI，Nagaraj S（2009）Myeloid-derived suppressor cells as regulators of the immune system. Nat Rev Immunol 9(3):162-174. https://doi.org/10.1038/nri2506

Greene S，Robbins Y，Mydlarz WK et al（2020）Inhibition of MDSC trafficking with SX-682，a CXCR1/2 inhibitor，enhances NK-cell immunotherapy in head and neck cancer models. Clin Cancer Res 26(6)：1420-1431. https://doi.org/10.1158/1078-0432.CCR-19-2625

Greifenberg V，Ribechini E，Rossner S et al（2009）Myeloid-derived suppressor cell activation by combined LPS and IFN-gamma treatment impairs DC development. Eur J Immunol 39(10)：2865-2876. https://doi.org/10.1002/eji.200939486

Ham B，Wang N，D'Costa Z et al（2015）TNF Receptor-2 facilitates an immunosuppressive microenvironment in the liver to promote the colonization and growth of hepatic metastases. Cancer Res 75(24)：5235-5247. https://doi.org/10.1158/0008-5472.CAN-14-3173

Hanson EM，Clements VK，Sinha P et al（2009）Myeloid-derived suppressor cells down-regulate L-selectin expression on CD4＋ and CD8＋ T cells. J Immunol 183(2)：937-944. https://doi.org/10.4049/jimmunol.0804253

Haverkamp JM，Crist SA，Elzey BD et al（2011）*In vivo* suppressive function of myeloid-derived suppressor cells is limited to the inflammatory site. Eur J Immunol 41(3)：749-759. https://doi. org/10.1002/eji.201041069

Highfill SL，Cui Y，Giles AJ et al（2014）Disruption of CXCR2-mediated MDSC tumor trafficking enhances anti-PD1 efficacy. Sci Transl Med 6(237)：237ra267. https://doi.org/10.1126/scitranslmed.3007974

Hoechst B，Ormandy LA，Ballmaier M et al（2008）A new population of myeloid-derived suppressor cells in hepatocellular carcinoma patients induces CD4(＋)CD25(＋)Foxp3(＋) T cells. Gastroenterology 135(1)：234-243. https://doi.org/10.1053/j.gastro.2008.03.020

Hoechst B，Voigtlaender T，Ormandy L et al（2009）Myeloid derived suppressor cells inhibit natural killer cells in patients with hepatocellular carcinoma via the NKp30 receptor. Hepatology 50(3)：799-807. https://doi.org/10.1002/hep.23054

Holmgaard RB，Zamarin D，Li Y et al（2015）Tumor-expressed IDO recruits and activates MDSCs in a Treg-dependent manner. Cell Rep 13(2)：412-424. https://doi.org/10.1016/j.celrep.2015.08.077

Hossain F，Al-Khami AA，Wyczechowska D et al（2015）Inhibition of fatty acid oxidation modulates immunosuppressive functions of myeloid-derived suppressor cells and enhances cancer therapies. Cancer Immunol Res 3(11)：1236-1247. https://doi.org/10.1158/2326-6066.CIR-15-0036

Hu X，Li B，Li X et al（2014）Transmembrane TNF-alpha promotes suppressive activities of myeloid-derived suppressor cells via TNFR2. J Immunol 192(3)：1320-1331. https://doi.org/10.4049/jimmunol.1203195

Huang B，Lei Z，Zhao J et al（2007）CCL2/CCR2 pathway mediates recruitment of myeloid suppressor cells to cancers. Cancer Lett 252(1)：86-92. https://doi.org/10.1016/j.canlet.2006.12.012

Huang B，Pan PY，Li Q et al（2006）Gr-1＋CD115＋ immature myeloid suppressor cells mediate the development of tumor-induced T regulatory cells and T-cell anergy in tumor-bearing host. Cancer Res 66(2)：1123-1131. https://doi.org/10.1158/0008-5472.CAN-05-1299

Ichikawa M，Williams R，Wang L et al（2011）S100A8/A9 activate key genes and pathways in colon tumor progression. Mol Cancer Res 9(2)：133-148. https://doi.org/10.1158/1541-7786.MCR-10-0394

Jaufmann J，Lelis FJN，Teschner AC et al（2020）Human monocytic myeloid-derived suppressor cells impair B-cell phenotype and function *in vitro*. Eur J Immunol 50(1)：33-47. https://doi.org/10.1002/eji.201948240

Jian SL，Chen WW，Su YC et al（2017）Glycolysis regulates the expansion of myeloid-derived suppressor cells in tumor-bearing hosts through prevention of ROS-mediated apoptosis. Cell Death Dis 8(5)：e2779. https://doi.org/10.1038/cddis.2017.192

Jiang M，Chen J，Zhang W et al（2017）Interleukin-6 trans-signaling pathway promotes immunosuppressive myeloid-derived suppressor cells via suppression of suppressor of cytokine signaling 3 in breast cancer. Front Immunol 8：1840. https://doi.org/10.3389/fimmu.2017.01840

Ju JM，Nam G，Lee YK et al（2021）IDO1 scavenges reactive oxygen species in myeloid-derived suppressor cells to prevent graft-versus-host disease. Proc Natl Acad Sci U S A:118（10）. https://doi.org/10.1073/pnas.2011170118

Kamran N，Kadiyala P，Saxena M et al（2017）Immunosuppressive myeloid Cells' blockade in the glioma microenvironment enhances the efficacy of immune-stimulatory gene therapy. Mol Ther 25（1）：232-248. https://doi.org/10.1016/j.ymthe.2016.10.003

Khaled YS，Ammori BJ，Elkord E（2014）Increased levels of granulocytic myeloid-derived suppressor cells in peripheral blood and tumour tissue of pancreatic cancer patients. J Immunol Res 2014:879897. https://doi.org/10.1155/2014/879897

Ko JS，Zea AH，Rini BI et al（2009）Sunitinib mediates reversal of myeloid-derived suppressor cell accumulation in renal cell carcinoma patients. Clin Cancer Res 15(6):2148-2157. https://doi.org/10.1158/1078-0432.CCR-08-1332

Kortylewski M，Kujawski M，Wang T et al（2005）Inhibiting Stat3 signaling in the hematopoietic system elicits multicomponent antitumor immunity. Nat Med 11(12):1314-1321. https://doi.org/10.1038/nm1325

Kotsakis A，Harasymczuk M，Schilling B et al（2012）Myeloid-derived suppressor cell measurements in fresh and cryopreserved blood samples. J Immunol Methods 381(1-2):14-22. https://doi.org/10.1016/j.jim.2012.04.004

Kowanetz M，Wu X，Lee J et al（2010）Granulocyte-colony stimulating factor promotes lung metastasis through mobilization of Ly6G+Ly6C+ granulocytes. Proc Natl Acad Sci U S A 107(50):21248-21255. https://doi.org/10.1073/pnas.1015855107

Kujawski M，Kortylewski M，Lee H et al（2008）Stat3 mediates myeloid cell-dependent tumor angiogenesis in mice. J Clin Invest 118(10):3367-3377. https://doi.org/10.1172/JCI35213

Kumar V，Cheng P，Condamine T et al（2016a）CD45 phosphatase inhibits STAT3 transcription factor activity in myeloid cells and promotes tumor-associated macrophage differentiation. Immunity 44（2）：303-315. https://doi.org/10.1016/j.immuni.2016.01.014

Kumar V，Patel S，Tcyganov E et al（2016b）The nature of myeloid-derived suppressor cells in the tumor microenvironment. Trends Immunol 37(3):208-220. https://doi.org/10.1016/j.it.2016.01.004

Kusmartsev S，Nefedova Y，Yoder D et al（2004）Antigen-specific inhibition of CD8+ T cell response by immature myeloid cells in cancer is mediated by reactive oxygen species. J Immunol 172(2):989-999. https://doi.org/10.4049/jimmunol.172.2.989

Lang S，Bruderek K，Kaspar C et al（2018）Clinical relevance and suppressive capacity of human myeloid-derived suppressor cell subsets. Clin Cancer Res 24(19):4834-4844. https://doi.org/10.1158/1078-0432.CCR-17-3726

Le HK，Graham L，Cha E et al（2009）Gemcitabine directly inhibits myeloid derived suppressor cells in BALB/c mice bearing 4T1 mammary carcinoma and augments expansion of T cells from tumor-bearing mice. Int Immunopharmacol 9(7-8):900-909. https://doi.org/10.1016/j.intimp.2009.03.015

Lechner MG，Liebertz DJ，Epstein AL（2010）Characterization of cytokine-induced myeloidderived suppressor cells from normal human peripheral blood mononuclear cells. J Immunol 185(4):2273-2284. https://doi.org/10.4049/jimmunol.1000901

Lee GK，Park HJ，Macleod M et al（2002）Tryptophan deprivation sensitizes activated T cells to apoptosis prior to cell division. Immunology 107(4):452-460. https://doi.org/10.1046/j.1365-2567.2002.01526.x

Lelis FJN，Jaufmann J，Singh A et al（2017）Myeloid-derived suppressor cells modulate B-cell responses. Immunol Lett 188:108-115. https://doi.org/10.1016/j.imlet.2017.07.003

Lesokhin AM，Hohl TM，Kitano S et al（2012）Monocytic CCR2(+) myeloid-derived suppressor cells promote immune escape by limiting activated CD8 T-cell infiltration into the tumor microenvironment. Cancer Res 72（4）:876-886. https://doi.org/10.1158/0008-5472.CAN-11-1792

Li H，Han Y，Guo Q et al（2009）Cancer-expanded myeloid-derived suppressor cells induce anergy of NK cells through membrane-bound TGF-beta 1. J Immunol 182(1):240-249. https://doi.org/10.4049/jimmunol.182.1.240

Li T, Li X, Zamani A et al (2020) C-Rel is a myeloid checkpoint for cancer immunotherapy. Nat Cancer 1(5):507-517. https://doi.org/10.1038/s43018-020-0061-3

Limagne E, Euvrard R, Thibaudin M et al (2016) Accumulation of MDSC and Th17 cells in patients with metastatic colorectal cancer predicts the efficacy of a FOLFOX-bevacizumab drug treatment regimen. Cancer Res 76(18):5241-5252. https://doi.org/10.1158/0008-5472.CAN-15-3164

Liu G, Bi Y, Shen B et al (2014) SIRT1 limits the function and fate of myeloid-derived suppressor cells in tumors by orchestrating HIF-1alpha-dependent glycolysis. Cancer Res 74(3):727-737. https://doi.org/10.1158/0008-5472.CAN-13-2584

Liu CY, Wang YM, Wang CL et al (2010) Population alterations of L-arginase-and inducible nitric oxide synthase-expressed CD11b+/CD14(−)/CD15+/CD33+ myeloid-derived suppressor cells and CD8+ T lymphocytes in patients with advanced-stage non-small cell lung cancer. J Cancer Res Clin Oncol 136(1):35-45. https://doi.org/10.1007/s00432-009-0634-0

Loeuillard E, Yang J, Buckarma E et al (2020) Targeting tumor-associated macrophages and granulocytic myeloid-derived suppressor cells augments PD-1 blockade in cholangiocarcinoma. J Clin Invest 130(10):5380-5396. https://doi.org/10.1172/JCI137110

Maenhout SK, Van Lint S, Emeagi PU et al (2014) Enhanced suppressive capacity of tumorinfiltrating myeloid-derived suppressor cells compared with their peripheral counterparts. Int J Cancer 134(5):1077-1090. https://doi.org/10.1002/ijc.28449

Mao Y, Poschke I, Wennerberg E et al (2013) Melanoma-educated CD14+ cells acquire a myeloidderived suppressor cell phenotype through COX-2-dependent mechanisms. Cancer Res 73(13):3877-3887. https://doi.org/10.1158/0008-5472.CAN-12-4115

Mastio J, Condamine T, Dominguez G et al (2019) Identification of monocyte-like precursors of granulocytes in cancer as a mechanism for accumulation of PMN-MDSCs. J Exp Med 216(9):2150-2169. https://doi.org/10.1084/jem.20181952

Medina-Echeverz J, Haile LA, Zhao F et al (2014) IFN-gamma regulates survival and function of tumor-induced CD11b+ gr-1high myeloid derived suppressor cells by modulating the anti-apoptotic molecule Bcl2a1. Eur J Immunol 44(8):2457-2467. https://doi.org/10.1002/eji.201444497

Menetrier-Caux C, Montmain G, Dieu MC et al (1998) Inhibition of the differentiation of dendritic cells from CD34(+) progenitors by tumor cells:role of interleukin-6 and macrophage colonystimulating factor. Blood 92(12):4778-4791

Meyer C, Cagnon L, Costa-Nunes CM et al (2014) Frequencies of circulating MDSC correlate with clinical outcome of melanoma patients treated with ipilimumab. Cancer Immunol Immunother 63(3):247-257. https://doi.org/10.1007/s00262-013-1508-5

Mizukoshi E, Yamashita T, Arai K et al (2016) Myeloid-derived suppressor cells correlate with patient outcomes in hepatic arterial infusion chemotherapy for hepatocellular carcinoma. Cancer Immunol Immunother 65(6):715-725. https://doi.org/10.1007/s00262-016-1837-2

Mohamed E, Sierra RA, Trillo-Tinoco J et al (2020) The unfolded protein response mediator PERK governs myeloid cell-driven immunosuppression in tumors through inhibition of STING signaling. Immunity 52(4):668-682 e667. https://doi.org/10.1016/j.immuni.2020.03.004

Morales JK, Kmieciak M, Knutson KL et al (2010) GM-CSF is one of the main breast tumorderived soluble factors involved in the differentiation of CD11b-Gr1-bone marrow progenitor cells into myeloid-derived suppressor cells. Breast Cancer Res Treat 123(1):39-49. https://doi.org/10.1007/s10549-009-0622-8

Movahedi K, Guilliams M, Van den Bossche J et al (2008) Identification of discrete tumor-induced myeloid-derived suppressor cell subpopulations with distinct T cell-suppressive activity. Blood 111(8):4233-4244. https://doi.org/10.1182/blood-2007-07-099226

Mundy-Bosse BL, Young GS, Bauer T et al (2011) Distinct myeloid suppressor cell subsets correlate with plasma IL-6 and IL-10 and reduced interferon-alpha signaling in CD4(+) T cells from patients with GI malignancy. Cancer Immunol Immunother 60(9):1269-1279. https://doi.org/10.1007/s00262-011-1029-z

Najjar YG, Rayman P, Jia X et al (2017) Myeloid-derived suppressor cell subset accumulation in renal cell carcinoma parenchyma is associated with Intratumoral expression of IL1beta, IL8, CXCL5, and Mip-1alpha. Clin Cancer Res 23(9):2346-2355. https://doi.org/10.1158/1078-0432.CCR-15-1823

Nefedova Y, Nagaraj S, Rosenbauer A et al (2005) Regulation of dendritic cell differentiation and antitumor immune response in cancer by pharmacologic-selective inhibition of the janusactivated kinase 2/signal transducers and activators of transcription 3 pathway. Cancer Res 65(20):9525-9535. https://doi.org/10.1158/0008-5472.CAN-05-0529

Niedermeier M, Reich B, Rodriguez Gomez M et al (2009) CD4+ T cells control the differentiation of Gr1+ monocytes into fibrocytes. Proc Natl Acad Sci U S A 106(42):17892-17897. https://doi.org/10.1073/pnas.0906070106

Noman MZ, Desantis G, Janji B et al (2014) PD-L1 is a novel direct target of HIF-1alpha, and its blockade under hypoxia enhanced MDSC-mediated T cell activation. J Exp Med 211(5):781-790. https://doi.org/10.1084/jem.20131916

Obermajer N, Muthuswamy R, Lesnock J et al (2011a) Positive feedback between PGE2 and COX2 redirects the differentiation of human dendritic cells toward stable myeloid-derived suppressor cells. Blood 118(20):5498-5505. https://doi.org/10.1182/blood-2011-07-365825

Obermajer N, Muthuswamy R, Odunsi K et al (2011b) PGE(2)-induced CXCL12 production and CXCR4 expression controls the accumulation of human MDSCs in ovarian cancer environment. Cancer Res 71(24):7463-7470. https://doi.org/10.1158/0008-5472.CAN-11-2449

Ornstein MC, Diaz-Montero CM, Rayman P et al (2018) Myeloid-derived suppressors cells (MDSC) correlate with clinicopathologic factors and pathologic complete response (pCR) in patients with urothelial carcinoma (UC) undergoing cystectomy. Urol Oncol 36(9):405-412. https://doi.org/10.1016/j.urolonc.2018.02.018

Otvos B, Silver DJ, Mulkearns-Hubert EE et al (2016) Cancer stem cell-secreted macrophage migration inhibitory factor stimulates myeloid derived suppressor cell function and facilitates glioblastoma immune evasion. Stem Cells 34(8):2026-2039. https://doi.org/10.1002/stem.2393

Ouzounova M, Lee E, Piranlioglu R et al (2017) Monocytic and granulocytic myeloid derived suppressor cells differentially regulate spatiotemporal tumour plasticity during metastatic cascade. Nat Commun 8:14979. https://doi.org/10.1038/ncomms14979

Pan PY, Ma G, Weber KJ et al (2010) Immune stimulatory receptor CD40 is required for T-cell suppression and T regulatory cell activation mediated by myeloid-derived suppressor cells in cancer. Cancer Res 70(1):99-108. https://doi.org/10.1158/0008-5472.CAN-09-1882

Panni RZ, Sanford DE, Belt BA et al (2014) Tumor-induced STAT3 activation in monocytic myeloid-derived suppressor cells enhances stemness and mesenchymal properties in human pancreatic cancer. Cancer Immunol Immunother 63(5):513-528. https://doi.org/10.1007/s00262-014-1527-x

Peereboom DM, Alban TJ, Grabowski MM et al (2019) Metronomic capecitabine as an immune modulator in glioblastoma patients reduces myeloid-derived suppressor cells. JCI. Insight 4(22). https://doi.org/10.1172/jci.insight.130748

Peng D, Tanikawa T, Li W et al (2016) Myeloid-derived suppressor cells endow stem-like qualities to breast cancer cells through IL6/STAT 3 and NO/NOTCH cross-talk signaling. Cancer Res 76(11):3156-3165. https://doi.

org/10.1158/0008-5472.CAN-15-2528

Polz J，Remke A，Weber S et al (2014) Myeloid suppressor cells require membrane TNFR2 expression for suppressive activity. Immun Inflamm Dis 2(2):121-130. https://doi.org/10. 1002/iid3.19

Porembka MR，Mitchem JB，Belt BA et al (2012) Pancreatic adenocarcinoma induces bone marrow mobilization of myeloid-derived suppressor cells which promote primary tumor growth. Cancer Immunol Immunother 61 (9):1373-1385. https://doi.org/10.1007/s00262-011-1178-0

Raber P，Ochoa AC，Rodriguez PC (2012) Metabolism of L-arginine by myeloid-derived suppressor cells in cancer:mechanisms of T cell suppression and therapeutic perspectives. Immunol Investig 41(6-7):614-634. https://doi.org/10.3109/08820139.2012.680634

Raber PL，Thevenot P，Sierra R et al (2014) Subpopulations of myeloid-derived suppressor cells impair T cell responses through independent nitric oxide-related pathways. Int J Cancer 134(12):2853-2864. https://doi.org/10.1002/ijc.28622

Raychaudhuri B，Rayman P，Huang P et al (2015) Myeloid derived suppressor cell infiltration of murine and human gliomas is associated with reduction of tumor infiltrating lymphocytes. J Neuro-Oncol 122(2):293-301. https://doi.org/10.1007/s11060-015-1720-6

Raychaudhuri B，Rayman P，Ireland J et al (2011) Myeloid-derived suppressor cell accumulation and function in patients with newly diagnosed glioblastoma. Neuro-Oncology 13(6):591-599. https://doi.org/10.1093/neuonc/nor042

Rodrigues JC，Gonzalez GC，Zhang L et al (2010) Normal human monocytes exposed to glioma cells acquire myeloid-derived suppressor cell-like properties. Neuro-Oncology 12(4):351-365. https://doi.org/10.1093/neuonc/nop023

Rodriguez PC，Ernstoff MS，Hernandez C et al (2009) Arginase I-producing myeloid-derived suppressor cells in renal cell carcinoma are a subpopulation of activated granulocytes. Cancer Res 69(4):1553-1560. https://doi.org/10.1158/0008-5472.CAN-08-1921

Rodriguez PC，Hernandez CP，Quiceno D et al (2005) Arginase I in myeloid suppressor cells is induced by COX-2 in lung carcinoma. J Exp Med 202(7):931-939. https://doi.org/10.1084/jem. 20050715

Rodriguez PC，Quiceno DG，Zabaleta J et al (2004) Arginase I production in the tumor microenvironment by mature myeloid cells inhibits T-cell receptor expression and antigen-specific T-cell responses. Cancer Res 64 (16):5839-5849. https://doi.org/10.1158/0008-5472.CAN-04-0465

Romano A，Parrinello NL，Vetro C et al (2015) Circulating myeloid-derived suppressor cells correlate with clinical outcome in Hodgkin lymphoma patients treated up-front with a riskadapted strategy. Br J Haematol 168(5):689-700. https://doi.org/10.1111/bjh.13198

Sceneay J，Chow MT，Chen A et al (2012) Primary tumor hypoxia recruits CD11b+/Ly6Cmed/Ly6G+ immune suppressor cells and compromises NK cell cytotoxicity in the premetastatic niche. Cancer Res 72(16):3906-3911. https://doi.org/10.1158/0008-5472.CAN-11-3873

Schouppe E，Mommer C，Movahedi K et al (2013) Tumor-induced myeloid-derived suppressor cell subsets exert either inhibitory or stimulatory effects on distinct CD8+ T-cell activation events. Eur J Immunol 43 (11):2930-2942. https://doi.org/10.1002/eji.201343349

Seubert B，Grunwald B，Kobuch J et al (2015) Tissue inhibitor of metalloproteinases (TIMP)-1 creates a premetastatic niche in the liver through SDF-1/CXCR4-dependent neutrophil recruitment in mice. Hepatology 61(1):238-248. https://doi.org/10.1002/hep.27378

Shen P，Wang A，He M et al (2014) Increased circulating Lin(−/low) CD33(+) HLA-DR(−) myeloid-derived suppressor cells in hepatocellular carcinoma patients. Hepatol Res 44(6):639-650. https://doi.org/10. 1111/hepr.12167

Sheng IY，Diaz-Montero CM，Rayman P et al（2020）Blood myeloid-derived suppressor cells correlate with neutrophil-to-lymphocyte ratio and overall survival in metastatic urothelial carcinoma. Target Oncol 15（2）：211-220. https://doi.org/10.1007/s11523-020-00707-z

Shime H，Maruyama A，Yoshida S et al（2017）Toll-like receptor 2 ligand and interferon-gamma suppress anti-tumor T cell responses by enhancing the immunosuppressive activity of monocytic myeloid-derived suppressor cells. Onco Targets Ther 7（1）：e1373231. https://doi.org/10. 1080/2162402X.2017.1373231

Shirota Y，Shirota H，Klinman DM（2012）Intratumoral injection of CpG oligonucleotides induces the differen-tiation and reduces the immunosuppressive activity of myeloid-derived suppressor cells. J Immunol 188（4）：1592-1599. https://doi.org/10.4049/jimmunol.1101304

Sinha P，Clements VK，Bunt SK et al（2007b）Cross-talk between myeloid-derived suppressor cells and macro-phages subverts tumor immunity toward a type 2 response. J Immunol 179（2）：977-983. https://doi.org/10. 4049/jimmunol.179.2.977

Sinha P，Clements VK，Fulton AM et al（2007a）Prostaglandin E2 promotes tumor progression by inducing myeloid-derived suppressor cells. Cancer Res 67（9）：4507-4513. https://doi.org/10. 1158/0008-5472.CAN-06-4174

Solito S，Falisi E，Diaz-Montero CM et al（2011）A human promyelocytic-like population is responsible for the immune suppression mediated by myeloid-derived suppressor cells. Blood 118（8）：2254-2265. https://doi. org/10.1182/blood-2010-12-325753

Song X，Krelin Y，Dvorkin T et al（2005）CD11b＋/gr-1＋ immature myeloid cells mediate suppression of T cells in mice bearing tumors of IL-1beta-secreting cells. J Immunol 175（12）：8200-8208. https://doi.org/10. 4049/jimmunol.175.12.8200

Spiegel A，Brooks MW，Houshyar S et al（2016）Neutrophils suppress intraluminal NK cellmediated tumor cell clearance and enhance extravasation of disseminated carcinoma cells. Cancer Discov 6（6）：630-649. https:// doi.org/10.1158/2159-8290.CD-15-1157

Srivastava MK，Sinha P，Clements VK et al（2010）Myeloid-derived suppressor cells inhibit T-cell activation by depleting cystine and cysteine. Cancer Res 70（1）：68-77. https://doi.org/10.1158/0008-5472.CAN-09-2587

Szczerba BM，Castro-Giner F，Vetter M et al（2019）Neutrophils escort circulating tumour cells to enable cell cycle progression. Nature 566（7745）：553-557. https://doi.org/10.1038/s41586-019-0915-y

Taheri F，Ochoa JB，Faghiri Z et al（2001）L-arginine regulates the expression of the T-cell receptor zeta chain （CD3zeta）in Jurkat cells. Clin Cancer Res 7（3 Suppl）：958s-965s

Tannenbaum CS，Rayman PA，Pavicic PG et al（2019）Mediators of inflammation-driven expansion，traffic-king，and function of tumor-infiltrating MDSCs. Cancer Immunol Res 7（10）：1687-1699. https://doi.org/10. 1158/2326-6066.CIR-18-0578

Tavazoie MF，Pollack I，Tanqueco R et al（2018）LXR/ApoE activation restricts innate immune suppression in cancer. Cell 172（4）：825-840：e818. https://doi.org/10.1016/j.cell.2017.12.026

Thevenot PT，Sierra RA，Raber PL et al（2014）The stress-response sensor chop regulates the function and ac-cumulation of myeloid-derived suppressor cells in tumors. Immunity 41（3）：389-401. https://doi.org/10. 1016/j.immuni.2014.08.015

Ugolini A，Tyurin VA，Tyurina YY et al（2020）Polymorphonuclear myeloid-derived suppressor cells limit an-tigen cross-presentation by dendritic cells in cancer. JCI. Insight 5（15）. https://doi. org/10. 1172/jci. insight.138581

Van Overmeire E，Stijlemans B，Heymann F et al（2016）M-CSF and GM-CSF receptor signaling differentially regulate monocyte maturation and macrophage polarization in the tumor microenvironment. Cancer Res 76 （1）：35-42. https://doi.org/10.1158/0008-5472.CAN-15-0869

Veglia F, Hashimoto A, Dweep H et al (2021) Analysis of classical neutrophils and polymorphonuclear myeloid-derived suppressor cells in cancer patients and tumor-bearing mice. J Exp Med 218(4). https://doi.org/10.1084/jem.20201803

Veglia F, Tyurin VA, Blasi M et al (2019) Fatty acid transport protein 2 reprograms neutrophils in cancer. Nature 569(7754):73-78. https://doi.org/10.1038/s41586-019-1118-2

Veltman JD, Lambers ME, van Nimwegen M et al (2010) COX-2 inhibition improves immunotherapy and is associated with decreased numbers of myeloid-derived suppressor cells in mesothelioma. Celecoxib influences MDSC function. BMC Cancer 10:464. https://doi.org/10. 1186/1471-2407-10-464

Vetsika EK, Koinis F, Gioulbasani M et al (2014) A circulating subpopulation of monocytic myeloid-derived suppressor cells as an independent prognostic/predictive factor in untreated non-small lung cancer patients. J Immunol Res 2014:659294. https://doi.org/10.1155/2014/659294

Vincent J, Mignot G, Chalmin F et al (2010) 5-fluorouracil selectively kills tumor-associated myeloid-derived suppressor cells resulting in enhanced T cell-dependent antitumor immunity. Cancer Res 70(8):3052-3061. https://doi.org/10.1158/0008-5472.CAN-09-3690

Vuk-Pavlovic S, Bulur PA, Lin Y et al (2010) Immunosuppressive CD14＋HLA-DRlow/－monocytes in prostate cancer. Prostate 70(4):443-455. https://doi.org/10.1002/pros.21078

Waight JD, Hu Q, Miller A et al (2011) Tumor-derived G-CSF facilitates neoplastic growth through a granulocytic myeloid-derived suppressor cell-dependent mechanism. PLoS One 6(11):e27690. https://doi.org/10.1371/journal.pone.0027690

Waight JD, Netherby C, Hensen ML et al (2013) Myeloid-derived suppressor cell development is regulated by a STAT/IRF-8 axis. J Clin Invest 123(10):4464-4478. https://doi.org/10.1172/JCI68189

Wang G, Lu X, Dey P et al (2016) Targeting YAP-dependent MDSC infiltration impairs tumor progression. Cancer Discov 6(1):80-95. https://doi.org/10.1158/2159-8290.CD-15-0224

Wang Y, Schafer CC, Hough KP et al (2018) Myeloid-derived suppressor cells impair B cell responses in lung cancer through IL-7 and STAT5. J Immunol 201(1):278-295. https://doi.org/10.4049/jimmunol.1701069

Wang J, Shirota Y, Bayik D et al (2015) Effect of TLR agonists on the differentiation and function of human monocytic myeloid-derived suppressor cells. J Immunol 194(9):4215-4221. https://doi.org/10.4049/jimmunol.1402004

Wang D, Sun H, Wei J et al (2017a) CXCL1 is critical for Premetastatic niche formation and metastasis in colorectal cancer. Cancer Res 77(13):3655-3665. https://doi.org/10.1158/0008-5472.CAN-16-3199

Wang Z, Till B, Gao Q (2017b) Chemotherapeutic agent-mediated elimination of myeloid-derived suppressor cells. Onco Targets Ther 6(7):e1331807. https://doi.org/10.1080/2162402X.2017. 1331807

Wang J, Yang J (2016) Identification of CD4(＋)CD25(＋)CD127(－) regulatory T cells and CD14 (＋)HLA(－)DR(－)/low myeloid-derived suppressor cells and their roles in the prognosis of breast cancer. Biomed Rep 5(2):208-212. https://doi.org/10.3892/br.2016.694

Wang Y, Yin K, Tian J et al (2019) Granulocytic myeloid-derived suppressor cells promote the Stemness of colorectal cancer cells through Exosomal S100A9. Adv Sci (Weinh) 6(18):1901278. https://doi.org/10.1002/advs.201901278

Weide B, Martens A, Zelba H et al (2014) Myeloid-derived suppressor cells predict survival of patients with advanced melanoma: comparison with regulatory T cells and NY-ESO-1- or melan-A-specific T cells. Clin Cancer Res 20(6):1601-1609. https://doi.org/10.1158/1078-0432.CCR-13-2508

Wu P, Wu D, Ni C et al (2014) gammadeltaT17 cells promote the accumulation and expansion of myeloid-derived suppressor cells in human colorectal cancer. Immunity 40(5):785-800. https://doi.org/10.1016/j.immuni.2014.03.013

Xu XD, Hu J, Wang M et al (2016) Circulating myeloid-derived suppressor cells in patients with pancreatic cancer. Hepatobiliary Pancreat Dis Int 15(1):99-105. https://doi.org/10.1016/s1499-3872(15)60413-1

Xu X, Meng Q, Erben U et al (2017) Myeloid-derived suppressor cells promote B-cell production of IgA in a TNFR2-dependent manner. Cell Mol Immunol 14(7):597-606. https://doi.org/10.1038/cmi.2015.103

Yamauchi Y, Safi S, Blattner C et al (2018) Circulating and tumor myeloid-derived suppressor cells in Resectable non-small cell lung cancer. Am J Respir Crit Care Med 198(6):777-787. https://doi.org/10.1164/rccm.201708-1707OC

Yan HH, Pickup M, Pang Y et al (2010) Gr-1+CD11b+ myeloid cells tip the balance of immune protection to tumor promotion in the premetastatic lung. Cancer Res 70(15):6139-6149. https://doi.org/10.1158/0008-5472.CAN-10-0706

Yang L, DeBusk LM, Fukuda K et al (2004) Expansion of myeloid immune suppressor gr+CD11b+ cells in tumor-bearing host directly promotes tumor angiogenesis. Cancer Cell 6(4):409-421. https://doi.org/10.1016/j.ccr.2004.08.031

Youn JI, Collazo M, Shalova IN et al (2012) Characterization of the nature of granulocytic myeloidderived suppressor cells in tumor-bearing mice. J Leukoc Biol 91(1):167-181. https://doi.org/10.1189/jlb.0311177

Youn JI, Kumar V, Collazo M et al (2013) Epigenetic silencing of retinoblastoma gene regulates pathologic differentiation of myeloid cells in cancer. Nat Immunol 14(3):211-220. https://doi.org/10.1038/ni.2526

Youn JI, Nagaraj S, Collazo M et al (2008) Subsets of myeloid-derived suppressor cells in tumorbearing mice. J Immunol 181(8):5791-5802. https://doi.org/10.4049/jimmunol.181.8.5791

Young MR, Wright MA, Pandit R (1997) Myeloid differentiation treatment to diminish the presence of immune-suppressive CD34+ cells within human head and neck squamous cell carcinomas. J Immunol 159(2):990-996

Yu J, Du W, Yan F et al (2013) Myeloid-derived suppressor cells suppress antitumor immune responses through IDO expression and correlate with lymph node metastasis in patients with breast cancer. J Immunol 190(7):3783-3797. https://doi.org/10.4049/jimmunol.1201449

Yu SJ, Ma C, Heinrich B et al (2019) Targeting the crosstalk between cytokine-induced killer cells and myeloid-derived suppressor cells in hepatocellular carcinoma. J Hepatol 70(3):449-457. https://doi.org/10.1016/j.jhep.2018.10.040

Zhang Q, Ma C, Duan Y et al (2021) Gut microbiome directs hepatocytes to recruit MDSCs and promote cholangiocarcinoma. Cancer Discov 11(5):1248-1267. https://doi.org/10.1158/2159-8290.CD-20-0304

Zhao X, Rong L, Zhao X et al (2012) TNF signaling drives myeloid-derived suppressor cell accumulation. J Clin Invest 122(11):4094-4104. https://doi.org/10.1172/JCI64115

Zhong H, Gutkin DW, Han B et al (2014) Origin and pharmacological modulation of tumorassociated regulatory dendritic cells. Int J Cancer 134(11):2633-2645. https://doi.org/10.1002/ijc.28590

Zhong LM, Liu ZG, Zhou X et al (2019) Expansion of PMN-myeloid derived suppressor cells and their clinical relevance in patients with oral squamous cell carcinoma. Oral Oncol 95:157-163. https://doi.org/10.1016/j.oraloncology.2019.06.004

Zhu Y, Knolhoff BL, Meyer MA et al (2014) CSF1/CSF1R blockade reprograms tumor-infiltrating macrophages and improves response to T-cell checkpoint immunotherapy in pancreatic cancer models. Cancer Res 74(18):5057-5069. https://doi.org/10.1158/0008-5472.CAN-13-3723

Zoso A, Mazza EM, Bicciato S et al (2014) Human fibrocytic myeloid-derived suppressor cells express IDO and promote tolerance via Treg-cell expansion. Eur J Immunol 44(11):3307-3319. https://doi.org/10.1002/eji.201444522

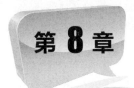

第 8 章

肿瘤干细胞：永远隐藏的敌人

Jacek R. Wilczyński [1]

▶ 摘要 肿瘤干细胞是一类能够复制肿瘤原有表型并具有自我更新能力的细胞群，对肿瘤的增殖、分化、复发和转移以及化疗耐药至关重要。因此，肿瘤干细胞（CSC）已成为抗癌治疗的主要靶标之一，许多正在进行的临床试验测试了大量药物的抗 CSC 功效。本章从对 CSC 的一般描述开始，通过介绍 CSC 标记、信号通路、遗传和表观遗传调控、上皮-间质转化（EMT）和自噬的作用、与微环境（CSC 小生境）的合作，以及 CSC 在逃避宿主对癌症的免疫监视中的作用，全面介绍 CSC。

▶ 关键词 肿瘤干细胞 转移 化疗耐药 上皮-间质转化 小生境

▶ 缩略语

AKT 蛋白激酶 B

ALDH1 醛脱氢酶 1

CAF 癌症相关成纤维细胞

CSC 肿瘤干细胞

CTC 循环肿瘤细胞

CXCR C-X-C 基序趋化因子受体

DKK1 Dickkopf 相关蛋白 1

ECM 细胞外基质

EGF 表皮生长因子

EMT 上皮-间质转化

EpCAM 上皮细胞黏附分子

ERK 细胞外信号调节激酶

FAK 黏着斑激酶

HDAC 组蛋白脱乙酰酶

HGF 肝细胞生长因子

Hh Hedgehog 信号

HIF-1α 缺氧诱导因子-1α

IL 白细胞介素

[1] J. R. Wilczyński (✉). Department of Gynecologic Surgery and Gynecologic Oncology, Medical University of Lodz, Lodz, Poland. e-mail: jrwil@post.pl.

JAK　Janus 激酶

Klf4　Krüppel 样因子 4 转录因子

LIF　白血病抑制因子

MAPK　丝裂原活化蛋白激酶

MDSC　髓源性抑制细胞

MET　间充质-上皮转化

MMP　金属蛋白酶

MSC　间充质干细胞

mTOR　哺乳动物雷帕霉素靶点

NF-κB　活化 B 细胞的核因子 kappa 轻链增强子

NK　自然杀伤细胞

NKG2D　自然杀伤细胞群 2 成员 D

NOTCH　神经源性位点缺口同系物蛋白

NRF2　核因子 E2 相关因子 2

NUMB　蛋白 numb 同系物

Oct4　八聚体结合转录因子 4

OXPHOS　氧化磷酸化

PD-L1　程序性死亡配体 1（也称为 B7-H1）

PGE_2　前列腺素 E_2

PI3K　磷脂酰肌醇 3-激酶/磷酸酶

PTEN　磷酸酶和张力蛋白质同系物

ROS　活性氧

Sox2　性别决定区-Y box-2 转录因子

STAT　信号转导和转录激活因子

TAM　肿瘤相关巨噬细胞

TAZ　具有 PDZ 结合基序的转录共激活因子

TGF-β　转化生长因子-β

TLR　toll 样受体

TNF-α　肿瘤坏死因子-α

Tregs　调节性 T 细胞

VEGF　血管内皮生长因子

YAP　Yes 相关蛋白

ZEB1　指结构 E-box-结合同源框 1

8.1 引言：肿瘤干细胞，定义和概述

肿瘤干细胞（CSC），也称为肿瘤起始细胞或肿瘤增殖细胞（TIC、TPC），是能够复制肿瘤原始表型的细胞群，但更重要的是它能够自我更新，这对肿瘤增殖、分化、复发和转移以及化疗耐药至关重要（Irani 2019；Irani and Dehghan 2017，2018；Irani and Jafari 2018；Wang 2019）。肿瘤细胞被认为是 CSC，同时具有以下所有特征：具有特定的表面标记，能够在无血

清培养基中形成漂浮的球体，并在移植到实验动物体内时形成肿瘤（Choudhury et al. 2019）。从机械角度来看，CSC 比非恶性细胞和正常恶性细胞更柔软、更易变形（Vander Linden and Corbet 2019；Helmlinger et al. 1997，2002；Vaupel et al. 1981）。CSC 于 1997 年首次在急性髓性白血病中得到鉴定（Bonnet and Dick 1997），随后在许多实体瘤中被鉴定出来，包括前列腺癌、卵巢癌、乳腺癌、胰腺癌、结肠癌、头颈癌、肺癌、肝癌和胶质母细胞瘤（Nazio et al. 2019 综述）。CSC 群体可根据其细胞周期行为和化学抗性分为两个亚群：增殖和静止亚群。这两个亚群在肿瘤内部占据不同的位置，完全静止的 CSC 以自噬状态为特征（Marcucci et al. 2017，2019；Liu et al. 2013）。增殖性 CSC 对治疗具有获得性化学抗性，以及对一些以前未接触过的药物具有内在化学抗性。化疗可以杀死增殖的 CSC；然而，与正常肿瘤细胞相比，所需的抗有丝分裂药物剂量更高。另一方面，静止的 CSC 甚至能够在高剂量的抗有丝分裂药物下存活，从而促进肿瘤复发（Wang 2019；Lee et al. 2019；Batlle and Clevers 2017；Schmidt and Efferth 2016；Naik et al. 2016）。

关于 CSC 的起源，有两种可能的机制——从祖细胞或正常干细胞分化以及从正常癌细胞分化而来，后者通过上皮-间质转化过程（EMT）获得干性特征（Marcucci et al. 2019；Mani et al. 2008）。如今，EMT 过程已不再被视为细胞从上皮状态到间充质状态的"转换"。相反，它被认为是一个从完全上皮/增殖到完全间充质/侵入表型的连续状态，包括一系列中间混合状态。CSC 可以代表这些最终或中间表型状态中的任何一个（Tam and Weinberg 2013）。根据肿瘤生长的层次模型，只有 CSC 表现出自我更新能力，而其他肿瘤细胞仅具有有限的增殖潜力。或者，如随机肿瘤生长模型所指出的那样，所有癌细胞都能够根据遗传和环境信号进行自我更新为 CSC 或分化为非增殖性癌细胞（Wang 2019）。在不同的肿瘤中，CSC 表现出惊人和多样化的可塑性，从而可以得出结论，CSC 级别并非可严格区分，非 CSC 细胞可以通过各种环境和表观遗传刺激重新编程为功能性 CSC。真实肿瘤中遇到的情况似乎是纯分层模型和随机模型所描述情况的混合体（Chen et al. 2012；Suva et al. 2014）。这一事实对于抗 CSC 的治疗效果具有深远的影响。如果 CSC 被严格确定（就像分层模型一样），那么清除它们就相对容易了。但是，如果干性是竞争性癌细胞的随机和短暂特征，那么靶向 CSC 的治疗将是一个巨大的挑战（Wang 2019；Vlashi and Pajonk 2015）。

CSC 和非 CSC 群相互转化的能力是 CSC 的一个独特特征，这将它们与正常干细胞区分开来。另一个区别是基于观察发现 CSC 在移植到实验动物体内时能够形成肿瘤，而正常干细胞不能做到这一点（Wang 2019）。第三个区别主要涉及干细胞小生境的组成。正常的干细胞小生境具有肿瘤抑制作用并产生抑制细胞生长的信号，但 CSC 小生境产生促进 CSC 生长和激活存活通路的信号（Khan et al. 2019；Asadzadeh et al. 2019；Batlle and Clevers 2017；Lopez-Lazaro 2015）。

由于环境中发生的不同反应，主要是由应激源（缺氧、pH、药物、机械应激、免疫反应）和应激源促进的表观遗传变化（如组蛋白和非编码 RNA 修饰）引起的，并最终激活"干性"信号通路（如 wingless 相关整合位点——Wnt、Hedgehog、神经源性位点缺口同系物蛋白质——NOTCH）。由于这些因素的作用在不同肿瘤之间，甚至在同一肿瘤的不同区域都可能有所不同，CSC 的功能在某种程度上一种表型都可能在空间和时间上不同（Takebe et al. 2015；Berabez et al. 2018；Marcucci et al. 2014；Dumont et al. 2008；Wallin et al. 2012；Visvader and Lindeman 2008；Vermeulen et al. 2012；Taniguchi et al. 2019）。具体取决于识别方法的不同，肿瘤内的 CSC 丰度可能从肿瘤质量的 $0.0001\% \sim 0.1\%$ 变化到 25%，在它们通常存在的环境中甚至还有可能会更多（Capp 2019；Quintana et al. 2008；Rosen and Jordan 2009）。根据 CSC 的功能和表型多样性，可以说 CSC 是一个细胞群，在受到其他细胞的相互作用干扰后，具有较高的基因表达变异性和表观遗传可塑性，正常的细胞间相互作用网络不复存在（Capp 2019）。从进化的角度来看，CSC 是肿瘤适应性反应的结果，该反应维持了由遗传改变和选择性环境形成的恶性进展（Vander Linden and Corbet 2019）。

8.2 肿瘤干细胞标志物

CSC 的表面标志物不是 CSC 特异的，也在正常干细胞上表达。此外，某些表面分子的存在不足以识别 CSC。它们必须在体外球体形成或醛脱氟化验中呈现精确定义的行为才能被正确识别。体内有限稀释试验以及移植到实验动物后形成肿瘤仍然是 CSC 鉴定的金标准。尽管如此，已有人建议使用几种标记物来识别 CSC，但它们的确切临床意义并不完整，因为它们仅用作 CSC 识别的替代标记物。CSC 表面标志物的组成可能因源自不同组织的肿瘤而异。然而，有一组标记最常用且可重复地描述 CSC。其中 CD133、CD44、ALDH1 和 CD24 最为普遍，研究也最为广泛（Irani 2019）。在转移性肿瘤中有人观察到 CD133（称为 prominin-1 的糖蛋白）水平升高，与 EMT 导致的迁移、干性和致瘤性相关。CD133 的表达增强了肿瘤细胞的侵袭能力和化学抗性。在卵巢癌中，CD133 增强了癌细胞与腹膜间皮的黏附，促进了腹膜种植体的形成（Motohara and Katabuchi 2019；Roy et al. 2018）。CD44 是一种参与细胞间相互作用、迁移和黏附的细胞表面抗原。它的表达调节淋巴细胞活化和透明质酸代谢。它还通过调节与细胞外基质中透明质酸的相互作用和 EMT 来影响癌细胞的转移特性和侵袭性（Irani 2019）。在卵巢癌中，与原发性肿瘤相比，腹膜播散性植入物富含 CD44，表明其侵袭性不断增强（Miranda et al. 2016）。CD44 参与多种受体酪氨酸激酶所诱导通路的激活，包括肝细胞生长因子受体（HGF/c-Met）、Src 和黏着斑激酶（Src/FAK）以及磷脂酰肌醇 3-激酶/磷酸酶/蛋白激酶 B（PI3K/AKT），可增加细胞的增殖和存活（Chen and Wang 2019；Marjanovic et al. 2013；Matzke et al. 2007；Skupien et al. 2014）。醛脱氢酶 1（ALDH1）是通过氧化细胞内醛而参与细胞分化、转移、解毒和耐药性的蛋白酶成员（Rodriguez-Torres and Allan 2016）。ALDH1 的表达与癌细胞的迁移和癌症患者的不良预后相关（Irani 2019）。CD24 是一种参与细胞黏附的蛋白质，称为热稳定抗原 CD24。CSC 缺乏或低表达 CD24 可能是其侵袭和转移潜能增加的原因，也是临床预后较差的原因（Jaggupilli and Elkord 2012；Taniuchi et al. 2011）。在乳腺癌中，$CD44^+/CD24^{-/低}$ 表型可表征间充质细胞和静止细胞，而 $ALDH1^+$ 细胞则分别代表了上皮和增殖性 CSCs（Zhou et al. 2019）。其他癌症特异性 CSC 标志物是 CD26、CD29、CD49f、CD117、CD166、EpCAM、CK17、CXCR4（Organista-Nava et al. 2019；Motohara and Katabuchi 2019）。值得注意的是，在宫颈癌发生之初，致癌人乳头瘤病毒专门靶向 $CD133^+CD44^+CD49f^+CD17^+$ 细胞，这些细胞被认为是宫颈上皮干细胞。通过病毒 E6 和 E7 蛋白质的作用，这些细胞获得了 CSC 的干性特征（Organista-Nava et al. 2016，2019；Hou et al. 2015）。在卵巢癌中，EpCAM/Bcl-2 信号通路可阻止铂依赖性癌细胞凋亡，从而导致化疗耐药。EpCAM 表达在化疗耐药患者的肿瘤中增加，并与不良结果相关。酪氨酸激酶受体 CD117 与卵巢癌患者的肿瘤形成、化疗耐药和不良预后有关（Motohara and Katabuchi 2019）。

除了表面标记外，还有一组转录因子，通过改变表达可以用于表征 CSC 细胞。其中，

Oct4、Sox2、Klf4、c-Myc［所谓的山中因子（Yamanaka factors）］和 Nanog 是描述最透彻的细胞内 CSC 标记（Vlashi and Pajonk 2015；Yamanaka and Blau 2010）。八聚体结合转录因子 4（Oct4）参与了胚胎发育和细胞多能性。它的功能在于稳定 Nanog 位点染色质的高级结构（Levasseur et al. 2008）。Oct4 的细胞质表达调节 EMT 转化，是公认的癌症不良临床结果的预测因子。性别决定区-Ybox-2 转录因子（Sox2）与 Oct4 形成复合体，对于胚胎获得性多能性和细胞的自我更新至关重要。有研究在几种恶性肿瘤中发现了 Sox2 的表达失调，并与癌症复发和不良预后的风险相关（Takahashi and Yamanaka 2006；Vlashi and Pajonk 2015）。Krüppel 样因子 4 转录因子（Klf4）靶向参与细胞周期控制的基因，并通过维持细胞停滞在 G1/S 和 G2/M 检查点来抑制增殖。在大多数情况下，Klf4 充当癌症抑制因子（Chen et al. 2003）。另一种在 CSC 中表达改变的转录因子是属于 Myc 调节基因和原癌基因家族的 c-Myc。c-Myc 是白血病抑制因子/信号转导和转录激活因子（LIF/STAT3）信号通路的下游靶标，可放大其他 Yamanaka 因子的表达以诱导细胞多能性（Takahashi and Yamanaka 2006）。Nanog 是参与胚胎干细胞多能性上调并与 Oct4 和 Sox2 合作的同源框蛋白家族转录因子。Nanog 在 CSC 中高表达，其表达与患者的结果呈负相关（Chen and Wang 2019；Chiou et al. 2008；Habu et al. 2015）。上述所有转录因子都会增强 CSC 的维持和自我更新、肿瘤形成和化学抗性。这些转录因子在 CSC 中的独特表达增加是由以下事实决定的，即它们都是 26S 蛋白酶体活性的底物，但由于 CSC 细胞中不存在蛋白酶体活性而不会被降解（Vlashi and Pajonk 2015）。

8.3　肿瘤干细胞信号通路

CSC 的存活取决于负责干性的细胞内信号通路的激活。参与 CSC 功能的最重要途径是 Wnt/β-连环蛋白、Hedgehog、Hippo/Yes 相关蛋白（YAP）、NOTCH、活化 B 细胞核因子 kappa-轻链增强子（NF-κB）和缺氧-诱导因子 1α（HIF-1α）。Wnt/β-连环蛋白是启动和调节细胞自我更新、生长、迁移、存活以及参与器官发生所必需的经典和保守信号通路。在许多恶性肿瘤中观察到 Wnt/β-连环蛋白信号通路受到干扰，这是 CSC 干性不可或缺的特征。在乳腺癌中，Wnt/β-连环蛋白信号转导与上皮 ALDH1$^+$ CSC 群体及其扩增有关。抑制 CSC 中的 Wnt/β-连环蛋白信号可使它们进入静止状态并抑制 CSC 的转移潜能。Wnt/β-连环蛋白通路增强了乳腺癌细胞的化疗耐药性并与不良临床结果相关（Sulaiman et al. 2018, 2019；Forget et al. 2007；Dey et al. 2013；Tzeng et al. 2015；Pohl et al. 2017；Jang et al. 2015；Yang et al. 2016；Khan et al. 2019）。在卵巢癌中，CD117 过表达通过 Wnt/β-连环蛋白通路上调 ATP 结合盒 G2（ABCG2）耐药系统，从而增加了卵巢肿瘤在缺氧微环境中的化学耐药性（Chau et al. 2013）。

Hedgehog（Hh）信号对于 CSC 与癌症相关成纤维细胞（CAF）之间的相互作用极为重要，CAF 是肿瘤 CSC 小生境的关键组成部分。在乳腺癌中观察到，CSC 分泌 sonic hedgehog 同系物（Shh），这是 Hh 的配体，它反过来激活 CAF 分泌用于 CSC 自我更新和扩张的因子。Hh 信号还参与 CSC 的 EMT 转换和称为初级纤毛的细胞信号表面结构的形成（De Angelis et al. 2019；Guen et al. 2017）。在卵巢癌中，Hh 信号通路的激活与 CSC 球体的形成和化学抗性有关（Ray et al. 2011；Song et al. 2018；Park et al. 2010）。

Hippo/YAP 通路是调节组织生长和器官大小以及维持干性的重要信号成分。触发调节信号非常有趣，因为它们涉及细胞密度、细胞外基质的硬度、剪切应力和营养丰度。YAP 过表达会促进乳腺癌和卵巢癌的细胞增殖、转移和化学耐药性。它还通过具有 PDZ 结合基序（TAZ）/白细胞介素（IL）-6/SRF 通路的 YAP/转录共激活因子上调干性调节基因来增强 CSCs（Kim et al. 2015；Halder and Johnson 2011）。YAP/TAZ（具有 PDZ 结合基序的转录共激活因子）活性与乳腺癌的不良预后相关（Zanconato et al. 2019）。

NOTCH 信号是一种保守的细胞间通讯通路，负责细胞增殖、分化和组织血管生成。失调的 NOTCH 信号通路与 CSC 细胞干性和迁移的维持密切相关，并且在缺氧小生境条件下与 HIF-1α 通路一起发挥作用。还有研究者报道了它在 CSC 休眠中的功能（Capulli et al. 2019；Venkatesh et al. 2018；Khan et al. 2019）。NOTCH 信号可以增加细胞内 CSC 标记物的表达，包括 Oct4、Nanog 和 Klf4。NOTCH 通路在复发性卵巢癌中被激活并与较差的存活率相关（Park et al. 2010）。

NF-κB 信号发生在多个过程中，包括增殖、炎症、血管生成和迁移。NF-κB 通路是不同信号的共同靶点，如细胞因子、感染因子、DNA 损伤、应激和缺氧。NF-κB 通路与 Wnt/β-连环蛋白、PI3K 和 Janus 激酶（JAK）/STAT 3 等其他信号通路协同作用，特别是促进炎性肿瘤环境和化学耐药性。乳腺癌 CSCs 表现出 NF-κB 表达增加（Xia et al. 2014；Gallo et al. 2018；Yamamoto et al. 2013）。

HIF-1α 转录因子信号是促进 CSC 的关键途径之一。CSC 的缺氧肿瘤区域和缺氧小生境使该通路成为执行癌细胞增殖、休眠和化学抗性的最重要途径之一。通过 HIF-1α，缺氧调节 EMT 转换并促进上皮 CSC（Xia et al. 2014；Wong et al. 2011；Shiraishi et al. 2017）。

已经有人描述了其他几种信号通路在 CSC 维持中的功能，包括 JAK/STAT 通路、TGF-β 信号通路或 PI3K/磷酸酶和张力蛋白质同系物（PTEN）通路（Roca et al. 2019）。

8.4 肿瘤干细胞的遗传和表观遗传调控

肿瘤干细胞具有增强 DNA 修复的能力，这有助于它们抵抗恶劣环境或癌症治疗产生的缺氧条件和药物毒性。因此，*BRCA* 基因的突变和表观遗传变化在 CSC 种群的维持中起着重要作用。有人发现 BRCA1 表达在 CD133$^+$ 肺癌 CSC 和高侵袭性胰腺癌细胞中增强（Desai et al. 2014；Mathews et al. 2011）。BRCA 蛋白激活 JAK/STAT 和 NOTCH 通路，并调节 Hh 信号通路，而 BRCA1 表达的缺失可激活 CSC 细胞中的 PI3K 信号通路（Gorodetska et al. 2019）。缺陷基因（即 *CTNNB1*、*PTC*、*SMO*、*NOTCH*、*k-Ras*、*b-Raf*、*MEK*）会导致卵巢癌 CSC 中 Wnt/β-连环蛋白、Hedgehog、NOTCH、RAS/MEK 或 PI3K 信号通路功能异常（Suster and Virant-Klun 2019；Testa et al. 2018）。此外，负责细胞周期调节和细胞凋亡激活的基因在 CSC 细胞中也经常发生突变（Lee et al. 2019；Karimi-Busheri et al. 2010）。专门针对卵巢癌的研究表明，除了 *BRCA* 和 *TP53* 基因表达的变化外，卵巢癌 CSC 还呈现出负责中心体、细胞膜受体和细胞周期功能的基因失调，如 *NAB1*、*PROS1*、*GREB1*、*KLF9*（Suster and Virant-Klun 2019；Huang et al. 2014）。另一组参与 CSC 维持的基因是 *HOX* 基因，其在生理条件下通过改变细胞增殖、分化、迁移和凋亡来调节胚胎的形态发生和器官发生（Smith et al. 2019；Hombria and Lovegrove 2003）。在癌症中，*HOX* 基因可以发挥肿瘤发生刺激物和抑制物的作用。癌症中异常的 *HOX* 功能可能导致细胞去分化并增加其可塑性，从而诱导 CSC 的细胞数量（Bhatlekar et al. 2018；Ben Khadra et al. 2014）。*HOX*

基因的表观遗传失调可以促进 CSC 的自我更新、死亡逃避、转移潜能、EMT 转变和化学抗性（Bhatlekar et al. 2018；Haria and Naora 2013；Jin et al. 2012）。

基因表达的表观遗传变化是塑造 CSC 行为和 CSC 可塑性的最重要遗传因素。累积的证据表明，在非编码 RNA 通过外泌体输入时，会在局部和远处（即预转移或转移性小生境）修饰靶基因，从而在这些机制中发挥关键作用（Irani 2019）。

通过改变靶基因的表达，小单链非编码调节性 microRNA（miRNA）能够作为 CSC 干性、自我更新、增殖、迁移以及化学和放射抗性的刺激物和抑制物。miRNA 执行生物学功能的主要方式是对 CSC 中的信号通路进行表观遗传修饰。miRNA 可以调节 DNA 修复基因，如 RAD51、细胞凋亡调节因子 MCL1、F2R 样凝血酶或胰蛋白酶受体 3（F2RL3）以及聚（ADP-核糖）聚合酶 1（PARP1）（Schulz et al. 2019；Gong et al. 2015）。许多影响细胞信号转导的 miRNA 的协调影响机制可能会抑制 CSC 的功能，如 miR-200c 和 miR-145［含有去整合素和金属蛋白酶（ADAM）通路的蛋白质］、miR-494（多梳复合蛋白 BMI-1 通路）、miR-195-5p 和 miR-34（NOTCH 通路）、miR-99a［哺乳动物雷帕霉素靶标（mTOR）通路］、miR-519d 和 miR-128（半胱天冬酶）。相反，CSC 的功能受到其他 miRNA 的刺激：miR-19 和 miR-501-5p（通过 Wnt/β-连环蛋白通路）、miR-21 和 miR221/222（PTEN 通路）、miR-483-5p（细胞周期蛋白 D1 通路）、miR-196b-5p（STAT3 通路）和 miR-494-3p（NOTCH1 通路）（Khan et al. 2019 综述）。一些 miRNA 具有调节许多不同信号通路或靶基因功能的能力，而另外的 miRNA 只能调节一种通路或基因。例如，在结直肠癌 CSC 中研究的 miR-372/373 能够调节多达八种途径，包括 Nanog、Hedgehog、NF-κB、丝裂原活化蛋白激酶（MAPK）、维生素 D 受体（VDR）、JAK/STAT、TGF-β、PI3K/Akt（Khan et al. 2019；Wang et al. 2018a, b, c；Xu et al. 2018）。同样，在肺癌 CSC 中研究的 miR-128 可调节 AKT/细胞外信号调节激酶（ERK）、p38、PI3K/Akt、血管内皮生长因子（VEGF）、IL-6/JAK/STAT 信号通路（Kwon et al. 2018；Yang et al. 2017；Jiang et al. 2016；Hu et al. 2014）。在前列腺癌中，miR-302/367 靶向四个基因（编码 Oct4、Sox2、Nanog、Klf4）和两个信号通路［BMI-1、大肿瘤抑制激酶-2（LATS2）/YAP］（Guo et al. 2017a, b）。相反，一些 miRNA 是 CSC 中某一通路的特异性调节剂，如肺癌中的 miR-138 调节 TGF-β 通路，或卵巢癌中的 miR-92a 调节 Wnt/β-连环蛋白通路（Zhang et al. 2018；Chen et al. 2017）。有一些 miRNA，其作为 CSC 调节剂发挥作用并在许多癌症中都有体现（如 miR-200c 或 miR-21），还有一些 miRNA，仅在一种类型的癌症中被描述（Khan et al. 2019 综述）。在大多数情况下，癌细胞获得干性特性的最关键 miRNA 在不同癌症之间有所不同。miR-21 对于结直肠癌和头颈癌干细胞的诱导最为重要（Ju 2011；Yu et al. 2013），其他的如 miR-218 在肺癌中（Yang et al. 2017），miR-221/222 在乳腺癌中（Li et al. 2017），miR-383 在前列腺癌中（Guo et al. 2017a, b），以及 miR-744 在胰腺癌中（Zhou et al. 2015）。

环状 RNA（circRNA）是非编码稳定 RNA，可作为"海绵"结合和调节 miRNA 的功能，并且可以在细胞内和外泌体内部发现。CircGprc5a 和 circ-ITCH 是能够刺激 CSC 自我更新的 circRNA。CircGprc5a 修饰视黄酸诱导蛋白 3 基因（GPRC5A）的功能，增强膀胱癌中 CSC 的干性，而 circ-ITCH 作为 miR-214 的"海绵"，通过 Wnt/β-连环蛋白信号通路调节干性（Feng et al. 2019；Gu et al. 2018；Qi et al. 2015）。Hsa_circ_0020397 通过与 miR-138 结合调节 CSCs 中端粒酶逆转录酶的增殖功能。另一个 circRNA，hsa_circ_0005075 为 miR-93 的"海绵"，伴随的是间充质上皮细胞转化（MET）和 CSC 分化的抑制。CircUBAP2 通过与

miR-143 形成"海绵"来增强 CSC 中抗凋亡的 Bcl-2 表达。在喉癌中，CD133[+] CD44[+] CSC 的迁移可通过 hg19 _ circ _ 0005033 circRNA 上调 STAT 信号通路引起的 EMT 诱导（Zhang et al. 2017；Shang et al. 2016；Vadde et al. 2015；Wu et al. 2018）。CircRNA 还可以通过引发 CSC 失巢凋亡来影响 CSC 与微环境之间的相互作用，导致 CSC 被剥夺了与细胞外基质（ECM）成分的连接（Agliano et al. 2017）。

CSC 的功能也可以通过长链非编码 RNA（lncRNA）来调节，lncRNA 被定义为超过 200 个核苷酸但不翻译成蛋白质的 RNA 转录本。它们参与基因转录的调控，以及翻译后和表观遗传调控。通过表达 HOX 衍生类 lncRNA 进行的表观遗传调控可以影响 CSC 的功能。*HOTAIR* 基因编码的 lncRNA 会促进乳腺癌和结肠癌中的 CSC 表型和 EMT 转变。HOTTIP 是另一种源自 HOX 簇的 lncRNA，它通过调节 Wnt 信号来刺激胰腺 CSC 的功能（Padua Alves et al. 2013；Zhang et al. 2014；Fu et al. 2017）。在肝癌 CSC 中转录因子 7 的 lncRNA 高度上调激活了 Wnt/β-连环蛋白信号并导致肿瘤增殖（Toh et al. 2017；Wang et al. 2015）。

CSC 表观遗传调控的另一种机制依赖于组蛋白和非组蛋白的甲基化。甲基化与调节基因的激活或抑制有关。组蛋白 H3 赖氨酸 4（H3K4）、H3K36 和 H3K79 的甲基化会导致基因激活，而 H3K9、H3K27 和 H4K20 的甲基化会导致基因抑制。甲基化也与 DNA 有关，甲基可以从 S-腺苷甲硫氨酸（SAM）转移到基因启动子和调控区域的 CpG 基团。癌症中 DNA 的超甲基化会导致肿瘤抑制基因或分化基因的沉默，并可能有助于 CSC 的形成（Kouzarides 2007；Esteller 2007）。CSC 中异常的 Wnt/β-连环蛋白激活可能是由 Wnt 抑制剂和负调节剂启动子 [如分泌的卷曲相关蛋白 1（SFRP-1）和 Dickkopf 相关蛋白 1（DKK1）] 的甲基化引起的，如在乳腺癌和结肠癌中所看到的（Klarmann et al. 2008；Suzuki et al. 2004；Koinuma et al. 2006）。干扰的组蛋白 H3K16 和 H3K27 修饰也可以抑制 Wnt 拮抗剂的表达（Hussain et al. 2009）。Shh 基因启动子的甲基化紊乱可导致乳腺癌和胃癌中 Hh 信号通路的上调（Cui et al. 2010；Wang et al. 2006）。H3K27 组蛋白的甲基化会导致 miR-200c 和 miR-205 表达的沉默，从而激活 EMT 转换和 CSC 表型（Tellez et al. 2011）。组蛋白甲基化还会导致负责 CSC 化学抗性的跨膜转运蛋白 ATP 结合盒（ABC）家族的表达增加（To et al. 2008）。组蛋白乙酰转移酶（HAT）和脱乙酰酶（HDAC）的功能失调也与癌症进展有关。HDAC1 和 HDAC7 酶可促进乳腺癌和卵巢癌 CSC 的干性。HDAC 功能的敲低导致了许多癌症的生长停滞并进入细胞凋亡（Roca et al. 2019；West and Johnstone 2014；Cai et al. 2018）。多发性骨髓瘤中锯齿状典型 NOTCH 配体 2 基因（JAG2）启动子的组蛋白乙酰化增强会影响 CSC 中的 NOTCH 通路活性（Ghoshal et al. 2009）。

8.5 肿瘤干细胞与 EMT 转化

上皮-间质转化是一个过程，它以三种不同的类型发生：1 型 EMT 在胚胎发生过程中，2 型 EMT 在伤口愈合和再生过程中，3 型 EMT 发生在癌症中（Hass et al. 2019；Kalluri and Weinberg 2009）。3 型 EMT 促进细胞的转移潜能并促进 CSC 的运动和侵袭。EMT 会改变细胞顶端-基底极性、细胞骨架重塑、细胞形态、细胞-基质相互作用以及减弱细胞-细胞黏附并促进细胞迁移（Jolly and Celià-Terrassa 2019；Savagner 2015）。CSC 获得间充质表型使它们能够迁移到周围组织（"侵入前沿"）、微血管系统（淋巴管和血液微血管）以及远处部位。此外，这增强了它们的存活率和化学抗性，从而促进了肿瘤复发。在靶器官（转移小生境）中，CSC 通过 MET 转换再次获得上皮表型。MET 转变增强了转移性肿瘤的细胞间接触、增殖和分化（Ishiwata 2016）。肿瘤的"侵入前沿"被明确为生长的肿瘤和周围基质之间的界面。"侵入前沿"的组成部分是细胞外基质、细胞（包括淋巴细胞、肿瘤相关巨噬细胞——TAMs、成纤维细胞、骨髓祖细胞）以及血管和淋巴管。在"侵入性前沿"，TAM 通过激活 TGF-β、Wnt/β-连环蛋白和 RAS/ERK 信号通路启动 EMT 并促进 CSC（Clark and Vignjevic 2015，Shiga et al. 2015，Lee et al. 2018）。在乳腺癌上皮状态下，CSC 处于增殖状态，位于肿瘤内部，并标记为 ALDH1$^+$E-钙黏蛋白^{高}波形蛋白（vimentin）^{低}锌指E-box 结合同源框 1（ZEB1）^{低}。间充质状态 CSC 处于静止状态，位于"侵入前沿"并标记为 CD44$^+$CD24$^-$E-钙黏蛋白^{低}波形蛋白^{高}ZEB1^高（De Angelis et al. 2019；Liu et al. 2014）。在原发性肿瘤中，经历 EMT 的细胞采用间充质表型，然后迁移到远处器官，在那里它们产生转移，最后恢复为上皮表型。

　　EMT 转变也是分化的癌细胞具有干性并成为 CSC 的一种方式（Brabletz et al. 2005）。在此过程中产生的 CSC 可能具有表型异质性。它们要么显示"纯"上皮（E）或间充质（M）表型，要么显示混合 E/M 表型，以不同比例结合上皮和间充质特征。这些混合 E/M 状态细胞具有高度致瘤性，并表现出自我更新和可塑性等干性特征（Suster and Virant-Klun 2019）。上皮、混合和间充质状态可互换，以响应来自内在（即肿瘤小生境）和外在（即化疗）来源的信号。它们的反应还取决于先前信号的历史——"细胞记忆"（Elowitz et al. 2002；Chang et al. 2006）。混合 E/M 表型由"稳定性因子"维持，如蛋白质 numb 同源物（NUMB）、转录因子 Ovo-like-2（OVOL2）、粒状头样蛋白 2 同源物（GRHL2）和核因子 E2 相关因子 2（NRF2），以及 TGFβ-和 NOTCH 信号（Bocci et al. 2019；Matsumura et al. 2019；Boareto et al. 2016）。混合 E/M 细胞表现为侵袭性 CSC，它们的功能在不同的 E/M 表型之间通过 Wnt、NOTCH 和 NF-κB 信号进行调节（Colacino et al. 2018；Kroger et al. 2019）。中间 E/M 表型的 CSC 亚群可能显示出对次级定位的最高适应水平，有时称为循环 CSC（CTC）（Agnoletto et al. 2019；Tam and Weinberg 2013）。它们已在多种转移性癌症中被发现，包括乳腺癌、肺癌、胃癌、结肠癌和肝细胞癌（Vishnoi et al. 2015；Koren et al. 2016；Nel et al. 2014；Katoh et al. 2015；Li et al. 2014）。CTC 也被描述为 ALDH1 表达增加，并且与高肿瘤分级、不良结果和多药耐药蛋白质的高表达水平相关（Aktas et al. 2009；Ginestier et al. 2007；Gradilone et al. 2011）。EMT 的转录和表观遗传调控涉及 CDH1（用于 E-钙黏蛋白）基因启动子和下游 NF-κB 通路靶点（Markopoulos et al. 2019；Jing et al. 2011）。EMT 的表观遗传调控包括 H3K27me3 组蛋白甲基化以及 miR-200 和 miR-34 表达的变化（锌指转录因子 ZEB/miR-200 和 SNAIL/miR-34 调节回路），它另外控制 CSC 的 EMT 依赖性激活（Polyak and Weinberg 2009；Brabletz and Brabletz 2010）。p53 和 NF-κB 依赖性 miRNA 调控的反馈调控环之间相互作用的平衡对于 EMT 和 CSC 行为至关重要（Markopoulos et al. 2018）。由 TAM、CAF、MDSC、细胞因子（IL-1、IL-6、TNFα、TGFβ）和趋化因子（IL8）产生的肿瘤炎症环境参与 EMT 和 CSC 的促进，并依赖于 TGF-β 和 NF-κB 信号。除了这两条通路外，Hedgehog、Wnt/β-连环蛋白和 NOTCH 通路也调节 EMT（Iliopoulos et al. 2009；Hass et al. 2019）。

8.6　肿瘤干细胞与肿瘤微环境小生境

　　CSC 小生境是一种特殊的肿瘤微环境，参与 CSC 的起源和调节。CSC 小生境的成分提供 CSC 有效功能所需的营养和信号。在癌症中，从功能上理解的小生境由 CAF、间充质干细胞（MSC）、包括肿瘤相关巨噬细胞（TAM）在内的免疫细胞、非 CSC 癌细胞、脂肪细胞、细胞外基质成分、血液和淋巴管、细胞因子、趋化因子和生长因子组成。CSC 小生境会增强细胞分化、基因突变和表观遗传信号的积累以及对细胞凋亡和毒剂的抵抗力。维持 CSC 小生境的正常功能需要 CSC 和小生境微环境之间的信号交换（Kubo et al. 2016；Quante et al. 2011）。

CSC 小生境最重要的细胞成分之一是 CAF，它调节 EMT 转换、分泌促血管生成因子，产生细胞因子（IL-6、LIF、TGF-β）、趋化因子（IL-8、CXCL12、CXCL1）、前列腺素（PGE）和生长因子（HGF、VEGF）。CAF 主要位于肿瘤"侵入前沿"（Zhang and Peng 2018；Guo et al. 2017a, b）。对乳腺癌的观察证明，CSC 的干性和 EMT 转变受 CAF 衍生的外泌体调节，这些外泌体含有调节分子，如 miR-21、miR-378e、miR-143 和 lncRNAh19（Huang et al. 2019；Ren et al. 2018；Donnarumma et al. 2017）。它们还激活 CSC 中的 NF-κB、STAT 和 NOTCH 通路，从而支持它们的耐药性（Lee et al. 2019；Boelens et al. 2014）。含有源自癌细胞的 miR-105 的外泌体是一种信号，可迫使 CAF 支持 CSC。癌症相关的成纤维细胞已根据功能分为不同的亚群。癌症小生境中的炎症是非常重要的特征，并且取决于"炎性" iCAF 功能。iCAF 炎症小体途径受 NOD-LRR 和含有 pyrin 结构域的蛋白 3（NLRP3）、IL-6/STAT3/PTEN/NF-κB、TGF-β/SMAD 和 IL-1 介导的信号调节，并通过创造免疫抑制环境促进肿瘤进展（Ershaid et al. 2019；Yan et al. 2018；Iliopoulos et al. 2011）。在乳腺癌中，CAF 分泌的 IL-6 主要调节间充质表型 CSC 的干性，而 IL-8 主要刺激上皮 ALDH1$^+$ CSC（Chan et al. 2019；Chang et al. 2014；Ginestier et al. 2010）。CAF 甚至能够与 CSC 一起移动到远处产生转移。在化疗或放疗期间，癌细胞小生境通过 IL-8-CXCL1 通路的作用在 CAF 中富集。化疗募集的 CAF 产生多种 CXCL 趋化因子，进一步刺激 CSC 的扩增（Duda et al. 2010；Chan et al. 2016；Ginestier et al. 2010）。在乳腺癌中，它们是 CXCL12（stromal-cell-derived factor-1，SDF-1）和 CCL2（monocyte chemoattractant protein-1），作用于癌细胞，并激活促干性途径（主要是 Wnt/β-连环蛋白、PI3K/AKT 和 NOTCH）。同样在乳腺癌中，有人发现分泌自噬性 CAF 的高迁移率族蛋白 1（HMGB1）可通过 Toll 样受体 4（TLR-4）增强乳腺 CSC 的干性（Tsuyada et al. 2012；Todaro et al. 2014；Zhao et al. 2017）。CAF 和 CSC 之间的直接细胞间接触也是小生境特性不可或缺的组成部分。CD44 和 CD10/GPR77 膜分子都参与了这种相互作用（Su et al. 2018）。

间充质干细胞是一群能够产生不同类型细胞的多能间充质基质细胞。它们在功能上被描述为能够迁移到抑制免疫反应的炎症、组织损伤和癌症部位。MSC 通过 TGF-β 和 CXCL12 依赖性方式被募集到肿瘤中（Quante et al. 2011）。肿瘤内部 MSC 参与 EMT、血管生成和化学抗性的调节，并能够分化为 CAF（Ma et al. 2014；Ishihara et al. 2017；Chang et al. 2015）。它们通过分泌 IL-6、IL-8、CCL2、CCL5、PGE-2、金属蛋白酶抑制剂 2（TIMP-2）、VEGF、成纤维细胞生长因子（FGF）和 JAG1 来激活 CSCs 的干性。与 CAF 类似，MSC 在放疗或化疗的肿瘤中增殖，并通过分泌 CXCL12 趋化因子以及激活 STAT3 信号，增强了 CSC 的干性和对治疗的抵抗力。在乳腺癌和卵巢癌中，与 MSC 的相互作用会上调 CSC 中的 PI3K/AKT 通路和 MDR 蛋白，从而导致对曲妥珠单抗和紫杉醇/卡铂的耐药性（Lee et al. 2019；Kalluri and Zeisberg 2006；Rafii et al. 2008；Chan et al. 2016；Park et al. 2009；Wang et al. 2018a，b，c）。MSC 细胞具有与癌细胞融合形成所谓的杂交癌细胞的独特可能性。这种细胞群虽然数量不多，但已在多种癌症中被发现，并有助于癌症的可塑性、遗传变异性和转移（Melzer et al. 2018；Pawelek and Chakraborty 2008）。

来自肿瘤小生境的促血管信号触发新血管形成。CSC 通过"血管生成拟态"参与这种现象，其中 CSC 和癌细胞形成血管样通道以在肿瘤生长的血管前阶段提供营养。后来，CSC 可以分化为上皮细胞和血管平滑肌样细胞，形成血管化的"马赛克模式"。CSC 还能够分泌 HIF-1α 和 VEGF 以响应这些因子的外源性表达（Maniotis et al. 1999；Ping and Bian 2011）。微环境血管的上皮细胞分泌许多种维持 CSC 干性表型的因子，包括 IL-1、IL-3、IL-6、粒细胞集落刺激因子（G-CSF）和粒细胞-巨噬细胞集落刺激因子（GM-CSF）（Barbato et al. 2019；Pirtskhalaishvili and Nelson 2000；Butler et al. 2010）。内皮细胞分泌的 TNF-α 会上调 NF-κB 信号并刺激 CSC 的化学耐药性（Tang 2012）。

肿瘤内部的炎症与 EMT 转变直接相关，从而影响癌症进展和转移潜能。它还显著上调 CSC 对宿主免疫监视的抵抗力。几种炎性细胞因子/趋化因子，包括 TGF-β、TNF-α、IL-1、IL-6 和 IL-8，由占据 CSC 小生境的细胞所分泌，是有效的 EMT 诱导剂。细胞因子触发的信号通路可激活 CSC 中的转录因子和表观遗传调控。EMT 的关键调节因子之一是 TGF-β，它在癌症进展中具有双重作用——早期癌症中的癌症抑制因子和晚期癌症中的肿瘤促进剂。它转变为促进剂与 EMT 的启动有关，并取决于 Smad3/Smad4 转录因子、RAS/RAF/MAPK 和 NF-κB 信号（Tian et al. 2013；Balkwill 2009；Markopoulos et al. 2019 综述）。TGF-β 诱导的 Smad 表达对 EMT 至关重要，因为它上调了 ZEB 和 SNAIL 锌指转录因子，然后下调了 miR-200 和 miR-34。TGF-β 诱导的调节回路的复杂功能包括分别以 SNAIL/miR-34 和 ZEB/miR-200 依赖性转换 CSCs 的 EMT 和 MET 表型。由 TGF-β 触发的 NF-κB 信号转导会促进 EMT，从而促进 CSC 的运动性、干性、转移性和耐药性（Tian et al. 2013；Markopoulos et al. 2018；reviewed in：Markopoulos et al. 2019）。TGF-β 对乳腺上皮细胞的长期刺激会刺激 EMT，并导致 CSC 表型中 CD44$^+$ CD24$^-$ 细胞增加（Bhat et al. 2019；Katsuno et al. 2019）。在胃癌中，螺杆菌感染会刺激 TGF-β 分泌，随后激活 EMT，Th17 细胞分泌 IL-17，募集中性粒细胞，并产生维持 CSC 的慢性炎症反应（Rezalotfi et al. 2019；Lina 2014；Choi et al. 2015）。TNF-α 是一种主要的炎性细胞因子，参与调节癌症的分化和凋亡。其下游信号激活 NF-κB、半胱天冬酶、p38、c-Jun 氨基末端激酶（JNK）和 ERK 通路。通过 NF-κB 途径，TNF-α 刺激细胞因子和趋化因子效应物［IL-6、IL-8、IL-18、诱导型一氧化氮合酶（iNOS）、环加氧酶（COX）-2 和脂氧合酶（LOX）］，将炎症与癌症进展联系起来。TNF-α 可能对早期肿瘤的生长产生负面影响；然而，它能促进晚期肿瘤的存活、血管生成和 EMT。TNF-α 与 TGF-β 强力合作以加速 EMT 过程（Balkwill 2009；Aggarwal et al. 2012；Brenner et al. 2015；Onder et al. 2008；Bates and Mercurio 2003）。暴露于 TNF-α 的乳腺癌细胞已证明可被 CSCs CD44$^+$ CD29$^+$ 细胞富集（Weitzenfeld et al. 2016）。IL-1 是另外一种炎性细胞因子，对位于小生境中的 CSC 产生影响。IL-1 依赖性 NF-κB 信号会上调干性促进基因，如原癌基因多梳环指基因（BMI1）和巢蛋白基因（NES）。在头颈癌中，CSCs IL-1 通过下调 E 钙黏蛋白基因（CDH1）表达来激活 EMT，而在乳腺癌中，CSCs 通过 IL-1/IL-1R/β-连环蛋白通路激活 EMT，另外导致雌激素受体 ESR1 基因沉默和他莫昔芬耐药性（Mantovani et al. 2018；Soria et al. 2011；Li et al. 2012；Charuworn et al. 2006；Jiménez-Garduño et al. 2017）。IL-6 是另一种在肿瘤微环境中通过 TGF-β、TNF-α 和 IL-1、NF-κB 和 STAT3 转录因子以及 RAS/RAF/MEK 和 PI3K 信号通路激活的炎性细胞因子。通过上调 NF-κB 和 STAT3 转录因子，IL-6 会增加 miR-21、miR-181b-1 和 Let-7 的表达，增强与癌症相关的炎症，并激活 EMT。IL-6 诱导的 EMT 通过激活金属蛋白酶诱导癌细胞的侵袭和迁移（Chang et al. 2014；Ancrile et al. 2007；Chou et al. 2005）。在乳腺癌中，IL-6 显示可通过增加 CD44 和 Oct4 表达来刺激 CSC 的干性。它还能够通过 JAG1/NOTCH3 信号在 CSC 中以自分泌方式增强自我分泌，从而刺激 CSC 的自我更新和增殖（Kim et al. 2013；Sansone et al. 2007；Al-Hajj et al. 2003）。乳腺癌 ALDH1$^+$ CSC 显示出更高的 IL-8 受体和 α-趋化因子受体 CXCR 基因表达。IL-8 信号与 HER2 阳性和三阴性乳腺癌中的 CSC 活性的增加有关（Dominguez et al. 2017；Singh et al. 2013；Charafe-Jauffret et al. 2009）。

CSC 的代谢重编程是影响其干性、迁移潜力和化学抗性的关键因素之一。CSC 对肿瘤内部不同水平的组织氧表现出独特的适应性，并且能够通过有氧糖酵解和氧化磷酸化（OXPHOS）发挥作用（Nazio et al. 2019；Peixoto and Lima 2018；Menendez et al. 2013；Pacini and Borziani 2014）。通常，在含氧量正常和大多数缺氧条件下，CSC 依赖于氧化磷酸化，这是一种能量效率更高的过程。在这种情况下，CSC 干性的维持取决于通过提高氧化磷酸化率和线粒体自噬来增强对活性氧（ROS）的抗氧化防御，通过降解有缺陷的线粒体来防止 CSC 凋亡（Nazio et al. 2019；Held and Houtkooper 2015；Peiris-Pagès et al. 2016；Snyder et al. 2018；Jagust et al. 2019 综述）。ROS 平衡和对 ROS 诱导剂（如化疗和放疗）的抗性在 CSCs 中由 c-Myc、p53、HIF-1α、NF-κB 和 NRF2 通路调节。HIF-1α 通过信号通路减少 ROS 的产生并保护 CSCs 免受其不利影响。CSCs 的标志物 ALDH1 直接减少 ROS 并产生抗氧化剂，并促进对紫杉醇的抗性（Takahashi and Yamanaka 2006）。在小生境缺氧条件下，CSC 可以从氧化磷酸化转变为有氧糖酵解。虽然它在能量产生方面通常效率较低，但在癌细胞中，它可以达到与氧化磷酸化相当的能量水平。除此之外，还发现即使在低氧环境中，癌细胞也会同时使用氧化磷酸化和糖酵解代谢途径（Jagust et al. 2019 综述）。依赖于 HIF-1α 的缺氧激活级联细胞通路通过重新编程 CSC 来帮助其忍受恶劣条件，CSC 最终可以进入静止状态。负责 CSC 多能性的基因和转录因子被证明参与了从氧化磷酸化到葡萄糖依赖性代谢的转换（Jagust et al. 2019 综述）。CAF 和 CSC 小生境的其他细胞促进了 CSC 代谢重编程，并有助于去除所谓的反向 Warburg 效应中的乳酸（Nazio et al. 2019；Yoshida 2017；Jagust et al. 2019 综述）。CSC 通常位于肿瘤内部或靠近肿瘤内部的缺氧区域；然而，在某些脑肿瘤中，CSC 位于充氧良好的血管周围环境中（Gilbertson and Rich 2007）。具有高表达 HIF-1α 的肿瘤与较高的死亡率和对化疗药物的耐药性有关。在乳腺癌中，HIF-1α 与 MDR 蛋白表达相关（Semenza 2014；Cao et al. 2013）。HIF-1α 表达的存在增强了 CSCs 标记物中 EMT 和干性激活剂的激活，如 Wnt/β-连环蛋白、Hedgehog、NOTCH 通路以及 CD133、Nanog 和 Sox2（Liu et al. 2014；Majmundar et al. 2010）。肿瘤环境的特征是酸中毒，酸中毒是由糖酵解活动和线粒体呼吸衍生的二氧化碳水合作用引起的。酸中毒似乎是 CSC 干性的触发和维持因素。酸性条件可稳定 HIF-1α，改变组蛋白表观遗传调控，并下调 von Hippel-Lindau（VHL）肿瘤抑制分子。它们还刺激 MSC，增加 CSC 中转录因子 Oct4 和 Nanog 的表达，以及 CSC 小生境中 VEGF 和 IL-8 的分泌（Vander Linden and Corbet 2019；Schornack and Gillies 2003；Corbet and Feron 2017；Hjelmeland et al. 2011；Mekhail et al. 2004）。酸中毒驱动能量获取进入氧化磷酸化机制并改变脂质代谢。它通过直接影响细胞膜完整性、膜转运蛋白的功效、癌细胞休眠和自噬来增强耐药性（Vander Linden and Corbet 2019 综述）。

人们在最具侵袭性的肿瘤中观察到了脂质代谢失调。脂质去饱和通过改变细胞膜的脂质组成和 Wnt/β-连环蛋白信号转导在 CSC 的自我更新和致瘤作用中起重要作用。单不饱和脂肪酸/硬脂酰辅酶 A 去饱和酶 1（SCD-1）将脂肪酸转化为单不饱和脂肪酸。上调单不饱和脂肪酸/硬脂酰辅酶 A 去饱和酶-1（SCD-1）会增强肿瘤增殖，而抑制 SCD-1 会导致 ALDH1、Nanog 和 Oct4 活性降低，并恢复了肺部 CSCs 的化疗耐药性（Begicevic et al. 2019；Kim and Ntambi 1999；Colacino et al. 2016；Noto et al. 2013）。脂质还可以通过 NOTCH、AKT 和 NF-κB 通路在 CSC 中充当信号转导的第二信使（Jagust et al. 2019 综述）。脂质也是能量供应的重要底物；因此，脂肪酸合成酶（FASN）的阻断会抑制 CSC 的生长（Wang et al. 2013）。在乳腺癌中，发现 JAK/STAT3 通路可调节 CSC 中的脂质代谢，从而刺激其干性。

来自癌症微环境的脂肪细胞（癌症相关脂肪细胞——CAA）能够为 CSC 提供脂质。脂质摄取增加会导致 CSC 内的脂滴积累。高浓度的脂滴与肿瘤的侵袭性和较差的存活率相关。储存在 CSC 中的脂肪酸在代谢受限期间充当细胞的能量储备，然后在脂肪吞噬过程中动员起来（Lue et al. 2017）。乳腺脂肪细胞通过分泌瘦素和 IL-8 可以使用相同的 STAT3 信号通路参与 CSC 的脂质代谢。脂肪细胞和脂肪祖细胞是乳腺癌小生境的组成部分，其分泌 GM-CSF 和金属蛋白酶 9 也能够刺激乳腺癌 CSC（Reggiani et al. 2017；Wang et al. 2018a，b，c；Al-Khalaf et al. 2019）。在卵巢癌中，网膜植入物是另一个小生境的例子，其中脂肪细胞在 CSC 的归巢和增殖中发挥重要作用（Nieman et al. 2011）。

在卵巢癌中，腹水代表了 CSC 的独特微环境，并解释了转移/植入物的跨体腔扩散。在此过程中，癌细胞经历 EMT，以单细胞或含有大量 CSC 的细胞球体形式被动运输至腹膜腔，然后归巢间皮，经过 MET，开始广泛生长（Bregenzer et al. 2019；Yeung et al. 2015）。腹水还促进癌细胞进入淋巴管。来自腹水的促炎 IL-6 通过 JAK/STAT3 和 Wnt/β-连环蛋白信号刺激 CSC 的干性（Abubaker et al. 2014）。VEGF 也是腹膜癌转移的调节剂，由于 CSC 和脂肪细胞之间的趋向性，IL-8 将癌细胞募集到网膜表面（Winiarski et al. 2013；Nieman et al. 2011）。胞外囊泡在腹水中的调节网络中起重要作用。它们能够转运 miRNA、脂质、细胞因子和生长因子，以及 CSC 标记物，如 CD44 或 EpCAM 分子（Zong and Nephew 2019；Runz et al. 2007；Gutwein et al. 2005）。导致腹膜植入物中 CSC 富集的机制之一是癌细胞对机械刺激和机械应力的反应，这些刺激由腹水引起的腹膜扩张所产生。机械刺激引起机械转导信号的激活，主要涉及 YAP/TAZ 信号通路，以及辅助性 NF-κB、ERK、FAK 和 Rho/Rho 相关蛋白激酶（Rho/ROCK）通路。有很多机械应激源会影响卵巢癌中 CSC 的行为。首先是由腹水积聚和运动产生的剪切力和压缩力，然后是肿瘤生长对周围组织造成的张力和压缩力，最后是 ECM 重塑和促结缔组织增生反应引起的硬度（Bregenzer et al. 2019 综述）。机械转导信号的激活会调节 EMT/MET 转换，改变癌细胞的形状和形态，增加 CD133[+] CD44[+] Oct4[+] CSC 数量，通过上调 ABCG2 和 P-gp 膜转运系统来增加 CSC 的化学抗性，通过 VEGF 分泌来增加血管生成，并调节与 ECM 的相互作用（Bregenzer et al. 2019 综述）。CSC 对转移部位机械应激源的反应增强了卵巢癌的侵袭性、化学抗性和癌细胞的干性。

由于 CAF 和癌细胞本身的活性，ECM 成分在肿瘤小生境内发生了改变。肿瘤环境中的金属蛋白酶活性和 VEGF 的变化会影响 ECM 的行为，并且是包括促结缔组织增生反应在内的不同变化的来源。受干扰的 ECM 和异常的肿瘤脉管系统会导致肿瘤间质流体压力的波动，这将进一步影响 EMT 转换、缺氧和化疗耐药的调节途径。ECM 的组件能以不同的方式与 CSC 合作。CD44 是 CSC 的标志物，它是透明质酸和多功能蛋白聚糖（ECM 的成分）

的受体。CD133 的表达与 CSC 的干性有关，可以被 I 型胶原蛋白激活。CD44 和 CD133 均促进癌细胞附着于腹膜表面的间皮。机械转导信号也能通过纤连蛋白和胶原蛋白分别激活的 syndecan-1（CD138）和盘状结构域受体 1（DDR1）传输至 CSC（Choudhury et al. 2019 综述）。在乳腺癌中，ECM 中表达的生腱蛋白 C 会促进 WnT/β-连环蛋白和 NOTCH 信号，从而稳定 CSC 的功能（Oskarsson et al. 2011）。

8.7 肿瘤干细胞与自噬

自噬被定义为蛋白质、脂质和受损细胞器在自噬体内部的自我消化，然后消化产物被再循环使用。在正常情况下，自噬是一种控制细胞稳态的机制，但在缺氧、饥饿或有毒药物产生的压力下，自噬是细胞生存的一种模式。自噬的作用是矛盾的——它可以作为抗肿瘤机制，也可以促进肿瘤发生。防止肿瘤发生取决于机体在慢性发炎或诱变环境中控制细胞稳态的能力。在癌症中，自噬有助于在恶劣条件下维持肿瘤的存活和进展。叉头盒家族转录因子 3（FOXO3）信号通路介导自噬调节基因的转录，包括自噬相关基因（ATG）、beclin-1 基因（BECN1）、Unc-51 样自噬激活激酶 1 基因（ULK1）和 γ-氨基丁酸受体相关蛋白样 1 基因（GABARAPL1）（Nazio et al. 2019；Van Der Vos and Coffer 2008）。自噬与 EMT 相关且存在于具有间皮表型的细胞中。它还与 CSC 的化学抗性有关。自噬保护癌细胞免受促凋亡刺激和基因组不稳定的影响。它还能够改变抗肿瘤免疫反应和一些免疫细胞的成熟。在乳腺癌转移前潜伏期期间，CSC 呈现休眠表型，受到包括自噬在内的多种机制的支持。休眠 CSC 中的自噬可通过多种胞内反应来发挥调节作用，如激活 SRC 介导的 TNF 相关凋亡诱导配体（TRAIL）抗性（在骨转移中）、有效的 DNA 修复和由 ATG 7 基因表达维持的 p53 功能，以及减少 6-磷酸果糖-2-激酶/果糖-2,6-双磷酸酶-3（PFKFB3）在细胞中的浓度（Zhang et al. 2009；Lee et al. 2012；Shinde et al. 2019；Janji et al. 2016）。

8.8 肿瘤干细胞与免疫监视

如果癌症 CSC 不能逃脱免疫监视，它们就不会那么危险。这种特性被称为 CSC 免疫抵抗力，其基础是较低的 CSC 免疫原性以及通过分泌抑制分子、募集免疫调节细胞和减少细胞抗原表达来操纵免疫系统的能力。CSC 能够模仿抗原呈递细胞的功能，但是以改变的方式，因为它们表现出检查点程序性死亡配体-1（PD-L1）的表达升高以及 MHC 分子的表达降低。因其具有缺陷的抗原呈递功能，所以会抑制 T 效应细胞、刺激 Treg 并促进肿瘤耐受性发生。胶质母细胞瘤 CSC 改变了 PD-L1、半乳糖凝集素-3 和巨噬细胞抑制性细胞因子-1 的表达，从而能够避免毒性 T 细胞反应和吞噬作用（Kim et al. 2016；Downs-Canner et al. 2017）。此外，II类 HLA-E 分子的上调表达以及I类 MHC 和 NKG2D 分子在胶质母细胞瘤 CSC 上的同时低表达被证明可抑制细胞毒性 T 细胞和 NK 效应细胞的活性（Sultan et al. 2017；Du et al. 2014）。在癌性乳腺细胞中，PD-L1 过表达与可促进干性的 Oct4 和 Nanog 转录因子的功能增强有关（Zhao et al. 2009）。乳腺 CSCs 还可下调 NK 细胞受体 NKG2D 的 MICA 和 MICB 配体，这使得它们对 NK 细胞介导的细胞毒性作用具有抵抗力（Gagliani et al. 2015）。CD95 分子是一种死亡促进因子，用于调节 T 淋巴细胞和许多其他类型细胞的激活诱导死亡。在胃癌中，CD95/CD95 配体信号能促进 EMT 并支持 CSC 种群的维持（Badrinath and Yoo

2019；Ceppi et al. 2014）。

CSC 小生境中存在的免疫细胞主要包括 TAM、MSC 和 MDSC，它们通过 TGF-β 信号刺激肿瘤 EMT、进展和转移潜能。所有三种细胞群都有助于肿瘤和 CSC 小生境中的免疫抑制环境。通过分泌巨噬细胞炎性蛋白（MIP1 和 MIP2）和 PGE，MSC 将抑制性 M2 巨噬细胞募集到肿瘤中（Vasandan et al. 2016）。此外，TAM 和 MSC 刺激调节性 CD4$^+$ CD25$^+$ FoxP3$^+$ T 细胞，而 MDSC 则募集分泌 IL-17 的辅助性 T 抑制细胞（Barbato et al. 2019；Kalluri and Weinberg 2009；Kitamura et al. 2015）。在卵巢癌中，IL-17 激活 NF-κB 和 p38-丝裂原活化蛋白激酶通路，从而增加癌细胞的干性（Xiang et al. 2015）。在结肠癌中，调节性 FoxP3$^+$IL-17$^+$ T 细胞会促进 CSC 在缺氧环境中的扩张（Sultan et al. 2017；Silver et al. 2016）。胶质母细胞瘤和结肠癌中的 CSC 细胞能分别分泌更高水平的免疫抑制性 TGF-β 和 IL-4（Codony-Servat and Rosell 2015；Viry et al. 2014；Lorin et al. 2013）。它们可以下调宿主抗肿瘤免疫反应的强度。CSC 微环境和预转移小生境中的酸性条件也会降低 T 淋巴细胞和 NK 细胞的抗肿瘤功效，以及 IL-2、干扰素（IFN）γ、穿孔素和颗粒酶 B 的分泌。酸中毒也会抑制树突状细胞的成熟。H$^+$ 和乳酸的积累会抑制 T 细胞中的糖酵解过程和活化 T 细胞核因子（NFAT）的表达。酸性条件还有助于将 TAMs 活性转变为 M2 致瘤表型（Fischer et al. 2007；Gottfried et al. 2006；Dietl et al. 2010；Brand et al. 2016）。存在于癌细胞小生境中的 TAM 可产生 TNF-α 和 TGF-β 以维持 CSC。在乳腺癌中，TAM 通过 EGFR/STAT 3/Sox2 信号通路促进 CSC。FoxP3$^+$ Treg 和 PD-1/PD-L1 通路的功能也会促进 CSC 群体扩增（Zhou et al. 2019；Plaks et al. 2015；Yang et al. 2013；Seo et al. 2013；Malta et al. 2018）。以高水平自噬为特征的转移侵袭性位点很少被肿瘤浸润淋巴细胞（TIL）浸润（Zarogoulidis et al. 2016）。

8.9 结语

肿瘤干细胞已成为抗癌治疗的主要靶标之一，许多正进行的临床试验正在测试抗 CSC 药物。然而，CSC 的高可塑性引起了人们对这些药物功效的质疑。一些治疗方案提出通过同时使用具有不同作用点的几种药物来多向抑制 CSC，但此类试验的结果仍无定论。只有时间才能证明我们能否成功驯服和中和 CSC，但即使在今天，仍有许多人持怀疑态度。恐怕这种境况在近期不会改变。

参 考 文 献

Abubaker K，Luwor RB，Zhu H et al (2014) Inhibition of the JAK2/STAT3 pathway in ovarian cancer results in the loss of cancer stem cell-like characteristics and a reduced tumor burden. BMC Cancer 14:317. https://doi.org/10.1186/1471-2407-14-317

Aggarwal BB，Gupta SC，Kim JH (2012) Historical perspectives on tumor necrosis factor and its superfamily: 25 years later, a golden journey. Blood 119:651-665

Agliano A，Calvo A，Box C (2017) The challenge of targeting cancer stem cells to halt metastasis. Semin Cancer Biol 44:25-42

Agnoletto C，Corrà F，Minotti L et al (2019) Heterogeneity in circulating tumor cells: the relevance of the stem-cell subset. Cancers 11:483. https://doi.org/10.3390/cancers11040483

Aktas B，Tewes M，Fehm T (2009) Stem cell and epithelial-mesenchymal transition markers are frequently overexpressed in circulating tumor cells of metastatic breast cancer patients. Breast Cancer Res 11：R46. https：//doi.org/10.1186/bcr2333

Al-Hajj M，Wicha MS，Benito-Hernandez A（2003）Prospective identification of tumorigenic breast cancer cells. Proc Natl Acad Sci U S A 100：3983-3988

Al-Khalaf HH，Al-Harbi B，Al-Sayed A et al（2019）Interleukin-8 activates breast cancer-associated adipocytes and promotes their angiogenesis-and tumorigenesis-promoting effects. Mol Cell Biol 39：e00332-e00318. https：//doi.org/10.1128/MCB.00332-18

Ancrile B，Lim KH，Counter CM（2007）Oncogenic RAS-induced secretion of IL6 is required for tumorigenesis. Genes Dev 21：1714-1719

Asadzadeh Z，Mansoori B，Mohammadi A et al（2019）MicroRNAs in cancer stem cells：biology，pathways，and therapeutic opportunities. J Cell Physiol 234：10002-10017

Badrinath N，Yoo SY（2019）Recent advances in cancer stem cell-targeted immunotherapy. Cancers 11：310. https：//doi.org/10.3390/cancers11030310

Balkwill F（2009）Tumour necrosis factor and cancer. Nat Rev Cancer 9：361-371

Barbato L，Bocchetti M，Di Biase A et al（2019）Cancer stem cells and targeting strategies. Cell 8：926. https：//doi.org/10.3390/cells8080926

Bates RC，Mercurio AM（2003）Tumor necrosis factor-alpha stimulates the epithelial-to-mesenchymal transition of human colonic organoids. Mol Biol Cell 14：1790-1800

Batlle E，Clevers H（2017）Cancer stem cells revisited. Nat Med 23：1124-1134

Begicevic RR，Arfuso F，FalascaM（2019）Bioactive lipids in cancer stem cells. World J Stem Cells 11：693-704. https：//doi.org/10.4252/wjsc.v11.i9.693

Ben Khadra Y，Said K，Thorndyke M et al（2014）Homeobox genes expressed during echinoderm arm regeneration. Biochem Genet 52：166-180

Berabez N，Durand S，Gabut M（2018）Post-transcriptional regulations of cancer stem cell homeostasis. Curr Opin Oncol 31：100-107

Bhat V，Allan AL，Raouf A（2019）Role of the microenvironment in regulating Normal and cancer stem cell activity：implications for breast cancer progression and therapy response. Cancers 11：1240. https：//doi.org/10.3390/cancers11091240

Bhatlekar S，Fields JZ，Boman BM（2018）Role of HOX genes in stem cell differentiation and cancer. Stem Cells Int 2018：3569493. https：//doi.org/10.1155/2018/3569493

Boelens MC，Wu TJ，Nabet BY et al（2014）Exosome transfer from stromal to breast cancer cells regulates therapy resistance pathways. Cell 159：499-513

Bonnet D，Dick JE（1997）Human acute myeloid leukemia is organized as a hierarchy that originates from a primitive hematopoietic cell. Nat Med 3：730-737

Brabletz S，Brabletz T（2010）The ZEB/miR-200 feedback loop—a motor of cellular plasticity in development and cancer? EMBO Rep 11：670-677

Brabletz T，Jung A，Spaderna S et al（2005）Opinion—migrating cancer stem cells—an integrated concept of malignant tumour progression. Nat Rev Cancer 5(9)：744-749

Brand A，Singer K，Koehl GE et al（2016）LDHA-associated lactic acid production blunts tumor immunosurveillance by T and NK cells. Cell Metab 24：657-671

Bregenzer ME，Horst EN，Mehta P et al（2019）The role of cancer stem cells and mechanical forces in ovarian cancer metastasis. Cancers 11：1008. https：//doi.org/10.3390/cancers11071008

Brenner D，Blaser H，Mak TW（2015）Regulation of tumour necrosis factor signalling：live or let die. Nat Rev Immunol 15：362-374

Boareto M, Jolly MK, Goldman A et al (2016) Notch-jagged signaling can give rise to clusters of cells exhibiting a hybrid epithelial/mesenchymal phenotype. J R Soc Interface 13:20151106. https://doi.org/10.1098/rsif.2015.1106

Bocci F, Tripathi SC, Vilchez MSA et al (2019) NRF2 activates a partial epithelial-mesenchymal transition and is maximally present in a hybrid epithelial/mesenchymal phenotype. Integr Biol 11:251-263

Butler JM, Kobayashi H, Rafii S (2010) Instructive role of the vascular niche in promoting tumour growth and tissue repair by angiocrine factors. Nat Rev Cancer 10:138-146

Cai MH, Xu XG, Yan SL et al (2018) Depletion of HDAC1, 7 and 8 by histone deacetylase inhibition confers elimination of pancreatic cancer stem cells in combination with gemcitabine. Sci Rep 8:1621. https://doi.org/10.1038/s41598-018-20004-0

Capulli M, Hristova D, Valbret Z et al (2019) Notch2 pathway mediates breast cancer cellular dormancy and mobilisation in bone and contributes to haematopoietic stem cell mimicry. Br J Cancer 121:157-171

Cao Y, Eble JM, Moon E et al (2013) Tumor cells upregulate normoxic HIF-1alpha in response to doxorubicin. Cancer Res 73:6230-6242

Capp JP (2019) Cancer stem cells:from historical roots to a new perspective. J Oncol 5189232. https://doi.org/10.1155/2019/5189232

Ceppi P, Hadji A, Kohlhapp FJ et al (2014) CD95 and CD95L promote and protect cancer stem cells. Nat Commun 5:5238. https://doi.org/10.1038/ncomms6238

Chan TS, Hsu CC, Pai VC et al (2016) Metronomic chemotherapy prevents therapy-induced stromal activation and induction of tumor-initiating cells. J Exp Med 213:2967-2988

Chan TS, Shaked Y, Tsai KK (2019) Targeting the interplay between cancer fibroblasts, mesenchymal stem cells, and cancer stem cells in desmoplastic cancers. Front Onco 9:688. https://doi.org/10.3389/fonc.2019.00688

Chang AI, Schwertschkow AH, Nolta JA et al (2015) Involvement of mesenchymal stem cells in cancer progression and metastases. Curr Vancer Drug Targets 15:88-98

Chang HH, Oh PY, Ingber DE et al (2006) Multistable and multistep dynamics in neutrophil differentiation. BMC Cell Biol 7:11. https://doi.org/10.1186/1471-2121-7-11

Chang Q, Daly L, Bromberg J (2014) The IL-6 feed-forward loop:a driver of tumorigenesis. Semin Immunol 26:48-53

Charafe-Jauffret E, Ginestier C, Iovino F et al (2009) Breast cancer cell lines contain functional cancer stem cells with metastatic capacity and a distinct molecular signature. Cancer Res 69:1302-1313

Charuworn B, Dohadwala M, Krysan K et al (2006) Inflammation-mediated promotion of EMT in NSCLC:IL-1b mediates a MER/ERK and JNK/SAPK-dependent downregulation of E-cadherin. Proc Am Thorac Soc 3:D96

Chau WK, Ip CK, Mak AS et al (2013) C-kit mediates chemoresistance and tumor-initiating capacity of ovarian cancer cells through activation of Wnt/beta-catenin-ATP-binding cassette G2 signaling. Oncogene 32:2767-2781

Chen D, Wang CY (2019) Targeting cancer stem cells in squamous cell carcinoma. Precision Clin Med 2:152-165

Chen J, Li YJ, Yu TS et al (2012) A restricted cell population propagates glioblastoma growth after chemotherapy. Nature 488:522-526

Chen MW, Yang ST, Chien MH et al (2017) The Stat3-miRNA-92-Wnt signaling pathway regulates spheroid formation and malignant progression in ovarian cancer. Cancer Res 77:1955-1967

Chen X, Whitney EM, Gao SY et al (2003) Transcriptional profiling of Kruppel-like factor 4 reveals a function in cell cycle regulation and epithelial differentiation. J Mol Biol 326:665-677

Chiou SH，Yu CC，Huang CY et al（2008）Positive correlations of Oct-4 and Nanog in oral cancer stem-like cells and high-grade oral squamous cell carcinoma. Clin Cancer Res 14:4085-4095

Choi YJ，Kim N，Chang H et al（2015）Helicobacter pylori-induced epithelial-mesenchymal transition，a potential role of gastric cancer initiation and an emergence of stem cells. Carcinogenesis 36:553-563

Chou CH，Wei LH，Kuo ML et al（2005）Up-regulation of interleukin-6 in human ovarian cancer cell via a Gi/PI3K-Akt/NF-kappaB pathway by lysophosphatidic acid，an ovarian canceractivating factor. Carcinogenesis 26:45-52

Choudhury AR，Gupta S，Chaturvedi PK et al（2019）Mechanobiology of cancer stem cells and their niche. Cancer Microenviron 12:17-27. https://doi.org/10.1007/s12307-019-00222-4

Clark AG，Vignjevic DM（2015）Modes of cancer cell invasion and the role of the microenvironment. Curr Opin Cell Biol 36:13-22

Codony-Servat J，Rosell R（2015）Cancer stem cells and immunoresistance:clinical implications and solutions. Transl Lung Cancer Res 4:689-703

Colacino JA，Azizi E，Brooks MD et al（2018）Heterogeneity of human breast stem and progenitor cells as revealed by transcriptional profiling. Stem Cell Rep 10:1596-1609

Colacino JA，McDermott SP，Sartor MA et al（2016）Transcriptomic profiling of curcumin treated human breast stem cells identifies a role for stearoyl-CoA desaturase in breast cancer prevention. Breast Cancer Res Treat 158:29-41

Corbet C，Feron O（2017）Tumour acidosis:from the passenger to the driver's seat. Nat Rev Cancer 17:577-593

Cui W，Wang LH，Wen YY et al（2010）Expression and regulation mechanisms of sonic hedgehog in breast cancer. Cancer Sci 101:927-933

De Angelis ML，Francescangeli F，Zeuner A（2019）Breast cancer stem cells as drivers of tumor Chemoresistance，dormancy and relapse:new challenges and therapeutic opportunities. Cancers 11:1569. https://doi.org/10.3390/cancers11101569

Desai A，Webb B，Gerson SL（2014）CD133＋ cells contribute to radioresistance via altered regulation of DNA repair genes in human lung cancer cells. Radiother Oncol 110:538-545

Dey N，Barwick BG，Moreno CS et al（2013）Wnt signaling in triple negative breast cancer is associated with metastasis. BMC Cancer 13:537. https://doi.org/10.1186/1471-2407-13-537

Dietl K，Renner K，Dettmer K et al（2010）Lactic acid and acidification inhibit TNF secretion and glycolysis of human monocytes. J Immuno 184:1200-1209

Dominguez C，McCampbell KK，David JM et al（2017）Neutralization of IL-8 decreases tumor PMN-MDSCS and reduces mesenchymalization of claudin-low triple-negative breast cancer. JCI Insight 2:e94296. https://doi.org/10.1172/jci.insight.94296

Donnarumma E，Fiore D，Nappa M et al（2017）Cancer-associated fibroblasts release exosomal microRNAs that dictate an aggressive phenotype in breast cancer. Oncotarget 8:19592-19608

Downs-Canner S，Berkey S，Delgoffe GM et al（2017）Suppressive IL-17A＋ Foxp3＋ and ex-Th17 IL-17AnegFoxp3＋ Treg cells are a source of tumour-associated Treg cells. Nat Commun 8:14649. https://doi.org/10.1038/ncomms14649

Du R，Zhao H，Yan F et al（2014）IL-17＋Foxp3＋ T cells:an intermediate differentiation stage between Th17 cells and regulatory T cells. J Leukoc Biol 96:39-48

Duda DG，Duyverman AM，Kohno M et al（2010）Malignant cells facilitate lung metastasis by bringing their own soil. Proc Natl Acad Sci U S A 107:21677-21682

Dumont N，Wilson MB，Crawford YG et al（2008）Sustained induction of epithelial to mesenchymal transition activates DNA methylation of genes silenced in basal-like breast cancers. Proc Natl Acad Sci U S A 105:

14867-14872

Elowitz MB, Levine AJ, Siggia ED et al (2002) Stochastic gene expression in a single cell. Science 297：1183-1186

Ershaid N, Sharon Y, Doron H et al (2019) NLRP3 inflammasome in fibroblasts links tissue damage with inflammation in breast cancer progression and metastasis. Nat Commun 10：4375. https://doi.org/10.1038/s41467-019-12370-8

Esteller M (2007) Epigenetic gene silencing in cancer：the DNA hypermethylome. Hum Mol Genet 16(1)：R50-R59

Feng Z, Meng S, Zhou H et al (2019) Functions and potential applications of circular RNAs in cancer stem cells. Front Oncol 9：500. https://doi.org/10.3389/fonc.2019.00500

Fischer K, Hoffmann P, Voelkl S et al (2007) Inhibitory effect of tumor cell-derived lactic acid on human T cells. Blood 109：3812-3819

Forget MA, Turcotte S, Beauseigle D et al (2007) The Wnt pathway regulator DKK1 is preferentially expressed in hormone-resistant breast tumours and in some common cancer types. Br J Cancer 96：646-653

Fu Z, Chen C, Zhou Q et al (2017) LncRNA HOTTIP modulates cancer stem cell properties in human pancreatic cancer by regulating HOXA9. Cancer Lett 410：68-81

Gagliani N, Amezcua Vesely MC et al (2015) Th17 cells transdifferentiate into regulatory T cells during resolution of inflammation. Nature 523：221-225

Gallo M, Frezzetti D, Roma C et al (2018) RANTES and IL-6 cooperate in inducing a more aggressive phenotype in breast cancer cells. Oncotarget 9：17543-17553

Ghoshal P, Nganga AJ, Moran-Giuati J et al (2009) Loss of the SMRT/NCoR2 corepressor correlates with JAG2 overexpression in multiple myeloma. Cancer Res 69：4380-4387

Gilbertson RJ, Rich JN (2007) Making a tumour's bed：glioblastoma stem cells and the vascular niche. Nat Rev Cancer 7：733-736

Ginestier C, Hur MH, Charafe-Jauffret E et al (2007) ALDH1 is a marker of normal and malignant human mammary stem cells and a predictor of poor clinical outcome. Cell Stem Cell 1：555-567

Ginestier C, Liu S, Diebel ME et al (2010) CXCR1 blockade selectively targets human breast cancer stem cells *in vitro* and in xenografts. J Clin Invest 120：485-497

Gong P, Zhang T, He D et al (2015) MicroRNA-145 modulates tumor sensitivity to radiation in prostate cancer. Radiat Res 184：630-638

Gorodetska I, Kozeretska I, Dubrovska A (2019) BRCA genes：the role in genome stability, cancer Stemness and therapy resistance. J Cancer 10：2109-2127

Gottfried E, Kunz-Schughart LA, Ebner S et al (2006) Tumor-derived lactic acid modulates dendritic cell activation and antigen expression. Blood 107：2013-2021

Gradilone A, Naso G, Raimondi C et al (2011) Circulating tumor cells (CTCs) in metastatic breast cancer (MBC)：prognosis, drug resistance and phenotypic characterization. Ann Oncol 22：86-92

Gu C, Zhou N, Wang Z et al (2018) CircGPRC5a promoted bladder oncogenesis and metastasis through Gprc5a-targeting peptide. Mol Ther Nucleic Acids 13：633-641

Guen VJ, Chavarria TE, Kroger C et al (2017) EMT programs promote basal mammary stem cell and tumor-initiating cell stemness by inducing primary ciliogenesis and hedgehog signaling. Proc Natl Acad Sci U S A 114：E10532-E10539

Guo J, Hsu H, Tyan S et al (2017a) Serglycin in tumor microenvironment promotes non-small cell lung cancer aggressiveness in a CD44-dependent manner. Oncogene 36：2457-2471

Guo Y, Cui J, Ji Z et al (2017b) Mir-302/367/LATS2/YAP pathway is essential for prostate tumorpropagating cells and promotes the development of castration resistance. Oncogene 36:6336-6347

Gutwein P, Stoeck A, Riedle S et al (2005) Cleavage of L1 in exosomes and apoptotic membrane vesicles released from ovarian carcinoma cells. Clin Cancer Res 11:2492-2501

Habu N, Imanishi Y, Kameyama K et al (2015) Expression of Oct3/4 and Nanog in the head and neck squamous carcinoma cells and its clinical implications for delayed neck metastasis in stage I/II oral tongue squamous cell carcinoma. BMC Cancer 15:730. https://doi.org/10.1186/s12885-015-1732-9

Halder G, Johnson RL (2011) Hippo signaling:growth control and beyond. Development 138:9-22

Haria D, Naora H (2013) Homeobox gene deregulation:impact on the hallmarks of cancer. Cancer Hallm 1:67-76

Hass R, von der Ohe J, Ungefroren H (2019) Potential role of MSC/cancer cell fusion and EMT for breast cancer stem cell formation. Cancers 11:1432. https://doi.org/10.3390/cancers11101432

Held NM, Houtkooper RH (2015) Mitochondrial quality control pathways as determinants of metabolic health. Bioessay 37:867-876

Helmlinger G, Sckell A, Dellian M et al (2002) Acid production in glycolysis-impaired tumors provides new insights into tumor metabolism. Clin Cancer Res 8:1284-1291

Helmlinger G, Yuan F, Dellian M et al (1997) Interstitial pH and pO2 gradients in solid tumors *in vivo*:high-resolution measurements reveal a lack of correlation. Nat Med 3:177-182

Hjelmeland AB, Wu Q, Heddleston JM et al (2011) Acidic stress promotes a glioma stem cell phenotype. Cell Death Differ 18:829-840

Hombria JC, Lovegrove B (2003) Beyond homeosis-HOX function in morphogenesis and organogenesis. Differentiation 71:461-476

Hou T, Zhang W, Tong C et al (2015) Putative stem cell markers in cervical squamous cell carcinoma are correlated with poor clinical outcome. BMC Cancer 15:785. https://doi.org/10. 1186/s12885-015-1826-4

Huang TX, Guan XY, Fu L (2019) Therapeutic targeting of the crosstalk between cancer-associated fibroblasts and cancer stem cells. Am J Cancer Res 9:1889-1904

Huang Y, Ju B, Tian J et al (2014) Ovarian cancer stem cell specific gene expression profiling and targeted drug prescreening. Oncol Rep 31:1235-1248

Hu J, Cheng Y, Li Y et al (2014) MicroRNA-128 plays a critical role in human non-small cell lung cancer tumourigenesis, angiogenesis and lymphangiogenesis by directly targeting vascular endothelial growth factor-c. Eur J Cancer 50:2336-2350

Hussain M, Rao M, Humphries AE et al (2009) Tobacco smoke induces polycomb-mediated repression of Dickkopf-1 in lung cancer cells. Cancer Res 69:3570-3578

Iliopoulos D, Hirsch HA, Struhl K (2009) An epigenetic switch involving NF-kappaB, Lin28, Let-7 MicroRNA, and IL6 links inflammation to cell transformation. Cell 139:693-706

Iliopoulos D, Hirsch HA, Wang G et al (2011) Inducible formation of breast cancer stem cells and their dynamic equilibrium with non-stem cancer cells via IL6 secretion. Proc Natl Acad Sci U S A 108:1397-1402

Irani S (2019) Emerging insights into the biology of metastasis:a review article. Iran J Basic Med Sci 22:833-847

Irani S, Dehghan A (2018) The expression and functional significance of vascular endothelialcadherin, CD44, and vimentin in oral squamous cell carcinoma. J Int Soc Prev Community Dent 8:408-417

Irani S, Dehghan A (2017) Expression of vascular endothelial cadherin in mucoepidermoid carcinoma:role in cancer development. J Int Soc Prev Community Dent 7:301-307

Irani S, Jafari B (2018) Expression of vimentin and CD44 in mucoepidermoid carcinoma:a role in tumor growth. Indian J Dent Res 29:330-340

Ishihara S, Ponik SM, Haga H (2017) Mesenchymal stem cells in breast cancer:response to chemical and mechanical stimuli. Onco Targets Ther 4:158-159

Ishiwata T (2016) Cancer stem cells and epithelial-mesenchymal transition:novel therapeutic targets for cancer. Pathol Int 66:601-608

Jaggupilli A, Elkord E (2012) Significance of CD44 and CD24 as cancer stem cell markers:an enduring ambiguity. Clin Dev Immunol 2012:708036. https://doi.org/10.1155/2012/708036

Jagust P, de Luxán-Delgado B, Parejo-Alonso B et al (2019) Metabolism-based therapeutic strategies targeting cancer stem cells. Front Pharmacol 10:203. https://doi.org/10.3389/fphar. 2019.00203

Jang GB, Kim JY, Cho SD et al (2015) Blockade of Wnt/β-catenin signaling suppresses breast cancer metastasis by inhibiting CSC-like phenotype. Sci Rep 5:12465. https://doi.org/10.1038/srep12465

Jiang J, Feng X, Zhou W et al (2016) Mir-128 reverses the gefitinib resistance of the lung cancer stem cells by inhibiting the c-met/PI3K/AKT pathway. Oncotarget 7:73188-73199

Janji B, Viry E, Moussay E et al (2016) The multifaceted role of autophagy in tumor evasion from immune surveillance. Oncotarget 7:17591-17607

Jiménez-Garduño AM, Mendoza-Rodríguez MG, Urrutia-Cabrera D et al (2017) IL-1β induced methylation of the estrogen receptor ERα gene correlates with EMT and chemoresistance in breast cancer cells. Biochem Biophys Res Commun 490:780-785

Jin K, Kong X, Shah T et al (2012) The HOXB7 protein renders breast cancer cells resistant to tamoxifen through activation of the EGFR pathway. Proc Natl Acad Sci U S A 109:2736-2741

Jing Y, Han Z, Zhang S et al (2011) Epithelial-mesenchymal transition in tumor microenvironment. Cell Biosci 1:29. https://doi.org/10.1186/2045-3701-1-29

Jolly MK, Celià-Terrassa T (2019) Dynamics of phenotypic heterogeneity associated with EMT and Stemness during cancer progression. J Clin Med 8:1542. https://doi.org/10.3390/jcm8101542

Ju J (2011) Implications of miRNAs in colorectal cancer chemoresistance. Int Drug Discov 2011:2063

Kalluri R, Weinberg RA (2009) The basics of epithelial-mesenchymal transition. J Clin Investig 119:1420-1428

Kalluri R, Zeisberg M (2006) Fibroblasts in cancer. Nat Rev Cancer 6:392-401

Karimi-Busheri F, Rasouli-Nia A, Mackey JR et al (2010) Senescence evasion by MCF-7 human breast tumor-initiating cells. Breast Cancer Res 12:R31. https://doi.org/10.1186/bcr2583

Katoh S, Goi T, Naruse T et al (2015) Cancer stem cell marker in circulating tumor cells:expression of CD44 variant exon 9 is strongly correlated to treatment refractoriness, recurrence and prognosis of human colorectal cancer. Anticancer Res 35:239-244

Katsuno Y, Meyer DS, Zhang Z et al (2019) Chronic TGF-beta exposure drives stabilized EMT, tumor stemness, and cancer drug resistance with vulnerability to bitopic mTOR inhibition. Sci Signal 12(eaau8544). https://doi.org/10.1126/scisignal.aau8544

Khan AQ, Ahmed EI, Elareer NR et al (2019) Role of miRNA-regulated cancer stem cells in the pathogenesis of human malignancies. Cell 8:840. https://doi.org/10.3390/cells8080840

Kim J, Kwon J, KimMet al (2016) Low-dielectric-constant polyimide aerogel composite films with low water uptake. Polymer J 48:829-834

Kim SY, Kang JW, Song X et al (2013) Role of the IL-6-JAK1-Stat3-Oct-4 pathway in the conversion of non-stem cancer cells into cancer stem-like cells. Cell Signal 25:961-969

Kim T, Yang SJ, Hwang D et al (2015) A basal-like breast cancer-specific role for SRF-IL6 in YAP-induced cancer stemness. Nat Commun 6:10186. https://doi.org/10.1038/ncomms10186

Kim YC, Ntambi JM (1999) Regulation of stearoyl-CoA desaturase genes:role in cellular metabolism and preadipocyte differentiation. Biochem Biophys Res Commun 266:1-4

Kitamura T, Qian BZ, Pollard JW (2015) Immune cell promotion of metastasis. Nat Rev Immunol 15:73-86

Klarmann GJ, Decker A, Farrar WL (2008) Epigenetic gene silencing in the Wnt pathway in breast cancer. Epigenetics 3:59-63

Koinuma K, Yamashita Y, Liu W et al (2006) Epigenetic silencing of AXIN2 in colorectal carcinoma with microsatellite instability. Oncogene 25:139-146

Kroger C, Afeyan A, Mraz J et al (2019) Acquisition of a hybrid E/M state is essential for tumorigenicity of basal breast cancer cells. Proc Natl Acad Sci U S A 116:7353-7362

Koren A, Rijavec M, Kern I (2016) BMI1, ALDH1A1, and CD133 transcripts connect epithelialmesenchymal transition to cancer stem cells in lung carcinoma. Stem Cells Int 2016:9714315. https://doi.org/10.1155/2016/9714315

Kouzarides T (2007) Chromatin modifications and their function. Cell 128:693-705

Kubo N, Araki K, Kuwano H et al (2016) Cancer-associated fibroblasts in hepatocellular carcinoma. World J Gastroenterol 22:6841-6850

Kwon T, Chandimali N, Huynh DL et al (2018) Brm270 inhibits cancer stem cell maintenance via microRNA regulation in chemoresistant a549 lung adenocarcinoma cells. Cell Death Dis 9:244. https://doi.org/10.1038/s41419-018-0277-7

Lee IH, Kawai Y, FergussonMMet al (2012) Atg7 modulates p53 activity to regulate cell cycle and survival during metabolic stress. Science 336:225-228

Lee KL, Kuo YC, Ho YS et al (2019) Triple-negative breast cancer:current understanding and future therapeutic breakthrough targeting cancer Stemness. Cancers 11:1334. https://doi.org/10. 3390/cancers11091334

Lee SK, Hwang JH, Choi KY (2018) Interaction of the Wnt/betacatenin and RAS-ERK pathways involving co-stabilization of both beta-catenin and RAS plays important roles in the colorectal tumorigenesis. Advances in biological regulation. Adv Biol Regul 68:46-54

Levasseur DN, Wang J, Dorschner MO et al (2008) Oct4 dependence of chromatin structure within the extended Nanog locus in ES cells. Genes Dev 22:575-580

Li B, Lu Y, Yu L et al (2017) Mir-221/222 promote cancer stem-like cell properties and tumor growth of breast cancer via targeting PTEN and sustained AKT/NF-kappaB/COX-2 activation. Chem Biol Interact 277:33-42

Li HJ, Reinhardt F, Herschman HR et al (2012) Cancer-stimulated mesenchymal stem cells create a carcinoma stem cell niche via prostaglandin E2 signaling. Cancer Discov 2:840-855

Li M, Zhang B, Zhang Z et al (2014) Stem cell-like circulating tumor cells indicate poor prognosis in gastric cancer. Biomed Res Int 2014:981261. https://doi.org/10.1155/2014/981261

Lina TT (2014) Immune evasion strategies used by helicobacter pylori. World J Gastroenterol 20:12753. https://doi.org/10.3748/wjg.v20.i36.12753

Liu L, Salnikov AV, Bauer N et al (2014) Triptolide reverses hypoxia-induced epithelial-mesenchymal transition and stem-like features in pancreatic cancer by NF-kappaB downregulation. Int J Cancer 134:2489-2503

Liu S, Cong Y, Wang D et al (2013) Breast cancer stem cells transition between epithelial and mesenchymal states reflective of their normal counterparts. Stem Cell Rep 2:78-91

Lopez-Lazaro M (2015) Stem cell division theory of cancer. Cell Cycle 14:2547-2548

Lorin S, Hamai A, Mehrpour M et al (2013) Autophagy regulation and its role in cancer. Semin Cancer Biol 23:361-379

Lue HW, Podolak J, Kolahi K et al (2017) Metabolic reprogramming ensures cancer cell survival despite oncogenic signaling blockade. Genes Dev 31:2067-2084

Ma S, Xie N, Li W et al (2014) Immunobiology of mesenchymal stem cells. Cell Death Differ 21:216-225

Majmundar AJ，Wong WJ，Simon MC（2010）Hypoxia-inducible factors and the response to hypoxic stress. Mol Cell 40:294-309

Malta T，Sokolov A，Gentles A et al（2018）machine learning identifies stemness features associated with oncogenic dedifferentiation. Cell 173:338-354

Mani SA，Guo W，Liao M-J et al（2008）The epithelial-mesenchymal transition generates cells with properties of stem cells. Cell 133:704-715

Maniotis AJ，Folberg R，Hess A et al（1999）Vascular channel formation by human melanoma cells *in vivo* and *in vitro*: vasculogenic mimicry. Am J Pathol 155:739-752

Mantovani A，Barajon I，Garlanda C（2018）IL-1 and IL-1-regulatory pathways in cancer progression and therapy. Immunol Rev 281:57-61

Markopoulos GS，Roupakia E，Marcu KB et al（2019）Epigenetic regulation of inflammatory cytokine-induced epithelial-To-mesenchymal cell transition and cancer stem cell generation. Cell 8:1143. https://doi.org/10.3390/cells8101143

Markopoulos GS，Roupakia E，Tokamani M et al（2018）Roles of NF-kappaB signaling in the regulation of miRNAs impacting on inflammation in cancer. Biomedicine 6:40. https://doi.org/10.3390/biomedicines6020040

Marcucci F，Bellone M，Caserta CA et al（2014）Pushing tumor cells towards a malignant phenotype. Stimuli from the microenvironment，intercellular communications and alternative roads. Int J Cancer 135:1265-1276

Marcucci F，Caserta CA，Romeo E et al（2019）Antibody-drug conjugates（ADC）against cancer stem-like cells（CSC）—is there still room for optimism? Front Oncol 9:167. https://doi.org/10.3389/fonc.2019.00167

Marcucci F，Ghezzi P，Rumio C（2017）The role of autophagy in the cross-talk between epithelialmesenchymal transitioned tumor cells and cancer stemlike cells. Mol Cancer 16:3. https://doi.org/10.1186/s12943-016-0573-8

Marjanovic ND，Weinberg RA，Chaffer CL（2013）Cell plasticity and heterogeneity in cancer. Clin Chem 59:168-179

Mathews LA，Cabarcas SM，Hurt EM et al（2011）Increased expression of DNA repair genes in invasive human pancreatic cancer cells. Pancreas 40:730-739

Matsumura Y，Ito Y，Mezawa Y et al（2019）Stromal fibroblasts induce metastatic tumor cell clusters via epithelial-mesenchymal plasticity. Life Sci Alliance 2:e201900425. https://doi.org/10.26508/lsa.201900425

Matzke A，Sargsyan V，Holtmann B et al（2007）Haploinsufficiency of c-met in cd44−/− mice identifies a collaboration of CD44 and c-met *in vivo*. Mol Cell Biol 27:8797-8806

Mekhail K，Gunaratnam L，Bonicalzi ME et al（2004）HIF activation by pH-dependent nucleolar sequestration of VHL. Nat Cell Biol 6:642-647

Melzer C，von der Ohe J，Hass R（2018）MSC stimulate ovarian tumor growth during intercellular communication but reduce tumorigenicity after fusion with ovarian cancer cells. Cell Commun Signal 16:67. https://doi.org/10.1186/s12964-018-0279-1

Menendez JA，Joven J，Cufi S et al（2013）The Warburg effect version 2.0:metabolic reprogramming of cancer stem cells. Cell Cycle 12:1166-1179

Miranda F，Mannion D，Liu S et al（2016）Salt-inducible kinase 2 couples ovarian cancer cell metabolism with survival at the adipocyte-Rich metastatic niche. Cancer Cell 30:273-289

Motohara T，Katabuchi H（2019）Ovarian cancer Stemness:biological and clinical implications for metastasis and chemotherapy resistance. Cancers 11:907. https://doi.org/10.3390/cancers11070907

Naik PP，Das DN，Panda PK et al（2016）Implications of cancer stem cells in developing therapeutic resistance in oral cancer. Oral Oncol 62:122-135

Nazio F, Bordi M, Valentina Cianfanelli V et al (2019) Autophagy and cancer stem cells：molecular mechanisms and therapeutic applications. Cell Death Diff 26：690-702

Nel I, David P, Gerken GGH et al (2014) Role of circulating tumor cells and cancer stem cells in hepatocellular carcinoma. Hepatol Int 8：321-329

Nieman KM, Kenny HA, Penicka CV et al (2011) Adipocytes promote ovarian cancer metastasis and provide energy for rapid tumor growth. Nat Med 17：1498-1503

Noto A, Raffa S, De Vitis C et al (2013) Stearoyl-CoA desaturase-1 is a key factor for lung cancerinitiating cells. Cell Death Dis 4：e947. https：//doi.org/10.1038/cddis.2013.444

Onder TT, Gupta PB, Mani SA et al (2008) Loss of e-cadherin promotes metastasis via multiple downstream transcriptional pathways. Cancer Res 68：3645-3654

Organista-Nava J, Gomez-Gomez Y, Garibay-Cerdenares OL et al (2019) Cervical cancer stem cell-associated genes：prognostic implications in cervical cancer. Oncol Lett 18：7-14

Organista-Nava J, Gomez-Gomez Y, Ocadiz-Delgado R et al (2016) The HPV16 E7 oncoprotein increases the expression of Oct3/4 and stemness-related genes and augments cell self-renewal. Virology 499：230-242

Oskarsson T, Acharyya S, Zhang XH et al (2011) Breast cancer cells produce tenascin C as a metastatic niche component to colonize the lungs. Nat Med 17：867-874

Pacini N, Borziani F (2014) Cancer stem cell theory and the Warburg effect, two sides of the same coin? Int J Mol Sci 15：8893-8930

Padua Alves C, Fonseca AS, Muys BR et al (2013) Brief report：the lincRNA Hotair is required for epithelial-to-mesenchymal transition and stemness maintenance of cancer cell lines. Stem Cells 31：2827-2832

Park CW, Kim KS, Bae S et al (2009) Cytokine secretion profiling of human mesenchymal stem cells by antibody array. Int J Stem Cells 2：59-68

Park JT, Chen X, Trope CG et al (2010) Notch3 overexpression is related to the recurrence of ovarian cancer and confers resistance to carboplatin. Am J Pathol 177：1087-1094

Pawelek JM, Chakraborty AK (2008) The cancer cell—leukocyte fusion theory of metastasis. Adv Cancer Res 101：397-444

Peiris-Pagès M, Martinez-Outschoorn UE, Pestell RG et al (2016) Cancer stem cell metabolism. Breast Cancer Res 18：1-10

Peixoto J, Lima J (2018) Metabolic traits of cancer stem cells. Dis Model Mech 11：dmm033464. https：//doi.org/10.1242/dmm.033464

Ping YF, Bian XW (2011) Concise review：contribution of cancer stem cells to neovascularization. Stem Cells 29：888-894

Pirtskhalaishvili G, Nelson JB (2000) Endothelium-derived factors as paracrine mediators of prostate cancer progression. Prostate 44：77-87

Plaks V, Kong N, Werb Z (2015) The cancer stem cell niche：how essential is the niche in regulating stemness of tumor cells? Cell Stem Cell 16：225-238

Pohl SG, Brook N, Agostino M et al (2017) Wnt signaling in triple-negative breast cancer. Oncogenesis 6：e310. https：//doi.org/10.1038/oncsis.2017.14

Polyak K, Weinberg RA (2009) Transitions between epithelial and mesenchymal states：acquisition of malignant and stem cell traits. Nat Rev Cancer 9：265-273

Qi W, Chen J, Cheng X et al (2015) Targeting the Wnt-regulatory protein CTNNBIP1 by microRNA-214 enhances the stemness and self-renewal of cancer stem-like cells in lung adenocarcinomas. Stem Cells 33：3423-3436

Quante M, Tu SP, Tomita H et al (2011) Bone marrow-derived myofibroblasts contribute to the mesenchymal stem cell niche and promote tumor growth. Cancer Cell 19:257-272

Quintana E, Shackleton M, Sabel MS et al (2008) Efficient tumour formation by single human melanoma cells. Nature 456:593-598

Rafii A, Mirshahi P, Poupot M et al (2008) Oncologic trogocytosis of an original stromal cells induces chemoresistance of ovarian tumours. PLoS One 3:e3894. https://doi.org/10.1371/journal.pone.0003894

Ray A, Meng E, Reed E et al (2011) Hedgehog signaling pathway regulates the growth of ovarian cancer spheroid forming cells. Int J Oncol 39:797-804

Reggiani F, Labanca V, Mancuso P et al (2017) Adipose progenitor cell secretion of GM-CSF and MMP9 promotes a stromal and immunological microenvironment that supports breast cancer progression. Cancer Res 77:5169-5182

Ren J, Ding L, Zhang D et al (2018) Carcinoma-associated fibroblasts promote the stemness and chemoresistance of colorectal cancer by transferring exosomal lncRNA H19. Theranostics 8:3932-3948

Rezalotfi A, Ahmadian E, Aazami H et al (2019) Gastric cancer stem cells effect on Th17/Treg balance: a bench to beside perspective. Front Oncol 9:226. https://doi.org/10.3389/fonc.2019.00226

Roca MS, Di Gennaro E, Budillon A (2019) Implication for cancer stem cells in solid cancer chemo-resistance: promising therapeutic strategies based on the use of HDAC inhibitors. J Clin Med 8:912. https://doi.org/10.3390/jcm8070912

Rodriguez-Torres M, Allan AL (2016) Aldehyde dehydrogenase as a marker and functional mediator of metastasis in solid tumors. Clin Exp Metastasis 33:97-113

Rosen JM, Jordan CT (2009) The increasing complexity of the cancer stem cell paradigm. Science 324:1670-1673

Roy L, Bobbs A, Sattler R et al (2018) CD133 promotes adhesion to the ovarian cancer metastatic niche. Cancer Growth Metast 11:1179064418767882. https://doi.org/10.1177/1179064418767882

Runz S, Keller S, Rupp C et al (2007) Malignant ascites-derived exosomes of ovarian carcinoma patients contain CD24 and EpCAM. Gynecol Oncol 107:563-571

Sansone P, Storci G, Tavolari S et al (2007) IL-6 triggers malignant features in mammospheres from human ductal breast carcinoma and normal mammary gland. J Clin Investig 117:3988-4002

Savagner P (2015) Epithelial-mesenchymal transitions: from cell plasticity to concept elasticity. Curr Top Dev Biol 112:273-300

Schornack PA, Gillies RJ (2003) Contributions of cell metabolism and H+ diffusion to the acidic pH of tumors. Neoplasia 5:135-145

Schulz A, Meyer F, Dubrovska A et al (2019) cancer stem cells and Radioresistance: DNA repair and beyond. Cancers 11:862. https://doi.org/10.3390/cancers11060862

Semenza GL (2014) Oxygen sensing, hypoxia-inducible factors, and disease pathophysiology. Annu Rev Pathol 9:47-71

Seo AN, Lee HJ, Kim EJ et al (2013) Tumour-infiltrating CD8+ lymphocytes as an independent predictive factor for pathological complete response to primary systemic therapy in breast cancer. Br J Cancer 109:2705-2713

Shang X, Li G, Liu H et al (2016) Comprehensive circular RNA profiling reveals that hsa_circ_0005075, a new circular RNA biomarker, is involved in hepatocellular carcinoma development. Medicine 95:e3811. https://doi.org/10.1097/MD.0000000000003811

Shiga K, Hara M, Nagasaki T et al (2015) Cancer-associated fibroblasts: their characteristics and their roles in tumor growth. Cancers 7:2443-2458

Shiraishi A, Tachi K, Essid N et al (2017) Hypoxia promotes the phenotypic change of aldehyde dehydrogenase activity of breast cancer stem cells. Cancer Sci 108:362-372

Schmidt F, Efferth T (2016) Tumor heterogeneity, single-cell sequencing, and drug resistance. Pharmaceuticals 9:33. https://doi.org/10.3390/ph9020033

Shinde A, Hardy SD, Kim D et al (2019) Spleen tyrosine kinase-mediated autophagy is required for epithelial-mesenchymal plasticity and metastasis in breast cancer. Cancer Res 79:1831-1843

Silver DJ, Sinyuk M, Vogelbaum MA et al (2016) The intersection of cancer, cancer stemcells, and the immune system: therapeutic opportunities. Neuro-Oncol 18:153-159

Singh JK, Farnie G, Bundred NJ et al (2013) Targeting CXCR1/2 significantly reduces breast cancer stem cell activity and increases the effcacy of inhibiting HER2 via HER2-dependent and -independent mechanisms. Clin Cancer Res 19:643-656

Skupien A, Konopka A, Trzaskoma P et al (2014) CD44 regulates dendrite morphogenesis through Src tyrosine kinase-dependent positioning of the Golgi. J Cell Sci 127:5038-5051

Smith J, Zyoud A, Allegrucci C (2019) A case of identity: HOX genes in Normal and cancer stem cells. Cancers 11:512. https://doi.org/10.3390/cancers11040512

Snyder V, Reed-Newman TC, Arnold L et al (2018) Cancer stem cell metabolism and potential therapeutic targets. Front Oncol 8:1-9

Song X, Yan L, Lu C et al (2018) Activation of hedgehog signaling and its association with cisplatin resistance in ovarian epithelial tumors. Oncol Lett 15:5569-5576

Soria G, Ofri-Shahak M, Haas I et al (2011) Inflammatory mediators in breast cancer: coordinated expression of TNFalpha/IL-1beta with CCL2/CCL5 and effects on epithelial-to-mesenchymal transition. BMC Cancer 11:130. https://doi.org/10.1186/1471-2407-11-130

Su S, Chen J, Yao H et al (2018) CD10(+)GPR77(+) cancer-associated fibroblasts promote cancer formation and chemoresistance by sustaining cancer stemness. Cell 172:841-856

Sulaiman A, McGarry S, Han X et al (2019) CSCs in breast cancer—one size does not fit all: therapeutic advances in targeting heterogeneous epithelial and mesenchymal CSCs. Cancers 11:1128. https://doi.org/10.3390/cancers11081128

Sulaiman A, McGarry S, Li L et al (2018) Dual inhibition of Wnt and yes-associated protein signaling retards the growth of triple-negative breast cancer in both mesenchymal and epithelial states. Mol Oncol 12:423-440

Sultan M, Coyle KM, Vidovic D et al (2017) Hide-and-seek: the interplay between cancer stem cells and the immune system. Carcinogenesis 38:107-118

Suster NK, Virant-Klun I (2019) Presence and role of stem cells in ovarian cancer. World J Stem Cells 11:383-397. https://doi.org/10.4252/wjsc.v11.i7.383

Suva ML, Rheinbay E, Gillespie SM et al (2014) Reconstructing and reprogramming the tumorpropagating potential of glioblastoma stem-like cells. Cell 157:580-594

Suzuki H, Watkins DN, Jair KW et al (2004) Epigenetic inactivation of SFRP genes allows constitutive WNT signaling in colorectal cancer. Nat Genet 36:417-422

Takahashi K, Yamanaka S (2006) Induction of pluripotent stem cells from mouse embryonic and adult fibroblast cultures by defined factors. Cell 126:663-676

Takebe N, Miele L, Harris PJ et al (2015) Targeting notch, hedgehog, and Wnt pathways in cancer stem cells: clinical update. Nat Rev Clin Oncol 12:445-464

Tam W, Weinberg RA (2013) The epigenetics of epithelial-mesenchymal plasticity in cancer. Nat Med 19:1438-1449

Tang DG (2012) Understanding cancer stem cell heterogeneity and plasticity. Cell Res 22:457-472

Taniguchi H, Suzuki Y, Natori Y (2019) The evolving landscape of cancer stem cells and ways to overcome cancer heterogeneity. Cancers 11:532. https://doi.org/10.3390/cancers11040532

Taniuchi K, Nishimori I, Hollingsworth MA (2011) Intracellular CD24 inhibits cell invasion by posttranscriptional regulation of BART through interaction with G3BP. Cancer Res 71:895-905

Tellez CS, Juri DE, Do K et al (2011) EMT and stem cell-like properties associated with miR-205 and miR-200 epigenetic silencing are early manifestations during carcinogen-induced transformation of human lung epithelial cells. Cancer Res 71:3087-3097

Testa U, Petrucci E, Pasquini L et al (2018) Ovarian cancers:genetic abnormalities, tumor heterogeneity and progression, clonal evolution and cancer stem cells. Medicines (Basel) 5:16. https://doi.org/10.3390/medicines5010016

Tian XJ, Zhang H, Xing J (2013) Coupled reversible and irreversible bistable switches underlying TGFbeta-induced epithelial to mesenchymal transition. Biophys J 105:1079-1089

To KK, Polgar O, Huff LM et al (2008) Histone modifications at the ABCG2 promoter following treatment with histone deacetylase inhibitor mirror those in multidrug-resistant cells. Mol Cancer Res 6:151-164

Todaro M, Gaggianesi M, Catalano V et al (2014) CD44v6 is a marker of constitutive and reprogrammed cancer stem cells driving colon cancer metastasis. Cell Stem Cell 14:342-356

Toh TB, Lim JJ, Chow EKH (2017) Epigenetics in cancer stem cells. Mol Cancer 16:29. https://doi.org/10.1186/s12943-017-0596-9

Tsuyada A, Chow A, Wu J et al (2012) CCL2 mediates cross-talk between cancer cells and stromal fibroblasts that regulates breast cancer stem cells. Cancer Res 72:2768-2779

Tzeng HE, Yang L, Chen K et al (2015) The pan-PI3K inhibitor GDC-0941 activates canonical WNT signaling to confer resistance in TNBC cells:resistance reversal with WNT inhibitor. Oncotarget 6:11061-11073

Vadde R, Radhakrishnan S, Reddivari L et al (2015) Triphala extract suppresses proliferation and induces apoptosis in human colon cancer stem cells via suppressing c-Myc/cyclin D1 and elevation of Bax/Bcl-2 ratio. Biomed Res Int 2015:649263. https://doi.org/10.1155/2015/649263

Vander Linden C, Corbet C (2019) Therapeutic targeting of cancer stem cells:integrating and exploiting the acidic niche. Front Oncol 9:159. https://doi.org/10.3389/fonc.2019.00159

Van Der Vos KE, Coffer PJ (2008) FOXO-binding partners:it takes two to tango. Oncogene 27:2289-2299

Vaupel PW, Frinak S, Bicher HI (1981) Heterogeneous oxygen partial pressure and pH distribution in C3H mouse mammary adenocarcinoma. Cancer Res 41:2008-2013

Venkatesh V, Nataraj R, Thangaraj GS et al (2018) Targeting notch signalling pathway of cancer stem cells. Stem Cell Investig 5:5. https://doi.org/10.21037/sci.2018.02.02

Vasandan AB, Jahnavi S, Shashank C et al (2016) Human mesenchymal stem cells program macrophage plasticity by altering their metabolic status via a PGE2-dependent mechanism. Sci Rep 6:38308. https://doi.org/10.1038/srep38308

Vermeulen L, de Sousa e Melo F, Richel DJ et al (2012) The developing cancer stem-cell model:clinical challenges and opportunities. Lancet Oncol 13:e83-e89. https://doi.org/10.1016/S1470-2045(11)70257-1

Viry E, Paggetti J, Baginska J et al (2014) Autophagy:an adaptive metabolic response to stress shaping the antitumor immunity. Biochem Pharmacol 92:31-42

Vishnoi M, Peddibhotla S, Yin W et al (2015) The isolation and characterization of CTC subsets related to breast cancer dormancy. Sci Rep 5:17533. https://doi.org/10.1038/srep17533

Visvader JE, Lindeman GJ (2008) Cancer stem cells in solid tumours:accumulating evidence and unresolved questions. Nat Rev Cancer 8:755-768

Vlashi E, Pajonk F (2015) Cancer stem cells, cancer cell plasticity and radiation therapy. Semin Cancer Biol 0:28-35. https://doi.org/10.1016/j.semcancer.2014.07.001

Wallin JJ, Guan J, Edgar KA et al (2012) Active PI3K pathway causes an invasive phenotype which can be reversed or promoted by blocking the pathway at divergent nodes. PLoS One 7:e36402. https://doi.org/10.1371/journal.pone.0036402

Wang LH, Choi YL, Hua XY et al (2006) Increased expression of sonic hedgehog and altered methylation of its promoter region in gastric cancer and its related lesions. Mod Pathol 19:675-683

Wang LQ, Yu P, Li B et al (2018a) Mir-372 and mir-373 enhance the stemness of colorectal cancer cells by repressing differentiation signaling pathways. Mol Oncol 12:1949-1964

Wang T, Fahrmann JF, Lee H et al (2018b) JAK/STAT3-regulated fatty acid beta-oxidation is critical for breast cancer stem cell self-renewal and Chemoresistance. Cell Metab 27:136-150

Wang X (2019) Stem cells in tissues, organoids, and cancers. Cell Mol Life Sci 76:4043-4070

Wang X, Sun Y, Wong J et al (2013) PPARγ maintains ERBB2-positive breast cancer stem cells. Oncogene 32:5512-5521

Wang Y, He L, Du Y et al (2015) The long noncoding RNA lncTCF7 promotes self-renewal of human liver cancer stem cells through activation of Wnt signaling. Stem Cell 16:413-425

Wang Y, Shao F, Chen L (2018c) ALDH1A2 suppresses epithelial ovarian cancer cell proliferation and migration by downregulating STAT3. Onco Targets Ther 11:599-608

Weitzenfeld P, Meshel T, Ben-Baruch A (2016) Microenvironmental networks promote tumor heterogeneity and enrich for metastatic cancer stem-like cells in luminal-a breast tumor cells. Oncotarget 7:81123-81143

West AC, Johnstone RW (2014) New and emerging HDAC inhibitors for cancer treatment. J Clin Investig 124:30-39

Winiarski BK, Wolanska KI, Rai S et al (2013) Epithelial ovarian cancer-induced angiogenic phenotype of human omental microvascular endothelial cells may occur independently of VEGF signaling. Transl Oncol 6:703-714

Wong CC, Gilkes DM, Zhang H et al (2011) Hypoxia-inducible factor 1 is a master regulator of breast cancer metastatic niche formation. Proc Natl Acad Sci U S A 108:16369-16374

Wu H, Wang X, Mo N et al (2018) B7-homolog 4 promotes epithelial-mesenchymal transition and invasion of bladder cancer cells via activation of nuclear factor-κB. Oncol Res 26:1267-1274

Xia Y, Shen S, Verma IM (2014) NF-κB, an active player in human cancers. Cancer Immunol Res 2:823-830

Xiang T, Long H, He L et al (2015) Interleukin-17 produced by tumor microenvironment promotes self-renewal of CD133+ cancer stem-like cells in ovarian cancer. Oncogene 34:165-176

Xu P, Wang J, Sun B et al (2018) Comprehensive analysis of miRNAs expression profiles revealed potential key miRNAs/mRNAs regulating colorectal cancer stem cell self-renewal. Gene 656:30-39

Yamamoto M, Taguchi Y, Ito-Kureha T et al (2013) NF-κB non-cell-autonomously regulates cancer stem cell populations in the basal-like breast cancer subtype. Nat Commun 4:2299. https://doi.org/10.1038/ncomms3299

Yamanaka S, Blau HM (2010) Nuclear reprogramming to a pluripotent state by three approaches. Nature 465:704-712

Yan W, Wu X, Zhou W et al (2018) Cancer-cell-secreted exosomal miR-105 promotes tumour growth through the MYC-dependent metabolic reprogramming of stromal cells. Nat Cell Biol 20:597-609

Yang J, Liao D, Chen C et al (2013) Tumor-associated macrophages regulate murine breast cancer stem cells through a novel paracrine EGFR/Stat3/Sox-2 signaling pathway. Stem Cells 31:248-258

Yang K, Wang X, Zhang H et al (2016) The evolving roles of canonical Wnt signaling in stem cells and tumorigenesis:implications in targeted cancer therapies. Lab Invest J Tech Methods Pathol 96:116-136

Yang Y, Ding L, Hu Q et al (2017) MicroRNA-218 functions as a tumor suppressor in lung cancer by targeting

IL-6/Stat3 and negatively correlates with poor prognosis. Mol Cancer 16:141. https://doi.org/10.1186/s12943-017-0710-z

Yeung TL, Leung CS, Yip KP et al (2015) Cellular and molecular processes in ovarian cancer metastasis. A review in the theme: cell and molecular processes in cancer metastasis. Am J Physiol Cell Physiol 309: C444-C456

Yoshida GJ (2017) Therapeutic strategies of drug repositioning targeting autophagy to induce cancer cell death: from pathophysiology to treatment. J Hematol Oncol 10:1-14

Yu CC, Tsai LL, Wang ML et al (2013) Mir145 targets the SOX9/ADAM17 axis to inhibit tumorinitiating cells and IL-6-mediated paracrine effects in head and neck cancer. Cancer Res 73:3425-3440

Zanconato F, Cordenonsi M, Piccolo S (2019) YAP and TAZ: a signaling hub of the tumour microenvironment. Nat Rev Cancer 19:454-464

Zarogoulidis P, Petanidis S, Domvri K et al (2016) Autophagy inhibition upregulates CD4+tumor infiltrating lymphocyte expression via miR-155 regulation and TRAIL activation. Mol Oncol 10:1516-1531

Zhang F, Li T, Han L et al (2018) TGFbeta1-induced down-regulation of microRNA-138 contributes to epithelial-mesenchymal transition in primary lung cancer cells. Biochem Biophys Res Commun 496:1169-1175

Zhang H, Cai K, Wang J et al (2014) MiR-7, inhibited indirectly by lincRNA HOTAIR, directly inhibits SETDB1 and reverses the EMT of breast cancer stem cells by downregulating the STAT3 pathway. Stem Cells 32:2858-2868

Zhang Q, Peng C (2018) Cancer-associated fibroblasts regulate the biological behavior of cancer cells and stroma in gastric cancer. Oncol Lett 15:691-698

Zhang XH, Wang Q, Gerald W et al (2009) Latent bone metastasis in breast cancer tied to Src-dependent survival signals. Cancer Cell 16:67-78

Zhang XL, Xu LL, Wang F (2017) Hsa_circ_0020397 regulates colorectal cancer cell viability, apoptosis and invasion by promoting the expression of the miR-138 targets TERT and PD-L1. Cell Biol Int 41:1056-1064

Zhao X, Ye F, Chen L et al (2009) Human epithelial ovarian carcinoma cell-derived cytokines cooperatively induce activated CD4+CD25-CD45RA+ naïve T cells to express forkhead box protein 3 and exhibit suppressive ability in vitro. Cancer Sci 100:2143-2151

Zhao XL, Lin Y, Jiang J et al (2017) High-mobility group box 1 released by autophagic cancerassociated fibroblasts maintains the stemness of luminal breast cancer cells. J Pathol 243:376-389

Zhou J, Chen Q, Zou Y et al (2019) Stem cells and cellular origins of breast cancer: updates in the rationale, controversies, and therapeutic implications. Front Oncol 9:820. https://doi.org/10.3389/fonc.2019.00820

Zhou W, Li Y, Gou S et al (2015) Mir-744 increases tumorigenicity of pancreatic cancer by activating Wnt/beta-catenin pathway. Oncotarget 6:37557-37569

Zong X, Nephew KP (2019) Ovarian cancer stem cells: role in metastasis and opportunity for therapeutic targeting. Cancers 11:934. https://doi.org/10.3390/cancers11070934

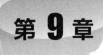

第 9 章

过继性 T 细胞免疫治疗：完善自我防御

Raphaëlle Toledano Zur❶, Galit Adler❶, Katerina Shamalov❶, Yair Tal❶, Chen Ankri❶, Cyrille J. Cohen❶

▶ **摘要** 作为免疫系统的重要组成部分，T 淋巴细胞无疑在靶向和根除癌症方面发挥着重要作用。然而，尽管有这些特点，它们的天然抗肿瘤反应可能还不够。人们在晚期癌症患者中进行的大量临床试验测试了基于自体肿瘤特异性 T 淋巴细胞过继转移的新型高效免疫治疗方法，结果令人鼓舞。此外，这也导致了对患者进行工程化 T 细胞疗法的获批。在此，我们将拓展肿瘤浸润淋巴细胞或基因工程 T 细胞策略的开发和使用。我们还将讨论制定和实施此类治疗时的要求以及遇到的潜在障碍，以及这种新兴的个性化药物治疗方法令人兴奋的前景。

▶ **关键词** 过继细胞疗法　癌症　CAR-T 细胞　T 细胞工程　T 细胞受体　肿瘤浸润淋巴细胞

▶ **缩略语**

ACT　过继细胞疗法

ALL　急性淋巴细胞白血病

ATP　三磷酸腺苷

BCMA　B 细胞成熟抗原

CAR　嵌合抗原受体

CD19　分化簇 19

CEA　癌胚抗原

CLL　慢性淋巴细胞白血病

CR　完全缓解

CTLA-4　细胞毒性 T 淋巴细胞相关蛋白 4

HER2　人表皮生长因子受体 2

HLA　人白细胞抗原

HPV　人乳头瘤病毒

❶ R. T. Zur, G. Adler, K. Shamalov, Y. Tal, C. Ankri, C. J. Cohen (✉). Laboratory of Tumor Immunology and Immunotherapy, The Mina and Everard Goodman Faculty of Life Sciences, Bar-Ilan University, Ramat Gan, Israel. e-mail: cohency@mail.biu.ac.il.

IL-10　白细胞介素 10

MART1　由 T 细胞识别的黑色素瘤抗原 1

MHC　主要组织相容性复合物

MM　多发性骨髓瘤

NCR　天然细胞毒性受体

NK　自然杀伤细胞

NY-ESO　纽约食管鳞状细胞癌抗原

OR　总体反应

ORR　客观缓解率

PD1　程序性细胞死亡受体 1

PDL-1　程序性细胞死亡配体 1

PMEL　前黑素体蛋白

RCC　肾细胞癌

TAA　肿瘤相关抗原

TCR　T 细胞受体

TGF　转化生长因子

Th2　2 型辅助性 T 淋巴细胞

TIL　肿瘤浸润淋巴细胞

Treg　调节性 T 细胞

9.1　引言

为了在癌症治疗环境中利用肿瘤特异性 T 细胞的潜在益处，在过去三十年人们开创性地开发出了相关的治疗方法（图 9.1）（Eisenberg et al. 2019）。免疫疗法发展的一个重要里程碑发生在 1987 年，当时有人使用 T 细胞生长因子白细胞介素 2（IL-2）成功培养和扩增了来自转移性恶性黑色素瘤患者的肿瘤浸润淋巴细胞（Muul et al. 1987）。免疫疗法背后的主要思想是利用宿主免疫系统的潜力来对抗癌细胞并增强对肿瘤诱导的免疫抑制的抵抗力。结果表明，免疫系统会不断清除癌细胞，并且在肿瘤发展过程中也会在肿瘤微环境中产生反应（Gonzalez et al. 2018）。虽然也是靶向治疗的一部分，但针对癌细胞上存在的特定抗原的单克隆抗体通常被认为是一种免疫疗法。它们可以与对癌细胞产生细胞毒性作用的治疗药物相结合。基于抗体的免疫疗法的一个重要进展是免疫检查点抑制剂的出现——这些单克隆抗体可以共刺激 T 细胞或阻断共抑制途径，使 T 细胞被激活并清除肿瘤细胞。另一种免疫治疗策略与癌症疫苗有关，通过设计整个或片段化的癌细胞、抗原或 mRNA 编码抗原来刺激免疫反应。一种快速演化的策略是以自体过继细胞疗法（ACT）为代表，其中免疫细胞［通常是 T 细胞或自然杀伤（NK）细胞］从患者的血液或肿瘤组织中被分离出来，在体外扩增和/或修饰（Ott et al. 2017），然后回输给患者以抗癌。ACT 中使用的 T 细胞可以是表达天然 T 细胞受体（TCR）的肿瘤浸润淋巴细胞（TILs），也可以是表达外源性癌症特异性 TCR 或嵌合抗原受体（CAR）的基因工程 T 细胞（Mondino et al. 2017）。

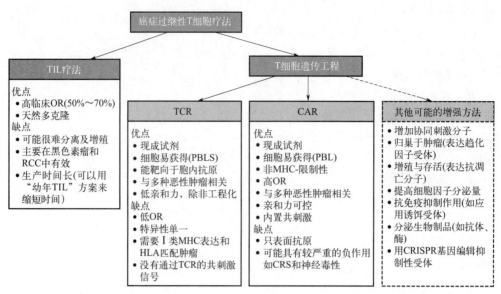

图 9.1　不同过继性 T 细胞治疗方法的总结。CAR—嵌合抗原受体，CRS—细胞因子释放综合征，CSR—嵌合开关受体，OR—客观反应，PBL—外周血淋巴细胞，RCC—肾细胞癌，TCR—T 细胞受体，TIL—肿瘤浸润淋巴细胞

9.2　肿瘤抗原与微环境：机遇和障碍

要设计新颖且有前途的免疫疗法，必须更好地了解肿瘤及其环境中存在的决定性因素和挑战。

9.2.1　肿瘤抗原：免疫系统的靶点

T 细胞在抗癌免疫反应中起着核心作用。它们的激活是由 TCR 与其相关的主要组织相容性复合物（MHC）/肽复合体相互作用启动的，该复合体存在于靶细胞表面，从而特异性激活 T 细胞（He et al. 2019）。T 细胞是否能够识别内源性（肿瘤）组织几十年来一直是一个争论不休的话题，尤其是当 T 细胞被认为对自身抗原具有耐受性时。然而，20 世纪 90 年代分子生物学和免疫学的进步使人们发现了可被 T 淋巴细胞识别的自体蛋白（Coulie et al. 2014）。因此，肿瘤特异性 T 细胞已被证明可通过其 TCR 与源自 MHC 分子呈递的肿瘤抗原（TA）的特定表位结合而被激活。如果 TA 仅存在于肿瘤细胞上，则可称为肿瘤特异性抗原（TSA），而如果它们也由正常组织表达，则它们将被视为肿瘤相关抗原（TAA）。它们可以分为几类；该分类涉及这些抗原的表达模式（例如，过度表达、癌-胚等）以及这些抗原是"自身"还是突变的（Vigneron 2015）。来源不同具有不同的分类，但有五种被广泛描述的已知 TAs 类别：

• 突变的自身蛋白/肿瘤新生抗原——通常在初始癌细胞（或其早期子细胞之一）发生突变时，这类肿瘤抗原可以为基于 T 细胞的癌症免疫疗法提供极好的靶标，因为它们将在大多数肿瘤组织中表达，但在健康组织中不表达（Yamamoto et al. 2019）。

• 癌症/睾丸抗原（C/T）——它们不仅在各种人类癌症中表达，而且在正常睾丸组织中也有表达（如 NY-ESO1）。一些证据表明，T 细胞可能对这些抗原具有一定程度的耐受性（Pearson et al. 2017；Simpson et al. 2005）。

　　•组织特异性分化抗原——这些抗原仅由肿瘤及其起源组织表达。已知的组织特异性分化抗原包括 MART-1/Melan-A 和 gp100，它们在黑色素细胞和黑色素瘤细胞中均有表达（Lai et al. 2018；Joyce Ⅲ 1988）。这些抗原已成为基于 T 细胞的过继免疫疗法的潜在有希望的靶抗原，但它们在正常组织上的存在可能是自身免疫出现的来源。

　　•过度表达的抗原——这种类型的抗原也构成了一个重要的 TA 类别，它与 T 细胞疗法和基于抗体的疗法都相关。过度表达的肿瘤自身抗原也可以作为新的疫苗靶标（Bright et al. 2014）。根据临床数据，似乎它们在几种肿瘤组织中的过度表达（例如 Her2）和它们在健康细胞中的水平降低相结合可能会限制有害的自身免疫副作用（Linnemann et al. 2011）。即使它们在正常组织中以高水平表达，如果它们通常在非必需组织中表达，例如 CD19 或 BCMA（血液恶性肿瘤的抗原），它们也可以成为有价值的靶标。

　　•病毒抗原——据研究，大约 20％的癌症病例与传染源有关（Zur 2009；de Martel et al. 2020），源自致癌病毒的抗原将提供"非自身"靶标来源，由于可能缺乏对病毒表位的耐受性，因此将比 TAA 更有效地被识别（De Re et al. 2020）。

9.2.2　肿瘤微环境：免疫反应停滞

　　实体瘤内包含许多其他细胞类型，包括源自固有和适应性免疫系统的细胞、基质细胞和髓源性抑制细胞（MDSC）（Schouppe et al. 2012；Haas and Obenauf 2019）。后者具有强大的免疫抑制特性，并且它们在肿瘤内的高频存在与不同肿瘤类型患者的不良预后相关。最近的研究结果表明，靶向这些细胞以及它们促进的肿瘤支持环境可能是破坏癌细胞的一种有效方法，从而消除肿瘤（Baghban et al. 2020）。同时，一些肿瘤表现出 TIL 含量升高。这些细胞通常与晚期癌症患者的良好预后有关（Curiel et al. 2004；Fridman et al. 2012）。

9.2.3　抑制性细胞因子：TME 中的另一个主要障碍

　　T 细胞功能可以通过细胞因子调节，细胞因子是由多种细胞类型分泌的蛋白质或肽，包括癌细胞和 T 细胞。细胞因子分泌为免疫系统细胞提供了一种相互交流并针对靶抗原产生反应的方式。许多细胞因子是多效性的，这意味着它们可以对不同的细胞类型，不同的分泌水平和不同的微环境组成产生不同的，有时是相反的作用。因此，人们对它们相关的免疫疗法很感兴趣（Lee and Margolin 2011）。

　　肿瘤微环境内富含抑制性细胞因子，如 IL-4、IL-13、IL-10 和转化生长因子 β（TGF-β）。例如，TGF-β 是一种多功能细胞因子，在造血、细胞生长、分化、细胞凋亡、肿瘤发展和免疫调节中发挥重要作用（Hayashi et al. 2004；Larson et al. 2020）。它具有三种亚型——TGF-β1（最常见）、TGF-β2 和 TGF-β3。起初，TGF-β 被发现可抑制肿瘤发生，但后来在多种致癌反应中，它可以转换并充当肿瘤促进因子（Huang and Blobe 2016；Lebrun 2012）。例如，在其免疫抑制作用中，它被证明可以抑制 IL-1 依赖性淋巴细胞增殖（Wahl et al. 1988），并使巨噬细胞极化以产生免疫抑制作用（Wu et al. 2010）。

　　另一个例子是 IL-10，它通常作为免疫抑制细胞因子发挥作用，使 T 细胞向 2 型辅助性T 淋巴细胞（Th2）表型方向极化（de Waal et al. 1993）。IL-10 可以促进多发性骨髓瘤和其他

B 细胞淋巴增生性疾病的恶性克隆生长（Beatty et al. 1997）。它由免疫细胞和肿瘤细胞产生，包括来自非小细胞肺癌、黑色素瘤、神经胶质瘤、白血病和淋巴瘤的细胞（Smith et al. 1994；Sato et al. 1996；Huettner et al. 1994；Mori and Prager 1998；Voorzanger et al. 1996）。

9.2.4 癌症代谢：重新引起关注的话题

肿瘤微环境的代谢组成会严重影响免疫细胞的表型。癌细胞可诱导突变以帮助它们生存并控制肿瘤区域。癌细胞有许多标志，如血管生成、逃避生长抑制因子、抵抗细胞凋亡、侵袭和过度增殖等。癌症的代谢重编程受致癌基因和抑癌基因突变的转录调控（Frezza 2020），从而导致细胞发展出应对肿瘤微环境中氧气和营养物质缺乏的机制。健康细胞在有氧条件下使用糖酵解途径并利用线粒体进行氧化磷酸化（OXPHOS）。然而，在氧气有限的条件下，有利于糖酵解和乳酸的产生（Tran et al. 2016a）。几种与癌症相关的突变使癌细胞能够以有利于增殖的方式获取营养物质并进行代谢。在氧气存在的情况下，癌细胞可以完成整个呼吸过程，但它们通常会选择将葡萄糖转化为乳酸。这种现象被称为"Warburg 效应"（Vaupel et al. 2019；Tran et al. 2016a）。

癌细胞比滋养它们的血管生长更快。因此，随着实体瘤的生长，它们无法有效地获取氧气（Lu et al. 2002）。换句话说，它们会慢慢地经历缺氧。在这种条件下，导致乳酸发酵的糖酵解途径成为 ATP 的主要来源。通过转录因子缺氧诱导转录因子（HIF-1α）的作用，糖酵解在缺氧肿瘤中变得更有效。仅使用糖酵解可能会提供一些优势，例如更快地产生 ATP 来帮助癌细胞存活和生长。癌细胞中可能发生的多种代谢变化也可能激活致癌基因，使细胞避免死亡（Kroemer and Pouyssegur 2008）。在这种竞争条件下，免疫细胞处于劣势，这会阻碍它们在肿瘤附近的存活和持续存在，从而导致抗肿瘤反应降低（Brand et al. 2016；Lim et al. 2020）。除了程序性细胞死亡配体蛋白 1（PD-L1）或免疫抑制细胞因子等抑制性配体外，T 细胞通常会遇到缺氧，缺氧持续存在往往会导致肿瘤逃逸和进展；所有快速分裂的哺乳动物细胞都需要摄取高葡萄糖来维持它们的增殖。因此，肿瘤细胞、基质细胞和免疫细胞必须对自然环境中有限的葡萄糖进行激烈竞争（Shyer et al. 2020；Aksoylar et al. 2020）。然而，肿瘤细胞可能会胜过其他细胞，因为它们在缺氧情况下可以驱动诸如葡萄糖转运蛋白的更高表达，以维持高代谢率和增殖，导致 T 细胞抗肿瘤活性降低（Gupta et al. 2020）。

9.2.5 抑制性受体和免疫检查点抑制剂

免疫检查点是 T 细胞免疫功能的负调节子，可以帮助癌细胞逃避免疫系统反应。免疫检查点抑制剂（ICI）是单克隆抗体（mAb），可以阻止抑制性受体与其配体之间的结合，从而阻断 T 细胞中抑制肿瘤消退的途径（Alsaiari et al. 2021；Meir et al. 2017；Ribas and Wolchok 2018）。免疫检查点抑制剂的出现，主要包括抗程序性细胞死亡受体 1/程序性细胞死亡配体 1（PD-1/PD-L1）和抗细胞毒性 T 淋巴细胞相关抗原 4（CTLA-4），它们的使用预示着免疫肿瘤学进入了新纪元。在 T 细胞中，CTLA-4 最初表达为细胞内蛋白，在 T 细胞受体（TCR）激活并通过 CD28 共刺激后，它可以转移到细胞表面。在那里，它与 T 细胞中关键的共刺激分子（CD80、CD86）的结合胜过了 CD28 的结合。CTLA-4 可以激活抑制性信号传入 T 细胞，从而终止了 T 细胞增殖和激活。PD-1 受体是由其配体 PD-L1 激活的效应 T 细胞的主要负调节因子，在肿瘤细胞表面表达。肿瘤微环境中炎症诱导的 PD-L1 表达

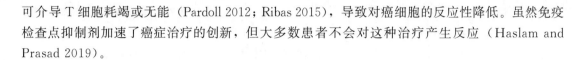

可介导 T 细胞耗竭或无能（Pardoll 2012；Ribas 2015），导致对癌细胞的反应性降低。虽然免疫检查点抑制剂加速了癌症治疗的创新，但大多数患者不会对这种治疗产生反应（Haslam and Prasad 2019）。

9.3　基于 T 淋巴细胞的免疫疗法

9.3.1　肿瘤浸润淋巴细胞

9.3.1.1　TIL 治疗

T 淋巴细胞是具有根除癌细胞潜力的免疫成分之一。肿瘤浸润淋巴细胞（TIL）是从肿瘤中分离出来的 T 细胞，具有识别已表达的肿瘤抗原并特异性攻击它的潜力。它们还可能与肿瘤类型、分期和预后有关（Dudley et al. 2003；Maibach et al. 2020；Zikich et al. 2016；Besser et al. 2020）。然而，它们在 TME 中的数量可能不足，并且离体扩增对于它们的抗肿瘤作用可能是必需的。例如，从肿瘤本身分离出来的 TIL 的过继细胞转移（ACT）（Rosenberg 2014）可以导致晚期黑色素瘤患者的实体瘤消退，近四分之一的治疗个体实现了持久的完全缓解（Rosenberg et al. 2011）。最近的研究结果还表明，TIL 疗法已成功应用于其他类型的癌症，包括胆管癌（Tran et al. 2014）、宫颈癌（Stevanovic et al. 2015）、结直肠癌（Tran et al. 2016b），以及最近的乳腺癌（Zacharakis et al. 2018）。TIL 疗法体现了 T 细胞强大的治疗潜力，但它们的正确分离和扩增对于治疗的成功至关重要（Eisenberg et al. 2019）。

尽管取得了上述成功（尤其是在黑色素瘤中），但使用自体 TIL 的 ACT 疗法仍有一些局限性，例如，需要分离和扩增具有抗肿瘤活性的 T 细胞。即使产生了此类细胞，某些肿瘤的过继性 T 细胞疗法也不一定有效，因为它们的抗原性可能很差。在这方面，关于为什么黑色素瘤作为治疗性 TIL 的靶标被广泛研究的一个可能解释是，这种类型的癌症在人类癌症中似乎是独一无二的，因为它能够促进具有抗肿瘤活性的淋巴细胞数量增加。这可能是由于黑色素瘤表达大量的突变抗原（Cohen et al. 2015；Prickett et al. 2016），有助于打破自我耐受，并且还含有 II 类 MHC 分子（Walia et al. 2012；Restifo et al. 2012）。

其他肿瘤 [如乳头瘤病毒（HPV）相关癌和乳腺肿瘤] 可被 T 细胞浸润，但其特异性和功能尚不清楚（Stanton and Disis 2016；Stevanovic et al. 2019；Zacharakis et al. 2018；Vihervuori et al. 2019）。在大多数乳腺癌亚型中，TIL 含量可能会有高有低，这可能是肿瘤预后的标志。例如，间质 TIL 每减少 10%，三阴性乳腺癌的死亡风险就会增加 20%。大多数（>75%）CD8+ T 细胞频率低（<14% 的 TIL）或高（≥14% 的 TIL）的患者被观察到有平均 13.2 年的生存差异（Vihervuori et al. 2019）。

肾细胞癌（RCC）也被认为是一种免疫原性肿瘤，表现出丰富的瘤内淋巴细胞浸润。尽管如此，在这种情况下，由于 RCC 微环境中诱导的许多免疫抑制机制，肿瘤部位的 T 细胞激活似乎仍然不足（Heidegger et al. 2019；Vuong et al. 2019；Mier 2019）。这可能解释了为什么之前在 RCC 中使用 TIL 进行的临床试验与黑色素瘤相比没有产生实质性益处。然而，目前关于黑色素瘤患者产生 TIL 及其治疗的知识和经验可以提供线索，用于制定 ACT 治疗 RCC 和其他恶性肿瘤的改进方案（Goedegebuure et al. 1995；Markel et al. 2009；Andersen et al. 2018）。

9.3.1.2　TIL 疗法的意义和未来前景

在大多数癌症患者中，那些自然发生的 TIL 无法破坏肿瘤，因为它们数量众多，受到持续的免疫抑制，以及其他尚未完全了解的因素（Zidlik et al. 2020；van den Berg et al. 2020）。此外，生成对每个患者的肿瘤都有反应性的 TIL 培养物并不总是可行的，并且需要数周时间。在过去几年中，活化 TIL 的 ACT 在治疗转移性黑色素瘤患者（一种预后不良的恶性肿瘤）方面取得了令人鼓舞的结果。几个小组进行的各自独立的研究表明，超过 50％ 接受自体 TIL 治疗的黑色素瘤患者出现了客观存在的临床反应（Rosenberg et al. 2011；Nguyen et al. 2019；Besser et al. 2010），其中超过 20％ 的患者在接受治疗后获得了完全缓解（Rosenberg et al. 2011）。这些新的临床研究旨在通过生成"年轻的 TIL"培养物来改善 TIL 的抗肿瘤、生长和扩增活性（Besser et al. 2010）。在这种方法中，肿瘤浸润淋巴细胞会短暂生长和扩增（约 2～3 周，而传统 TIL 方案为 4～6 周），然后在不进行选择测试的情况下被重新回输到患者体内。因此，"年轻的 TIL"方案使用大量未选择的 TIL，通过去除个体化肿瘤反应筛选步骤，在培养中花费的时间更少。由于不需要进一步的筛选过程，所有已得到的"年轻TIL"培养物在技术上都符合治疗条件（Tran et al. 2008）。由于免疫调节单克隆抗体在最近进行的临床治疗/临床试验中显示出应用前景，T 细胞转移与阻断 CTLA-4 或 PD-1 功能的抗体组合使用可能有助于克服负性共刺激信号，这可能会改善转移 T 细胞的功能（Tang et al. 2019）。此外，可以在培养/扩增过程中操纵 T 细胞分化状态，以改善用于治疗人类癌症的 TIL-ACT，例如使用可能抑制分化过程的分子（如 GSK-3b）（Gattinoni et al. 2009）或使 TIL 培养物接受不同细胞因子的刺激（如 IL-7、IL-15 或 IL-21 单独或与 IL-2 一起使用）（Refaeli et al. 1998；Zorro et al. 2020；Waldmann et al. 2020；Tian et al. 2016；Rosenberg 2014）。此外，从 TIL 培养物或患者血液（基于抗肿瘤反应性）中快速筛选肿瘤特异性 T 细胞可能有助于产生更加个性化的细胞治疗产品（Cohen et al. 2015；Gros et al. 2014，2016）。后一种方法是基于对 T 细胞反应性的正确识别，通常有助于使用可以快速扫描基因组数据的算法来指示潜在的新表位（Besser et al. 2019）。最近，肿瘤浸润淋巴细胞疗法在实体瘤的 Ⅰ 期或 Ⅱ 期临床研究中取得了阳性结果（Yu et al. 2020；Zhang and Wang 2019）。

9.3.2 T 细胞基因工程

TIL 疗法虽然很有前途，但并不总是可行，因为特异性抗肿瘤 T 细胞减少（如果它们存在的话），而且患者（通常生命有限预期）的 T 细胞生长和扩增所需的时间相对较长。因此，为了产生大量功能性肿瘤特异性 T 细胞，人们已开发出两种主要方法，使用 TCRs 或 CARs 基因工程"从头"改造 T 细胞来特异性抗癌（图 9.2）。

9.3.2.1 TCR 结构：T 细胞功能的一个关键决定因素

T 细胞可以通过它们的 TCR 相互作用识别 MHC 复合物呈递的特定表位。事实上，在胸腺中经过一个称为阳性和阴性选择的过程后，T 细胞克隆表达一种确定的 TCR，呈现出明显的特异性。TCR 通常由 α/β 链组成（大约只有 5％ 的 T 细胞呈现由 γ/δ 链构建的 TCR）。两条链均由 2 个免疫球蛋白样结构域组成，可进一步分为可变区和恒定区（VR 和 CR）。可变部分可以通过称为 CDR（互补决定区）的 6 个突出环（3 个在 α 链，3 个在 β 链）与 MHC/抗原复合物相互作用。TCR 恒定区负责促进 α 链和 β 链之间的配对。此外，它们可以促进与由 CD3 链组成的信号复合体的相互作用。此时，α 链和 β 链在与其同源抗原结合时不能通过自身发出信号，因为它们具有较短的细胞质区域。因此，TCRα/β 二聚体与三个 CD3 二聚体（一个 CD3ζ 的同二聚体，2 个异二聚体 CD3γ 和 CD3ε、CD3δ 和 CD3ε）偶联。

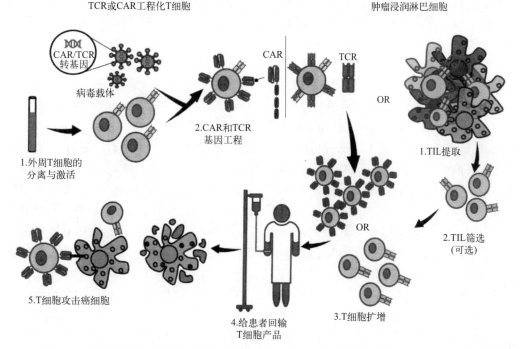

图 9.2 不同过继性 T 细胞治疗过程示意图。CAR—嵌合抗原受体；TCR—T 细胞受体；TIL—肿瘤浸润淋巴细胞

CD3 复合物可通过细胞质结构域中包含的 ITAM（基于免疫受体酪氨酸的激活基序）的磷酸化来提供激活信号。在初始 T 细胞（即尚未遇到其同源抗原的细胞）中，通常需要补充（共刺激）信号来正确激活它们，从而导致它们的存活和增殖。这种信号可以通过 CD28 受体与其在靶细胞上的配体 CD80/CD86 的结合来介导。细胞因子可能提供第三种信号，促进 T 细胞分化为不同的亚群（Rosenberg 2014）。

9.3.2.2 TCR-基因转移

虽然 T 细胞的特异性是完全基于其 TCR 的性质，但 TCR 基因转移疗法代表了一种有前途的方法，该方法对 T 细胞进行基因改造以识别肿瘤抗原。Steinmetz 及其同事在 1986 年进行的一项开创性研究首次证明了 TCR 基因转移方法的可行性。在那项工作中，T 细胞的特异性通过基因工程被重新定向，但当时主要用于研究受体动力学（Dembic et al. 1986）。后来，几项具有更多转化目的的研究使用黑色素瘤特异性 TCR 证明了（人类）T 细胞如何通过 TCR 基因转移在体外（Clay et al. 1999a，b）进行工程改造以识别特定抗原，然后使用小鼠模型进行体内研究（Kessels et al. 2001）。Morgan 等人在 2006 年报道了第一个基于 TCR 基因疗法治疗转移性黑色素瘤患者的临床试验结果。他们用逆转录病毒以 MART-1 特异性 TCR 转导自体外周血淋巴细胞（PBL）（Morgan et al. 2006）。MART1 是众所周知的在黑色素瘤中广泛表达的 TAA（Riker et al. 2000）。在这项首创的 TCR 基因转移临床试验中，从 TIL 克隆中分离出了一种称为 DMF4 的 MelanA/MART1-HLA-A*0201 限制性特异 TCR，在转移性黑色素瘤患者分离出来的 T 细胞中表达。HLA-A*0201 被选为靶点 MC 等位基因，因为它在 30%～50% 的白种人中表达，这样就能够假定这种方法在临床上与超过三分之一的黑色素瘤患者相关（Weizman and Cohen 2016）。尽管 15 名患者中只有 2 名患者出现客观缓解，但该临床试验证明了 TCR 基因转移的可行性和潜在用途。为了进一步探索该策略的潜力，有人进行了第二次临床试验，这次使用了一种称为 DMF5 的针对 MART1 的高亲和力 TCR（Johnson et al. 2006）。在这项临床试验中，大约 30% 的患者经历了客观缓解。有趣的是，患者在输注后五天还出现了眼前庭副作用和严重的皮疹。MART1 在眼睛、耳朵、皮肤和其他色素组织中表达，这种表达模式可能与脱靶效应有关（Johnson et al. 2009）。在同一工作中，使用了另一种对 gp100$_{154\text{-}162}$ 具有黑色素瘤特异性的高亲和力 TCR，尽管它起源于 HLA-A*0201 转基因小鼠，但使用该 TCR 导致的反应率为 19%（Johnson et al. 2009）。在过去几年中，有人还研究了将 TCR 用于非黑色素瘤肿瘤，以便将这种方法扩展到其他恶性肿瘤。几项研究还采用了针对种系或过表达抗原的 TCR。例如，使用从 HLA-A*0201 转基因小鼠中分离出的 p53 特异性 TCR，总共有 10 名患者接受了此 TCR 基因转移（Cohen et al. 2005）。一名胆管癌患者经历了部分消退，尽管该试验针对的是非突变且普遍存在的表位，但未发现有重大毒性（Davis et al. 2010）。有趣的是，在这些肿瘤中测得的 p53 特异性 T 细胞反应性和 p53 水平之间没有发现明显的关联（Theoret et al. 2008）。然而，其他研究表明，T 细胞反应性可能与 p53 蛋白稳定性相关（Shamalov et al. 2017）。

靶向抗原的选择对于治疗的成功以及通过基因工程 T 细胞疗法减少脱靶效应至关重要（Tran et al. 2017）；事实上，TCR 靶向肿瘤相关抗原可能会产生严重甚至致命的后果。使用 CEA 特异性 TCR 会导致严重的结肠炎（Parkhurst et al. 2011），据报道接受 MAGE-A3 特异性 TCR 工程化 T 细胞治疗的患者患有白质脑病、昏迷和致命的心脏毒性（Linette et al. 2013）。因此，重要的是制定相应措施来帮助确定新 TCR 所出现的潜在交叉反应（Stone et al. 2015；Hickman et al. 2016）。尽管如此，靶向癌症-睾丸抗原 NY-ESO1 的 TCR，如 1G4 TCR 的衍生物，可以产生理想的临床结果，而且毒性很小。使用这种方法获得了 50% 到 90% 的客观缓解（据我们所知这是迄今为止 TCR 基因转移治疗的最佳效果）。两项研究报告称，当使用特定的 TCR 靶向 NY-ESO-1 抗原时，研究者成功治疗了滑膜细胞肉瘤、多发性骨髓瘤和黑色素瘤（Robbins et al. 2015；Rapoport et al. 2015）。此外，可以靶向病毒抗原（可能由癌细胞表达）：在当前的一项Ⅰ/Ⅱ期临床试验（NCT02858310）中，转移性 HPV＋癌患者使用 HPV-E7 特异性 TCR 进行治疗，这种方法能够导致肿瘤消退（Nagarsheth et al. 2021）。

因此，TCR 基因转移已被证明是产生特异性肿瘤反应性 T 细胞的有效策略，而且无需也没有限制分离天然存在的肿瘤反应性 T 细胞。应考虑的其他因素包括 TCR 基因的延长表达、待改造的 T 细胞表型、输注后 TCR 修饰 T 细胞的持久性以及达到足够的 T 细胞功能活性所需的必要条件（Manfredi et al. 2020）。

目前，许多临床和临床前研究旨在评估改进 ACT 程序中不同步骤的效果。一些策略已被用于改进 T 细胞的效应功能。例如，在运输到肿瘤部位的 T 细胞上改变/添加黏附分子表达（Hinrichs et al. 2011）。为了增加 T 细胞增殖，一些研究人员还将 IL-2 细胞因子基因转导到淋巴细胞中（Bandyopadhyay et al. 2002）。也可以在患者接受 ACT 治疗缓解后克隆其 TCR，然后将肿瘤特异性 TCR 基因注入其他患者的自体 T 细胞中（Johnson et al. 2009；Parkhurst et al. 2017）。然而，这种方法受到了 TCR 仅在源患者的 MHC 分子背景下识别肿瘤抗原的限制。另一种方法可以使用从 HLA 人源化小鼠中分离出的 TCR，这些小鼠已经被确定的肿瘤抗原刺激过（Restifo et al. 2012；Klebanoff et al. 2016）。针对肿瘤抗原类型 p53、CEA 和 PMEL 的小鼠 TCR 已被用于临床试验并证明了其临床益处。然而，研究者注意到了对患者的毒性：靶肿瘤抗原对肿瘤不够特异（Johnson et al. 2009；Parkhurst et al. 2011）。此外，我们和其他人的研究表明可以突变 TCR 链来提高转导 TCR 的表达水平并减少 TCR 中 α 链和 β 链的错配（Cohen et al. 2006，2007；Audehm et al. 2019；Helmy et al. 2013；Kuball et al. 2007；Bethune et al. 2016；Haga-Friedman et al. 2012；Bialer et al. 2010）。

9.3.3　TCR 基因转移的局限性及解决途径

TCR 可以识别多种类型的抗原，细胞内抗原、细胞表面抗原或新抗原，所有这些都由肿瘤细胞 I 类 MHC 分子以短表位呈递。然而，癌细胞可以通过突变或其他巧妙的机制来逃避免疫系统。TCR 技术开发中的挑战包括特定靶标的选择、合适 TCR 的选择、最佳结合 TCR 亲和性的筛选、安全性评估如可能的脱靶效应，以及蛋白质工程改进以产生更稳定的具有更高亲和力的 TCR（Spear et al. 2019；Merhavi-Shoham et al. 2012）。

事实上，天然 TCR 对这些癌症抗原的亲和力可能很低，尤其是当靶表位来自肿瘤相关抗原时（由于存在对自身抗原决定簇的高反应性 TCR 的负选择）。为了改善天然 TCR，可以使用蛋白质工程工具设计高亲和力的 TCR（Bialer et al. 2010；Zhao et al. 2007；Robbins et al. 2008），并通过基因治疗工程在 T 细胞中编码（Lo et al. 2020），这可以提高 TCR 识别肿瘤细胞的特异性和亲和力。高亲和力 TCR 的构建需要特定的靶标识别。同时，需要筛选由癌细胞和健康细胞表达或过表达的特定多肽，以确定体外潜在的脱靶反应性。进行临床前安全性分析以避免或尽量减少二次效应（如脱靶效应和交叉反应）也很重要。可以在恒定区设计 TCR 修饰以促进更好的配对或在 CDR 可变区突变以增强亲和力和特异性（Bialer et al. 2010）。一个例子是针对在黑色素瘤、多发性骨髓瘤（MM）和肉瘤中过度表达的纽约食管鳞状细胞癌抗原（NY-ESO-1）进行特异性改造的 1G4 TCR（Robbins et al. 2008；Cohen et al. 2007）。在临床试验中使用这种改进的 TCR 在癌症患者中显示出了令人鼓舞的效果，可以达到高达 45％的临床反应（Robbins et al. 2015）。

值得一提的是，MHC 限制可能会限制 TCR-T 细胞疗法，因为与 CAR 不同，如果被正确的 MHC 等位基因展示，TCR 将识别其同源抗原。其他障碍可能会阻碍 TCR-T 细胞疗法——外源性和内源性 TCR 链之间存在杂交（错配）的风险，这可能会诱发一些潜在的罕见自身抗原识别，从而导致移植物抗宿主病（Audehm et al. 2019）。当将源自外源性 α/β TCR 的链与源自天然/内源性 α/β TCR 的两条链混合时，可以形成四种不同的 TCR 组合。两个错配的异二聚体 TCR 可能导致 TCR 无功能或成为具有自身反应性的新特异性受体。事实上，在小鼠模型中已有研究证明了混合 TCR 如何形成导致产生自身免疫反应表型的 T 细胞（Bendle et al. 2010；Bunse et al. 2014）。

已经有人设计了几种方法来促进引入的 TCR 表达，通常是基于分子方法来使引入的外源性 TCR 的 α/β 链进行更好的配对/关联（Aggen et al. 2012；Debets et al. 2016）。例如，由部分/整个小鼠恒定区组成的人类杂交 TCR（Cohen et al. 2006；Bialer et al. 2010；Sommermeyer and Uckert 2010；Goff et al. 2010）介导了转移 TCR 的表达增强。在 TCR 的恒定区域内加入一个额外的二硫键（Cohen et al. 2007；Kuball et al. 2007；Sadio et al. 2020），分子"旋钮成孔"，TCR 链恒定区的倒置（Voss et al. 2008）、单链 TCR（Nakajima et al. 2019）和 TCR/CD3ζ 融合产物的使用（Sebestyen et al. 2008）也被证明是潜在的配对优化策略（Howie et al. 2015；Spear et al. 2018；Carter et al. 2019）。由于 α/β 和 γ/δ TCR 链不能相互配对（Morath and Schamel 2020；Saito et al. 1988），使用 αβ TCR 转导 γδT 细胞也是一种替代方法（Fichtner et al. 2020；van der Veken et al. 2009）。为了防止 TCR 错配并产生

自反应性 TCR，在包裹治疗性 TCR 的 α 和 β 链之间进行恒定域交换已在小鼠模型中被证实是一种更安全的 TCR 基因疗法（Bethune et al. 2016）。沉默内源性 TCR 是另外一种策略，可以通过共转移 siRNA/shRNA 靶向内源性 TCR（Ernst et al. 2020；Okamoto et al. 2009）或使用针对内源性 TCR 链的锌指核酸酶（ZFN）来实现（Ernst et al. 2020；Provasi et al. 2012）。最近，一些实验使用 CRISPR/Cas 方法敲除内源性 TCR，以通过工程 TCR 方法提高抗原敏感性（Ernst et al. 2020；Singh et al. 2017）［也见于过继细胞疗法（Legut et al. 2018）］中的 CAR-CD19 T 细胞（Stenger et al. 2020）。

共刺激信号对于 T 细胞激活也是必不可少的，它们可以提供给工程化细胞以增强的功能、细胞因子分泌和存活——这也可以通过 TCR 转导 T 细胞表达 4-1BB 来实现（Daniel-Meshulam et al. 2013）。正如我们和其他人开发的那样，另一种可以利用抑制性受体的方法是使用激活分子的细胞内结构域和抑制性受体的细胞外结构域。例如，与没有 PD-1/CD28 的对照 T 细胞相比，PD-1/CD28 工程化 T 细胞检查点阻断会分泌更多的 IFN-γ（Ankri et al. 2013；Andrews et al. 2019；Qin et al. 2019；Schlenker et al. 2017），并显示出体内抗肿瘤活性改善。同样，对作为共刺激开关受体的 TIGIT 等共抑制受体的研究在 T 细胞抗肿瘤功能方面取得了令人鼓舞的结果（Hoogi et al. 2019）。因此，TCR-T 细胞疗法已显示出一些令人满意的结果，并可能在未来十年内发挥其全部治疗潜力。

9.4 CAR-T 细胞

9.4.1 CAR-T 细胞疗法：结构与开发

与 TCR 基因转移方法并行，可以使用 CAR 重定向 T 细胞的特异性。这些分子结合了传递第一和第二信号的元素。CARs 转导的 T 细胞通常通过抗体衍生的融合蛋白来识别特定抗原，例如由抗体重链（VH）和轻链（VL）的可变区组成的单链可变片段（scFv）。人们在使用 NK 细胞受体时发现可以使用天然肿瘤特异性受体，例如天然细胞毒性受体（NCR）（Tal et al. 2014；Zhang et al. 2012；Eisenberg et al. 2017）、NKG2D（Weiss et al. 2018）或 SIGLEC 受体（Meril et al. 2020）。在第一代 CAR 中，scFv 直接融合到一个铰链区（将 scFv 连接到跨膜结构域）、一个将 CAR 锚定在细胞表面的跨膜结构域，以及一个细胞内信号结构域，在抗原结合（通常使用 CD3ζ 或 FcRγ）后激活 T 细胞。在第二代 CAR 中，在 CD3ζ 或 FcRγ 结构域之前增加了一个共刺激信号结构域，以提供第二个激活信号来增强生理性 T 细胞反应。第三代 CAR 还额外包括多个串联的共刺激或信号域（图 9.3）。

9.4.2 将 CAR 推向临床

CAR-T 细胞疗法已成为难治性或复发性 B 细胞恶性肿瘤治疗组合的重要补充。2017 年，两种靶向 CD19 的 CAR-T 细胞疗法，其品牌名称为"Kymriah"和"Yescarta"，是首批在复发和/或难治性 B 细胞恶性肿瘤临床试验成功后被 FDA 批准的 CAR-T 细胞疗法。ZUMA-1 试验（NCT02348216）评估了抗 CD19 CAR-T 细胞产品"Yescarta"对各种类型 B 细胞淋巴瘤患者的疗效。在最近的更新中，报告的客观缓解率（ORR）为 83%，完全缓解（CR）率为 58%（Locke et al. 2019；Maude et al. 2018；Roex et al. 2020）。使疗法获得 FDA 批准的第二项试验是 JULIET 研究（NCT02445248），其中在患有复发或难治性弥漫性大 B 细胞淋巴瘤

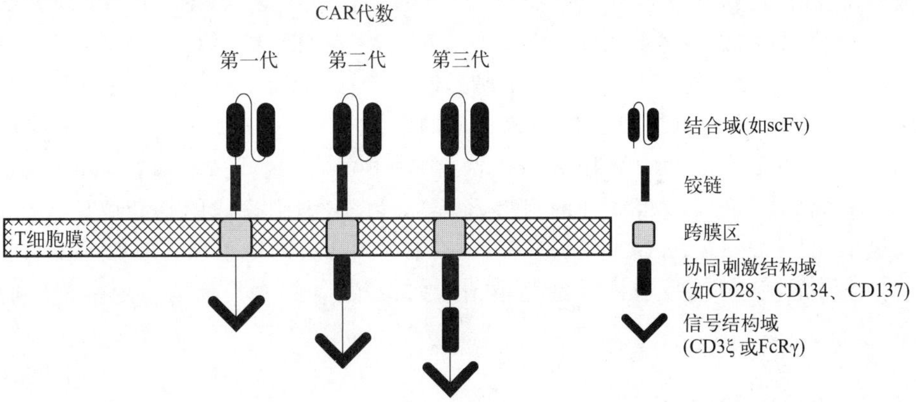

CAR 代数

图 9.3　几代 CAR 的图示

（DLBCL）的成人患者中评估了抗 CD19 CAR-T 细胞产品 Kymriah，报告的总体缓解率（OR）和 CR 率分别为 52% 和 40%（Schuster et al. 2019）。自批准以来，未参与临床试验的患者数据已收集分析。Nastoupil 等人在产品上市后的真实临床治疗中关于 Yescarta 的研究报告中称，3.9 个月后中位随访的 OR（81%）和 CR 率（57%）相当可观（Nastoupil et al. 2020）。

　　在 CAR-T 细胞疗法在 CD19$^+$ 白血病中取得成功的基础上，它正在扩展到其他肿瘤疾病，包括血液学和非血液学疾病。例如，有人针对多发性骨髓瘤的 CAR-T 细胞疗法进行了广泛的研究，其中之一艾基维仑赛（idecabtagene vicleucel）近年被 FDA 批准为一种新的 CAR-T 细胞疗法。在针对多发性骨髓瘤的 CAR-T 细胞研究中，最广泛使用的靶抗原是 B 细胞成熟抗原（BCMA）（D'Agostino and Raje 2020；Danhof et al. 2018；Cho et al. 2018a；Cohen 2018）。在几项已报告的临床试验中，如 NCT02546167（Cohen et al. 2019）、NCT02215967（Ali et al. 2016；Brudno et al. 2018）、NCT02658929（Raje et al. 2019）、NCT03090659（Xu et al. 2019）、NCT03090659（Zhao et al. 2018）、ChiCTR-17011272（Ma et al. 2019），大多数研究的 ORR 范围为 85%～95%；只有两项提到的研究，NCT02546167 和 NCT02215967，分别报告了 48% 和 58% 的较低 ORR。BCMA CAR-T 细胞疗法观察到的中位无进展生存期（PFS）在 1 年范围内。尽管 BCMA CAR-T 细胞疗法获得了相对较高的 ORR，但仍然经常观察到复发。剂量递增似乎对于确定治疗成功所需的最佳细胞剂量至关重要（Munshi et al. 2021）。但是，主要的问题是 BCMA 表达的下调或缺失。因而，避免 BCMA 阴性复发的一种策略是将 BCMA CAR-T 细胞与 γ-分泌酶抑制剂结合使用，以防止它从 MM 细胞表面切割 BCMA（Pont et al. 2019）。

　　人们正在开发其他策略以提高 CAR-T 疗法的效力——例如，人们正在研究双 CAR 方法以提高反应持久性，如所见的结合 BCMA 和 CD19 的特异性 CAR-T 细胞。在中位随访 179 天时，95% 的患者有总体反应，包括 43% 的严格完全反应和 14% 的完全反应（Yan et al. 2019）。更多研究正在寻找 CAR-T 细胞靶向的其他抗原，例如 CD38、SLAMF7、CD44v6、CD56 和 GPRC5D 等（Timmers et al. 2019）。

　　另一种 B 细胞恶性肿瘤是慢性淋巴细胞白血病（B-CLL），也是最先接受 CD19 CAR-T 细胞疗法研究的恶性肿瘤之一。接受 CD19 靶向 CAR-T 细胞疗法治疗的 CLL 患者总数为 134 人；他们中的大多数人在几个疗程后复发了。CAR-T 细胞在 CLL 中报告的差异结果暗示了 CLL 的疗效低于 DLBCL 或急性淋巴细胞白血病（B-ALL）；根据 IWCLL（国际慢性淋巴细胞白血病研讨会）标准，仅在 20％～30％ 的患者中获得了 CR，估计 18 个月的 PFS 为 25％。部分原因可能是因为 CLL 中免疫系统耗竭，这会降低转导后的 CAR-T 细胞活化。基于研究数据证明接受依鲁替尼和 CAR-T 细胞联合治疗后 CLL 患者病情有所改善，一项前瞻性研究正在评估注射 CAR-T 细胞时依鲁替尼的疗效（NCT03331198）（Porter et al. 2011，2015；Lemal and Tournilhac 2019；Turtle et al. 2017；Fraietta et al. 2018；Riches et al. 2013）。作为这种治疗方法很可能会取得成功的直接后果，CAR-T 细胞疗法的专利申请自 2013 年以来呈指数级增长（Jurgens and Clarke 2019），其中美国和中国处于领先地位（连同世界上总共超过三分之二的国家共享 CAR-T 细胞申请人的份额），其次是英国、德国、日本和法国（Oluwole et al. 2020）。

9.4.3　CAR 的限制因素

迄今为止，CAR-T 细胞疗法在血液癌症中的成功尚未在实体瘤中复制，尽管人们正在投入相当大的努力，而且仍然存在一些障碍，但前期广泛的研究已经确定了几个有助于 CAR-T 细胞疗法成功的关键因素：

确定靶抗原。首先，理想情况下，CAR-T 细胞的靶抗原应该只在肿瘤细胞上表达，以避免"中靶/脱瘤"效应。其次，它需要在靶细胞上呈现足够高的表达水平，以便进行 CAR-T 细胞检测。再次，均匀分布在肿瘤细胞上。目前，研究证明最成功的 CAR 是针对 B 细胞谱系上表达的抗原，如 CD19、CD20、BCMA 等；这些抗原也存在于正常 B 细胞上。然而，这是一种特殊情况，在这种情况下，"中靶/脱瘤"效应的结果是可控的——B 细胞再生障碍性低丙种球蛋白血症可以通过免疫球蛋白替代疗法在 CAR-T 细胞群减少后进行控制，免疫系统可以重建 B 细胞谱系（Jain et al. 2020）。诸如此类的事件尚未在实体瘤中发现，并且已经报道了严重的"中靶/脱瘤"毒性病例。例如，一名转移性结肠癌患者接受了针对人类表皮生长因子受体 2（HER2）的 CAR-T 细胞治疗，并在注射后五天因肺上皮细胞上 HER2 的低表达而死亡（Morgan et al. 2010）。

另一个警告是抗原表达的异质性，因为肿瘤通常由克隆亚群组成，有不同的抗原。此外，"抗原逃逸"，即癌细胞上抗原表达的减少，会影响治疗的成功。这可能会通过使用双 CAR 逻辑门控、CAR 或串联 CAR 来克服。CAR-T 细胞治疗实体瘤的临床研究可靶向抗原如二唾液酸神经节苷脂 GD2、HER2、表皮生长因子受体变体Ⅲ（EGFRvⅢ）、前列腺特异性膜抗原（PSMA）、癌胚抗原（CEA）、白细胞介素（IL）13R2、神经细胞黏附分子 L1（NCAM-L1、CD171）、受体酪氨酸激酶如孤儿受体 1（ROR1）和 B7H3。正如我们和其他人所证明的那样，它也可以针对糖基化抗原（Tal et al. 2014；Eisenberg et al. 2017；Meril et al. 2020）。到目前为止，用 CAR 治疗实体瘤只取得了很小的成功，尤其是与血液恶性肿瘤相比。除了在 T 细胞中产生免疫抑制的常见机制外，需要考虑的一个重要因素是 CAR 的结合亲和力，它会对疗效和安全性产生影响。信号强度被证明是 CAR-T 细胞治疗成功与否的主要决定因素（Feucht et al. 2019），正如一项关于针对 ICAM-1 的 CAR-T 细胞的体内研究所见，ICAM-1 是一种与许多实体瘤相关的 TAA，但也在许多正常组织上作为黏附标记物表达。用微摩尔亲和 CARs 治疗时，比用更高的纳摩尔亲和治疗的 CAR 更安全、更有效，这加强了评估每个给定 CAR 的治疗窗范围的必要性（Park et al. 2017；Min et al. 2017）。最近，FDA 批准了一种用于治疗甲状腺癌的 ICAM-1 特异性 CAR-T 细胞产品的快速通道。

定位并到达肿瘤。为了对抗癌细胞，CAR-T 细胞需要浸润肿瘤部位。在处理血液癌症时，

CAR-T 细胞直接与血液中的恶性细胞相互作用。然而，在实体瘤中，有几个因素使 CAR 难以到达目的地，包括可能阻碍淋巴细胞遵循趋化梯度能力的趋化因子-受体错配。例如，实体瘤可以产生和分泌 C-C 趋化因子配体 2（CCL2）等趋化因子，而其相容性受体趋化因子（C-C 基序）受体（CCR）2b 和 CCR4 很少在过继性 T 细胞膜上表达（Moon et al. 2011）。值得注意的是，有研究表明我们可以通过操控 T 细胞表达趋化因子受体来重定向 T 细胞迁移（Sapoznik et al. 2012）。此外，肿瘤可以产生和分泌趋化因子，吸引免疫抑制细胞（如调节性 T 细胞 Treg）。其他因素包括物理屏障，如称为高内皮静脉的变形和未成熟血管，据推测这是 T 细胞浸润到肿瘤中所必需的（Ager 2017）。例如，促进 T 细胞浸润的一种方法是对它们进行工程改造以分泌基质修饰酶，如肝素酶（Caruana et al. 2015）。此外，进入某些肿瘤部位可能在生物学上受到限制，例如在脑肿瘤的情况下，尽管最近的数据证明了经过改造后表达 GD2-CAR 和白细胞介素-15（IL-15）的自然杀伤 T 细胞的可靠性，它在患有Ⅳ期复发/难治性神经母细胞瘤的儿科患者体内扩增并定位于转移部位（Heczey et al. 2020）。

在肿瘤微环境中存活。即使有合适的抗原并定位于肿瘤部位，淋巴细胞也需要面对肿瘤微环境中的障碍，例如肿瘤细胞上检查点抑制剂蛋白质表达的上调、免疫抑制细胞的存在（如 Treg、MDSC 和肿瘤相关巨噬细胞）（Davoodzadeh et al. 2017；Son et al. 2017）。如上所述，TME 的免疫抑制特性是 CAR-T 细胞成功的主要障碍。

毒性。CAR-T 细胞治疗在三分之一的接受治疗的患者中与严重的细胞因子释放综合征（CRS 或细胞因子风暴）和免疫效应细胞相关神经毒性综合征（ICANS；通常称为神经毒性）有关（Morris et al. 2021）。它与肿瘤负荷、不受控制的免疫反应以及炎症细胞因子（如 IL-1 和 IL-6）的释放有关。因此，潜在的治疗干预措施包括注射阻断这些细胞因子及其受体的抗体，或使用限制免疫激活的小分子，如达沙替尼。

9.4.4　CAR-T 细胞的变异

CAR 和 TCR 改造的 T 细胞被认为是一种"活药"——一方面，它们具有动态、快速和广泛激活、增殖的潜力，这有助于它们的治疗效果，另一方面，这可能会导致特定的副作用和毒性。目前，临床批准的 CAR 设计无法控制输注后的 CAR-T 细胞，并且免疫抑制药物的使用严重限制了 CAR-T 细胞发挥功能的时间（Davila et al. 2014）。因此，研究人员正在努力开发能够追踪（Meir et al. 2015）并在体内控制 CAR-T 细胞的调控机制。驱动瞬时 CAR 表达的 mRNA 电穿孔（不同于基因组整合平台）可用于降低与 CAR 表达相关的潜在长期有害影响（Barnard 1992）。尽管如此，为了缓解使用 mRNA 电穿孔时缺乏持续表达的情况，需要重复输注以维持所需的表达 CAR 的 T 细胞数量，但需要仔细平衡，因为重复输注可能承担更大的过敏反应风险（Maus et al. 2013）。

另一种调节方式是调整 CAR 与其抗原的亲和力，旨在排除中靶/脱瘤毒性。降低 CAR 的亲和力可能仍可保证 CAR 去结合具有高抗原表达的癌细胞，而具有较低表达的健康组织不会受到伤害（Caruso et al. 2015；Liu et al. 2015）。这种方法的一个缺点可能是低抗原表达癌细胞的逃逸，因为癌细胞上的不均匀抗原分布很常见（Anurathapan et al. 2014）。此外，转导通常会导致 CAR 蛋白的异质表达，因此很难确保单个 CAR-T 细胞之间的行为一致，因为它们对抗原的亲和力可能会有所不同。为了克服这个问题，Cunanan 等人提议使用 CRISPR 将 CAR 构建体整合到内源性 TCRα 链（TRAC）基因座中（Eyquem et al. 2017）。

主动干扰和诱导控制方法也在研究中。例如，CAR-T 细胞被设计为在施用特定分子时表达自杀基因。当针对表达密码子优化的 CD20 的 CAR-T 细胞施用利妥昔单抗（抗 CD20）时，可以实现抗体依赖性细胞毒性。在利妥昔单抗治疗后，CAR 从移植动物的外周血和次级淋巴器官中耗尽。他们的数据表明，他们优化的 CD20 构建体可作为过继免疫疗法的自杀基因（Vogler et al. 2010）。在另一个例子中，有人开发了一种用于 CD19 CAR-T 细胞的安全开关方法，该方法基于人类半胱天冬酶 9（Cas9）并被设计用于条件二聚化（Di et al. 2011）。当暴露于合成二聚化药物时，诱导性 Cas9 被激活并导致表达该构建体的 CARs 死亡，从而引发 CAR-T 细胞迅速耗尽。

CAR 制造过程可能既昂贵又耗时，部分原因是需要单独制备细胞。因此，研究人员正尝试使用适配体介导的 CARs 模型开发"通用"CAR 系统——将 CAR 识别的分子（适配体）与识别肿瘤抗原的部分连接起来。这提供了新的可能性，例如适配体的滴定给药，从而确保更好地控制可能出现的毒性并改变靶标抗原而无需重新输注和制造 T 细胞（Urbanska et al. 2012；Rodgers et al. 2016；Cho et al. 2018b；Ma et al. 2016）。

CAR 还可以设计为由"布尔逻辑门"独立调节。例如，具有"与"逻辑门的 CAR-T 细胞只有在同时遇到两种抗原时才会被激活。这样可以更好地区分肿瘤细胞和健康细胞（Kloss et al. 2013；Srivastava et al. 2019）。"或"逻辑门使 CAR-T 细胞能够在存在任一靶抗原的情况下抗肿瘤。它可以通过两个独立的 CAR 分子或混合不同特定 CAR-T 细胞的池来实现。除非抗原从癌细胞表面丢失，该策略都可以提高疗效（Hegde et al. 2013；Ruella et al. 2016）。如前所述，当使用靶向 TAA 的 CAR 时（尤其是在实体瘤的情况下），脱靶效应可能是致命的。因此，设计有"非"门的 CAR（也称为 iCAR-抑制性 CAR）是具有针对已知在健康组织上表达抗原的细胞外结合结构域的受体，而细胞内信号部分来源于抑制分子，如 CTLA-4 或 PD-1。通过识别在健康组织上表达的抗原，抑制信号可以取消来自 CAR 的信号，这些信号识别在恶性细胞和健康细胞上表达的靶标 TAA（Fedorov et al. 2013），从而提高该方法的安全性。

9.5　T 细胞工程的其他策略

9.5.1　基因工程中的编辑平台

如上所述，病毒载体是广泛用于 T 细胞工程以引入和控制转基因表达的表达平台。这些通常基于 γ 逆转录病毒载体，例如 MSCV（小鼠干细胞病毒）或 MPSV（骨髓增生性肉瘤病毒）（Uckert and Schumacher 2009；Nowicki et al. 2020）或慢病毒载体（Gutierrez-Guerrero et al. 2020；Circosta et al. 2009；Moco et al. 2020；Jones et al. 2009；Yang et al. 2008）。由于它们可转导非分裂细胞的能力、对基因沉默的抵抗力（Frecha et al. 2010）以及更安全的整合位点谱（Levine et al. 2006；Bulcha et al. 2021），慢病毒载体通常被认为比 γ-逆转录病毒载体更适合（Jones et al. 2009）。尽管如此，这两种病毒载体类型都是有效的，目前已被用于 FDA 批准的治疗产品 Axicabtagene ciloleucel（逆转录病毒）和 Tisagenlecleucel（慢病毒）。开发用于 T 细胞工程的非病毒方法，例如睡美人转座子系统，以避免昂贵的大规模生产和安全测试（Clauss et al. 2018；Deniger et al. 2016；Peng et al. 2009）。在这种方法中，在靶标细胞中引入转座酶（最初在已灭绝的鲑鱼的基因组中鉴定）和转座子（DNA）是整合到宿主细胞基因组中所必需的。虽然这种方法最初仅实现了低转基因表达水平（Peng et al. 2009），但在过去几年中不断改进，并在 CD19-CAR 试验中对其进行了评估，在该试验中实现了没有严重毒性（Magnani et al. 2020）情况下的完全缓解（Kebriaei et al. 2016）。

如前所述，离体制造工程化 T 细胞可能既昂贵又耗时。随着最近对携带遗传物质（例如某些 SARS-Cov2 疫苗）的纳米粒子的研究，使用纳米粒子携带和递送体外转录（IVT）的 CAR 或 TCR mRNA 用于循环 T 细胞的瞬时重编程取得了令人鼓舞的结果，可以用来识别人类肿瘤小鼠模型中的疾病相关抗原（Parayath et al. 2020）。

9.5.2　超越 TCR 和 CAR 工程

由于抗原特异性不是决定基于 T 细胞的治疗成功与否的唯一因素，T 细胞工程的研究超出了 TCR 和 CAR 修饰的范围；相当大的努力致力于寻找增强 T 细胞效力的策略，并克服 T 细胞在肿瘤微环境中受到癌细胞攻击时所面临的障碍。这些策略包括：使用占优势的失活受体，其中受体的突变形式会消除表达该受体的细胞中的负向信号级联（Foster et al. 2008；Bollard et al. 2018；Zhang et al. 2013；Bendle et al. 2013；Kloss et al. 2018；Fahlen et al. 2005；Qin et al. 2008；Quatromoni et al. 2012）；表达趋化因子受体以基于癌细胞分泌趋化因子的方式促进工程化 T 细胞归巢至肿瘤部位（Moon et al. 2011；Sapoznik et al. 2012；Di et al. 2010；Kershaw et al. 2002；Craddock et al. 2010；Garetto et al. 2016；Siddiqui and Erreni 2016）。T 细胞也可以设计为组成型分泌刺激性细胞因子，如 IL-2、IL-15 和 IL-12，以帮助这些细胞在体内存活，甚至是在恶劣的肿瘤环境中（Hoyos et al. 2010；Treisman et al. 1995；Zhang et al. 2011；Hsu et al. 2005；Koneru et al. 2015a，b）。如上所述，嵌合共刺激或细胞因子受体（CSR 或 CCR）可设计用于逆转抑制性细胞因子的免疫抑制作用，因为它们具有结合免疫抑制因子（例如配体或细胞因子）的细胞外结构域，而细胞内结构域源自免疫激活分子（CD28、4-1BB 等），正如我们和其他人发表的嵌合 PD1/28 或 TIGIT/28 那样（Ankri et al. 2013；Hoogi et al. 2019；Ankri and Cohen 2014；Leen et al. 2014；Wilkie et al. 2010；Mohammed et al. 2017；Lo et al. 2008；Vera et al. 2009；Markley and Sadelain 2010）。此外，T 细胞可用于在肿瘤部位递送特定物质，例如检查点抑制剂（Li et al. 2017；Rafiq et al. 2018），这将增加其原位免疫效力。

9.6　结语

在过去的 30 年中，T 细胞的过继转移已成为治疗晚期癌症的一种有前途的免疫治疗策略。这种操纵患者免疫系统以促进肿瘤消退和缓解的基本思路很有吸引力，因为它可以提供持久的保护。尽管如此，从事物的"bench-side（实验台旁）"来看，必须有明确/表征的靶标/抗原，以提供针对广谱肿瘤的更安全的治疗。提高过继性 T 细胞转移的成功率还需要将其与靶向肿瘤微环境和免疫抑制剂的多模式疗法相结合。几项研究还表明，这些概念可用于治疗癌症以外的其他严重疾病。作为这些基于细胞治疗方法的巨大潜力的证明，涉及过继性 T 细胞免疫疗法的临床研究数量快速增加，例如，最近增加了接近 700 项 CAR-T 细胞临床试验（Picanco-Castro et al. 2020）。因此，过继性 T 细胞免疫疗法无疑巩固了其在个性化治疗"名人堂"中的尊贵地位。

参 考 文 献

Ager A (2017) High endothelial venules and other blood vessels:critical regulators of lymphoid organ development and function. Front Immunol 8:45. https://doi.org/10.3389/fimmu.2017.00045

Aggen DH, Chervin AS, Schmitt TM, Engels B, Stone JD, Richman SA, Piepenbrink KH, Baker BM, Greenberg PD, Schreiber H, Kranz DM (2012) Single-chain Valpha Vbeta T-cell receptors function without mispairing with endogenous TCR chains. Gene Ther 19(4):365-374. https://doi.org/10.1038/gt.2011.104

Aksoylar HI, Tijaro-Ovalle NM, Boussiotis VA, Patsoukis N (2020) T cell metabolism in cancer immunotherapy. Immunometabolism 2(3):e200020. https://doi.org/10.20900/immunometab20200020

Ali SA, Shi V, Maric I, Wang M, Stroncek DF, Rose JJ, Brudno JN, Stetler-Stevenson M, Feldman SA, Hansen BG, Fellowes VS, Hakim FT, Gress RE, Kochenderfer JN (2016) T cells expressing an anti-B-cell maturation antigen chimeric antigen receptor cause remissions of multiple myeloma. Blood 128(13):1688-1700. https://doi.org/10.1182/blood-2016-04-711903

Alsaiari SK, Qutub SS, Sun S, Baslyman W, Aldehaiman M, Alyami M, Almalik A, Halwani R, Merzaban J, Mao Z, Khashab NM (2021) Sustained and targeted delivery of checkpoint inhibitors by metal-organic frameworks for cancer immunotherapy. Sci Adv 7(4). https://doi.org/10.1126/sciadv.abe7174

Andersen R, Westergaard MCW, Kjeldsen JW, Muller A, Pedersen NW, Hadrup SR, Met O, Seliger B, Kromann-Andersen B, Hasselager T, Donia M, Svane IM (2018) T-cell responses in the microenvironment of primary renal cell carcinoma-implications for adoptive cell therapy. Cancer Immunol Res 6(2):222-235. https://doi.org/10.1158/2326-6066.CIR-17-0467

Andrews LP, Yano H, Vignali DAA (2019) Inhibitory receptors and ligands beyond PD-1, PD-L1 and CTLA-4:breakthroughs or backups. Nat Immunol 20(11):1425-1434. https://doi.org/10.1038/s41590-019-0512-0

Ankri C, Cohen CJ (2014) Out of the bitter came forth sweet:activating CD28-dependent co-stimulation via PD-1 ligands. Onco Targets Ther 3(1):e27399. https://doi.org/10.4161/onci.27399

Ankri C, Shamalov K, Horovitz-Fried M, Mauer S, Cohen CJ (2013) Human T cells engineered to express a programmed death 1/28 costimulatory retargeting molecule display enhanced antitumor activity. J Immunol 191(8):4121-4129. https://doi.org/10.4049/jimmunol.1203085

Anurathapan U, Chan RC, Hindi HF, Mucharla R, Bajgain P, Hayes BC, Fisher WE, Heslop HE, Rooney CM, Brenner MK, Leen AM, Vera JF (2014) Kinetics of tumor destruction by chimeric antigen receptor-modified T cells. Mol Ther 22(3):623-633. https://doi.org/10.1038/mt.2013.262

Audehm S, Glaser M, Pecoraro M, Braunlein E, Mall S, Klar R, Effenberger M, Albers J, Bianchi HO, Peper J, Yusufi N, Busch DH, Stevanovic S, Mann M, Antes I, Krackhardt AM (2019) Key features relevant to select antigens and TCR from the MHC-mismatched repertoire to treat cancer. Front Immunol 10:1485. https://doi.org/10.3389/fimmu.2019.01485

Baghban R, Roshangar L, Jahanban-Esfahlan R, Seidi K, Ebrahimi-Kalan A, Jaymand M, Kolahian S, Javaheri T, Zare P (2020) Tumor microenvironment complexity and therapeutic implications at a glance. Cell Commun Signal 18(1):59. https://doi.org/10.1186/s12964-020-0530-4

Bandyopadhyay A, Lopez-Casillas F, Malik SN, Montiel JL, Mendoza V, Yang J, Sun LZ (2002) Antitumor activity of a recombinant soluble betaglycan in human breast cancer xenograft. Cancer Res 62(16):4690-4695

Barnard ND (1992) The AMA and the physicians committee for responsible medicine. JAMA 268(6):788-789

Beatty PR, Krams SM, Martinez OM (1997) Involvement of IL-10 in the autonomous growth of EBV-transformed B cell lines. J Immunol 158(9):4045-4051

Bendle GM, Linnemann C, Bies L, Song JY, Schumacher TN (2013) Blockade of TGF-beta signaling greatly enhances the efficacy of TCR gene therapy of cancer. J Immunol 191(6):3232-3239. https://doi.org/10.

4049/jimmunol.1301270

Bendle GM, Linnemann C, Hooijkaas AI, Bies L, de Witte MA, Jorritsma A, Kaiser AD, Pouw N, Debets R, Kieback E, Uckert W, Song JY, Haanen JB, Schumacher TN (2010) Lethal graftversus-host disease in mouse models of T cell receptor gene therapy. Nat Med 16(5):565-570. https://doi.org/10.1038/nm.2128

Besser MJ, Itzhaki O, Ben-Betzalel G, Zippel DB, Zikich D, Kubi A, Brezinger K, Nissani A, Levi M, Zeltzer LA, Ben-Nun A, Asher N, Shimoni A, Nagler A, Markel G, Shapira-Frommer R, Schachter J (2020) Comprehensive single institute experience with melanoma TIL：long term clinical results, toxicity profile, and prognostic factors of response. Mol Carcinog 59(7):736-744. https://doi.org/10.1002/mc.23193

Besser MJ, Shapira-Frommer R, Treves AJ, Zippel D, Itzhaki O, Hershkovitz L, Levy D, Kubi A, Hovav E, Chermoshniuk N, Shalmon B, Hardan I, Catane R, Markel G, Apter S, Ben-Nun A, Kuchuk I, Shimoni A, Nagler A, Schachter J (2010) Clinical responses in a phase II study using adoptive transfer of short-term cultured tumor infiltration lymphocytes in metastatic melanoma patients. Clin Cancer Res 16(9):2646-2655. https://doi.org/10.1158/1078-0432.CCR-10-0041

Besser H, Yunger S, Merhavi-Shoham E, Cohen CJ, Louzoun Y (2019) Level of neo-epitope predecessor and mutation type determine T cell activation of MHC binding peptides. J Immunother Cancer 7(1):135. https://doi.org/10.1186/s40425-019-0595-z

Bethune MT, Gee MH, Bunse M, Lee MS, Gschweng EH, Pagadala MS, Zhou J, Cheng D, Heath JR, Kohn DB, Kuhns MS, Uckert W, Baltimore D (2016) Domain-swapped T cell receptors improve the safety of TCR gene therapy. elife 5. https://doi.org/10.7554/eLife.19095

Bialer G, Horovitz-Fried M, Ya'acobi S, Morgan RA, Cohen CJ (2010) Selected murine residues endow human TCR with enhanced tumor recognition. J Immunol 184(11):6232-6241

Bollard CM, Tripic T, Cruz CR, Dotti G, Gottschalk S, Torrano V, Dakhova O, Carrum G, Ramos CA, Liu H, Wu MF, Marcogliese AN, Barese C, Zu Y, Lee DY, O'Connor O, Gee AP, Brenner MK, Heslop HE, Rooney CM (2018) Tumor-specific T-cells engineered to overcome tumor immune evasion induce clinical responses in patients with relapsed hodgkin lymphoma. J Clin Oncol 36(11):1128-1139. https://doi.org/10.1200/JCO.2017.74.3179

Brand A, Singer K, Koehl GE, Kolitzus M, Schoenhammer G, Thiel A, Matos C, Bruss C, Klobuch S, Peter K, Kastenberger M, Bogdan C, Schleicher U, Mackensen A, Ullrich E, Fichtner-Feigl S, Kesselring R, Mack M, Ritter U, Schmid M, Blank C, Dettmer K, Oefner PJ, Hoffmann P, Walenta S, Geissler EK, Pouyssegur J, Villunger A, Steven A, Seliger B, Schreml S, Haferkamp S, Kohl E, Karrer S, Berneburg M, Herr W, Mueller-Klieser W, Renner K, Kreutz M (2016) LDHA-associated lactic acid production blunts tumor immunosurveillance by T and NK cells. Cell Metab 24(5):657-671. https://doi.org/10.1016/j. cmet.2016.08.011

Bright RK, Bright JD, Byrne JA (2014) Overexpressed oncogenic tumor-self antigens. Hum Vaccin Immunother 10(11):3297-3305. https://doi.org/10.4161/hv.29475

Brudno JN, Maric I, Hartman SD, Rose JJ, Wang M, Lam N, Stetler-Stevenson M, Salem D, Yuan C, Pavletic S, Kanakry JA, Ali SA, Mikkilineni L, Feldman SA, Stroncek DF, Hansen BG, Lawrence J, Patel R, Hakim F, Gress RE, Kochenderfer JN (2018) T cells genetically modified to express an anti-B-Cell maturation antigen chimeric antigen receptor cause remissions of poor-prognosis relapsed multiple myeloma. J ClinOncol 36(22):2267-2280. https://doi. org/10.1200/JCO.2018.77.8084

Bulcha JT, Wang Y, Ma H, Tai PWL, Gao G (2021) Viral vector platforms within the gene therapy landscape. Signal Transduct Target Ther 6(1):53. https://doi.org/10.1038/s41392-021-00487-6

Bunse M, Bendle GM, Linnemann C, Bies L, Schulz S, Schumacher TN, Uckert W (2014) RNAimediated TCR knockdown prevents autoimmunity in mice caused by mixed TCR dimers following TCR gene transfer.

Mol Ther 22(11):1983-1991. https://doi.org/10.1038/mt. 2014.142

Carter JA, Preall JB, Grigaityte K, Goldfless SJ, Jeffery E, Briggs AW, Vigneault F, Atwal GS (2019) Single T cell sequencing demonstrates the functional role of alphabeta TCR pairing in cell lineage and antigen specificity. Front Immunol 10:1516. https://doi.org/10.3389/fimmu. 2019.01516

Caruana I, Savoldo B, Hoyos V, Weber G, Liu H, Kim ES, Ittmann MM, Marchetti D, Dotti G (2015) Heparanase promotes tumor infiltration and antitumor activity of CAR-redirected T lymphocytes. Nat Med 21 (5):524-529. https://doi.org/10.1038/nm.3833

Caruso HG, Hurton LV, Najjar A, Rushworth D, Ang S, Olivares S, Mi T, Switzer K, Singh H, Huls H, Lee DA, Heimberger AB, Champlin RE, Cooper LJ (2015) Tuning Sensitivity of CAR to EGFR density limits recognition of normal tissue while maintaining potent antitumor activity. Cancer Res 75(17):3505-3518. https://doi.org/10.1158/0008-5472.CAN-15-0139

Cho SF, Anderson KC, Tai YT (2018a) Targeting B cell maturation antigen (BCMA) in multiple myeloma: potential uses of bcma-based immunotherapy. Front Immunol 9:1821. https://doi.org/10. 3389/fimmu. 2018.01821

Cho JH, Collins JJ, Wong WW (2018b) Universal chimeric antigen receptors for multiplexed and logical control of t cell responses. Cell 173(6):1426-1438. https://doi.org/10.1016/j.cell.2018. 03.038

Circosta P, Granziero L, Follenzi A, Vigna E, Stella S, Vallario A, Elia AR, Gammaitoni L, Vitaggio K, Orso F, Geuna M, Sangiolo D, Todorovic M, Giachino C, Cignetti A (2009) T cell receptor (TCR) gene transfer with lentiviral vectors allows efficient redirection of tumor specificity in naive and memory T cells without prior stimulation of endogenous TCR. Hum Gene Ther 20(12):1576-1588. https://doi.org/10.1089/hum. 2009.117

Clauss J, Obenaus M, Miskey C, Ivics Z, Izsvak Z, Uckert W, Bunse M (2018) Efficient non-viral t-cell engineering by sleeping beauty minicircles diminishing DNA toxicity and miRNAs silencing the endogenous t-cell receptors. Hum Gene Ther 29(5):569-584. https://doi.org/10. 1089/hum.2017.136

Clay TM, Custer MC, Sachs J, Hwu P, Rosenberg SA, Nishimura MI (1999b) Efficient transfer of a tumor antigen-reactive TCR to human peripheral blood lymphocytes confers anti-tumor reactivity. J Immunol 163 (1):507-513

Clay TM, Custer MC, Spiess PJ, Nishimura MI (1999a) Potential use of T cell receptor genes to modify hematopoietic stem cells for the gene therapy of cancer. Pathol Oncol Res 5(1):3-15

Cohen AD (2018) CAR T cells and other cellular therapies for multiple myeloma:2018 Update. Am Soc Clin Oncol Educ Book 38:e6-e15. https://doi.org/10.1200/EDBK_200889

Cohen AD, Garfall AL, Stadtmauer EA, Melenhorst JJ, Lacey SF, Lancaster E, Vogl DT, Weiss BM, Dengel K, Nelson A, Plesa G, Chen F, Davis MM, Hwang WT, Young RM, Brogdon JL, Isaacs R, Pruteanu-Malinici I, Siegel DL, Levine BL, June CH, Milone MC (2019) B cell maturation antigen-specific CAR T cells are clinically active in multiple myeloma. J Clin Invest 129(6):2210-2221. https://doi.org/10.1172/JCI126397

Cohen CJ, Gartner JJ, Horovitz-Fried M, Shamalov K, Trebska-McGowan K, Bliskovsky VV, Parkhurst MR, Ankri C, Prickett TD, Crystal JS, Li YF, El-Gamil M, Rosenberg SA, Robbins PF (2015) Isolation of neoantigen-specific T cells from tumor and peripheral lymphocytes. J Clin Invest 125 (10):3981-3991. https://doi.org/10.1172/JCI82416

Cohen CJ, Li YF, El Gamil M, Robbins PF, Rosenberg SA, Morgan RA (2007) Enhanced antitumor activity of T cells engineered to express T-cell receptors with a second disulfide bond. Cancer Res 67(8):3898-3903

Cohen CJ, Zhao Y, Zheng Z, Rosenberg SA, Morgan RA (2006) Enhanced antitumor activity of murine-human hybrid t-cell receptor (TCR) in human lymphocytes is associated with improved pairing and TCR/CD3 stability. Cancer Res 66(17):8878-8886

Cohen CJ，Zheng Z，Bray R，Zhao Y，Sherman LA，Rosenberg SA，Morgan RA（2005）Recognition of fresh human tumor by human peripheral blood lymphocytes transduced with a bicistronic retroviral vector encoding a murine anti-p53 TCR. J Immunol 175(9):5799-5808. https://doi. org/10.4049/jimmunol.175.9.5799

Coulie PG，Van den Eynde BJ，van der Bruggen P，Boon T（2014）Tumour antigens recognized by T lymphocytes:at the core of cancer immunotherapy. Nat Rev Cancer 14(2):135-146. https://doi.org/10.1038/nrc3670

Craddock JA，Lu A，Bear A，Pule M，Brenner MK，Rooney CM，Foster AE（2010）Enhanced tumor trafficking of GD2 chimeric antigen receptor T cells by expression of the chemokine receptor CCR2b. J Immunother 33(8):780-788. https://doi.org/10.1097/CJI.0b013e3181ee6675

Curiel TJ，Coukos G，Zou L，Alvarez X，Cheng P，Mottram P，Evdemon-Hogan M，Conejo-Garcia JR，Zhang L，Burow M，Zhu Y，Wei S，Kryczek I，Daniel B，Gordon A，Myers L，Lackner A，Disis ML，Knutson KL，Chen L，Zou W（2004）Specific recruitment of regulatory T cells in ovarian carcinoma fosters immune privilege and predicts reduced survival. Nat Med 10(9):942-949

D'Agostino M，Raje N（2020）Anti-BCMA CAR T-cell therapy in multiple myeloma:can we do better? Leukemia 34(1):21-34. https://doi.org/10.1038/s41375-019-0669-4

Danhof S，Hudecek M，Smith EL（2018）CARs and other T cell therapies for MM:The clinical experience. Best Pract ResClinHaematol 31(2):147-157. https://doi.org/10.1016/j.beha.2018. 03.002

Daniel-Meshulam I，Horovitz-Fried M，Cohen CJ（2013）Enhanced antitumor activity mediated by human 4-1BB-engineered T cells. Int J Cancer 133(12):2903-2913. https://doi.org/10.1002/ijc. 28320

Davila ML，Riviere I，Wang X，Bartido S，Park J，Curran K，Chung SS，Stefanski J，Borquez-Ojeda O，Olszewska M，Qu J，Wasielewska T，He Q，Fink M，Shinglot H，Youssif M，Satter M，Wang Y，Hosey J，Quintanilla H，Halton E，Bernal Y，Bouhassira DC，Arcila ME，Gonen M，Roboz GJ，Maslak P，Douer D，Frattini MG，Giralt S，Sadelain M，Brentjens R（2014）Efficacy and toxicity management of 19-28z CAR T cell therapy in B cell acute lymphoblastic leukemia. Sci Transl Med 6(224):224ra225. https://doi.org/10. 1126/scitranslmed.3008226

Davis JL，Theoret MR，Zheng Z，Lamers CH，Rosenberg SA，Morgan RA（2010）Development of human anti-murine T-cell receptor antibodies in both responding and nonresponding patients enrolled in TCR gene therapy trials. Clin Cancer Res 16(23):5852-5861. https://doi.org/10. 1158/1078-0432.CCR-10-1280

Davoodzadeh GM，Kardar GA，Saeedi Y，Heydari S，Garssen J，Falak R（2017）Exhaustion of T lymphocytes in the tumor microenvironment:significance and effective mechanisms. Cell Immunol 322:1-14. https://doi. org/10.1016/j.cellimm.2017.10.002

de Martel C，Georges D，Bray F，Ferlay J，Clifford GM（2020）Global burden of cancer attributable to infections in 2018:a worldwide incidence analysis. Lancet Glob Health 8(2):e180-e190. https://doi.org/10.1016/ S2214-109X(19)30488-7

De Re V，Caggiari L，De Zorzi M，Fanotto V，Miolo G，Puglisi F，Cannizzaro R，Canzonieri V，Steffan A，Farruggia P，Lopci E，d'Amore ESG，Burnelli R，Mussolin L，Mascarin M（2020）Epstein-Barr virus BART microRNAs in EBV-associated Hodgkin lymphoma and gastric cancer. Infect Agent Cancer 15:42. https:// doi.org/10.1186/s13027-020-00307-6

de Waal MR，Yssel H，de Vries JE（1993）Direct effects of IL-10 on subsets of human CD4+ T cell clones and resting T cells. Specific inhibition of IL-2 production and proliferation. J Immunol 150(11):4754-4765

Debets R，Donnadieu E，Chouaib S，Coukos G（2016）TCR-engineered T cells to treat tumors:seeing but not touching? Semin Immunol 28(1):10-21. https://doi.org/10.1016/j.smim.2016. 03.002

Dembic Z，Haas W，Weiss S，McCubrey J，Kiefer H，von Boehmer H，SteinmetzM(1986)Transfer of specificity by murine alpha and beta T-cell receptor genes. Nature 320(6059):232-238

Deniger DC，Pasetto A，Tran E，Parkhurst MR，Cohen CJ，Robbins PF，Cooper LJ，Rosenberg SA（2016）

Stable, nonviral expression of mutated tumor neoantigen-specific T-cell receptors using the sleeping beauty transposon/transposase system. Mol Ther 24(6):1078-1089. https://doi.org/10.1038/mt.2016.51

Di SA, De AB, Savoldo B (2010) Gene therapy to improve migration of T cells to the tumor site. Methods Mol Biol 651:103-118. https://doi.org/10.1007/978-1-60761-786-0_7

Di SA, Tey SK, Dotti G, Fujita Y, Kennedy-Nasser A, Martinez C, Straathof K, Liu E, Durett AG, Grilley B, Liu H, Cruz CR, Savoldo B, Gee AP, Schindler J, Krance RA, Heslop HE, Spencer DM, Rooney CM, Brenner MK (2011) Inducible apoptosis as a safety switch for adoptive cell therapy. N Engl J Med 365(18): 1673-1683. https://doi.org/10.1056/NEJMoa1106152

Dudley ME, Wunderlich JR, Shelton TE, Even J, Rosenberg SA (2003) Generation of tumorinfiltrating lymphocyte cultures for use in adoptive transfer therapy for melanoma patients. J Immunother 26(4):332-342. https://doi.org/10.1097/00002371-200307000-00005

Eisenberg V, Hoogi S, Shamul A, Barliya T, Cohen CJ (2019) T-cells "a la CAR-T(e)" -Genetically engineering T-cell response against cancer. Adv Drug Deliv Rev 141:23-40. https://doi.org/10. 1016/j.addr. 2019.01.007

Eisenberg V, Shamalov K, Meir S, Hoogi S, Sarkar R, Pinker S, Markel G, Porgador A, Cohen CJ (2017) Targeting multiple tumors using t-cells engineered to express a natural cytotoxicity receptor 2-based chimeric receptor. Front Immunol 8:1212. https://doi.org/10.3389/fimmu. 2017.01212

Ernst MPT, Broeders M, Herrero-Hernandez P, Oussoren E, van der Ploeg AT, Pijnappel WWMP (2020) Ready for repair? Gene editing enters the clinic for the treatment of human disease. Mol Ther Methods Clin Dev 18:532-557. https://doi.org/10.1016/j.omtm.2020.06.022

Eyquem J, Mansilla-Soto J, Giavridis T, van der Stegen SJ, Hamieh M, Cunanan KM, Odak A, Gonen M, Sadelain M(2017) Targeting a CAR to the TRAC locus with CRISPR/Cas9 enhances tumour rejection. Nature 543(7643):113-117. https://doi.org/10.1038/nature21405

Fahlen L, Read S, Gorelik L, Hurst SD, Coffman RL, Flavell RA, Powrie F (2005) T cells that cannot respond to TGF-beta escape control by CD4(+)CD25(+) regulatory T cells. J Exp Med 201(5):737-746. https://doi.org/10.1084/jem.20040685

Fedorov VD, Themeli M, Sadelain M (2013) PD-1-and CTLA-4-based inhibitory chimeric antigen receptors (iCARs) divert off-target immunotherapy responses. Sci Transl Med 5(215):215ra172. https://doi.org/10. 1126/scitranslmed.3006597

Feucht J, Sun J, Eyquem J, Ho YJ, Zhao Z, Leibold J, Dobrin A, Cabriolu A, Hamieh M, Sadelain M (2019) Calibration of CAR activation potential directs alternative T cell fates and therapeutic potency. NatMed 25 (1):82-88. https://doi.org/10.1038/s41591-018-0290-5

Fichtner AS, Ravens S, Prinz I (2020) Human gammadelta TCR repertoires in health and disease. Cell 9(4): 800. https://doi.org/10.3390/cells9040800

Foster AE, Dotti G, Lu A, Khalil M, Brenner MK, Heslop HE, Rooney CM, Bollard CM (2008) Antitumor activity of EBV-specific T lymphocytes transduced with a dominant negative TGF-beta receptor. J Immunother 31(5):500-505. https://doi.org/10.1097/CJI. 0b013e318177092b

Fraietta JA, Lacey SF, Orlando EJ, Pruteanu-Malinici I, Gohil M, Lundh S, Boesteanu AC, Wang Y, O'Connor RS, Hwang WT, Pequignot E, Ambrose DE, Zhang C, Wilcox N, Bedoya F, Dorfmeier C, Chen F, Tian L, Parakandi H, Gupta M, Young RM, Johnson FB, Kulikovskaya I, Liu L, Xu J, Kassim SH, Davis MM, Levine BL, Frey NV, Siegel DL, Huang AC, Wherry EJ, Bitter H, Brogdon JL, Porter DL, June CH, Melenhorst JJ (2018) Determinants of response and resistance to CD19 chimeric antigen receptor (CAR) T cell therapy of chronic lymphocytic leukemia. Nat Med 24(5):563-571. https://doi.org/10.1038/ s41591-018-0010-1

Frecha C, Levy C, Cosset FL, Verhoeyen E (2010) Advances in the field of lentivector-based transduction of T and B lymphocytes for gene therapy. Mol Ther 18(10):1748-1757. https://doi.org/10.1038/mt.2010.178

Frezza C (2020) Metabolism and cancer:the future is now. Br J Cancer 122(2):133-135. https://doi.org/10.1038/s41416-019-0667-3

Fridman WH, Pages F, Sautes-Fridman C, Galon J (2012) The immune contexture in human tumours:impact on clinical outcome. NatRevCancer 12(4):298-306

Garetto S, Sardi C, Martini E, Roselli G, Morone D, Angioni R, Cianciotti BC, Trovato AE, Franchina DG, Castino GF, Vignali D, Erreni M, Marchesi F, Rumio C, Kallikourdis M (2016) Tailored chemokine receptor modification improves homing of adoptive therapy T cells in a spontaneous tumor model. Oncotarget 7 (28):43010-43026. https://doi.org/10.18632/oncotarget.9280

Gattinoni L, Zhong XS, Palmer DC, Ji Y, Hinrichs CS, Yu Z, Wrzesinski C, Boni A, Cassard L, Garvin LM, Paulos CM, Muranski P, Restifo NP (2009) Wnt signaling arrests effector T cell differentiation and generates CD8+ memory stem cells. Nat Med 15(7):808-813

Goedegebuure PS, Douville LM, Li H, Richmond GC, Schoof DD, Scavone M, Eberlein TJ (1995) Adoptive immunotherapy with tumor-infiltrating lymphocytes and interleukin-2 in patients with metastatic malignant melanoma and renal cell carcinoma:a pilot study. J Clin Oncol 13(8):1939-1949

Goff SL, Johnson LA, Black MA, Xu H, Zheng Z, Cohen CJ, Morgan RA, Rosenberg SA, Feldman SA (2010) Enhanced receptor expression and *in vitro* effector function of a murine-human hybrid MART-1-reactive T cell receptor following a rapid expansion. Cancer Immunol Immunother 59(10):1551-1560

Gonzalez H, Hagerling C, Werb Z (2018) Roles of the immune system in cancer:from tumor initiation to metastatic progression. Genes Dev 32(19-20):1267-1284. https://doi.org/10.1101/gad.314617.118

Gros A, Parkhurst MR, Tran E, Pasetto A, Robbins PF, Ilyas S, Prickett TD, Gartner JJ, Crystal JS, Roberts IM, Trebska-McGowan K, Wunderlich JR, Yang JC, Rosenberg SA (2016) Prospective identification of neoantigen-specific lymphocytes in the peripheral blood of melanoma patients. Nat Med 22(4):433-438. https://doi.org/10.1038/nm.4051

Gros A, Robbins PF, Yao X, Li YF, Turcotte S, Tran E, Wunderlich JR, Mixon A, Farid S, Dudley ME, Hanada K, Almeida JR, Darko S, Douek DC, Yang JC, Rosenberg SA (2014) PD-1 identifies the patient-specific CD8(+) tumor-reactive repertoire infiltrating human tumors. J Clin Invest 124(5):2246-2259. https://doi.org/10.1172/JCI73639

Gupta SS, Wang J, Chen M (2020) Metabolic reprogramming in CD8(+) T cells during acute viral infections. Front Immunol 11:1013. https://doi.org/10.3389/fimmu.2020.01013

Gutierrez-Guerrero A, Cosset FL, Verhoeyen E (2020) Lentiviral vector pseudotypes:precious tools to improve gene modification of hematopoietic cells for research and gene therapy. Viruses 12(9):1016. https://doi.org/10.3390/v12091016

Haas L, Obenauf AC (2019) Allies or enemies-the multifaceted role of myeloid cells in the tumor microenvironment. Front Immunol 10:2746. https://doi.org/10.3389/fimmu.2019.02746

Haga-Friedman A, Horovitz-Fried M, Cohen CJ (2012) Incorporation of transmembrane hydrophobic mutations in the tcr enhance its surface expression and t cell functional avidity. J Immunol 188(11):5538-5546

Haslam A, Prasad V (2019) Estimation of the percentage of us patients with cancer who are eligible for and respond to checkpoint inhibitor immunotherapy drugs. JAMA Netw Open 2(5):e192535. https://doi.org/10.1001/jamanetworkopen.2019.2535

Hayashi T, Hideshima T, Nguyen AN, Munoz O, Podar K, Hamasaki M, Ishitsuka K, Yasui H, Richardson P, Chakravarty S, Murphy A, Chauhan D, Higgins LS, Anderson KC (2004) Transforming growth factor beta receptor I kinase inhibitor down-regulates cytokine secretion and multiple myeloma cell growth in the bone marrow microenvironment. Clin Cancer Res 10 (22):7540-7546. https://doi.org/10.1158/1078-0432. CCR-04-0632

He Q, Jiang X, Zhou X, Weng J (2019) Targeting cancers through TCR-peptide/MHC interactions. J Hematol Oncol 12(1):139. https://doi.org/10.1186/s13045-019-0812-8

Heczey A, Courtney AN, Montalbano A, Robinson S, Liu K, Li M, Ghatwai N, Dakhova O, Liu B, Raveh-Sadka T, Chauvin-Fleurence CN, Xu X, Ngai H, Di Pierro EJ, Savoldo B, Dotti G, Metelitsa LS (2020) Anti-GD2 CAR-NKT cells in patients with relapsed or refractory neuroblastoma:an interim analysis. Nat Med 26(11):1686-1690. https://doi.org/10.1038/s41591-020-1074-2

Hegde M, Corder A, Chow KK, Mukherjee M, Ashoori A, Kew Y, Zhang YJ, Baskin DS, Merchant FA, Brawley VS, Byrd TT, Krebs S, Wu MF, Liu H, Heslop HE, Gottschalk S, Yvon E, Ahmed N (2013) Combinational targeting offsets antigen escape and enhances effector functions of adoptively transferred T cells in glioblastoma. Mol Ther 21(11):2087-2101. https://doi.org/10.1038/mt.2013.185

Heidegger I, Pircher A, Pichler R (2019) Targeting the tumor microenvironment in renal cell cancer biology and therapy. Front Oncol 9:490. https://doi.org/10.3389/fonc.2019.00490

Helmy KY, Patel SA, Nahas GR, Rameshwar P (2013) Cancer immunotherapy:accomplishments to date and future promise. Ther Deliv 4(10):1307-1320. https://doi.org/10.4155/tde.13.88

Hickman ES, Lomax ME, Jakobsen BK (2016) Antigen selection for enhanced affinity t-cell receptor-based cancer therapies. J Biomol Screen 21(8):769-785. https://doi.org/10.1177/1087057116637837

Hinrichs CS, Borman ZA, Gattinoni L, Yu Z, Burns WR, Huang J, Klebanoff CA, Johnson LA, Kerkar SP, Yang S, Muranski P, Palmer DC, Scott CD, Morgan RA, Robbins PF, Rosenberg SA, Restifo NP (2011) Human effector CD8+ T cells derived from naive rather than memory subsets possess superior traits for a-doptive immunotherapy. Blood 117(3):808-814. https://doi.org/10.1182/blood-2010-05-286286

Hoogi S, Eisenberg V, Mayer S, Shamul A, Barliya T, Cohen CJ (2019) A TIGIT-based chimeric co-stimula-tory switch receptor improves T-cell anti-tumor function. J Immunother Cancer 7(1):243. https://doi.org/10.1186/s40425-019-0721-y

Howie B, Sherwood AM, Berkebile AD, Berka J, Emerson RO, Williamson DW, Kirsch I, Vignali M, Rieder MJ, Carlson CS, Robins HS (2015) High-throughput pairing of T cell receptor alpha and beta sequences. Sci Transl Med 7(301):301ra131. https://doi.org/10.1126/scitranslmed.aac5624

Hoyos V, Savoldo B, Quintarelli C, Mahendravada A, Zhang M, Vera J, Heslop HE, Rooney CM, Brenner MK, Dotti G (2010) Engineering CD19-specific T lymphocytes with interleukin-15 and a suicide gene to en-hance their anti-lymphoma/leukemia effects and safety. Leukemia 24(6):1160-1170. https://doi.org/10.1038/leu.2010.75

Hsu C, Hughes MS, Zheng Z, Bray RB, Rosenberg SA, Morgan RA (2005) Primary human T lymphocytes engineered with a codon-optimized IL-15 gene resist cytokine withdrawal-induced apoptosis and persist long-term in the absence of exogenous cytokine. J Immunol 175(11):7226-7234. https://doi.org/10.4049/jimmu-nol.175.11.7226

Huang JJ, Blobe GC (2016) Dichotomous roles of TGF-beta in human cancer. Biochem Soc Trans 44(5):1441-1454. https://doi.org/10.1042/BST20160065

Huettner C, Paulus W, Roggendorf W (1994) Increased amounts of IL-10 mRNA in anaplastic astrocytomas and glioblastoma multiforme. Verh Dtsch Ges Pathol 78:418-422

Jain T, Knezevic A, Pennisi M, Chen Y, Ruiz JD, Purdon TJ, Devlin SM, Smith M, Shah GL, Halton E, Di-amonte C, Scordo M, Sauter CS, Mead E, Santomasso BD, Palomba ML, Batlevi CW, Maloy MA, Giralt S, Smith E, Brentjens R, Park JH, Perales MA, Mailankody S (2020) Hematopoietic recovery in patients receiving chimeric antigen receptor T-cell therapy for hematologic malignancies. Blood Adv 4(15):3776-3787.

https://doi.org/10.1182/bloodadvances.2020002509

Johnson LA, Heemskerk B, Powell DJ Jr, Cohen CJ, Morgan RA, Dudley ME, Robbins PF, Rosenberg SA (2006) Gene transfer of tumor-reactive TCR confers both high avidity and tumor reactivity to nonreactive peripheral blood mononuclear cells and tumor-infiltrating lymphocytes. J Immunol 177(9):6548-6559. https://doi.org/10.4049/jimmunol.177.9.6548

Johnson LA, Morgan RA, Dudley ME, Cassard L, Yang JC, Hughes MS, Kammula US, Royal RE, Sherry RM, Wunderlich JR, Lee CC, Restifo NP, Schwarz SL, Cogdill AP, Bishop RJ, Kim H, Brewer CC, Rudy SF, Van Waes C, Davis JL, Mathur A, Ripley RT, Nathan DA, Laurencot CM, Rosenberg SA (2009) Gene therapy with human and mouse T-cell receptors mediates cancer regression and targets normal tissues expressing cognate antigen. Blood 114(3):535-546. https://doi.org/10.1182/blood-2009-03-211714

Jones S, Peng PD, Yang S, Hsu C, Cohen CJ, Zhao Y, Abad J, Zheng Z, Rosenberg SA, Morgan RA (2009) Lentiviral vector design for optimal T cell receptor gene expression in the transduction of peripheral blood lymphocytes and tumor-infiltrating lymphocytes. Hum Gene Ther 20(6):630-640. https://doi.org/10.1089/hum.2008.048

Joyce JJ III (1988) History of the arthroscopy Association of North America, its origin and growth:part II. Arthroscopy 4(1):1-4. https://doi.org/10.1016/s0749-8063(88)80002-1

Jurgens B, Clarke NS (2019) Evolution of CAR T-cell immunotherapy in terms of patenting activity. Nat Biotechnol 37(4):370-375. https://doi.org/10.1038/s41587-019-0083-5

Kebriaei P, Singh H, Huls MH, Figliola MJ, Bassett R, Olivares S, Jena B, Dawson MJ, Kumaresan PR, Su S, Maiti S, Dai J, Moriarity B, Forget MA, Senyukov V, Orozco A, Liu T, McCarty J, Jackson RN, Moyes JS, Rondon G, Qazilbash M, Ciurea S, Alousi A, Nieto Y, Rezvani K, Marin D, Popat U, Hosing C, Shpall EJ, Kantarjian H, Keating M, Wierda W, Do KA, Largaespada DA, Lee DA, Hackett PB, Champlin RE, Cooper LJ (2016) Phase i trials using sleeping beauty to generate CD19-specific CAR T cells. J Clin Invest 126(9):3363-3376. https://doi.org/10.1172/JCI86721

Kershaw MH, Wang G, Westwood JA, Pachynski RK, Tiffany HL, Marincola FM, Wang E, Young HA, Murphy PM, Hwu P (2002) Redirecting migration of T cells to chemokine secreted from tumors by genetic modification with CXCR2. Hum Gene Ther 13(16):1971-1980. https://doi.org/10.1089/10430340260355374

Kessels HW, Wolkers MC, van der Valk MA, Schumacher TN (2001) Immunotherapy through TCR gene transfer. Nat Immunol 2(10):957-961

Klebanoff CA, Scott CD, Leonardi AJ, Yamamoto TN, Cruz AC, Ouyang C, Ramaswamy M, Roychoudhuri R, Ji Y, Eil RL, Sukumar M, Crompton JG, Palmer DC, Borman ZA, Clever D, Thomas SK, Patel S, Yu Z, Muranski P, Liu H, Wang E, Marincola FM, Gros A, Gattinoni L, Rosenberg SA, Siegel RM, Restifo NP (2016) Memory T cell-driven differentiation of naive cells impairs adoptive immunotherapy. J Clin Invest 126(1):318-334. https://doi.org/10.1172/JCI81217

Kloss CC, Condomines M, Cartellieri M, Bachmann M, Sadelain M (2013) Combinatorial antigen recognition with balanced signaling promotes selective tumor eradication by engineered T cells. Nat Biotechnol 31(1):71-75. https://doi.org/10.1038/nbt.2459

Kloss CC, Lee J, Zhang A, Chen F, Melenhorst JJ, Lacey SF, Maus MV, Fraietta JA, Zhao Y, June CH (2018) Dominant-negative TGF-beta receptor enhances PSMA-targeted human CAR T cell proliferation and augments prostate cancer eradication. MolTher 26(7):1855-1866. https://doi.org/10.1016/j.ymthe.2018.05.003

Koneru M, O'Cearbhaill R, Pendharkar S, Spriggs DR, Brentjens RJ (2015a) A phase I clinical trial of adoptive T cell therapy using IL-12 secreting MUC-16(ecto) directed chimeric antigen receptors for recurrent ovarian cancer. J Transl Med 13:102. https://doi.org/10.1186/s12967-015-0460-x

Koneru M, Purdon TJ, Spriggs D, Koneru S, Brentjens RJ (2015b) IL-12 secreting tumor-targeted chimeric antigen receptor T cells eradicate ovarian tumors *in vivo*. Onco Targets Ther 4(3):e994446. https://doi.org/10.4161/2162402X.2014.994446

Kroemer G, Pouyssegur J (2008) Tumor cell metabolism:cancer's Achilles' heel. Cancer Cell 13(6):472-482. https://doi.org/10.1016/j.ccr.2008.05.005

Kuball J, Dossett ML, Wolfl M, Ho WY, Voss RH, Fowler C, Greenberg PD (2007) Facilitating matched pairing and expression of TCR chains introduced into human T cells. Blood 109(6):2331-2338

Lai J, Wang Y, Wu SS, Ding D, Sun ZY, Zhang Y, Zhou J, Zhou Z, Xu YC, Pan LQ, Chen SQ (2018) Elimination of melanoma by sortase A-generated TCR-like antibody-drug conjugates (TL-ADCs) targeting intracellular melanoma antigen MART-1. Biomaterials 178:158-169. https://doi.org/10.1016/j.biomaterials.2018.06.017

Larson C, Oronsky B, Carter CA, Oronsky A, Knox SJ, Sher D, Reid TR (2020) TGF-beta:a master immune regulator. Expert Opin Ther Targets 24(5):427-438. https://doi.org/10.1080/14728222.2020.1744568

Lebrun JJ (2012) The dual role of tgfbeta in human cancer:from tumor suppression to cancer metastasis. ISRN Mol Biol 2012:381428. https://doi.org/10.5402/2012/381428

Lee S, Margolin K (2011) Cytokines in cancer immunotherapy. Cancers (Basel) 3(4):3856-3893. https://doi.org/10.3390/cancers3043856

Leen AM, Sukumaran S, Watanabe N, Mohammed S, Keirnan J, Yanagisawa R, Anurathapan U, Rendon D, Heslop HE, Rooney CM, Brenner MK, Vera JF (2014) Reversal of tumor immune inhibition using a chimeric cytokine receptor. Mol Ther 22(6):1211-1220. https://doi.org/10.1038/mt.2014.47

Legut M, Dolton G, Mian AA, Ottmann OG, Sewell AK (2018) CRISPR-mediated TCR replacement generates superior anticancer transgenic T cells. Blood 131(3):311-322. https://doi.org/10.1182/blood-2017-05-787598

Lemal R, Tournilhac O (2019) State-of-the-art for CAR T-cell therapy for chronic lymphocytic leukemia in 2019. JImmunotherCancer 7(1):202. https://doi.org/10.1186/s40425-019-0686-x

Levine BL, Humeau LM, Boyer J, MacGregor RR, Rebello T, Lu X, Binder GK, Slepushkin V, Lemiale F, Mascola JR, Bushman FD, Dropulic B, June CH (2006) Gene transfer in humans using a conditionally replicating lentiviral vector. Proc Natl Acad Sci U S A 103(46):17372-17377. https://doi.org/10.1073/pnas.0608138103

Li S, Siriwon N, Zhang X, Yang S, Jin T, He F, Kim YJ, Mac J, Lu Z, Wang S, Han X, Wang P (2017) Enhanced cancer immunotherapy by chimeric antigen receptor-modified t cells engineered to secrete checkpoint inhibitors. Clin Cancer Res 23(22):6982-6992. https://doi.org/10.1158/1078-0432.CCR-17-0867

Lim AR, Rathmell WK, Rathmell JC (2020) The tumor microenvironment as a metabolic barrier to effector T cells and immunotherapy. elife 9. https://doi.org/10.7554/eLife.55185

Linette GP, Stadtmauer EA, Maus MV, Rapoport AP, Levine BL, Emery L, Litzky L, Bagg A, Carreno BM, Cimino PJ, Binder-Scholl GK, Smethurst DP, Gerry AB, Pumphrey NJ, Bennett AD, Brewer JE, Dukes J, Harper J, Tayton-Martin HK, Jakobsen BK, Hassan NJ, Kalos M, June CH (2013) Cardiovascular toxicity and titin cross-reactivity of affinity-enhanced T cells in myeloma and melanoma. Blood 122(6):863-871. https://doi.org/10.1182/blood-2013-03-490565

Linnemann C, Schumacher TN, Bendle GM (2011) T-cell receptor gene therapy:critical parameters for clinical success. J Invest Dermatol 131(9):1806-1816

Liu X, Jiang S, Fang C, Yang S, Olalere D, Pequignot EC, Cogdill AP, Li N, Ramones M, Granda B, Zhou L, Loew A, Young RM, June CH, Zhao Y (2015) Affinity-tuned Erb B2 or EGFR chimeric antigen receptor T Cells exhibit an increased therapeutic index against tumors in mice. Cancer Res 75(17):3596-3607. https://doi.org/10.1158/0008-5472.CAN-15-0159

Lo Presti V, Buitenwerf F, van Til NP, Nierkens S (2020) Gene augmentation and editing to improve TCR engineered T cell therapy against solid tumors. Vaccines (Basel) 8(4):733. https://doi.org/10.3390/vaccines8040733

Lo AS, Taylor JR, Farzaneh F, Kemeny DM, Dibb NJ, Maher J (2008) Harnessing the tumourderived cytokine, CSF-1, to co-stimulate T-cell growth and activation. Mol Immunol 45(5):1276-1287. https://doi.org/10.1016/j.molimm.2007.09.010

Locke FL, Ghobadi A, Jacobson CA, Miklos DB, Lekakis LJ, Oluwole OO, Lin Y, Braunschweig I, Hill BT, Timmerman JM, Deol A, Reagan PM, Stiff P, Flinn IW, Farooq U, Goy A, McSweeney PA, Munoz J, Siddiqi T, Chavez JC, Herrera AF, Bartlett NL, Wiezorek JS, Navale L, Xue A, Jiang Y, Bot A, Rossi JM, Kim JJ, Go WY, Neelapu SS (2019) Long-term safety and activity of axicabtagene ciloleucel in refractory large B-cell lymphoma (ZUMA-1):a single-arm, multicentre, phase 1-2 trial. Lancet Oncol 20(1):31-42. https://doi.org/10.1016/S1470-2045 (18)30864-7

Lu H, Forbes RA, Verma A (2002) Hypoxia-inducible factor 1 activation by aerobic glycolysis implicates the Warburg effect in carcinogenesis. J Biol Chem 277 (26): 23111-23115. https://doi.org/10.1074/jbc.M202487200

Ma JS, Kim JY, Kazane SA, Choi SH, Yun HY, Kim MS, Rodgers DT, Pugh HM, Singer O, Sun SB, Fonslow BR, Kochenderfer JN, Wright TM, Schultz PG, Young TS, Kim CH, Cao Y (2016) Versatile strategy for controlling the specificity and activity of engineered T cells. Proc Natl Acad Sci U S A 113(4):E450-E458. https://doi.org/10.1073/pnas.1524193113

Ma T, Shi J, Liu H (2019) Chimeric antigen receptor T cell targeting B cell maturation antigen immunotherapy is promising for multiple myeloma. Ann Hematol 98(4):813-822. https://doi.org/10.1007/s00277-018-03592-9

Magnani CF, Gaipa G, Lussana F, Belotti D, Gritti G, Napolitano S, Matera G, Cabiati B, Buracchi C, Borleri G, Fazio G, Zaninelli S, Tettamanti S, Cesana S, Colombo V, Quaroni M, Cazzaniga G, Rovelli A, Biagi E, Galimberti S, Calabria A, Benedicenti F, Montini E, Ferrari S, Introna M, Balduzzi A, Valsecchi MG, Dastoli G, Rambaldi A, Biondi A (2020) Sleeping Beauty-engineered CAR T cells achieve antileukemic activity without severe toxicities. J Clin Invest 130(11):6021-6033. https://doi.org/10.1172/JCI138473

Maibach F, Sadozai H, Seyed Jafari SM, Hunger RE, Schenk M (2020) Tumor-infiltrating lymphocytes and their prognostic value in cutaneous melanoma. Front Immunol 11:2105. https://doi.org/10.3389/fimmu.2020.02105

Manfredi F, Cianciotti BC, Potenza A, Tassi E, Noviello M, Biondi A, Ciceri F, Bonini C, Ruggiero E (2020) TCR redirected t cells for cancer treatment:achievements, hurdles, and goals. Front Immunol 11:1689. https://doi.org/10.3389/fimmu.2020.01689

Markel G, Cohen-Sinai T, Besser MJ, Oved K, Itzhaki O, Seidman R, Fridman E, Treves AJ, Keisari Y, Dotan Z, Ramon J, Schachter J (2009) Preclinical evaluation of adoptive cell therapy for patients with metastatic renal cell carcinoma. Anticancer Res 29(1):145-154

Markley JC, Sadelain M (2010) IL-7 and IL-21 are superior to IL-2 and IL-15 in promoting human T cell-mediated rejection of systemic lymphoma in immunodeficient mice. Blood 115(17):3508-3519. https://doi.org/10.1182/blood-2009-09-241398

Maude SL, Laetsch TW, Buechner J, Rives S, Boyer M, Bittencourt H, Bader P, Verneris MR, Stefanski HE, Myers GD, Qayed M, De MB, Hiramatsu H, Schlis K, Davis KL, Martin PL, Nemecek ER, Yanik GA, Peters C, Baruchel A, Boissel N, Mechinaud F, Balduzzi A, Krueger J, June CH, Levine BL, Wood P, Taran T, Leung M, Mueller KT, Zhang Y, Sen K, Lebwohl D, Pulsipher MA, Grupp SA (2018) Tisagenlecleucel in children and young adults with B-cell lymphoblastic leukemia. N Engl J Med 378(5):439-448.

https://doi.org/10.1056/NEJMoa1709866

Maus MV, Haas AR, Beatty GL, Albelda SM, Levine BL, Liu X, Zhao Y, Kalos M, June CH (2013) T cells expressing chimeric antigen receptors can cause anaphylaxis in humans. Cancer Immunol Res 1(1):26-31. https://doi.org/10.1158/2326-6066.CIR-13-0006

Meir R, Shamalov K, Betzer O, Motiei M, Horovitz-Fried M, Yehuda R, Popovtzer A, Popovtzer R, Cohen CJ (2015) Nanomedicine for cancer immunotherapy:tracking cancer-specific T-cells *in vivo* with gold nanoparticles and ct imaging. ACS Nano 9(6):6363-6372. https://doi.org/10. 1021/acsnano.5b01939

Meir R, Shamalov K, Sadan T, Motiei M, Yaari G, Cohen CJ, Popovtzer R (2017) Fast imageguided stratification using anti-programmed death ligand 1 gold nanoparticles for cancer immunotherapy. ACS Nano 11 (11):11127-11134. https://doi.org/10.1021/acsnano.7b05299

Merhavi-Shoham E, Haga-Friedman A, Cohen CJ (2012) Genetically modulating T-cell function to target cancer. Semin Cancer Biol 22(1):14-22

Meril S, Harush O, Reboh Y, Matikhina T, Barliya T, Cohen CJ (2020) Targeting glycosylated antigens on cancer cells using siglec-7/9-based CAR T-cells. Mol Carcinog 59(7):713-723. https://doi.org/10.1002/mc.23213

Mier JW (2019) The tumor microenvironment in renal cell cancer. Curr Opin Oncol 31(3):194-199. https://doi.org/10.1097/CCO.0000000000000512

Min IM, Shevlin E, Vedvyas Y, Zaman M, Wyrwas B, Scognamiglio T, Moore MD, Wang W, Park S, Park S, Panjwani S, Gray KD, Tassler AB, Zarnegar R, Fahey TJ 3rd, Jin MM (2017) CAR T therapy targeting ICAM-1 eliminates advanced human thyroid tumors. Clin Cancer Res 23(24):7569-7583. https://doi.org/10.1158/1078-0432.CCR-17-2008

Moco PD, de Abreu Neto MS, Fantacini DMC, Picanco-Castro V (2020) Optimized production of lentiviral vectors for CAR-T cell. Methods Mol Biol 2086:69-76. https://doi.org/10.1007/978-1-0716-0146-4_5

Mohammed S, Sukumaran S, Bajgain P, Watanabe N, Heslop HE, Rooney CM, Brenner MK, Fisher WE, Leen AM, Vera JF (2017) Improving chimeric antigen receptor-modified T cell function by reversing the immunosuppressive tumor microenvironment of pancreatic cancer. Mol Ther 25(1):249-258. https://doi.org/10.1016/j.ymthe.2016.10.016

Mondino A, Vella G, Icardi L (2017) Targeting the tumor and its associated stroma:One and one can make three in adoptive T cell therapy of solid tumors. Cytokine Growth Factor Rev 36:57-65. https://doi.org/10.1016/j.cytogfr.2017.06.006

Moon EK, Carpenito C, Sun J, Wang LC, Kapoor V, Predina J, Powell DJ Jr, Riley JL, June CH, Albelda SM (2011) Expression of a functional CCR2 receptor enhances tumor localization and tumor eradication by retargeted human T cells expressing a mesothelin-specific chimeric antibody receptor. Clin Cancer Res 17(14):4719-4730. https://doi.org/10.1158/1078-0432. CCR-11-0351

Morath A, Schamel WW (2020) alphabeta and gammadelta T cell receptors:similar but different. J Leukoc Biol 107(6):1045-1055. https://doi.org/10.1002/JLB.2MR1219-233R

Morgan RA, Dudley ME, Wunderlich JR, Hughes MS, Yang JC, Sherry RM, Royal RE, Topalian SL, Kammula US, Restifo NP, Zheng Z, Nahvi A, de Vries CR, Rogers-Freezer LJ, Mavroukakis SA, Rosenberg SA (2006) Cancer regression in patients after transfer of genetically engineered lymphocytes. Science 314 (5796):126-129

Morgan RA, Yang JC, Kitano M, Dudley ME, Laurencot CM, Rosenberg SA (2010) Case report of a serious adverse event following the administration of T cells transduced with a chimeric antigen receptor recognizing ERBB2. Mol Ther 18(4):843-851. https://doi.org/10.1038/mt. 2010.24

Mori N, Prager D (1998) Interleukin-10 gene expression and adult T-cell leukemia. Leuk Lymphoma 29(3-4):

239-248. https://doi.org/10.3109/10428199809068561

Morris EC, Neelapu SS, Giavridis T, Sadelain M (2021) Cytokine release syndrome and associated neurotoxicity in cancer immunotherapy. Nat Rev Immunol. https://doi.org/10.1038/s41577-021-00547-6

Munshi NC, Anderson LD Jr, Shah N, Madduri D, Berdeja J, Lonial S, Raje N, Lin Y, Siegel D, Oriol A, Moreau P, Yakoub-Agha I, Delforge M, Cavo M, Einsele H, Goldschmidt H, Weisel K, Rambaldi A, Reece D, Petrocca F, Massaro M, Connarn JN, Kaiser S, Patel P, Huang L, Campbell TB, Hege K, San-Miguel J (2021) Idecabtagene vicleucel in relapsed and refractory multiple myeloma. N Engl J Med 384(8): 705-716. https://doi.org/10.1056/NEJMoa2024850

Muul LM, Spiess PJ, Director EP, Rosenberg SA (1987) Identification of specific cytolytic immune responses against autologous tumor in humans bearing malignant melanoma. J Immunol 138(3):989-995

Nagarsheth NB, Norberg SM, Sinkoe AL, Adhikary S, Meyer TJ, Lack JB, Warner AC, Schweitzer C, Doran SL, Korrapati S, Stevanovic S, Trimble CL, Kanakry JA, Bagheri MH, Ferraro E, Astrow SH, Bot A, Faquin WC, Stroncek D, Gkitsas N, Highfill S, Hinrichs CS (2021) TCR-engineered T cells targeting E7 for patients with metastatic HPV-associated epithelial cancers. Nat Med 27(3):419-425. https://doi.org/10.1038/s41591-020-01225-1

Nakajima M, Sakoda Y, Adachi K, Nagano H, Tamada K (2019) Improved survival of chimeric antigen receptor-engineered T (CAR-T) and tumor-specific T cells caused by anti-programmed cell death protein 1 single-chain variable fragment-producing CAR-T cells. Cancer Sci 110(10):3079-3088. https://doi.org/10.1111/cas.14169

Nastoupil LJ, Jain MD, Feng L, Spiegel JY, Ghobadi A, Lin Y, Dahiya S, Lunning M, Lekakis L, Reagan P, Oluwole O, McGuirk J, Deol A, Sehgal AR, Goy A, Hill BT, Vu K, Andreadis C, Munoz J, Westin J, Chavez JC, Cashen A, Bennani NN, Rapoport AP, Vose JM, Miklos DB, Neelapu SS, Locke FL (2020) Standard-of-care axicabtagene ciloleucel for relapsed or refractory large B-Cell lymphoma:results from the US lymphoma CAR T consortium. J Clin Oncol Off J Am Soc Clin Oncol 38(27):3119-3128. https://doi.org/10.1200/JCO.19.02104

Nguyen LT, Saibil SD, Sotov V, Le MX, Khoja L, Ghazarian D, Bonilla L, Majeed H, Hogg D, Joshua AM, Crump M, Franke N, Spreafico A, Hansen A, Al-Habeeb A, Leong W, Easson A, Reedijk M, Goldstein DP, McCready D, Yasufuku K, Waddell T, Cypel M, Pierre A, Zhang B, Boross-Harmer S, Cipollone J, Nelles M, Scheid E, Fyrsta M, Lo CS, Nie J, Yam JY, Yen PH, Gray D, Motta V, Elford AR, DeLuca S, Wang L, Effendi S, Ellenchery R, Hirano N, Ohashi PS, Butler MO (2019) Phase II clinical trial of adoptive cell therapy for patients with metastatic melanoma with autologous tumor-infiltrating lymphocytes and low-dose interleukin-2. Cancer Immunol Immunother 68(5):773-785. https://doi.org/10.1007/s00262-019-02307-x

Nowicki TS, Farrell C, Morselli M, Rubbi L, Campbell KM, Macabali MH, Berent-Maoz B, Comin-Anduix B, Pellegrini M, Ribas A (2020) Epigenetic suppression of transgenic T-cell receptor expression via gamma-retroviral vector methylation in adoptive cell transfer therapy. Cancer Discov 10(11):1645-1653. https://doi.org/10.1158/2159-8290.CD-20-0300

Okamoto S, Mineno J, Ikeda H, Fujiwara H, Yasukawa M, Shiku H, Kato I (2009) Improved expression and reactivity of transduced tumor-specific TCRs in human lymphocytes by specific silencing of endogenous TCR. Cancer Res 69(23):9003-9011

Oluwole OO, Jansen JP, Lin VW, Chan K, Keeping S, Navale L, Locke FL (2020) Comparing efficacy, safety, and preinfusion period of axicabtagene ciloleucel versus tisagenlecleucel in relapsed/refractory large b cell lymphoma. Biol Blood Marrow Transplant 26(9):1581-1588. https://doi.org/10.1016/j.bbmt.2020.06.008

Ott PA, Hu Z, Keskin DB, Shukla SA, Sun J, Bozym DJ, Zhang W, Luoma A, Giobbie-Hurder A, Peter L, Chen C, Olive O, Carter TA, Li S, Lieb DJ, Eisenhaure T, Gjini E, Stevens J, Lane WJ, Javeri I, Nellaiappan K, Salazar AM, Daley H, Seaman M, Buchbinder EI, Yoon CH, Harden M, Lennon N, Gabriel S, Rodig SJ, Barouch DH, Aster JC, Getz G, Wucherpfennig K, Neuberg D, Ritz J, Lander ES, Fritsch EF, Hacohen N, Wu CJ (2017) An immunogenic personal neoantigen vaccine for patients with melanoma. Nature 547(7662):217-221. https://doi.org/10.1038/nature22991

Parayath NN, Stephan SB, Koehne AL, Nelson PS, Stephan MT (2020) *In vitro*-transcribed antigen receptor mRNA nanocarriers for transient expression in circulating T cells *in vivo*. Nat Commun 11(1):6080. https://doi.org/10.1038/s41467-020-19486-2

Pardoll DM (2012) The blockade of immune checkpoints in cancer immunotherapy. Nat Rev Cancer 12(4):252-264. https://doi.org/10.1038/nrc3239

Park S, Shevlin E, Vedvyas Y, Zaman M, Park S, Hsu YS, Min IM, Jin MM (2017) Micromolar affinity CAR T cells to ICAM-1 achieves rapid tumor elimination while avoiding systemic toxicity. Sci Rep 7(1): 14366. https://doi.org/10.1038/s41598-017-14749-3

Parkhurst M, Gros A, Pasetto A, Prickett T, Crystal JS, Robbins P, Rosenberg SA (2017) Isolation of T-cell receptors specifically reactive with mutated tumor-associated antigens from tumorinfiltrating lymphocytes based on CD137 expression. Clin Cancer Res 23(10):2491-2505. https://doi.org/10.1158/1078-0432.CCR-16-2680

Parkhurst MR, Yang JC, Langan RC, Dudley ME, Nathan DA, Feldman SA, Davis JL, Morgan RA, Merino MJ, Sherry RM, Hughes MS, Kammula US, Phan GQ, Lim RM, Wank SA, Restifo NP, Robbins PF, Laurencot CM, Rosenberg SA (2011) T cells targeting carcinoembryonic antigen can mediate regression of metastatic colorectal cancer but induce severe transient colitis. Mol Ther 19(3):620-626. https://doi.org/10.1038/mt.2010.272

Pearson RM, Casey LM, Hughes KR, Miller SD, Shea LD (2017) *In vivo* reprogramming of immune cells: technologies for induction of antigen-specific tolerance. Adv Drug Deliv Rev 114:240-255. https://doi.org/10.1016/j.addr.2017.04.005

Peng PD, Cohen CJ, Yang S, Hsu C, Jones S, Zhao Y, Zheng Z, Rosenberg SA, Morgan RA (2009) Efficient nonviral sleeping beauty transposon-based TCR gene transfer to peripheral blood lymphocytes confers antigen-specific antitumor reactivity. Gene Ther 16(8):1042-1049. https://doi.org/10.1038/gt.2009.54

Picanco-Castro V, Goncalves PC, Swiech K, Ribeiro Malmegrim KC, Tadeu CD, Silveira PG (2020) Emerging CAR T cell therapies: clinical landscape and patent technological routes. Hum Vaccin Immunother 16(6): 1424-1433. https://doi.org/10.1080/21645515.2019.1689744

Pont MJ, Hill T, Cole GO, Abbott JJ, Kelliher J, Salter AI, Hudecek M, Comstock ML, Rajan A, Patel BKR, Voutsinas JM, Wu Q, Liu L, Cowan AJ, Wood BL, Green DJ, Riddell SR (2019) gamma-Secretase inhibition increases efficacy of BCMA-specific chimeric antigen receptor T cells in multiple myeloma. Blood 134(19):1585-1597. https://doi.org/10.1182/blood. 2019000050

Porter DL, Hwang WT, Frey NV, Lacey SF, Shaw PA, Loren AW, Bagg A, Marcucci KT, Shen A, Gonzalez V, Ambrose D, Grupp SA, Chew A, Zheng Z, Milone MC, Levine BL, Melenhorst JJ, June CH (2015) Chimeric antigen receptor T cells persist and induce sustained remissions in relapsed refractory chronic lymphocytic leukemia. Sci Transl Med 7(303):303ra139. https://doi. org/10.1126/scitranslmed.aac5415

Porter DL, Levine BL, Kalos M, Bagg A, June CH (2011) Chimeric antigen receptor-modified T cells in chronic lymphoid leukemia. N Engl J Med 365(8):725-733. https://doi.org/10.1056/NEJMoa1103849

Prickett TD, Crystal JS, Cohen CJ, Pasetto A, Parkhurst MR, Gartner JJ, Yao X, Wang R, Gros A, Li YF, El-Gamil M, Trebska-McGowan K, Rosenberg SA, Robbins PF (2016) Durable complete response from metastatic melanoma after transfer of autologous T cells recognizing 10 mutated tumor antigens. Cancer Immunol Res 4(8):669-678. https://doi.org/10.1158/2326-6066.CIR-15-0215

Provasi E, Genovese P, Lombardo A, Magnani Z, Liu PQ, Reik A, Chu V, Paschon DE, Zhang L, Kuball J, Camisa B, Bondanza A, Casorati G, Ponzoni M, Ciceri F, Bordignon C, Greenberg PD, Holmes MC, Gregory PD, Naldini L, Bonini C (2012) Editing T cell specificity towards leukemia by zinc finger nucleases and lentiviral gene transfer. Nat Med 18(7):805-815

Qin W, Tian F, Wang F, Song B, Wang H, Zhang Q, Jovanovic B, Liang L, Guo Y, Smith N, Lee C (2008) Adoptive transfer of tumor-reactive transforming growth factor-beta-insensitive cytolytic T cells for treatment of established mouse Renca tumors. Urology 72(4):943-947. https://doi.org/10.1016/j.urology.2008.04.017

Qin S, Xu L, Yi M, Yu S, Wu K, Luo S (2019) Novel immune checkpoint targets:moving beyond PD-1 and CTLA-4. Mol Cancer 18(1):155. https://doi.org/10.1186/s12943-019-1091-2

Quatromoni JG, Wang Y, Vo DD, Morris LF, Jazirehi AR, McBride W, Chatila T, Koya RC, Economou JS (2012) T cell receptor (TCR)-transgenic CD8 lymphocytes rendered insensitive to transforming growth factor beta (TGFbeta) signaling mediate superior tumor regression in an animal model of adoptive cell therapy. J Transl Med 10:127. https://doi.org/10.1186/1479-5876-10-127

Rafiq S, Yeku OO, Jackson HJ, Purdon TJ, van Leeuwen DG, Drakes DJ, Song M, Miele MM, Li Z, Wang P, Yan S, Xiang J, Ma X, Seshan VE, Hendrickson RC, Liu C, Brentjens RJ (2018) Targeted delivery of a PD-1-blocking scFv by CAR-T cells enhances anti-tumor efficacy *in vivo*. Nat Biotechnol 36(9):847-856. https://doi.org/10.1038/nbt.4195

Raje N, Berdeja J, Lin Y, Siegel D, Jagannath S, Madduri D, Liedtke M, Rosenblatt J, Maus MV, Turka A, Lam LP, Morgan RA, Friedman K, Massaro M, Wang J, Russotti G, Yang Z, Campbell T, Hege K, Petrocca F, Quigley MT, Munshi N, Kochenderfer JN (2019) Anti-BCMA CAR T-cell therapy bb2121 in relapsed or refractory multiple myeloma. Paper presented at the N Engl J Med New England Journal of Medicine, 2019

Rapoport AP, Stadtmauer EA, Binder-Scholl GK, Goloubeva O, Vogl DT, Lacey SF, Badros AZ, Garfall A, Weiss B, Finklestein J, Kulikovskaya I, Sinha SK, Kronsberg S, Gupta M, Bond S, Melchiori L, Brewer JE, Bennett AD, Gerry AB, Pumphrey NJ, Williams D, Tayton-Martin HK, Ribeiro L, Holdich T, Yanovich S, Hardy N, Yared J, Kerr N, Philip S, Westphal S, Siegel DL, Levine BL, Jakobsen BK, Kalos M, June CH (2015) NY-ESO-1-specific TCR-engineered T cells mediate sustained antigen-specific antitumor effects in myeloma. Nat Med 21(8):914-921. https://doi.org/10.1038/nm.3910

Refaeli Y, Van Parijs L, London CA, Tschopp J, Abbas AK (1998) Biochemical mechanisms of IL-2-regulated Fas-mediated T cell apoptosis. Immunity 8(5):615-623

Restifo NP, Dudley ME, Rosenberg SA (2012) Adoptive immunotherapy for cancer:harnessing the T cell response. Nat Rev Immunol 12(4):269-281. https://doi.org/10.1038/nri3191

Ribas A (2015) Adaptive immune resistance:how cancer protects from immune attack. Cancer Discov 5(9):915-919. https://doi.org/10.1158/2159-8290.CD-15-0563

Ribas A, Wolchok JD (2018) Cancer immunotherapy using checkpoint blockade. Science 359(6382):1350-1355. https://doi.org/10.1126/science.aar4060

Riches JC, Davies JK, McClanahan F, Fatah R, Iqbal S, Agrawal S, Ramsay AG, Gribben JG (2013) T cells from CLL patients exhibit features of T-cell exhaustion but retain capacity for cytokine production. Blood 121(9):1612-1621. https://doi.org/10.1182/blood-2012-09-457531

Riker AI, Kammula US, Panelli MC, Wang E, Ohnmacht GA, Steinberg SM, Rosenberg SA, Marincola FM (2000) Threshold levels of gene expression of the melanoma antigen gp100 correlate with tumor cell recognition by cytotoxic T lymphocytes. Int J Cancer 86(6):818-826. https://doi.org/10.1002/(sici)1097-0215(20000615)86:6<818::aid-ijc10>3.0.co;2-w

Robbins PF, Kassim SH, Tran TL, Crystal JS, Morgan RA, Feldman SA, Yang JC, Dudley ME, Wunderlich

JR, Sherry RM, Kammula US, Hughes MS, Restifo NP, Raffeld M, Lee CC, Li YF, El-Gamil M, Rosenberg SA (2015) A pilot trial using lymphocytes genetically engineered with an NY-ESO-1-reactive T-cell receptor: long-term follow-up and correlates with response. Clin Cancer Res 21(5):1019-1027. https://doi.org/10.1158/1078-0432.CCR-14-2708

Robbins PF, Li YF, El Gamil M, Zhao Y, Wargo JA, Zheng Z, Xu H, Morgan RA, Feldman SA, Johnson LA, Bennett AD, Dunn SM, Mahon TM, Jakobsen BK, Rosenberg SA (2008) Single and dual amino acid substitutions in TCR CDRs can enhance antigen-specific T cell functions. J Immunol 180(9):6116-6131

Rodgers DT, Mazagova M, Hampton EN, Cao Y, Ramadoss NS, Hardy IR, Schulman A, Du J, Wang F, Singer O, Ma J, Nunez V, Shen J, Woods AK, Wright TM, Schultz PG, Kim CH, Young TS (2016) Switch-mediated activation and retargeting of CAR-T cells for B-cell malignancies. Proc Natl Acad Sci U S A 113(4):E459-E468. https://doi.org/10.1073/pnas. 1524155113

Roex G, Feys T, Beguin Y, Kerre T, Poire X, Lewalle P, Vandenberghe P, Bron D, Anguille S (2020) Chimeric antigen receptor-T-cell therapy for B-cell hematological malignancies: an update of the pivotal clinical trial data. Pharmaceutics 12(2):194. https://doi.org/10.3390/pharmaceutics12020194

Rosenberg SA (2014) Decade in review-cancer immunotherapy: entering the mainstream of cancer treatment. Nat Rev Clin Oncol 11(11):630-632. https://doi.org/10.1038/nrclinonc.2014.174

Rosenberg SA, Yang JC, Sherry RM, Kammula US, Hughes MS, Phan GQ, Citrin DE, Restifo NP, Robbins PF, Wunderlich JR, Morton KE, Laurencot CM, Steinberg SM, White DE, Dudley ME (2011) Durable complete responses in heavily pretreated patients with metastatic melanoma using T-cell transfer immunotherapy. Clin Cancer Res 17(13):4550-4557. https://doi.org/10. 1158/1078-0432.CCR-11-0116

Ruella M, Barrett DM, Kenderian SS, Shestova O, Hofmann TJ, Perazzelli J, Klichinsky M, Aikawa V, Nazimuddin F, Kozlowski M, Scholler J, Lacey SF, Melenhorst JJ, Morrissette JJ, Christian DA, Hunter CA, Kalos M, Porter DL, June CH, Grupp SA, Gill S (2016) Dual CD19 and CD123 targeting prevents antigen-loss relapses after CD19-directed immunotherapies. J Clin Invest 126(10):3814-3826. https://doi.org/10. 1172/JCI87366

Sadio F, Stadlmayr G, Stadlbauer K, Graf M, Scharrer A, Ruker F, Wozniak-Knopp G (2020) Stabilization of soluble high-affinity T-cell receptor with de novo disulfide bonds. FEBS Lett 594(3):477-490. https://doi.org/10.1002/1873-3468.13616

Saito T, Hochstenbach F, Marusic-Galesic S, Kruisbeek AM, Brenner M, Germain RN (1988) Surface expression of only gamma delta and/or alpha beta T cell receptor heterodimers by cells with four (alpha, beta, gamma, delta) functional receptor chains. J Exp Med 168(3):1003-1020

Sapoznik S, Ortenberg R, Galore-Haskel G, Kozlovski S, Levy D, Avivi C, Barshack I, Cohen CJ, Besser MJ, Schachter J, Markel G (2012) CXCR1 as a novel target for directing reactive T cells toward melanoma: implications for adoptive cell transfer immunotherapy. Cancer Immunol Immunother 61(10):1833-1847. https://doi.org/10.1007/s00262-012-1245-1

Sato T, McCue P, Masuoka K, Salwen S, Lattime EC, Mastrangelo MJ, Berd D (1996) Interleukin 10 production by human melanoma. Clin Cancer Res 2(8):1383-1390

Schlenker R, Olguin-Contreras LF, Leisegang M, Schnappinger J, Disovic A, Ruhland S, Nelson PJ, Leonhardt H, Harz H, Wilde S, Schendel DJ, Uckert W, Willimsky G, Noessner E (2017) Chimeric PD-1:28 receptor upgrades low-avidity t cells and restores effector function of tumorinfiltrating lymphocytes for adoptive cell therapy. Cancer Res 77(13):3577-3590. https://doi. org/10.1158/0008-5472.CAN-16-1922

Schouppe E, De BP, Van Ginderachter JA, Sarukhan A (2012) Instruction of myeloid cells by the tumor microenvironment: open questions on the dynamics and plasticity of different tumorassociated myeloid cell populations. Onco Targets Ther 1(7):1135-1145. https://doi.org/10. 4161/onci.21566

Schuster SJ, Bishop MR, Tam CS, Waller EK, Borchmann P, McGuirk JP, Jager U, Jaglowski S, Andreadis C, Westin JR, Fleury I, Bachanova V, Foley SR, Ho PJ, Mielke S, Magenau JM, Holte H, Pantano S, Pacaud LB, Awasthi R, Chu J, Anak O, Salles G, Maziarz RT (2019) Tisagenlecleucel in adult relapsed or refractory diffuse large b-cell lymphoma. N Engl J Med 380(1):45-56. https://doi.org/10.1056/NEJ-Moa1804980

Sebestyen Z, Schooten E, Sals T, Zaldivar I, San Jose E, Alarcon B, Bobisse S, Rosato A, Szollosi J, Gratama JW, Willemsen RA, Debets R (2008) Human TCR that incorporate CD3zeta induce highly preferred pairing between TCRalpha and beta chains following gene transfer. J Immunol 180(11):7736-7746

Shamalov K, Levy SN, Horovitz-Fried M, Cohen CJ (2017) The mutational status of p53 can influence its recognition by human T-cells. Onco Targets Ther 6(4):e1285990. https://doi.org/10.1080/2162402X.2017.1285990

Shyer JA, Flavell RA, Bailis W (2020) Metabolic signaling in T cells. Cell Res 30(8):649-659. https://doi.org/10.1038/s41422-020-0379-5

Siddiqui I, Erreni M, van Brakel M, Debets R, Allavena P (2016) Enhanced recruitment of genetically modified CX3CR1-positive human T cells into Fractalkine/CX3CL1 expressing tumors:importance of the chemokine gradient. J Immunother Cancer 4:21. https://doi.org/10.1186/s40425-016-0125-1

Simpson AJ, Caballero OL, Jungbluth A, Chen YT, Old LJ (2005) Cancer/testis antigens, gametogenesis and cancer. Nat Rev Cancer 5(8):615-625

Singh N, Shi J, June CH, Ruella M (2017) Genome-editing technologies in adoptive T cell immunotherapy for cancer. Curr Hematol Malig Rep 12(6):522-529. https://doi.org/10.1007/s11899-017-0417-7

Smith DR, Kunkel SL, Burdick MD, Wilke CA, Orringer MB, Whyte RI, Strieter RM (1994) Production of interleukin-10 by human bronchogenic carcinoma. Am J Pathol 145(1):18-25

Sommermeyer D, Uckert W (2010) Minimal amino acid exchange in human TCR constant regions fosters improved function of TCR gene-modified T cells. J Immunol 184(11):6223-6231

Son B, Lee S, Youn H, Kim E, Kim W, Youn B (2017) The role of tumor microenvironment in therapeutic resistance. Oncotarget 8(3):3933-3945. https://doi.org/10.18632/oncotarget.13907

Spear TT, Evavold BD, Baker BM, Nishimura MI (2019) Understanding TCR affinity, antigen specificity, and cross-reactivity to improve TCR gene-modified T cells for cancer immunotherapy. Cancer Immunol Immunother 68(11):1881-1889. https://doi.org/10.1007/s00262-019-02401-0

Spear TT, Foley KC, Garrett-Mayer E, Nishimura MI (2018) TCR modifications that enhance chain pairing in gene-modified T cells can augment cross-reactivity and alleviate CD8 dependence. J Leukoc Biol 103(5):973-983. https://doi.org/10.1002/JLB.5A0817-314R

Srivastava S, Salter AI, Liggitt D, Yechan-Gunja S, Sarvothama M, Cooper K, Smythe KS, Dudakov JA, Pierce RH, Rader C, Riddell SR (2019) Logic-Gated ROR1 chimeric antigen receptor expression rescues T cell-mediated toxicity to normal tissues and enables selective tumor targeting. Cancer Cell 35(3):489-503 e488. https://doi.org/10.1016/j.ccell.2019.02.003

Stanton SE, Disis ML (2016) Clinical significance of tumor-infiltrating lymphocytes in breast cancer. J Immunother Cancer 4:59. https://doi.org/10.1186/s40425-016-0165-6

Stenger D, Stief TA, Kaeuferle T, Willier S, Rataj F, Schober K, Vick B, Lotfi R, Wagner B, Grunewald TGP, Kobold S, Busch DH, Jeremias I, Blaeschke F, Feuchtinger T (2020) Endogenous TCR promotes *in vivo* persistence of CD19-CAR-T cells compared to a CRISPR/Cas9-mediated TCR knockout CAR. Blood 136 (12):1407-1418. https://doi.org/10.1182/blood.2020005185

Stevanovic S, Draper LM, Langhan MM, Campbell TE, Kwong ML, Wunderlich JR, Dudley ME, Yang JC, Sherry RM, Kammula US, Restifo NP, Rosenberg SA, Hinrichs CS (2015) Complete regression of metastatic cervical cancer after treatment with human papillomavirus-targeted tumor-infiltrating T cells. J Clin Oncol 33(14):1543-1550. https://doi.org/10.1200/JCO.2014.58.9093

Stevanovic S, Helman SR, Wunderlich JR, Langhan MM, Doran SL, Kwong MLM, Somerville RPT, Klebanoff CA, Kammula US, Sherry RM, Yang JC, Rosenberg SA, Hinrichs CS (2019) A phase II study of tumor-infiltrating lymphocyte therapy for human papillomavirus-associated epithelial cancers. Clin Cancer Res 25(5):1486-1493. https://doi.org/10.1158/1078-0432.CCR-18-2722

Stone JD, Harris DT, Kranz DM (2015) TCR affinity for p/MHC formed by tumor antigens that are self-proteins:impact on efficacy and toxicity. Curr Opin Immunol 33:16-22. https://doi.org/10.1016/j.coi.2015.01.003

Tal Y, Yaakobi S, Horovitz-Fried M, Safyon E, Rosental B, Porgador A, Cohen CJ (2014) An NCR1-based chimeric receptor endows T-cells with multiple anti-tumor specificities. Oncotarget 5(21):10949-10958

Tang B, Yan X, Sheng X, Si L, Cui C, Kong Y, Mao L, Lian B, Bai X, Wang X, Li S, Zhou L, Yu J, Dai J, Wang K, Hu J, Dong L, Song H, Wu H, Feng H, Yao S, Chi Z, Guo J (2019) Safety and clinical activity with an anti-PD-1 antibody JS001 in advanced melanoma or urologic cancer patients. J Hematol Oncol 12(1): 7. https://doi.org/10.1186/s13045-018-0693-2

Theoret MR, Cohen CJ, Nahvi AV, Ngo LT, Suri KB, Powell DJ Jr, Dudley ME, Morgan RA, Rosenberg SA (2008) Relationship of p53 overexpression on cancers and recognition by antip53 T cell receptor-transduced T cells. Hum Gene Ther 19(11):1219-1232. https://doi.org/10.1089/hum.2008.083

Tian Y, Cox MA, Kahan SM, Ingram JT, Bakshi RK, Zajac AJ (2016) A context-dependent role for IL-21 in modulating the differentiation, distribution, and abundance of effector and memory CD8 T Cell subsets. J Immunol 196(5):2153-2166. https://doi.org/10.4049/jimmunol.1401236

Timmers M, Roex G, Wang Y, Campillo-Davo D, Van Tendeloo VFI, Chu Y, Berneman ZN, Luo F, Van Acker HH, Anguille S (2019) Chimeric antigen receptor-modified T cell therapy in multiple myeloma: beyond B cell maturation antigen. Front Immunol 10:1613. https://doi.org/10.3389/fimmu.2019.01613

Tran Q, Lee H, Park J, Kim SH, Park J (2016a) Targeting cancer metabolism-revisiting the warburg effects. Toxicol Res 32(3):177-193. https://doi.org/10.5487/TR.2016.32.3.177

Tran E, Robbins PF, Lu YC, Prickett TD, Gartner JJ, Jia L, Pasetto A, Zheng Z, Ray S, Groh EM, Kriley IR, Rosenberg SA (2016b) T-cell transfer therapy targeting mutant KRAS in cancer. N Engl J Med 375 (23):2255-2262. https://doi.org/10.1056/NEJMoa1609279

Tran E, Robbins PF, Rosenberg SA (2017) 'Final common pathway' of human cancer immunotherapy:targeting random somatic mutations. Nat Immunol 18(3):255-262. https://doi.org/10.1038/ni.3682

Tran E, Turcotte S, Gros A, Robbins PF, Lu YC, Dudley ME, Wunderlich JR, Somerville RP, Hogan K, Hinrichs CS, Parkhurst MR, Yang JC, Rosenberg SA (2014) Cancer immunotherapy based on mutation-specific CD4+ T cells in a patient with epithelial cancer. Science 344(6184):641-645. https://doi.org/10.1126/science.1251102

Tran KQ, Zhou J, Durflinger KH, Langhan MM, Shelton TE, Wunderlich JR, Robbins PF, Rosenberg SA, Dudley ME (2008) Minimally cultured tumor-infiltrating lymphocytes display optimal characteristics for adoptive cell therapy. J Immunother 31(8):742-751

Treisman J, Hwu P, Minamoto S, Shafer GE, Cowherd R, Morgan RA, Rosenberg SA (1995) Interleukin-2-transduced lymphocytes grow in an autocrine fashion and remain responsive to antigen. Blood 85(1):139-145

Turtle CJ, Hay KA, Hanafi LA, Li D, Cherian S, Chen X, Wood B, Lozanski A, Byrd JC, Heimfeld S, Riddell SR, Maloney DG (2017) Durable molecular remissions in chronic lymphocytic leukemia treated with CD19-specific chimeric antigen receptor-modified T cells after failure of ibrutinib. J Clin Oncol 35(26):3010-3020. https://doi.org/10.1200/JCO.2017.72.8519

Uckert W，Schumacher TN（2009）TCR transgenes and transgene cassettes for TCR gene therapy：status in 2008. Cancer Immunol Immunother 58(5)：809-822. https://doi.org/10.1007/s00262-008-0649-4

Urbanska K，Lanitis E，Poussin M，Lynn RC，Gavin BP，Kelderman S，Yu J，Scholler N，Powell DJ Jr（2012）A universal strategy for adoptive immunotherapy of cancer through use of a novel T-cell antigen receptor. Cancer Res 72(7)：1844-1852. https://doi.org/10.1158/0008-5472. CAN-11-3890

van den Berg JH，Heemskerk B，Gomez-Eerland R，Michels S，NAM B，Jorritsma-Smit A，van Buuren MM，Kvistborg P，Spits H，Schotte R，Mallo H，Karger M，van der Hage JA，MWJM W，Pronk LM，Geukes Foppen MH，Blank CU，Beijnen JH，Nuijen B，Schumacher TN，JBAG H（2020）Tumor infiltrating lymphocytes（TIL）therapy in metastatic melanoma：boosting of neoantigen-specific T cell reactivity and long-term follow-up. J Immunother Cancer 8(2)：e000848. https://doi.org/10.1136/jitc-2020-000848

van der Veken LT，Coccoris M，Swart E，Falkenburg JH，Schumacher TN，Heemskerk MH（2009）Alpha beta T cell receptor transfer to gamma delta T cells generates functional effector cells without mixed TCR dimers *in vivo*. J Immunol 182(1)：164-170

Vaupel P，Schmidberger H，Mayer A（2019）The Warburg effect：essential part of metabolic reprogramming and central contributor to cancer progression. Int J Radiat Biol 95(7)：912-919. https://doi.org/10.1080/09553002.2019.1589653

Vera JF，Hoyos V，Savoldo B，Quintarelli C，Giordano Attianese GM，Leen AM，Liu H，Foster AE，Heslop HE，Rooney CM，Brenner MK，Dotti G（2009）Genetic manipulation of tumor-specific cytotoxic T lymphocytes to restore responsiveness to IL-7. Mol Ther 17(5)：880-888. https://doi. org/10.1038/mt.2009.34

Vigneron N（2015）Human tumor antigens and cancer immunotherapy. Biomed Res Int 2015：948501. https://doi.org/10.1155/2015/948501

Vihervuori H，Autere TA，Repo H，Kurki S，Kallio L，Lintunen MM，Talvinen K，Kronqvist P（2019）Tumor-infiltrating lymphocytes and CD8(+)T cells predict survival of triple-negative breast cancer. J Cancer Res Clin Oncol 145(12)：3105-3114. https://doi.org/10.1007/s00432-019-03036-5

Vogler I，Newrzela S，Hartmann S，Schneider N，Koehl U，Grez M（2010）An improved bicistronic CD20/tCD34 vector for efficient purification and *in vivo* depletion of gene-modified T cells for adoptive immunotherapy. Mol Ther 18(7)：1330-1338. https://doi.org/10.1038/mt.2010.83

Voorzanger N，Touitou R，Garcia E，Delecluse HJ，Rousset F，Joab I，Favrot MC，Blay JY（1996）Interleukin（IL）-10 and IL-6 are produced *in vivo* by non-Hodgkin's lymphoma cells and act as cooperative growth factors. Cancer Res 56(23)：5499-5505

Voss RH，Willemsen RA，Kuball J，Grabowski M，Engel R，Intan RS，Guillaume P，Romero P，Huber C，Theobald M（2008）Molecular design of the Calphabeta interface favors specific pairing of introduced TCRalphabeta in human T cells. J Immunol 180(1)：391-401

Vuong L，Kotecha RR，Voss MH，Hakimi AA（2019）Tumor microenvironment dynamics in clearcell renal cell carcinoma. Cancer Discov 9(10)：1349-1357. https://doi.org/10.1158/2159-8290. CD-19-0499

Wahl SM，Hunt DA，Wong HL，Dougherty S，McCartney-Francis N，Wahl LM，Ellingsworth L，Schmidt JA，Hall G，Roberts AB（1988）Transforming growth factor-beta is a potent immunosuppressive agent that inhibits IL-1-dependent lymphocyte proliferation. J Immunol 140(9)：3026-3032

Waldmann TA，Dubois S，Miljkovic MD，Conlon KC（2020）IL-15 in the combination immunotherapy of cancer. Front Immunol 11：868. https://doi.org/10.3389/fimmu.2020.00868

Walia V，Mu EW，Lin JC，Samuels Y（2012）Delving into somatic variation in sporadic melanoma. Pigment Cell Melanoma Res 25(2)：155-170

Weiss T，Weller M，Guckenberger M，Sentman CL，Roth P（2018）NKG2D-based CAR T cells and radiotherapy exert synergistic efficacy in glioblastoma. Cancer Res 78(4)：1031-1043. https://doi.org/10.1158/0008-

5472.CAN-17-1788

Weizman E，Cohen CJ（2016）Engineering T-cell specificity genetically to generate anti-melanoma reactivity. Methods Mol Biol. https://doi.org/10.1007/7651_2015_297

Wilkie S，Burbridge SE，Chiapero-Stanke L，Pereira AC，Cleary S，van der Stegen SJ，Spicer JF，Davies DM，Maher J（2010）Selective expansion of chimeric antigen receptor-targeted T-cells with potent effector function using interleukin-4. J Biol Chem 285(33):25538-25544. https://doi.org/10.1074/jbc.M110.127951

Wu A，Wei J，Kong LY，Wang Y，Priebe W，Qiao W，Sawaya R，Heimberger AB（2010）Glioma cancer stem cells induce immunosuppressive macrophages/microglia. Neuro-Oncology 12(11):1113-1125. https://doi.org/10.1093/neuonc/noq082

Xu J，Chen LJ，Yang SS，Sun Y，Wu W，Liu YF，Xu J，Zhuang Y，Zhang W，Weng XQ，Wu J，Wang Y，Wang J，Yan H，Xu WB，Jiang H，Du J，Ding XY，Li B，Li JM，Fu WJ，Zhu J，Zhu L，Chen Z，Fan XF，Hou J，Li JY，Mi JQ，Chen SJ（2019）Exploratory trial of a biepitopic CAR T-targeting B cell maturation antigen in relapsed/refractory multiple myeloma. Proc Natl Acad Sci U S A 116(19):9543-9551. https://doi.org/10.1073/pnas.1819745116

Yamamoto TN，Kishton RJ，Restifo NP（2019）Developing neoantigen-targeted T cell-based treatments for solid tumors. Nat Med. https://doi.org/10.1038/s41591-019-0596-y

Yan Z，Cao J，Cheng H，Qiao J，Zhang H，Wang Y，Shi M，Lan J，Fei X，Jin L，Jing G，Sang W，Zhu F，Chen W，Wu Q，Yao Y，Wang G，Zhao J，Zheng J，Li Z，Xu K（2019）A combination of humanised anti-CD19 and anti-BCMA CAR T cells in patients with relapsed or refractory multiple myeloma：a single-arm，phase 2 trial. Lancet Haematol 6(10):e521-e529. https://doi.org/10.1016/S2352-3026(19)30115-2

Yang S，Cohen CJ，Peng PD，Zhao Y，Cassard L，Yu Z，Zheng Z，Jones S，Restifo NP，Rosenberg SA，Morgan RA（2008）Development of optimal bicistronic lentiviral vectors facilitates highlevel TCR gene expression and robust tumor cell recognition. Gene Ther 15(21):1411-1423. https://doi.org/10.1038/gt.2008.90

Yu JX，Upadhaya S，Tatake R，Barkalow F，Hubbard-Lucey VM（2020）Cancer cell therapies：the clinical trial landscape. Nat Rev Drug Discov 19(9):583-584. https://doi.org/10.1038/d41573-020-00099-9

Zacharakis N，Chinnasamy H，Black M，Xu H，Lu YC，Zheng Z，Pasetto A，Langhan M，Shelton T，Prickett T，Gartner J，Jia L，Trebska-McGowan K，Somerville RP，Robbins PF，Rosenberg SA，Goff SL，Feldman SA（2018）Immune recognition of somatic mutations leading to complete durable regression in metastatic breast cancer. Nat Med 24(6):724-730. https://doi.org/10.1038/s41591-018-0040-8

Zhang L，Kerkar SP，Yu Z，Zheng Z，Yang S，Restifo NP，Rosenberg SA，Morgan RA（2011）Improving adoptive T cell therapy by targeting and controlling IL-12 expression to the tumor environment. Mol Ther 19(4):751-759. https://doi.org/10.1038/mt.2010.313

Zhang J，Wang L（2019）The Emerging World of TCR-T Cell Trials Against Cancer：A Systematic Review. Technol Cancer Res Treat 18:1533033819831068. https://doi.org/10.1177/1533033819831068

Zhang T，Wu MR，Sentman CL（2012）An NKp30-based chimeric antigen receptor promotes T cell effector functions and antitumor efficacy *in vivo*. J Immunol 189(5):2290-2299

Zhang L，Yu Z，Muranski P，Palmer DC，Restifo NP，Rosenberg SA，Morgan RA（2013）Inhibition of TGF-beta signaling in genetically engineered tumor antigen-reactive T cells significantly enhances tumor treatment efficacy. Gene Ther 20(5):575-580. https://doi.org/10.1038/gt. 2012.75

Zhao Y，Bennett AD，Zheng Z，Wang QJ，Robbins PF，Yu LY，Li Y，Molloy PE，Dunn SM，Jakobsen BK，Rosenberg SA，Morgan RA（2007）High-affinity TCRs generated by phage display provide CD4＋ T cells with the ability to recognize and kill tumor cell lines. J Immunol 179(9):5845-5854

Zhao WH，Liu J，Wang BY，Chen YX，Cao XM，Yang Y，Zhang YL，Wang FX，Zhang PY，Lei B，Gu LF，Wang JL，Yang N，Zhang R，Zhang H，Shen Y，Bai J，Xu Y，Wang XG，Zhang RL，Wei LL，Li ZF，Li

ZZ，Geng Y，He Q，Zhuang QC，Fan XH，He AL，Zhang WG（2018）A phase 1，open-label study of LCAR-B38M，a chimeric antigen receptor T cell therapy directed against B cell maturation antigen，in patients with relapsed or refractory multiple myeloma. J Hematol Oncol 11（1）：141. https：//doi.org/10. 1186/s13045-018-0681-6

Zidlik V，Bezdekova M，Brychtova S（2020）Tumor infiltrating lymphocytes in malignant melanoma-allies or foes? Biomed Pap Med FacUniv Palacky Olomouc Czech Repub 164（1）：43-48. https：//doi.org/10.5507/bp. 2019.048

Zikich D，Schachter J，Besser MJ（2016）Predictors of tumor-infiltrating lymphocyte efficacy in melanoma. Immunotherapy 8（1）：35-43. https：//doi.org/10.2217/imt.15.99

Zorro MM，Aguirre-Gamboa R，Mayassi T，Ciszewski C，Barisani D，Hu S，Weersma RK，Withoff S，Li Y，Wijmenga C，Jabri B，Jonkers IH（2020）Tissue alarmins and adaptive cytokine induce dynamic and distinct transcriptional responses in tissue-resident intraepithelial cytotoxic T lymphocytes. J Autoimmun 108：102422. https：//doi.org/10.1016/j.jaut.2020.102422

Zur HH（2009）The search for infectious causes of human cancers：where and why. Virology 392（1）：1-10

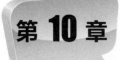

第 10 章

针对 CTLA-4 的单克隆抗体，
重点关注伊匹单抗

Grazia Graziani❶, Lucia Lisi❷, Lucio Tentori❶,
Pierluigi Navarra❷

▶ 摘要 免疫检查点细胞毒性 T 淋巴细胞相关抗原 4（CTLA-4 或 CD152）是 T 细胞介导的免疫反应的负调节因子，在抑制自身免疫和维持免疫稳态方面起着关键作用。由于其对 T 细胞的抑制活性，CTLA-4 已被研究作为诱导免疫刺激的药物靶标，以阻断与其配体的相互作用。CTLA-4 阻断介导的抗肿瘤作用归因于针对癌细胞的持续主动免疫反应，这是由于解除了对 T 细胞活化的制动导致的。伊匹单抗（Yervoy，百时美施贵宝）是一种全长人抗 CTLA-4 IgG1κ 单克隆抗体（mAb），是 2011 年 FDA 和 EMA 批准作为单一疗法用于治疗不可切除/转移性黑色素瘤的首个免疫检查点抑制剂。2015 年，FDA 还批准了伊匹单抗用于治疗Ⅲ期黑色素瘤的辅助治疗，以降低肿瘤复发的危险。随后又批准伊匹单抗用于转移性黑色素瘤（无论 BRAF 突变状态如何）和其他晚期/转移性实体瘤，其中涉及其与抗程序性细胞死亡蛋白 1（PD-1）单抗——纳武单抗的联合使用。目前，正在进行的临床试验中主要将伊匹单抗与其他免疫刺激剂联合使用，以评估其在难治性/晚期实体瘤中的疗效。

▶ 关键词 免疫检查点抑制剂 伊匹单抗 CTLA-4 PD-1 PD-L1 黑色素瘤 免疫疗法 NSCLC BRAF 单克隆抗体

▶ 缩略语

APC 抗原提呈细胞
CTLA-4 细胞毒性 T 淋巴细胞抗原 4
dMMR 错配修复缺陷
EMA 欧洲药品管理局
FDA 美国食品药品监督管理局
FoxP3 转录因子叉头盒蛋白 P3
GM-CSF 粒细胞-巨噬细胞集落刺激因子

❶ G. Graziani (✉), L. Tentori. Pharmacology Section, Department of Systems Medicine, University of Rome Tor Vergata, Rome, Italy. e-mail: graziani@uniroma2. it; tentori@uniroma2. it.

❷ L. Lisi, P. Navarra. Section of Pharmacology, Department of Healthcare Surveillance and Bioethics, Catholic University Medical School, Catholic University of the Sacred Heart, Rome, Italy. e-mail: lucia. lisi @ unicatt. it; pierluigi. navarra@unicatt. it.

HRQL　健康相关生活质量

ICOS　诱导型共刺激器

IDO　吲哚胺 2,3 脱氧酶

IL　白细胞介素

irAE　免疫相关不良反应

irRC　免疫相关标准

LAT　激活 T 细胞的接头

mAb　单克隆抗体

MHC　主要组织相容性复合体

MSI-H　微卫星不稳定性高

MSI-L　微卫星不稳定性低

MSS　微卫星稳定性

NIBIT　意大利肿瘤生物治疗网络

NSCLC　非小细胞肺癌

OS　总生存期

PD-1　程序性细胞死亡受体 1

PFS　无进展生存期

PI3K　磷脂酰肌醇 3-激酶

PKC　蛋白激酶 C

PLC　磷脂酶 C

PP2A　丝氨酸-苏氨酸蛋白磷酸酶 2A

RECIST　实体瘤反应评估标准

REMS　风险评估和缓解策略

SCLC　小细胞肺癌

SHP2　Src 同源 2 结构域蛋白酪氨酸磷酸酶 2

TCR　T 细胞受体

Treg　调节性 T 细胞。

10.1　CTLA-4

细胞毒性 T 淋巴细胞相关抗原 4（CTLA-4 或 CD152）是一种免疫检查点，可作为 T 细胞介导的免疫反应的负调节剂，在自身免疫抑制和免疫稳态维持中发挥关键作用。它在 $CD4^+Foxp3^-$ 和 $CD8^+Foxp3^-$ 常规（或效应）T 细胞激活后被诱导，但由 $CD4^+Foxp3^+$ 调节性 T 细胞（Treg）组成型表达。然而，CTLA-4 的表达并不局限于 T 细胞，因为据报道它存在于 B 细胞、树突细胞、单核细胞、粒细胞、$CD34^+$ 干细胞、小鼠胚胎细胞、胎盘成纤维细胞和脑垂体中（Oyewole-Said et al. 2020）。CTLA-4 基因由四个外显子组成：外显子 1 编码信号肽序列；外显子 2 是一个包含 B7 结合结构域的 IgV 样结构域；外显子 3 是跨膜区域；以及外显子 4，存在于细胞质中的尾部。CTLA-4 转录本可以进行选择性剪接，并且目前已经报道了 CTLA-4 的四种剪接变体，它们可能解释了 CTLA-4 的不同功能（Valk et al. 2008；Walker and Sansom 2015）。效应 T 细胞经典的抑制功能是由 CTLA-4 使用效应

T 细胞 "内在"（即在效应 T 细胞中直接转导内在细胞负信号）和 "外在" 机制（即主要对 Tregs 起作用）来发挥作用的。

CTLA-4 充当 CD28 依赖性 T 细胞反应的负调节剂（图 10.1）。与作为表面受体的 CD28 不同，CTLA-4 主要存在于细胞内囊泡中。它以同源二聚体的形式存在，并且在配体结合后似乎不会发生构象变化（Brown et al. 2019）。在 T 细胞受体（TCR）与抗原呈递细胞（APC）表面的主要组织相容性复合物（MHC）结合后，T 细胞由第二个共刺激信号来完成激活，其代表是 T 细胞上的 CD28 与 APC 上的 B7 分子之间的相互作用（图 10.1）。

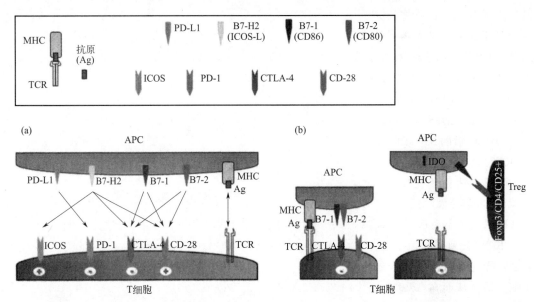

图 10.1　CTLA-4 是 T 细胞活化的负调节分子。（a）协同刺激分子和协同抑制分子。T 细胞激活是由 TCR 结合抗原引发的，抗原由 APC 表面上的 MHC 分子呈递。表面激活过程必须有另外一个协同刺激信号参与才能完成，其典型代表是 T 细胞表面的 CD28 分子与其配体——表达于 APC 表面的 B7-1（CD80）或 B7-2˙（CD86）分子之间的相互作用。PD-1 和 CTLA-4 是 T 细胞介导的免疫应答的负性调节物。CTLA-4 与 CD28 分子有着相同的配体——B7-1 和 B7-2。ICOS 是一种协同刺激受体，其配体 B7-H2（ICOS-L）最近被证实还与 CD28 和 CTLA-4 结合。（"＋" 表示正/激活信号；"－" 表示负/抑制信号）。（b）T 细胞活化的抑制。T 细胞活化之后，CTLA-4 在活化的效应性 T 细胞中水平上调，作为一种抑制性协同刺激分子，与 CD28 竞争结合 B7 复合物。CTLA-4 组成性表达于调节性 T 细胞的表面，它与 B7 分子的相互作用引发 APC 的反向信号，导致 APC 上调表达 IDO，从而减少了色氨酸在局部组织微环境的供给，并产生犬尿氨酸，其结果是抑制了 T 细胞增殖。CTLA-4 抑制 T 细胞活化的其他机制中也在文中有所介绍

CD28 信号转导的主要作用是增强和维持 T 细胞反应，促进 T 细胞存活，并指导 T 细胞克隆扩增和分化产生所需的细胞因子。CTLA-4 与 CD28 密切相关，并与其共享相同的配体 B7-1（CD80）和 B7-2（CD86），其中 CTLA-4 表现出比 CD28 更高的亲和力，尤其是对 CD80（Teft et al. 2006；Chattopadhyay et al. 2009）。与 CD28 和其他共刺激受体诱导型共刺激物（ICOS）一样，CTLA-4 是一种跨膜蛋白，具有与茎区相连的单个细胞外免疫球蛋白可变结构域，含有独特的半胱氨酸残基，负责形成二硫化物连接的同型二聚体，以及一个跨膜片段，其后是一个短的细胞质内尾巴，具有基于酪氨酸的信号基序（Fife and Bluestone 2008）。尽管它们的结构和序列相似，但 CD28 和 CTLA-4 在 T 细胞中的定位不同，前者在

静息细胞和活化细胞的细胞表面表达。相反，响应于 TCR/CD28 共刺激，CTLA-4 在活化的 T 细胞表面上调（Fife and Bluestone 2008）。在静息 T 细胞中，CTLA-4 主要分布在细胞内，这取决于其 C 末端细胞质尾部中包含的基序。在 T 细胞刺激后，CTLA-4 被移动到细胞表面，但在质膜上不稳定；事实上，它继续进行网格蛋白介导的内吞作用、回收和降解（Qureshi et al. 2012）。特别是，YVKM 基序通过与网格蛋白衔接子激活蛋白 2（AP-2）相互作用，来介导快速内吞作用。内吞作用可能需要其他基序：脯氨酸基序有助于 AP-2 结合，C 端 YFIPIN 基序作为替代的低内吞衔接子（Teft et al. 2006）。另一方面，与 AP-1 的相互作用与 CTLA-4 降解有关。CTLA-4 的细胞质结构域控制其向脂筏的募集并介导其与支架蛋白 T 细胞受体相互作用分子（TRIM）和激活 X 细胞的接头（LAX）的相互作用，从而影响 CTLA-4 的表面表达（Valk et al. 2008；Schneider and Rudd 2014）。此外，膜近端赖氨酸基序似乎在使 CTLA-4 进入蛋白激酶 C（PKC）-η 复合物中发挥作用。这种关联介导了与 GIT2 和 PIX 蛋白形成复合体的 p21 活化激酶（PAK）的募集，这些蛋白质可能通过黏着斑分解促进细胞运动，从而破坏 APC-T 细胞接触（Kong et al. 2014）。此外，一些信号分子，如磷脂酶 D（PLD）、ADP-核糖基化因子 1（ARF-1）和 T 细胞免疫反应 cDNA7（TIRC7），已知参与 CTLA-4 转运到细胞表面的过程（Valk et al. 2008）。

一旦在活化 T 细胞的质膜上表达，CTLA-4 就会在与抑制 T 细胞活化的 B7 复合物结合方面与 CD28 竞争，因而导致增殖降低和 CD28 介导的白细胞介素 2（IL-2）分泌减少和受损（Fife and Bluestone 2008）。CTLA-4 通过其细胞质内尾部与丝氨酸-苏氨酸蛋白磷酸酶 2A（PP2A）和 src 同源 2 结构域酪氨酸磷酸酶 2（SHP2）的相互作用，抑制 TCR 下游的信号转导通路（Rudd et al. 2009）。此外，它还通过结合磷酸肌醇 3 激酶（PI3K）来刺激 T 细胞存活，从而在 T 细胞未死亡的情况下诱导 T 细胞无能（Rudd et al. 2009）。CTLA-4 诱导的 PI3K 激活产生磷脂酰肌醇 3,4-二磷酸（PIP2），它募集 PH 结构域激酶 1（PDK1），这是一种能够激活丝氨酸/苏氨酸蛋白激酶 B（PKB/AKT）的激酶。PKB/AKT 酶反过来会使促凋亡蛋白 BAD 发生磷酸化并失活，后者被 14-3-3 蛋白降解，阻止其与抗凋亡 Bcl-XL 和 Bcl-2 蛋白相互作用，并导致 Bcl-xL 表达上调。通过这种方式，Bcl-xL 和 Bcl-2 可以自由调节线粒体依赖性细胞存活（Schneider et al. 2008b）。此外，据报道 CTLA-4 可直接改变 AKT 活性（Schneider et al. 2008b）。然而，通过 PI3K/AKT 通路，CTLA-4 有利于 T 细胞在无能诱导条件下存活，从而确保维持免疫系统的长期耐受性。

CTLA-4 抑制 T 细胞活化的其他内在机制还依赖于 CTLA-4 增加 T 细胞运动的能力，压倒 TCR 介导的"停止信号"（即 T 细胞运动停止），这是 T 细胞和 APC 之间形成稳定的结合物所必需的（Schneider et al. 2006）。通过这种方式，CTLA-4 减少了 T 细胞和 APC 之间的接触时间，降低了 MHC 肽呈递的效率，并提高了 T 细胞激活的阈值，从而提供了针对自身免疫的保护。有人提出，特定抗体阻断 CTLA-4 对 T 细胞运动的影响不是由于信号转导，而是由于 T 细胞与其靶标之间的稳定相互作用被物理破坏（Brunner-Weinzierl and Rudd 2018）。

此外，CTLA-4 抑制脂筏的表达，脂筏是富含糖鞘脂的微域簇，被认为是免疫突触的重要组成部分（Chikuma et al. 2003）。脂筏在 T 细胞表面形成一个针对信号蛋白的"平台"，这些蛋白质对于 TCR 介导信号的正确转导至关重要。在 TCR 结合后，Lck、Fyn、PKCθ、磷脂酶 C（PLC）γ 和用于激活 T 细胞的接头（LAT）等分子被募集到 T 细胞-APC 接触区域的筏聚集体。在 CTLA-4 与筏相互作用期间，其相关的磷酸酶可使重要的信号成分去磷酸化，然后导致筏相关分子如 Lck、Fyn、LAT 与 TCR 链解离（Chikuma et al. 2003）。最后，CTLA-4 还阻止了含有 TCR 和有效传输 TCR 信号所需分子的微团簇的形成（Schneider et al. 2008a）。

CTLA-4 可作为 T 细胞反应的负调节剂，一种经过充分表征的外部机制是通过 Treg 的作用（图 10.1），其间 CTLA-4 组成型表达（Takahashi et al. 2000）。Tregs 是 TCR αβ$^+$ CD4$^+$ T 细胞的一个亚群，它通过产生细胞因子和直接的细胞间接触充当免疫抑制调节剂（Sakaguchi 2011）。它们的特征在于表面表达 IL-2 的受体 α 链（CD25）和细胞内表达 X 染色体连锁转录因子叉头盒蛋白 P3（FoxP3）。在 Tregs 中，CTLA-4 表达由 Foxp3 控制，并通过 TCR 刺激进一步上调。这些 Foxp3$^+$ CD4$^+$ CD25$^+$ Treg 抑制初始 T 细胞活化（称为"抑制"），TCR 信号转导受损（"TCR 低信号"），几乎不产生 IL-2，并且在体外无反应（"无能"），尽管补充外源 IL-2 时，它们会高度增殖（Tai et al. 2012）。最近，已经发现 Treg 抑制和诱导无能需要 CTLA-4 的外部结构域，它与 APC 上的共刺激配体结合，而 TCR 低信号只需要 CTLA-4 内部结构域（Tai et al. 2012）。抑制 Treg 外部的 CTLA-4 对初始 T 细胞的激活可以通过它与 CD80/CD86 的相互作用来介导，导致 CD80/CD86 触发 APC 中的反向信号，引发吲哚胺 2,3-双加氧酶（IDO）的上调，这种酶通过产生犬尿氨酸参与色氨酸的分解代谢和肿瘤免疫逃避。事实上，IDO 活性的增加限制了局部组织微环境中 T 细胞增殖所需的可用色氨酸，并增强了犬尿氨酸的形成，从而诱导 T 细胞凋亡（Grohmann et al. 2002；Mellor and Munn 2004；Fallarino et al. 2002；Grohmann et al. 2003）。色氨酸饥饿和犬尿氨酸的存在也可以刺激初始 CD4$^+$ CD25$^-$ T 细胞转化为高度抑制性 CD4$^+$ CD25$^+$ FoxP3$^+$ Tregs，进一步扩大了 Treg 细胞区室（Fallarino et al. 2006）。

CTLA-4 蛋白已显示出可通过从 APC 表面隔离或去除共刺激配体来诱导共刺激阻断。事实上，在表面表达 CTLA-4 的 Tregs 可以诱导 APC 上 CD80 和 CD86 下调，从而通过 CD28 限制初始 T 细胞的激活（Oderup et al. 2006）。在 Treg 或活化的 T 细胞中表达的 CTLA-4 能够通过反式胞吞作用从对方细胞中捕获并去除共刺激配体（即 CD80 和 CD86）。去除后，这些共刺激配体在 CTLA-4 阳性细胞内降解，使 T 细胞失去 CD28 介导的共刺激作用（Qureshi et al. 2011）。

10.2 CTLA-4 是免疫抑制或免疫刺激的药理学靶点

由于其对 T 细胞介导的反应的抑制活性，CTLA-4 已被研究作为药物靶点，使用模拟其功能的药物诱导免疫抑制，或者反向诱导免疫刺激，阻断与其配体的相互作用（图 10.2）。关于增强 CTLA-4 功能的免疫抑制化合物，阿巴西普（abatacept）和贝拉西普（belatacept）是由 CTLA-4 的细胞外结构域与人 IgG1 的铰链区以及 CH2 和 CH3 的 Fc 部分融合而成的重组可溶性同型二聚体融合蛋白（Linsley and Nadler 2009；Su et al. 2012a）。通过它们的 CTLA-4 部分，这些重组蛋白在 CD80/86 与 T 细胞上的 CD28 的结合中充当竞争者，从而抑制 T 细胞的完全活化（图 10.3）。两种重组蛋白的 Fc 部分在三个位点被故意突变，因此它失去了与补体和 Fc 受体结合的能力。因此，阿巴西普和贝拉西普中存在的 Fc 部分不能触发补体依赖性和抗体依赖性细胞毒性。阿巴西普（Orencia，百时美施贵宝）最初于 2005 年获得美国食品药品监督管理局（FDA）批准，并于 2007 年获得欧洲药品管理局（EMA）批准用于成人中度至重度活动性类风湿性关节炎治疗，随后用于治疗儿科患者的中度至重度类

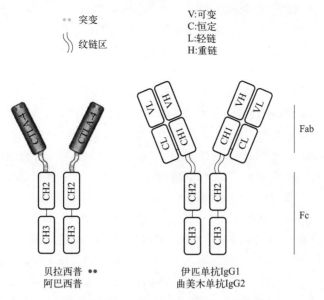

图 10.2　CTLA-4 是免疫抑制性或免疫刺激性物质的靶点。阿巴西普是由人 CTLA-4 的胞外结构域与人 IgG1 的 Fc 片段相融合而产生的。Fc 片段在三个位点（浅色点）处发生突变，以消除 Fc 部分的效应功能。贝拉西普是在阿巴西普的 CTLA-4 部分中插入两个突变（深色点）而成的，以增加其对 B7-1 和 B7-2 的亲和力。伊匹单抗是针对 CTLA-4 的完整人单克隆 IgG1k 抗体。曲美木单抗是一个抗 CTLA-4 的非补体结合的完整人类 IgG2 单克隆抗体

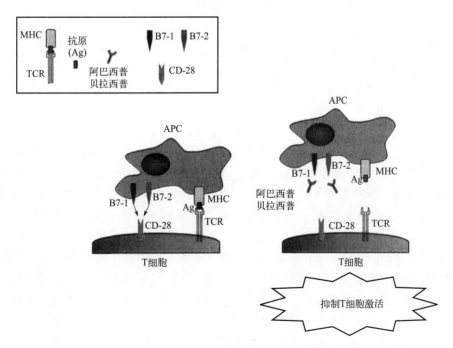

图 10.3　增强 CTLA-4 的功能。贝拉西普或阿巴西普通过结合 B7 分子来干扰 CD28/B7 途径。这些重组蛋白能通过它们的 CTLA-4 部分来防止 B7 与 T 细胞上的 CD28 发生相互作用，从而抑制了 T 细胞的完全活化

风湿关节炎和成人活动性银屑病性关节炎（Linsley and Nadler 2009）。根据最新的儿科调查计划（PIP），皮下注射阿巴西普已被推荐用于治疗慢性特发性关节炎（包括类风湿性关节炎、强直性脊柱炎、银屑病性关节炎和幼年特发性关节炎）（Brunner et al. 2020）。

贝拉西普（Nulojix，百时美施贵宝）与阿巴西普的不同之处在于 CTLA-4 部分的两个氨基酸残基差异，与阿巴西普相比，它与 CD80/86 的亲和力更高，于 2011 年获得 FDA 和 EMA 的批准，用于预防肾移植急性排斥反应（Su et al. 2012a）（图 10.2）。相反，由于已知肿瘤已经发展出多种抑制和逃避免疫系统的方法，因此预期阻断 CTLA-4 信号可延长 T 细胞活化并增强 T 细胞介导的针对癌细胞的免疫力。CTLA-4 功能的废除会导致 T 细胞活化和增殖增加的临床前证据来自 CTLA-4 敲除小鼠，其显示出淋巴结、脾脏和其他外周组织中大量自身反应性 T 细胞的 CD28 依赖性扩增，导致严重的心肌炎并在 3 至 4 周龄时死亡（Waterhouse et al. 1995；Tivol et al. 1995）。在小鼠模型中进行的体内临床前研究表明，给予 CTLA-4 抗体会导致不同组织来源的肿瘤排斥反应，例如结肠癌、前列腺癌、肾癌、纤维肉瘤和淋巴瘤（Leach et al. 1996；Kwon et al. 1997；Yang et al. 1997；Korman et al. 2006；van Elsas et al. 2001）。此外，最近的体内临床前研究将注意力集中在 CTLA-4 和程序性细胞死亡蛋白 1（PD-1）阻断的作用上。双重阻断导致 CD8$^+$ 和 CD4$^+$ T 细胞以及 CD103$^+$ 树突状细胞的激活，促进了诱导治疗协同效应（Beavis et al. 2018；Wei et al. 2019；Keilson et al. 2021）。

两种阻断 CTLA-4 抑制信号的单克隆抗体（mAb）（曲美木单抗 tremelimumab 和伊匹单抗 ipilimumab）已被开发用于临床（图 10.2）。CTLA-4 阻断介导的抗肿瘤作用归因于针对癌细胞的持续主动免疫反应，这是由 T 细胞活化的制动解除所致的。抗肿瘤免疫反应的增加似乎源于效应 T 细胞功能的直接增强，还结合了阻断两种细胞类型上 CTLA-4 所形成的 Treg 活性抑制（图 10.4）（Peggs et al. 2009）。

曲美木单抗（CP675206；CP-675；CP-675，206；CP-675206；ticilimumab）是辉瑞公司使用转基因小鼠开发的全长人非补体固定 IgG2 mAb。此后，阿斯利康的子公司 MedImmune 获得了该 mAb 的全球开发权。曲美木单抗目前正在进行临床研究，用于治疗成人和儿童中的各种肿瘤，作为单一疗法或与其他药物联合使用，其中包括抗程序性细胞死亡配体 1（PD-L1）mAb 度伐利尤单抗（durvalumab）（http：//www.clinicaltrials.gov）。在之前的 3 期研究中，作为晚期黑色素瘤患者的一线治疗，曲美木单抗单一疗法未能证明其总生存期（OS）相对于替莫唑胺或达卡巴嗪有所改善（Ribas et al. 2013）。在单独使用曲美木单抗的研究中，探索发现了一些新的适应证。例如，一项 2 期试验被设计用来评估曲美木单抗在患有转移性尿路上皮癌的受试者中的活性，这些受试者先前曾使用 PD-1/PD-L1 阻断剂（NCT03557918）进行过治疗。关于联合研究，一项 37 名转移性黑色素瘤患者接受曲美木单抗联合高剂量干扰素 α-2b 的 2 期临床研究表明，这种治疗具有可接受的毒性特征以及有前途的抗肿瘤疗效，需要在随机试验中进一步测试（Tarhini et al. 2012）。此外，一项 2 期试验（NCT02870920）纳入了 180 名晚期/难治性结直肠癌患者，据报道，相比最佳支持治疗，曲美木单抗与度伐利尤单抗的组合可延长 OS（Chen et al. 2020a）。然而，在一项招募了 209 名患有广泛期小细胞肺癌患者的 3 期研究中，与铂类依托泊苷相比，在一线环境中将曲美木单抗添加到度伐利尤单抗加铂类依托泊苷中并没有显著改善 OS，而度伐利尤单抗加铂类依托泊苷诱导了显著的生存优势（Goldman et al. 2021）。一项随机、开放标记的 3 期研究（NCT02369874）也报告了阴性结果，该研究纳入了 280 名复发或转移性头颈部鳞状细胞癌

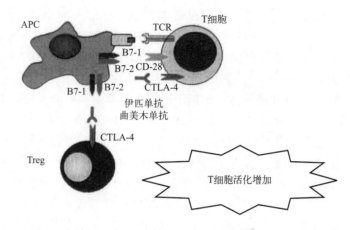

图 10.4　抑制 CTLA-4 的功能。单克隆抗体伊匹单抗和曲美木单抗阻断了 CTLA-4 抑制性信号，延长了 T 细胞的活化时间并放大了 T 细胞介导的抗肿瘤免疫

患者，这些患者接受了度伐利尤单抗加曲美木单抗或标准治疗［抗表皮生长因子受体（EGFR）mAb 西妥昔单抗、紫杉烷、甲氨蝶呤或氟嘧啶］。事实上，与标准治疗相比，度伐利尤单抗或度伐利尤单抗加曲美木单抗均未显著增加 OS（Ferris et al. 2020）。最近，有人设计了一项针对转移性黑色素瘤人群的 1 期试验（http://www. clinicaltrials.gov）(NCT04223648)，其主要目的是评估在肿瘤微环境中度伐利尤单抗加曲美木单抗影响 $PD-1^+$ T 细胞数量的能力。这种 mAb 结合也在不适合以顺铂治疗的高危局限性尿路上皮癌患者中被评估为新的辅助治疗方法（NCT02812420）。这项研究的结果表明，58% 接受完全肿瘤切除术的患者的病理学完全缓解率为 37.5%，并且分期降至 pT1 或更低（Gao et al. 2020）。还有人设计了一项儿科试验，以评估度伐利尤单抗作为单一疗法或与曲美木单抗联合使用的安全性和耐受性，这一试验在晚期实体瘤和血液恶性肿瘤（包括淋巴瘤）患者中增加剂量，这些疾病目前没有可用的标准护理治疗方法（NCT03837899）。

以下部分将重点介绍伊匹单抗的药理学特性以及使用该药物进行的临床试验的主要结果。

10.3　伊匹单抗

伊匹单抗（BMS734016，MDX101，MDX-010，MDX-CTLA-4，MDX-CTLA4，Yervoy，百时美施贵宝）是一种全长的人 IgG1κmAb，可特异性结合人和食蟹猴的 CTLA-4。伊匹单抗由美国加利福尼亚大学伯克利分校首创，并授权给 Medarex 公司，随后被百时美施贵宝公司收购。该抗体最初是通过免疫产生的，具有 CTLA-4 Medarex 专有的转基因 HuMAb 小鼠（品系 HC2/KCo7）的细胞外结构域，该小鼠表达编码抗体重链和轻链的人类基因，并使相应的鼠类基因失活。然后将来自免疫动物的脾细胞与鼠骨髓瘤细胞系（P3X63Ag8.653）融合以产生杂交瘤，然后筛选产生 IgGκ 并测试其对 CTLA-4 的反应性。基于结合特异性、亲和力和阻断配体结合的能力，选择杂交瘤 10D1 进行进一步开发（Keler et al. 2003）。该产品用于 1 期研究；对于 2 期及以后的研究：伊匹单抗由重组中国仓鼠卵巢（CHO）细胞系产生，该细胞系转染含有伊匹单抗重链和轻链编码序列的载体，并表达与 10D1 杂交瘤产生的抗体相同的序列（EMA/CHMP/557664/2011）。使用标准色谱和过滤步骤纯化抗体。

伊匹单抗最初于 2011 年 3 月被 FDA 批准作为单一疗法用于治疗不可切除或转移性黑色素瘤，并于 2011 年 7 月被 EMA 批准用于治疗成人晚期（不可切除或转移性）黑色素瘤。随后，在 2015 年和 2016 年，伊匹单抗分别获得 FDA 和 EMA 的批准，与抗 PD-1 的 mAb 纳武单抗联合用于治疗成人晚期（不可切除或转移性）BRAF 野生型黑色素瘤。2016 年，批准范围扩大到全体成人黑色素瘤患者，无论 BRAF 突变状态如何。随后，FDA 于 2017 年和 EMA 于 2018 年将伊匹单抗用于治疗黑色素瘤的批准扩大到 12 岁及以上的青少年。对于 Ⅲ期黑色素瘤，伊匹单抗也于 2015 年获得 FDA 批准，作为病理受累区域淋巴结超过 1 毫米的皮肤黑色素瘤手术后的辅助治疗，以降低肿瘤复发的风险。随后批准的伊匹单抗用于治疗其他肿瘤类型的适应证总是涉及它与纳武单抗的联合使用。特别是，单克隆抗体组合于 2018 年获得 FDA 和 EMA 的批准，作为成年中危和低危晚期肾细胞癌患者的一线治疗药物。同年，FDA 加速批准低剂量伊匹单抗联合纳武单抗用于治疗先前治疗过的以微卫星不稳定性高（MSI-H）或错配修复缺陷（dMMR）为特征的转移性结直肠癌。2020 年，伊匹单抗联合纳武单抗获得 FDA 批准用于先前接受过激酶抑制剂索拉非尼治疗的肝细胞癌患者。在 2020 年，FDA 和 EMA 都批准了 mAb 组合加上两个周期的铂类化疗作为成人转移性非小细胞肺癌（NSCLC）的一线治疗，其肿瘤没有致敏 EGFR 突变或 ALK 易位。对于相同的肿瘤类型，FDA 还批准在 PD-L1 阳性（1%）NSCLC 的一线环境中使用 mAb 组合，无需化疗。最后，伊匹单抗加纳武单抗已被 FDA 授权用于一线治疗成年无法切除的恶性胸膜间皮瘤患者（US Food and Drug Administration 2021；European Medicines Agency 2021）。

当用于治疗不可切除/转移性黑色素瘤时，作为单一疗法或联合疗法，伊匹单抗的推荐剂量为 3mg/kg，每 3 周一次 90min 静脉输注给药，总共四次给药。相反，作为辅助治疗，伊匹单抗的剂量为 10mg/kg，前四剂每 3 周给药一次，随后每 12 周给药一次，持续长达 3 年或直至疾病复发或出现不可接受的毒性。在所有其他适应证中，伊匹单抗与纳武单抗联合使用，静脉输注 30min。对于肾细胞癌和 MSI-H/dMMR 结直肠癌，推荐剂量为 1mg/kg 伊匹单抗加 3mg/kg 纳武单抗，前四剂每 3 周在同一天给药，随后纳武单抗 240mg 作为单一药物每 2 周一次或每 4 周一次 480mg，直至疾病进展或出现不可接受的毒性。在肝细胞癌的情况下，mAb 方案相同，只是伊匹单抗剂量高于纳武单抗（分别为 3mg/kg 和 1mg/kg）。对于转移性 NSCLC，推荐剂量为每 6 周 1mg/kg 伊匹单抗联合每 3 周 360mg 纳武单抗，每 3 周进行 2 个周期的铂类化疗。相同的 mAb 剂量（伊匹单抗 1mg/kg 每 6 周一次，纳武单抗 360mg 每 3 周一次）用于不可切除的恶性胸膜间皮瘤。对于 PD-L1 阳性 NSCLC，伊匹单抗每 6 周给药一次 1mg/kg，纳武单抗每 2 周给药一次 3mg/kg。建议使用这两种 mAb 进行治疗，直至疾病进展、出现不可接受的毒性，或者没有疾病进展证据的患者使用长达 2 年。

静脉注射伊匹单抗的药代动力学特征有人在四项单药治疗的 2 期试验中进行了研究，共有 499 名晚期黑色素瘤患者每 3 周接受多达四次 0.3mg/kg、3mg/kg 或 10mg/kg 剂量的治疗（Feng et al. 2014）。对于 0.3～10mg/kg 剂量范围，伊匹单抗药代动力学是线性的且随时间不变。峰浓度（c_{max}）、谷浓度（c_{min}）和曲线下面积（AUC）的值在所检查的剂量范围内与剂量成正比。第三剂达到稳态浓度。3mg/kg 批准方案的 c_{max} 范围根据不同的研究在

$(72 \pm 33) \mu g/ml$ 和 $84.5 \mu g/ml$ 间变化（Wolchok et al. 2010a；Weber et al. 2008；Product information n. d.；Phan et al. 2003；Feng et al. 2014；Sanghavi et al. 2020）。由于在 $6 \sim 20 \mu g/ml$ 和 $1 \sim 3 \mu g/ml$ 时观察到伊匹单抗在体外诱导了 CD80 和 CD86 与人 CTLA-4 结合的最大阻断，因此靶标 c_{min} 浓度为 $20 \mu g/ml$。在第二次剂量 $3 mg/kg$ 之前，平均 c_{min} 为 $(12 \pm 7) \mu g/ml$，稳态浓度为 $(21.8 \pm 11.2) \mu g/ml$（无产品信息，Phan et al. 2003）。伊匹单抗的终末半衰期为 14.7 天（Weber et al. 2008；无产品信息）。平均（变化系数百分比）全身清除率为 $15.3 ml/h$（38.5%），稳态分布容积为 7.21l（10.5%）（无产品信息）。伊匹单抗清除率随着体重、基线血清乳酸脱氢酶（LDH）和白蛋白水平的增加而增加（Feng et al. 2014；Sanghavi et al. 2020）；但是，乳酸脱氢酶升高或体重升高不需要调整剂量。此外，与作为单一疗法使用时相比，伊匹单抗与纳武单抗联合给药时，清除率会随着时间的推移而降低且变化更大（Sanghavi et al. 2020）。

10.3.1　伊匹单抗的临床疗效研究

10.3.1.1　恶性黑色素瘤

黑色素瘤是最具侵袭性的皮肤癌。根据美国癌症协会统计的 2010 年至 2016 年间被诊断患有皮肤黑色素瘤的人的数据，局限性（Ⅰ期和Ⅱ期）、区域性（Ⅲ期）和远处转移性黑色素瘤的 5 年生存率分别为 99%、66% 和 27%。转移性黑色素瘤患者的中位 OS 很低，并且取决于转移部位。最坏的预后留给脑转移或肝转移以及胃肠道转移的患者。在免疫检查点和 BRAF/MEK 抑制剂获批之前，中位 OS 约为 5 个月，平均生存期约为诊断后 9 个月。OS 受转移的数量和位置的强烈影响。脑部、消化道、肺部或区域外淋巴结加皮下转移患者的 9 个月 OS 分别为 10%、17.5%、65% 和 73%，2 年 OS 分别为 0%、0%、22% 和 27%（Sandru et al. 2014）。

在过去十年中，晚期黑色素瘤的疗法选择正在迅速发展。1975 年 FDA 批准用于治疗转移性黑色素瘤的第一种化疗药物是 DNA 甲基化化合物达卡巴嗪。静脉注射达卡巴嗪的反应率为 15%~25%，中位反应持续时间为 5~6 个月，但完全反应低于 5%。达卡巴嗪不能穿过血脑屏障；因此，在高达三分之二的转移性黑色素瘤患者尸检后，证明它对脑转移无效（Bafaloukos and Gogas 2004）。口服达卡巴嗪类似物替莫唑胺和氯乙基化剂福莫司汀的疗效也与达卡巴嗪进行了比较，但这些药物都没有被证明更有效（Middleton et al. 2000；Avril et al. 2004）。替莫唑胺已被 FDA 和 EMA 批准仅用于治疗新诊断的胶质母细胞瘤和复发性间变性星形细胞瘤。然而，它经常被超出说明书用于治疗转移性黑色素瘤，尤其是存在脑转移的情况下，因为它比达卡巴嗪具有更高的脑渗透性。对于黑色素瘤脑转移患者，替莫唑胺单独或联合全脑照射使用时的总体反应率高达 9%（Tatar et al. 2013）。不幸的是，在一项有 149 名患者参与的 3 期研究中，替莫唑胺联合顺铂和 IL-2 与达卡巴嗪联合用药并没有显著降低黑色素瘤患者 CNS 转移的总体和 1 年发生率（Chiarion-Sileni et al. 2011）。许多研究目前正在评估替莫唑胺与其他化疗药物或 DNA 修复调节剂的联合作用，例如聚（ADP-核糖）聚合酶活性抑制剂（http://www.clinicaltrials.gov；Tentori and Graziani 2009）。在一些欧洲国家，福莫司汀已被用于治疗黑色素瘤患者的脑转移；报告的总体反应率为 5.9%，达卡巴嗪为 0%（Avril et al. 2004）。然而，福莫司汀引起的骨髓毒性比替莫唑胺引起的更严重。

1998 年，高剂量的 IL-2 也被 FDA 批准用于治疗转移性疾病，但 EMA 未批准，这是基于 2 期研究的结果，该研究表明其能够在 5%～7% 的患者中诱导持久的反应（Atkins et al. 1999）。IL-2 抗肿瘤活性取决于其调节宿主免疫反应的能力。高毒性（包括低血压、血管渗漏综合征、心律失常）限制了这种细胞因子的使用，仅限于经过精心挑选的体能状态良好且没有心血管疾病的年轻患者。

对 1975 年至 2005 年间完成的 42 项 2 期试验的荟萃分析报告称，接受各种化疗方案治疗的患者的 1 年生存率约为 25%（Korn et al. 2008）。此外，没有公认的二线治疗标准，建议参加临床试验。在第一个免疫检查点抑制剂伊匹单抗（2011 年 3 月被 FDA 和 2011 年 7 月被 EMA 批准）和 BRAF 抑制剂维莫非尼（vemurafenib）（2011 年 8 月被 FDA 和 2012 年 2 月被 EMA 批准）批准之前，没有其他药物比达卡巴嗪在 3 期研究中表现更好。

维莫非尼（Zelboraf，罗氏）是一种小分子激酶抑制剂，选择性靶向突变的 BRAF V600，对野生型 BRAF（v-Raf 小鼠肉瘤病毒致癌基因同系物 B1）的黑色素瘤缺乏活性，BRAF 是一种苏氨酸/丝氨酸蛋白激酶，参与有丝分裂原活化蛋白激酶（MAPK）-ERK 通路。维莫非尼被批准用于不可切除或转移性黑色素瘤，其具有经 FDA 批准的测试检测到的 BRAF V600E 突变。BRAF 的突变［表现为氨基酸 600 上的缬氨酸被谷氨酸（BRAFV600E，高达 90% 的病例）、赖氨酸（V600K，5%～12%）和天冬氨酸或精氨酸（V600D 或 V600R，5%）取代］存在于大约 50% 的黑色素瘤患者中，并导致下游 MAPK/ERK 通路过度激活，参与细胞增殖和存活（Davies et al. 2002；Bradish and Cheng 2014；Cheng et al. 2018）。与总共四次静脉给药的伊匹单抗不同，维莫非尼治疗需要每日连续口服。在一项纳入携带 BRAF V600E 突变的未经治疗的转移性黑色素瘤患者的 3 期试验中，维莫非尼组在 6 个月时的 OS 为 84%，达卡巴嗪治疗组为 64%，缓解率分别为 48% 和 5%（Chapman et al. 2011）。在之前接受过治疗的 BRAF V600E 突变转移性黑色素瘤患者中，维罗非尼在一半以上的患者中诱导了临床反应，中位 OS 为 16 个月（Sosman et al. 2012）。维莫非尼最常报告的不良反应包括关节痛、皮疹、光敏性、疲劳、瘙痒、脱发、腹泻、恶心和皮肤鳞状细胞癌（Chapman et al. 2011；Sosman et al. 2012）。靶向 BRAF V600E 的临床疗效证据也来自于另外的 BRAF 抑制剂达拉非尼（dabrafenib，GSK-2118436，最初由葛兰素史克开发）的 3 期试验结果（Hauschild et al. 2012）。事实上，在 2013 年，FDA 和 EMA 批准了达拉非尼（Tafinlar，诺华）作为单一疗法，用于治疗患有 BRAF V600 突变的不可切除或转移性的成年黑色素瘤患者。随后的临床研究表明，BRAF 抑制剂的抗肿瘤功效可以通过与 MEK（BRAF 的下游靶标）抑制剂联合使用来增强。因此，在 2014 年，达拉非尼被批准与 MEK 抑制剂曲美替尼（Mekinist，诺华）联合用于相同的适应证。这种激酶抑制剂关联的疗效在 3 期试验中进行了测试，患者被随机分配接受达拉非尼加曲美替尼（$n=211$）或达拉非尼单药治疗（$n=212$）。联合用药组的 3 年无进展生存期（PFS）为 22%，单独使用达拉非尼组为 12%，3 年 OS 分别为 44% 和 32%。药物组合的 3 年 OS 在最有利的亚组（正常乳酸脱氢酶和 <3 个器官部位有转移）中达到 62%，而在不利亚组（高乳酸脱氢酶水平）中仅为 25%（Long et al. 2017）。此外，对来自两项临床试验（COMBI-d NCT01584648 和 COMBI-v NCT01597908）的数据进行汇总分析的报告称，一线达拉非尼加曲美替尼的治疗给大约三分之一的转移性 BRAF 突变黑色素瘤患者带来了长期益处（4 年 OS 为 37%，5 年 OS 为 34%）（Robert et al. 2019）。

同样，在 2015 年，维莫非尼被批准与 MEK 抑制剂考比替尼（cobimetinib）（Cotellic，基因泰克）联合使用，另一种 BRAF 抑制剂康奈非尼（encorafenib）（Braftovi，ArrayBioPharma）被批准与 MEK 抑制剂比美替尼（Binimetinib）（Mektovi，ArrayBiopharma）联合使用

（Ascierto et al. 2016；Dummer et al. 2018）。与此同时，激酶抑制剂联合疗法报告了不同的不良事件，皮肤相关事件较少，但胃肠道事件较多（Yu et al. 2019）。

不幸的是，因肿瘤获得性耐药机制导致 MAPK 信号恢复，对 BRAF 抑制剂的反应是短暂的。在这些耐药机制中，最常提到的是 BRAF 亚型间转换和二次激活性 NRAS 突变（Fedorenko et al. 2011；Tentori et al. 2013）。有趣的是，在 15%～30% 接受维莫非尼或达拉非尼治疗的患者中发生的皮肤鳞状细胞癌和角化棘皮瘤经常呈现出 RAS 突变（Su et al. 2012b）。

① 伊匹单抗作为单一疗法的临床研究

抗 CTLA-4 单克隆抗体伊匹单抗代表了转移性黑色素瘤的第一种治疗方法，至少在一定比例的患者中提供了长期益处。FDA 批准伊匹单抗是基于其在 3 期研究（NCT00094653/CA184-002）中增加了与 gp100 肽疫苗相关的 OS 的能力，该研究招募了 676 名患有不可切除的Ⅲ期或Ⅳ期黑色素瘤的患者，疾病在接受过至少一次全身化疗治疗后仍有进展（Hodi et al. 2010）。这项 3 期研究是第一个显示转移性黑色素瘤患者总生存期增加（约 70% 的患者有内脏转移）的随机临床试验，也是作为黑色素瘤二线治疗疗效的第一个报告。患者以 3∶1∶1 的方式被随机分配，每 3 周接受一次伊匹单抗（3mg/kg）加 gp100（两种修饰肽各 1mg），共 4 个剂量，伊匹单抗加安慰剂和 gp100 加安慰剂作为对照。所有患者均为 HLA-A*0201 阳性，因为癌症疫苗由 9 个氨基酸的合成肽组成，该肽源自黑素体糖蛋白 100（gp100），在 HLA-A*0201 的背景下被呈递给免疫系统。单独使用伊匹单抗的中位 OS 为 10.1 个月，而单独使用 gp100 时为 6.4 个月。评估伊匹单抗与 gp100 组合的基本原理是基于这样的假设，即与单独的伊匹单抗相比，添加癌症疫苗可能会增强 T 细胞反应。然而，伊匹单抗与疫苗没有协同作用，因为联合治疗的 OS 与单独的伊匹单抗相同（Hodi et al. 2010）。另一方面，后来发现 gp100 可增加 IL-2 在局部晚期Ⅲ期或Ⅳ期黑色素瘤患者中的疗效（Schwartzentruber et al. 2011）。伊匹单抗作为单一药物或与 gp100 联合使用，几乎使Ⅲ期或Ⅳ期黑色素瘤患者的 1 年或 2 年生存率提高了一倍。事实上，伊匹单抗加 gp100、单独伊匹单抗和单独 gp100 组的 OS 率在 1 年时分别为 43.6%、45.6% 和 25.3%，在 2 年时分别为 21.6%、23.5% 和 13.7%（Hodi et al. 2010）。对按 HLA-A*0201 状态分层的汇总疗效数据的回顾性分析表明，无论其 HLA-A*0201 状态如何，伊匹单抗治疗的患者都有相似的结果（Wolchok et al. 2010b）。尽管 NCT00094653/CA184-002 研究仅针对既往治疗失败的患者进行，但 FDA 批准了伊匹单抗，剂量为 3mg/kg，用于所有受转移性黑色素瘤影响的患者，包括初治患者和之前接受过治疗后失败的患者。批准几乎与百时美施贵宝公司宣布的另一项 3 期研究（NCT00324155/CA184-024）的疗效相符，这是一项在 502 名先前未接受过治疗的患者中比较 10mg/kg 伊匹单抗加达卡巴嗪（dacarbazine）与达卡巴嗪单药治疗效果的研究，满足了改进 OS 的基本要求。三个月后公布的结果表明，与达卡巴嗪加安慰剂相比，每 3 周 4 剂伊匹单抗联合达卡巴嗪（850mg/m^2）可在一线转移肿瘤中显著改善 OS（11.2 个月相比 9.1 个月）（Robert et al. 2011）。诱导期后，符合条件的患者每 12 周接受一次伊匹单抗维持治疗。伊匹单抗-达卡巴嗪组的生存率高于达卡巴嗪组，1 年时分别为 47.3% 和 36.3%，2 年时分别为 28.5% 和 17.9%。在伊匹单抗-达卡巴嗪组中，在监测 5 年的患者中观察到生存期延长（Maio et al. 2015）。

其他使用伊匹单抗作为单一疗法的研究是 NCT01515189/CA184-169、CA184332 和 CA184338 试验。NCT01515189/CA184-169 是一项 3 期双盲研究，招募了既往接受过治疗或未经治疗的无法切除的Ⅲ期或Ⅳ期黑色素瘤患者。总共 727 名患者随机化接受 3mg/kg 伊匹单抗（$n=362$）或 10mg/kg 伊匹单抗（$n=365$），每 3 周一次共四次给药。在 10mg/kg 组中，中位 OS 为 16 个月，而在 3mg/kg 组中，中位 OS 为 12 个月。在基线时无症状脑转移亚组的中位 OS 值在 10mg/kg 和 3mg/kg 的剂量下分别为 7 个月和 5.67 个月（Ascierto et al. 2017）。CA184-332（$n=157$）和 CA184-338（$n=273$）试验是两项回顾性观察性研究，针对未接受化疗的患者接受 3mg/kg 伊匹单抗治疗，估计生存率分别报告以下：1 年 44％和 59％、2 年 26％和 39％、3 年 22％和 31％、4 年 22％和 26％（Schadendorf et al. 2015；https://ec. europa. eu/health/documents/community-register/2019/20190402144619/anx_144619_en. pdf）。

除了用于 FDA 批准伊匹单抗的 3 期注册试验外（NCT00094653/CA184-002）[其中每组有 10％～15％的患者在基线时表现出 CNS 受累（Hodi et al. 2010）]，在大多数伊匹单抗临床试验中，脑转移患者被排除在外。这些患者的预后很差；事实上，诊断出脑转移后，中位 OS 仅为 4 个月（Davies et al. 2011）。先前的病例报告显示了伊匹单抗对黑色素瘤脑转移的临床益处（Hodi et al. 2008；Schartz et al. 2010）。此外，专门设计用于招募脑转移患者的 2 期试验（NCT00623766/CA184-042）表明 10mg/kg 伊匹单抗在这种临床环境中具有活性，特别是当转移稳定、无症状且不需要糖皮质激素治疗时（Margolin et al. 2012）。此外，意大利肿瘤生物治疗网络（NIBIT）评估了伊匹单抗（每 3 周 10mg/kg，共四剂，从第 24 周开始每 12 周一次）联合福莫司汀（每周 100mg/m²，共 3 周，从第 9 周起每 3 周一次）的治疗效果，这是一项针对有或没有脑转移的转移性黑色素瘤患者的 2 期研究（NIBIT-M1）（Margolin et al. 2010；Di Giacomo et al. 2015a, b）。在参加这项研究的 86 名患者中，有 20 名患者出现脑转移，并且发现伊匹单抗与福莫司汀（fotemustine）的组合是有效的，无论之前的治疗如何，值得在随后的 3 期 NIBIT-M2 试验（NCT02460068）中进一步研究（Di Giacomo et al. 2015a, b）。

黑色素瘤脑转移的常规治疗方案包括手术切除、全脑放疗和立体定向放疗。然而，随着对黑色素瘤生物学的深入了解和更有效的全身治疗（免疫检查点抑制剂和 BRAF 抑制剂，以及立体定向放射外科等局部疗法）的发展，黑色素瘤脑转移患者的 1 年 OS 已达到约 85％（Rishi and Yu 2020）。当伊匹单抗与放疗联合使用时，观察到了远隔效应，这是一种与免疫系统激活相关的现象，即局部放疗与远离照射部位的转移性病灶消退相关。在接受放疗和伊匹单抗治疗的黑色素瘤患者中，非照射病变的消退表明这两种治疗方法之间存在潜在的协同作用（Postow et al. 2012；Stamell et al. 2013；Grimaldi et al. 2014；Chicas-Sett et al. 2017）。事实上，几项 1/2 期临床试验正在评估伊匹单抗与放疗和其他药物联合治疗不可切除的Ⅲ期或Ⅳ期黑色素瘤（http://www. clinicaltrials. gov）。有关详细信息，请参阅下一节。

在区域淋巴结完全切除（转移＞1 毫米）后，作为高危Ⅲ期皮肤黑色素瘤的辅助治疗，伊匹单抗单一疗法也显示出疗效。FDA 批准伊匹单抗用于该适应证的临床试验 [NCT00636168，欧洲癌症研究与治疗组织（EORTC）18071] 招募了 951 名患者（每 3 周以 10mg/kg 给药四剂，然后每 3 个月给药一次长达 3 年），并报告与安慰剂相比无复发生存率显著增加（26.1 个月相比 17.1 个月）（Eggermont et al. 2015）。这些患者还表现出显著的长期获益，表现为 5 年和 7 年 OS 增加（伊匹单抗组分别为 65.4％和 60％，安慰剂组为 54.4％和 51.3％）和无远处转移生存率增加（48.3％和 44.5％相比 38.9％和 36.9％）（Eggermont et al. 2019，2016）。与这种伊匹单抗方案相关的免疫相关不良反应很常见，其中一些特别令人担忧，会导致治疗中断。尽管毒性增加，尤其是在伊匹单抗给药的诱导期，但未观察到因伊匹单抗给药导致的健康相关生活质量（HRQOL）的恶化。然而，在针对特定症状（腹泻和失眠）开始治疗后的第 10 周，出现了伊匹单抗和安慰剂组之间的临床相关差异（Coens et al. 2017）。

　　② 伊匹单抗联合纳武单抗的临床研究

　　目前，伊匹单抗联合纳武单抗被认为是不可切除的Ⅲ期和Ⅳ期黑色素瘤患者最有效的免疫疗法。结合这两种抗体的基本原理是基于它们在 T 细胞介导的免疫反应的不同阶段起作用：CTLA-4 在 T 细胞启动期间起作用，而 PD-1/PD-L1 通路主要在效应阶段的外周组织（即在肿瘤环境中）起作用（Buchbinder and Desai 2016）。

　　伊匹单抗/纳武单抗的批准基于 PFS 结果，该结果来自一项 3 期随机、双盲、双模拟研究（NCT01844505/CA209-067/CheckMate-067），该研究评估了抗体组合治疗晚期黑色素瘤（不可切除或转移性）的安全性和有效性（Larkin et al. 2015）。特别是，共有 945 名未接受治疗的患者被随机分配接受每 3 周 3mg/kg 伊匹单抗加 1mg/kg 纳武单抗共四剂（n＝314），或每 2 周接受 3mg/kg 纳武单抗单药治疗（n＝316），或 3mg/kg 伊匹单抗单药治疗，每 3 周一次，共 4 剂（n＝315）。在两种抗体的前四次给药后，联合组的患者每 2 周接受一次 3mg/kg 的纳武利尤单抗作为单一疗法。根据 PD-L1 表达（肿瘤细胞膜表达≥5％相比＜5％）、BRAF 状态和 M 期对人群进行分层随机化。伊匹单抗加纳武单抗组的中位 PFS 为 11.5 个月，而伊匹单抗和纳武利尤单抗单药治疗组分别为 2.9 和 6.9 个月。与伊匹单抗单药治疗相比，在两个含纳武单抗组中均观察到显著性更高的临床优势，这与 PD-L1 表达、BRAF 突变状态或转移分期无关。在 PD-L1 阳性肿瘤患者中，纳武单抗加伊匹单抗组和纳武单抗单药组之间在中位 PFS 上未观察到差异（14.0 个月），而在 PD-L1 阴性肿瘤患者中，联合治疗组比纳武单抗单药治疗组的 PFS 更长（11.2 个月相比 5.3 个月）。对该临床试验的后续分析表明，伊匹单抗与纳武单抗联合使用可带来持续的长期 OS 益处（Wolchok et al. 2017；Hodi et al. 2018a；Larkin et al. 2019）。特别是，与单独使用伊匹单抗相比，两个包含纳武单抗的臂都显示出显著改善的 PFS 和 OS 益处。随访 60 个月后，纳武单抗加伊匹单抗组的中位 OS＞60.0 个月（未达到中值），纳武单抗组为 36.9 个月，伊匹单抗组为 19.9 个月。此外，纳武单抗加伊匹单抗组的 5 年 OS 为 52％，纳武单抗组为 44％，伊匹单抗组为 26％（Larkin et al. 2019）。一项多中心随机 2 期研究的结果也表明，纳武单抗和伊匹单抗的组合对未经治疗的无症状脑转移患者有效（Long et al. 2018）。在 BRAF 突变的黑色素瘤患者中也观察到了长期临床优势的改善（Larkin et al. 2019）。这些结果导致伊匹单抗加纳武单抗被批准用于不可切除/转移性黑色素瘤，无论 BRAF 突变状态如何。此外，用于分析来自不同试验的治疗效果的匹配调整间接比较表明，与接受 BRAF/MEK 抑制剂组合相比，接受抗体联合治疗的 BRAF 突变黑色素瘤患者在 PFS 和 OS 方面的临床获益更持久（Atkins et al. 2019；Tarhini et al. 2021）。然而，尚未确定激酶抑制剂和免疫疗法在治疗 BRAF V600 突变转移性黑色素瘤患者中的最佳顺序（Pavlick et al. 2019）。现在正在进行 2/3 期临床试验，以评估伊匹单抗和纳武单抗后接 BRAF/MEK 抑制剂（达拉非尼加曲美替尼或康奈非尼加比美替尼）是否比反向药物序列（NCT02224781/DREAMseq；NCT02631447/SECOMBIT）更有效，或者是否有针对性使用康奈非尼加比美替尼继之以/或联合伊匹单抗和纳武单抗治疗比单独的免疫治疗或靶向治疗（NCT03235245/EBIN；NCT04655157/QUAD01）更有效。此外，有人在另一项纳入黑色素瘤脑转移患者的 2 期研究（NCT04511013）中测试了相同的药物（康奈非尼加比美替尼加纳武单抗对比伊匹单抗加纳武单抗）。此外，另外一项 2 期研究

（NCT04562129）正在评估高剂量推注 IL-2 联合低剂量伊匹单抗之后进行纳武单抗治疗的作用，研究对象是既往抗 PD1 免疫疗法治疗失败的晚期无法手术的Ⅲ期或Ⅳ期黑色素瘤患者。

不同的临床试验正在进行中，将伊匹单抗/纳武单抗联合疗法添加到不同的治疗中。例如，一项 1 期研究正在评估 CD40 激动性单克隆抗体 APX005M（sotigalimab）或 IDO 抑制剂 BMS-986205 与纳武单抗和伊匹单抗联合治疗晚期黑色素瘤患者的安全性和耐受性（NCT04495257、NCT02658890）。此外，另一项 1 期临床试验正在研究一种新型个性化的新抗原疫苗（NeoVax）（Ott et al. 2017）及疫苗佐剂（Montanide®）与局部施用的伊匹单抗和全身性纳武单抗相结合作为一种可能的方法治疗晚期黑色素瘤（NCT03929029）。

如上所述，对于高危Ⅲ期或Ⅳ期患者，伊匹单抗作为黑色素瘤手术切除后的辅助治疗已显示出疗效，可降低疾病复发的风险。有人建议对ⅢB～C 期患者进行辅助治疗，并可考虑对ⅢA 黑色素瘤患者进行辅助治疗。以抗 PD-1 单克隆抗体单药（即纳武单抗或派姆单抗）或联合 BRAF/MEK 抑制剂（达拉菲尼/曲美替尼）目前被认为是切除的Ⅲ期黑色素瘤的标准治疗（Dimitriou et al. 2021）。相反，对于已切除的Ⅳ期肿瘤，纳武单抗是唯一获批的药物（Weber et al. 2017；Ascierto et al. 2020）。有趣的是，一项随机、安慰剂对照的 2 期临床试验（NCT02523313/IMMUNED）在 167 名已切除的Ⅳ期黑色素瘤患者（手术或放疗后无疾病证据）中使用伊匹单抗加纳武单抗（$n=56$；每 3 周 1mg/kg 纳武单抗加每 3 周 3mg/kg 伊匹单抗，共四剂，随后每 2 周 3mg/kg 纳武单抗）、纳武单抗（$n=59$；每 2 周 3mg/kg 纳武单抗，在第 1～12 周期间加上伊匹单抗匹配安慰剂）或双匹配安慰剂（$n=52$）治疗的结果显示，在联合抗体组中，2 年无复发生存率高于纳武单抗单药治疗或安慰剂组（70％相比 42％和 14％）（Zimmer et al. 2020）。然而，与只接受纳武单抗治疗的患者相比，接受伊匹单抗联合纳武单抗治疗的患者报告的 3～4 级不良事件发生率也更高（71％对 27％）（Zimmer et al. 2020）。然而，一项旨在评估ⅢB/C/D 期或Ⅳ期黑色素瘤患者中伊匹单抗加纳武单抗对比单用纳武单抗的 3 期试验（NCT03068455/CheckMate-915）的结果表明，在意向治疗人群中，将伊匹单抗添加到纳武单抗中并没有改善无复发生存期（Bristol Myers Squibb Announces 2020）。

尽管进行了辅助治疗（使用免疫疗法或 BRAF/MEK 抑制剂），但仍有约 40％肉眼可见的Ⅲ期黑色素瘤患者在 3 年内复发（Ascierto et al. 2020；Hauschild et al. 2018；Eggermont et al. 2020）。因此，为了提高无复发生存期，伊匹单抗/纳武单抗组合被评估为肿瘤手术切除前的新辅助治疗。通过这种治疗方法获得的病理反应也可能有助于指导选择最合适的辅助治疗。1 期 OpACIN（NCT02437279）和 2 期 NCT02519322 临床研究表明，新辅助伊匹单抗加纳武单抗在肉眼可见的Ⅲ期黑色素瘤患者中诱导了高病理反应率（Blank et al. 2018；Amaria et al. 2018）。OpACIN 研究在 20 名明显的Ⅲ期黑色素瘤患者中进行，这些患者按 1∶1的比例随机接受 3mg/kg 伊匹单抗和 1mg/kg 纳武单抗，手术后四个疗程（$n=10$；辅助组）或术前两个疗程加术后两个疗程（$n=10$；新辅助组）。接受新辅助治疗的患者中有 7/9（78％）获得了病理反应（Blank et al. 2018）。此外，NCT02519322 试验比较了纳武单抗加伊匹单抗（$n=11$）与纳武单抗（$n=12$）相比的治疗活性，并报告了联合治疗组的病理完全缓解率更高（Amaria et al. 2018）。更有趣的是，在中位随访 4 年后，没有出现病理反应的患者出现复发（Rozeman et al. 2021）。然而，在这两项临床研究中，联合治疗方案具有高毒性。随后的 2 期 OpACIN-neo 研究（NCT02977052）在 86 名患者中测试了新辅助伊匹单抗加纳武单抗的三种不同给药方案的疗效和毒性，并确定了两个周期的 1mg/kg 伊匹单抗加 3mg/kg 纳武单抗作为可耐受且有效的新辅助给药方案（Rozeman et al. 2019）。这种没有后续辅助治疗的新辅助治疗方案产生了持久的临床益处，2 年无复发生存率超过 80%，鼓励在 3 期试验中对其进行进一步评估（Rozeman et al. 2021）。

最后，除了Ⅲ期和Ⅳ期皮肤黑色素瘤的临床研究外，伊匹单抗还可以与纳武单抗联合用于治疗其他黑色素瘤类型（例如葡萄膜黑色素瘤）。在这些研究中，NCT04463368、NCT04283890 试验正在招募葡萄膜黑色素瘤肝转移患者，而 NCT03528408 试验旨在测试伊匹单抗和纳武单抗对高危眼部黑色素瘤患者的辅助治疗。

10.3.1.2　肾细胞癌

肾细胞癌占肾脏肿瘤的 90% 以上。美国癌症协会报告的Ⅰ、Ⅱ、Ⅲ和Ⅳ期 5 年生存率分别为 81%、74%、53% 和 8%。肾细胞癌的治疗取决于分期，在过去几年中，晚期/转移性疾病患者的治疗发生了重大变化，前期采用基于免疫治疗的联合疗法加上抗血管生成激酶抑制剂［即抗-PD-1 派姆单抗和抗 PD-L1 阿维单抗（avelumab）联合阿昔替尼或抗 PD-1 纳武单抗加卡博替尼］显示出优于靶向药物作为单一疗法的效果（Rini et al. 2019；Motzer et al. 2019a；Choueiri et al. 2020，2021）。对于中危和低危晚期肾细胞癌，伊匹单抗联合纳武单抗已获得了 FDA 和 EMA 的批准，并且根据 ESMO 和 NCCN 指南，基于 CheckMate 214（NCT02231749/CA209-214）的结果，推荐作为一线治疗方法。CheckMate 214 这项 3 期随机开放标签的研究包括先前未治疗的晚期/转移性有透明细胞成分的肾细胞癌患者。在参加试验的 1096 名患者中，847 名患有中度/低风险疾病。患者随机接受 1mg/kg 伊匹单抗联合纳武单抗治疗，每 3 周一次，共 4 个剂量，随后接受纳武单抗单药治疗，每 2 周一次 3mg/kg（$n=550$），或每天口服舒尼替尼（sunitinib）50mg（$n=546$）每个周期持续 4 周，然后休息 2 周。只要观察到临床获益或没有出现毒性显示不可接受，就继续治疗。在中危和低危患者中，无论肿瘤 PD-L1 表达水平如何，伊匹单抗加纳武单抗的临床获益高于舒尼替尼（客观缓解率：42% 相对 27%；中位随访 25.2 个月时，中位 OS：未达到相对 26.0 个月）。然而，对于 PD-L1 表达为≥1% 的肿瘤，获益幅度更高（Motzer et al. 2018）。与其他免疫疗法/激酶抑制剂组合相比，有研究还发现这种抗体组合是最具成本效益的治疗选择（Shay et al. 2021）。长期随访分析证实了纳武单抗加伊匹单抗治疗的持久疗效，中危和低危人群中约 50% 的患者在 4 年后仍存活（Motzer et al. 2019b，2020；Albiges et al. 2020）。此外，有一项荟萃分析旨在使用六项 3 期随机对照试验的数据来间接比较目前可用的转移性肾细胞癌治疗的疗效和安全性，结果表明派姆单抗加阿昔替尼是最有效的一线方案，而纳武单抗加伊匹单抗是耐受性最好的治疗方法（Mori et al. 2021）。一项最新的荟萃分析证实，纳武单抗加卡博替尼（cabozantinib）和乐伐替尼（lenvatinib）加派姆单抗提供较好的 OS 和 PFS 的可能性最大，并表明纳武单抗加伊匹单抗具有最有利的毒性特征，这与≥3 级治疗相关不利影响最低有关。此外，在 PD-L1 高表达的患者中，这种免疫检查点抑制剂组合似乎可以带来更高的 PFS 和 OS（Quhal et al. 2021）。

几项 1~3 期临床试验正在招募晚期/转移性肾细胞癌患者，以评估伊匹单抗加纳武单抗与其他药物［例如司曲替尼（sitravatinib），一种靶向肿瘤微环境中髓源性抑制细胞和 Tregs 的激酶抑制剂（NCT04518046），APX005M/索替利单抗（sotigalimab，NCT04495257），卡博替尼（cabozantinib，NCT04413123；NCT03937219），或组蛋白脱乙酰酶（HDAC）抑制剂恩替诺特（entinostat，NCT03552380）］联合使用的疗效。

10.3.1.3　结直肠癌

结直肠癌是第三大最常见癌症，也是癌症相关死亡的第二大原因。局部、区域和远处转移性疾病的 5 年生存率分别为 91%、72% 和 14%。晚期/转移性结直肠癌的一线治疗是基于单独双联化疗［5-氟尿嘧啶/亚叶酸和奥沙利铂或伊立替康（irinotecan）］或联合靶向药物［抗 EGFR 或抗血管内皮生长因子-A（VEGF-A）mAbs］。

大约 12% 的散发性结直肠癌和 5% 的转移性结直肠癌以 MSI（微卫星不稳定）-H 为特征，这是由突变或更频繁的 MMR（错配修复）基因的表观遗传甲基化导致的 MMR 功能障碍引起的。MMR 缺陷导致无法修复 DNA 复制错误，从而引发 DNA 重复序列（微卫星）的插入或缺失，并获得"超突变"表型（Gupta et al. 2018）。具有 MSI-H/dMMR 的肿瘤表现出高突变负荷、新免疫原性抗原的表达以及细胞毒性 T 淋巴细胞的浸润。与 MMR-畅通和微卫星稳定（MSS）肿瘤相比，具有 dMMR/MSI-H 的早期结直肠癌具有更好的预后和更长的生存期，这可能是由抗肿瘤免疫反应增加导致的［综述于：Kloor and von Knebel 2016；Lizardo et al. 2020］。然而，辅助化疗不会带来临床益处。在转移性结直肠癌的情况下，与 MSS 相比，MSI-H 与更差的无病生存期和 OS 相关（Venderbosch et al. 2014）。与具有低频 MSI（MSI-L）或具有 MSS 的肿瘤相比，MSI-H 结直肠癌对 5-氟尿嘧啶的反应也更差，这是由 MMR 对 5-氟尿嘧啶诱导的 DNA 损伤的识别和处理减少所导致的（Kim et al. 2016；Wensink et al. 2021）。此外，使用 MSI-H/dMMR 上调肿瘤细胞中的免疫检查点可能有助于它们逃避免疫系统的控制。在这种情况下，免疫检查点抑制剂疗法在转移性结直肠癌患者（包括接受过大量预治疗的患者）中表现出了高临床活性和持久反应。因此，抗 PD-1 派姆单抗和纳武单抗已获批用于 MSI-H/dMMR 不可切除或转移性结直肠癌，前者用于一线治疗，而后者与低剂量伊匹单抗联合可用于既往治疗患者（Cohen et al. 2021）。

纳武单抗/伊匹单抗组合的批准遵循 NCT02060188/CKECKMATE-142 试验的结果，该试验是一项多中心、非随机、多队列、开放标签研究，针对治疗期间或治疗后疾病进展的转移性结直肠癌患者进行联合治疗，以研究纳武单抗单药治疗或其与伊匹单抗联合治疗 MSI-H 和非 MSI-H 肿瘤患者的活性和安全性。参加伊匹单抗和纳武单抗 MSI-H 队列的患者每 3 周接受 1mg/kg 伊匹单抗和 3mg/kg 纳武单抗，共四剂，随后每 2 周接受 3mg/kg 纳武单抗作为单一药物（Overman et al. 2017，2018；Morse et al. 2019）。共有 119 名患者参加了伊匹单抗加纳武单抗队列，在中位随访 13.4 个月时，1 年 PFS 和 OS 率分别为 71% 和 85%（Overman et al. 2018）。

最近的数据表明，纳武单抗加伊匹单抗在一线治疗中也可能有效，并且在同一 NCT02060188/CKECKMATE-142 试验中报告了 45 名患者的结果，经过 29 个月的随访，显示持久的疾病控制率为 69% 总体反应率；未达到中位 PFS 和 OS（Lenz et al. 2020）。一项 3 期研究（NCT04008030/CheckMate-8HW）正在进行中，目的是比较纳武单抗加伊匹单抗与纳武单抗单一疗法和传统化疗的疗效。目前，NCCN 指南推荐纳武单抗联合伊匹单抗作为 MSI-H/dMMR 转移性结直肠癌患者的一线治疗选择（如果他们是强化治疗的候选者）（Benson et al. 2021）。

10.3.1.4　非小细胞肺癌

大约 85%～90% 的肺癌是非小细胞肺癌；在晚期阶段，标准化疗只能略微改善 OS。铂类联合疗法是晚期 NSCLC 患者的一线治疗标准，中位 OS 为 8～12 个月。针对肿瘤特异性突变的免疫疗法和激酶抑制剂的出现改变了 NSCLC 的治疗方法，并且已经评估并批准了几种免疫检查点抑制剂用于该适应证。

NCT00527735/CA184-041 试验是最早在 NSCLC 中测试伊匹单抗的研究之一。在 203 名未接受过化疗的复发性或Ⅲ b/Ⅳ期 NSCLC 患者中，10mg/kg 伊匹单抗同时（加伊匹单抗）或序贯加伊匹单抗（分阶段加伊匹单抗）以及与卡铂和紫杉醇联合治疗，并与单独化疗进行比较。该 2 期试验的结果表明分期伊匹单抗联合紫杉醇和卡铂改善了 PFS（分阶段伊匹单抗 5.1 个月相比同步伊匹单抗 4.1 个月或单独化疗 4.2 个月）。中位 OS 分别为 12.2 个月、9.7 个月和 8.3 个月（Lynch et al. 2012）。一项 3 期试验还测试了分阶段方案作为一线治疗方法时对鳞状组织学 NCSLC 的 OS 的影响（NCT01285609/CA184-104）。然而，与单独化疗相比，在化疗中加入伊匹单抗并没有延长 OS（Govindan et al. 2017）。在患有广泛性疾病-小细胞肺癌（ED-SCLC）的患者中也报道了与 NCSLC 相似的结果，这些患者也被纳入同一 2 期研究 NCT00527735/CA184-041（Lynch et al. 2012）。然而，一项系统评价表明，依托泊苷/铂（ED-SCLC 的金标准疗法）联合伊匹单抗对 OS 或 PFS 没有任何积极影响（Chen et al. 2020b）。

相反，根据 NCT02477826/CheckMate227 研究第 1a 部分的结果，伊匹单抗加纳武单抗被批准作为肿瘤表达 PD-L1≥1% 的转移性 NSCLC 患者的一线治疗方法。这项随机、开放标签的 3 期试验包括两部分：第 1 部分和第 2 部分。第 1 部分又分为第 1a 部分和第 1b 部分，招募了肿瘤细胞 PD-L1 表达百分比分别为≥1%（$n=1189$）和<1%（$n=550$）的患者。1∶1∶1 随机化后，患者接受纳武单抗（每 2 周 3mg/kg）加伊匹单抗（每 6 周 1mg/kg）或纳武单抗单药治疗（1a 部分中每 2 周 240mg，1b 部分中每 3 周 360mg），或每 3 周一次的双铂化疗，最多四个周期。第 1 部分研究的结果表明，在表达 PD-L1≥1% 的肿瘤患者中，伊匹单抗加纳武单抗治疗与化疗相比可诱导更长的 OS（中位 OS：17.1 个月相比 14.9 个月；2 年 OS 率：40.0% 相比 32.8%）和 PFS（2 年时分别为 10.5% 和 4.6%）。联合抗体治疗也比纳武单抗单一疗法更有效，尽管该试验无法比较这两种方案（Hellmann et al. 2019）。伊匹单抗加纳武单抗的组合还导致了患者临床结果改善更持久和更显著，这些结果通过直接从患者收集数据来提供有关症状和健康状况的信息（Reck et al. 2019）。在 NCT02477826/CheckMate227 研究的第 2 部分中，无论 PD-L1 表达水平如何，既往未接受过治疗的晚期 NSCLC 患者均按 1∶1 的比例随机接受单独的铂类双药化疗（$n=378$）或联合纳武单抗（$n=377$）治疗。然而，却未达到非鳞状 NSCLC 患者 OS 的主要终点（Bristol-Myers Squibb Provides 2019）。

另一方面，伊匹单抗联合纳武单抗和 2 个周期的铂类化疗被批准用于成人转移性 NSCLC 的一线治疗，这些患者的肿瘤没有敏感的 EGFR 突变或 ALK 易位，无论 PD-L1 表达如何。该适应证的批准基于 NCT03215706/CA209-9LA/CheckMate 9LA 研究的预先指定中期分析结果。这项随机 3 期试验比较了每 6 周 1mg/kg 伊匹单抗联合每 3 周 360mg 纳武单抗和 2 个周期的铂类化疗（$n=361$）以及每 3 周铂双联化疗 4 个周期（卡铂或顺铂联合培美曲塞用于非鳞状细胞，卡铂/顺铂加紫杉醇用于鳞状细胞）的安全性和有效性（$n=358$）。根据组织学（鳞状与非鳞状）、肿瘤 PD-L1 表达水平（≥1% 与<1%）和性别随机化分层。结果表明，无论肿瘤组织学或 PD-L1 表达如何，接受含免疫疗法方案的患者在 OS 方面临床获益具有统计学意义。在中期分析时，实验组的中位 OS 为 14.1 个月，而对照组为 10.7 个月（Paz-Ares et al. 2021）。最后，近期的一项系统综述分析了涉及 8278 名晚期 NSCLC 患者的 16 项研究，包括 10 种免疫疗法组合，表明纳武单抗加伊匹单抗联合化疗是能让 PD-L1 <1% 的患者获得最佳 OS 的免疫疗法。相反，派姆单抗加化疗与 PD-L1≥1% 患者的最佳

OS 相关（Liu et al. 2021）。在这种情况下，一项现实生活中的研究正在招募 NSCLC 患者，以研究纳武单抗加伊匹单抗联合两个周期化疗（NCT04794010）作为一线治疗的结果、安全性和生活质量。

另外一项 1/2 期试验正在研究伊匹单抗加纳武单抗与早期 NSCLC 分期（Ⅰ-ⅢA 或Ⅱ-Ⅲ）的化疗（NCT03158129；NCT04013542）或伊匹单抗联合其他药物［例如使用 EGFR 抑制剂奥希替尼（osimertinib）治疗局部晚期或转移性 EGFR 突变的 NSCLC（NCT04141644）］的疗效。

10.3.1.5 肝细胞癌

肝细胞癌是最常见的肝癌形式，占肝部肿瘤的 90%。在大多数情况下，它发生在肝硬化患者中，并且经常与乙型和丙型肝炎病毒慢性感染、酒精代谢、糖尿病和其他代谢性疾病相关。总体 5 年生存率为 10%～12%，接受手术治疗（包括肝切除和肝移植）的患者可提高 70%～80%。不幸的是，大多数患者被诊断出时已患有无法切除的晚期疾病并且预后不佳。不适合手术的早期肝细胞癌可通过影像引导的射频消融术治愈，而中期可采用姑息性局部区域治疗，伴或不伴经动脉化疗栓塞。对不符合局部区域治疗条件或局部区域治疗进展的患者进行全身治疗。

肝细胞癌的治疗在过去几年中有了显著改善。目前，六种全身疗法（激酶抑制剂和单克隆抗体，包括抗 PD-L1）已获 FDA 和 EMA 批准［即索拉非尼（sorafenib）、乐伐替尼（lenvatinib）、瑞戈非尼（regorafenib）、卡博替尼（cabozantinib）、雷莫芦单抗（ramucirumab）和阿替利珠单抗（atezolizumab）加抗 VEGF-A 贝伐珠单抗（bevacizumab）］和另外三种免疫疗法已获得 FDA 的快速批准［纳武单抗、派姆单抗和纳武单抗加伊匹单抗］。直到 2018 年，多靶点抗血管生成激酶抑制剂索拉非尼是唯一能够在一线环境中显著增加 OS 的药物（Cabibbo et al. 2019）。之后，激酶抑制剂乐伐替尼与抗 PD-L1 抗体阿替利珠单抗加贝伐珠单抗也被批准为一线药物，与索拉非尼相比，前者具有非劣效性（不劣于），后者具有联合优势（Kudo et al. 2018；Finn et al. 2020）。相反，瑞戈非尼、卡博替尼和抗 VEGF-A 受体 2 雷莫芦单抗被批准作为索拉非尼治疗进展后的二线治疗（Llovet et al. 2021）。

伊匹单抗联合纳武单抗的获批源自 NCT01658878/CHECKMATE-040 试验（A 组）的结果，该 1/2 期临床研究已经导致了先前纳武单抗单一疗法的批准，治疗对象是进展性或不耐受索拉非尼的肝细胞癌患者（El-Khouciry et al. 2017）。这项研究评估了抗体组合的三种给药方案在 148 名患者中的疗效，患者按 1∶1∶1 随机接受以下治疗：3mg/kg 伊匹单抗联合 1mg/kg 纳武单抗（每 3 周一次，共四剂），随后每 2 周使用纳武单抗 240mg（A 组）；3mg/kg 纳武单抗加 1mg/kg 伊匹单抗（每 3 周一次，共 4 剂），然后每 2 周一次纳武单抗 240mg（B 组）；或每 2 周一次 3mg/kg 纳武单抗加每 6 周一次 1mg/kg 伊匹单抗（C 组）。相比之下，A 组中测试的给药方案产生了最高的完全缓解率、中位 OS（22.8 个月）和 2 年生存率（48%），这可能是因为与其他组相比，伊匹单抗的起始剂量更高。然而，纳武单抗加伊匹单抗方案（特别是在 A 组中测试的方案）与先前报告的纳武单抗单一疗法相比，不良事件发生率更高（Yau et al. 2020）。

目前，一项 3 期试验（NCT04039607/CheckMate9DW）正在招募晚期肝细胞癌患者，以比较纳武单抗加伊匹单抗作为一线方法来治疗初始患者的疗效，以与标准治疗（即索拉非尼或乐伐替尼）比较 OS。与此同时，另一项 3 期试验（NCT04340193/CheckMate 74W）正在招募中期肝癌患者，以比较纳武单抗联合和不联合伊匹单抗治疗动脉化疗栓塞的有效性和安全性。在相同的临床环境中，一项 2 期单独、开放标签临床试验正在招募不符合手术切除或移植条件的患者，以确定两种抗体联合卡博替尼（NCT04472767）的疗效。纳武单抗/伊匹单抗联合疗法也在 1 期或 2 期试验中被作为肝细胞癌患者肝切除前的新辅助治疗方法进行了评估（NCT03682276/PRIME-HCC；NCT03510871）（Pinato et al. 2021）。

10.3.1.6　恶性胸膜间皮瘤

恶性胸膜间皮瘤是一种高度侵袭性的癌症，在诊断时通常无法切除。在大多数情况下，它与症状出现前几十年的石棉接触有关。虽然被认为是一种罕见的癌症，但其发病率在世界范围内正在增加。诊断时的平均年龄约为 72 岁，5 年生存率约为 10%，反映出间皮瘤的预后不佳。在间皮瘤的不同组织学亚型中，上皮样亚型的预后最差。标准的一线治疗方法是使用顺铂或卡铂加培美曲塞的化疗，但不能显著改善长期生存。对于早期疾病患者，由于围手术期死亡率高，根治性手术的作用仍然存在争议（即手术结合辅助化疗、放疗或两者都有）（Kim et al. 2019）。标准一线选择的中位 OS 约为 13 个月，上皮样亚型的结果最好（Vogelzang et al. 2003）。

2020 年，FDA 已根据开放标签 3 期试验（NCT02899299/CHECKMATE-743）的结果批准伊匹单抗加纳武单抗的联合疗法作为不可切除的恶性胸膜间皮瘤的一线治疗方法，无论组织学亚型如何（Baas et al. 2021）。总共 605 名患者按 1∶1 随机分配接受每 6 周一次 1mg/kg 伊匹单抗和每 2 周一次 3mg/kg 纳武单抗治疗长达 2 年（$n=303$），或 75mg/m^2 顺铂和 500mg/m^2 培美曲塞，或 5AUC 卡铂和 500mg/m^2 培美曲塞，每 3 周给药一次，共 6 个疗程（$n=302$）。随机化的分层因素包括肿瘤组织学（上皮样与肉瘤样或混合组织学亚型）。中位随访 29.7 个月后，与接受化疗的患者相比，接受免疫治疗的患者 OS 改善有统计学意义（中位 OS：18.1 相比 14.1 个月；2 年 OS 率：41% 相比 27%）。此外，非上皮样和上皮样组织学患者的生存优势相似。纳武单抗加伊匹单抗的 3 级或 4 级严重治疗相关不良事件发生率高于化疗（Baas et al. 2021）。

伊匹单抗加纳武单抗也被评估为一线标准铂双药化疗（NCT04300244）疾病进展后的二线治疗或作为可切除肿瘤的新辅助治疗方法（NCT03918252）。

10.3.1.7　在前列腺癌和其他实体瘤中进行的Ⅲ期临床试验

激素敏感（或激素初治）转移性前列腺癌的标准治疗是通过药物阉割进行雄激素剥夺治疗［即与促性腺激素释放激素（GnRH）激动剂/类似物亮丙瑞林（leuprolide）或戈舍瑞林（goserelin）或 GnRH 拮抗剂地加瑞克（degarelix）］联合多西他赛（docetaxel）或阿比特龙（abiraterone）｛一种不可逆抑制 CYP17A（雄激素合成中的关键酶）或雄激素受体拮抗剂［例如如恩杂鲁胺（enzalutamide）和阿帕鲁胺（apalutamide）］的孕烯醇酮衍生物｝。对于转移性去势抵抗性前列腺癌，除了多西紫杉醇、阿比特龙或恩杂鲁胺外，还有许多其他药物可供选择，尤其是用于二线治疗。其中，卡巴他赛（cabazitaxel）（一种半合成紫杉烷衍生物）、西普鲁塞（sipuleucel）-T［一种自体抗原呈递细胞疫苗，载有与粒细胞-巨噬细胞集落刺激因子（GM-CSF）结合的前列腺酸性磷酸酶］、聚（ADP-核糖）聚合酶（PARP）抑制剂［奥拉帕尼（olaparib）、卢卡帕尼（rucaparib）］用于具有种系或体细胞 BRCA 突变的肿瘤，抗 PD-1 抗体派姆单抗用于 MSI-H/dMMR 肿瘤，都已被批准用于预处理患者。治疗方法的选择取决于患者之前是否接受过多西紫杉醇和/或新型激素治疗（即阿比特龙或恩杂鲁胺）。在这种临床环境中，伊匹单抗在多个 1/2 期临床试验中显示出一些活性，作为单一药物（Small et al. 2007）以及与 GM-CSF（Fong et al. 2009）或放疗联合使用（Slovin et al. 2009）。

两项多中心随机 3 期研究，均以 OS 作为主要终点，已在患有转移性去势抵抗性前列腺癌的化疗初治或经多西他赛治疗后患者中进行。基于之前支持辐射增强免疫反应作用的数据，其中一项研究比较了放疗后伊匹单抗（10mg/kg）与放疗加安慰剂在先前接受过多西紫杉醇治疗的患者中的效果，但在两组之间没有发现显著差异（NCT00861614/CA184-043）（Kwon et al. 2014）。另一项 3 期试验在无症状或症状轻微的未接受过化疗的患者中测试了相同剂量的伊匹单抗与安慰剂；在这种情况下，伊匹单抗也没有改善 OS（NCT01057810/CA184-095）（Beer et al. 2017）。

基于先前报道的抗 CTLA-4 抗体与分泌 GM-CSF 的肿瘤细胞疫苗之间的协同作用，使用 GMCF 转导的同种异体前列腺癌细胞疫苗（GVAX）加 3mg/kg 伊匹单抗的 1 期试验已经在转移性去势抵抗性前列腺癌（NCT01510288/G-0016）患者中进行（van den Eertwegh et al. 2012）。此外，另一项（NCT00113984/NCT00124670）使用递增剂量的伊匹单抗加 PSA-Tricom 疫苗［一种靶向前列腺特异性抗原并含有三种 T 细胞共刺激分子（CD58、CD80 和 ICAM1）的基于痘病毒的疫苗］的Ⅰ期研究结果已经表明这种治疗是可以耐受和安全的（Madan et al. 2012）。

伊匹单抗未能改善转移性去势抵抗性前列腺癌的 OS 的原因可能归结于这样一个事实，即这种肿瘤通常被认为是"免疫性感冒"，其特征是体细胞突变频率低和肿瘤浸润性 T 细胞很少。然而，在前列腺癌患者中，伊匹单抗被发现会增加 T 细胞的肿瘤浸润，并诱导 PD-L1 和 VISTA 抑制分子的代偿性上调（Gao et al. 2017）。因此，有人假设在前列腺癌中，抗 CTLA4 抗体与抗 PD-1 的组合可能更有效，并且 3mg/kg 伊匹单抗加 1mg/kg 纳武单抗已在 2 期试验中进行了评估（NCT02985957/CheckMate 650）。对前 90 名患者（计划 270 名患者）入组后获得的结果进行的分析表明，联合免疫疗法在未接受过化疗的患者和接受过化疗的患者中均具有抗肿瘤活性（25％和 10％的总缓解率；19.0 个月和 15.2 个月的中位时间 OS，在化疗前和化疗后队列中）（Sharma et al. 2020）。

伊匹单抗与纳武单抗的组合也在其他实体瘤的 3 期临床试验中进行了测试，例如晚期肉瘤、胶质母细胞瘤、可切除或晚期/转移性胃癌和胃食管交界处癌、晚期头颈癌、不可切除或转移性尿路上皮癌。

对于转移性或不可切除的罕见亚型晚期肉瘤，既往接受过基于蒽环类药物的方案治疗（标准治疗不可用的情况除外），伊匹单抗联合纳武单抗的疗效（PFS）将与单独使用帕唑帕尼（pazopanib）的 PFS 进行比较（两种治疗都长达 12 个月）（NCT04741438）。对于头颈癌，抗体组合或单独纳武单抗将进行测试用于辅助维持治疗，在放疗后，接受手术治疗的局部晚期鳞状细胞癌患者中进行测试，并与标准辅助放疗和基于顺铂的化疗方法进行比较（NCT03700905）。

NCT04396860 试验是一项 2/3 期研究，在具有 O6-甲基鸟嘌呤 DNA-甲基转移酶（MGMT）启动子甲基化（已知的替莫唑胺反应预测标志物）、手术和放疗后的新诊断胶质母细胞瘤患者中测试免疫疗法伊匹单抗加纳武单抗与标准化疗（替莫唑胺）的疗效。该试验将招募 485 名患者，主要结果是第 2 阶段的 PFS 和第 3 阶段的 OS。

对于正在接受手术的食管和胃食管交界处腺癌患者，标准的化疗和放疗之外的纳武单抗和伊匹单抗的有效性治疗在一项 2/3 期试验中进行了测试，主要结果是病理学完全反应和无病生存期（NCT03604991）。此外，NCT02872116/CheckMate649 研究正在比较两种抗体的组合，然后是纳武单抗、纳武单抗加化疗［奥沙利铂/5-氟尿嘧啶/亚叶酸或奥沙利铂/卡培西坦（capecitane）］或单独化疗（NCT02872116）的疗效。

在尿路上皮癌的情况下，有研究（NCT03036098）正在比较伊匹单抗联合纳武单抗与纳武单抗联合化疗（吉西他滨和顺铂/卡铂）。

最后，几项 2 期研究也正在测试伊匹单抗加派姆单抗在不同实体瘤中的关联。

10.4　评估免疫检查点抑制剂功效的标准

伊匹单抗的临床经验表明，通常由肿瘤学家用来定义肿瘤反应和疾病进展的实体瘤反应评估标准（RECIST，版本 1 和 1.1）不适用于评估免疫疗法的临床反应。事实上，接受伊匹单抗治疗的患者可能会有延迟但持久的反应，尽管最初肿瘤生长，但仍可获得长期生存获益。相反，化疗剂的细胞毒活性通常会在给药开始后的几周内导致肿瘤缩小。初始化疗周期后肿瘤大小的减小预示着生存期的改善，而原发肿瘤的早期增大或新病灶的出现则表明疾病进展和药物失败。另一方面，伊匹单抗和随后批准的免疫检查点抑制剂，由于它们依赖于激活 T 细胞介导的抗肿瘤免疫反应的特殊作用机制，可能会诱导四种不同的反应模式，所有这些模式都与有利的存活相关：①基线病灶缩小；②疾病稳定后肿瘤负荷缓慢下降；③肿瘤负荷增加后的反应；④出现新病灶时的反应（Wolchok et al. 2009）。治疗期间的进展可能表明在对癌细胞产生足够的免疫反应之前发生了实际的肿瘤生长。或者，进展可能反映了肿瘤内细胞毒性 T 淋巴细胞和炎性细胞浸润的主动免疫反应，这将导致病变大小增加（Ribas et al. 2009）。因此，RECIST 标准可能低估了伊匹单抗的临床获益，因为肿瘤体积增大或出现新病灶将被视为进行性疾病，从而导致潜在的应答者意外地提前停止治疗。这就解释了为什么免疫疗法的 OS 获益通常不能完全反映在基于 RECIST 的 PFS 或总体反应率中。

这种不寻常的治疗反应模式导致了新的免疫相关标准（irRC）的发展，这可能有助于做出是否继续治疗的决定（Wolchok et al. 2009）。这些标准已在涉及 487 名接受伊匹单抗治疗的晚期黑色素瘤患者的大型研究中进行了评估（Wolchok et al. 2009）。有新病灶但基线病灶尺寸减小的患者不一定被认为患有进行性疾病。相反，他们将被视为应答者，并继续接受免疫检查点抑制剂治疗，这可能会带来长期益处。irRC 允许我们识别更多具有良好生存率的患者，而这些患者被 RECIST 标准确定为疾病进展者。此外，irRC 有助于理解为什么在转移性黑色素瘤中使用伊匹单抗单一疗法获得的低反应率（约 10%）转化为大约 20% 患者的长期生存（Hodi et al. 2010）。irRC 基于靶标病灶的二维测量，在 RECIST 标准中使用单维测量（主要用于实体瘤）。因此，为了更容易地比较抗癌药物的疗效和有效性，2013 年开发出了一种评估肿瘤反应的统一方法（irRECIST），该方法结合了 irRC，但使用单维方法来评估免疫疗法的疗效（Nishino et al. 2013）。然而，irRECIST 标准也显示出一些局限性；此外，它们并未始终如一地应用或进一步修改，具体取决于临床方案，导致研究之间存在不一致。因此，其他基于免疫疗法的 RECIST 1.1（iRECIST）和免疫改良 RECIST（imRECIST）标准旨在更好地捕捉肿瘤对临床试验中评估的免疫疗法的反应（Seymour et al. 2017；Hodi et al. 2018b）。然而，需要进一步的临床研究来验证这些标准与标准 RECIST1.1 的比较，并确定它们是否可以在新免疫治疗药物的监管批准中发挥作用。

10.5 不良反应

伊匹单抗的不良反应（AE）与其针对正常组织的免疫反应增加（免疫相关不良反应或irAE）有关。最常见的 irAE 包括皮疹和瘙痒症，结肠炎和腹泻，白斑，涉及垂体，甲状腺或肾上腺的内分泌疾病，肝炎和葡萄膜炎。事实上，伊匹单抗的处方信息中包含由 T 细胞活化和增殖引起的严重和致命 irAE 风险的警告（产品信息中没有相关数据）。此外，FDA要求制造商提供风险评估和缓解策略（REMS），以确保伊匹单抗的益处超过其风险。REMS 计划包括针对医疗保健提供者和患者的沟通计划，以促进早期识别伊匹单抗治疗带来的风险，并提供对中度或重度 irAE 患者推荐管理的概述。

对来自 1498 名晚期黑色素瘤患者的 14 项已完成的伊匹单抗 1~3 期试验的安全性数据的回顾性审查表明，irAE 发生在 64.2%的患者中，并证实胃肠道和皮肤是最常见的不良反应部位（Ibrahim et al. 2011）。在注册 3 期试验（NCT00094653/CA184-002）中，最常见的 irAE 是不同级别的腹泻，占接受伊匹单抗治疗的患者的 27%~31%（Hodi et al. 2010）。有趣的是，与健康相关的生活质量（HRQL）结果表明，与单独使用 gp100 相比，伊匹单抗联合/不联合 gp100 疫苗在黑色素瘤患者的治疗诱导阶段没有显著的负面 HRQL 影响（Revicki et al. 2012）。对 3 期试验 NCT00324155/CA184-024 两年后依然存活患者的安全性概况进行分析，其中将伊匹单抗加达卡巴嗪与达卡巴嗪加安慰剂进行比较，表明含伊匹单抗的方案中的 irAE 发生率较低，并且 irAE 在医学上能根据既定指南实现可控（Thomas et al. 2012）。事实上，已有算法用于根据不良反应的严重程度正确管理 irAE（Kähler and Hauschild 2011）。

一项荟萃分析（包括 7088 名患者的 11 项临床试验）比较了抗 CTLA-4 抗体（伊匹单抗和曲美木单抗）诱导的 irAE 与对照疗法（安慰剂、化疗、放疗或疫苗）报告的 irAE。这项研究表明，使用免疫检查点抑制剂会增加严重 irAE 的风险，主要发生在皮肤、胃肠道（腹泻和结肠炎）、内分泌系统（垂体炎、甲状腺功能减退、肾上腺功能不全和垂体功能减退）和肝脏（肝炎，丙氨酸氨基转移酶和天冬氨酸氨基转移酶水平升高）。最常见的严重器官特异性 irAE 是胃肠道（腹泻 9.8%和结肠炎 5.3%）。然而，与对照疗法相比，未观察到血液学异常或严重肌肉骨骼疾病的风险增加（Xu et al. 2019）。

剂量限制性伊匹单抗相关 irAE 的频率随剂量增加而增加。据报道，25%接受 10mg/kg治疗的患者和 7%接受 3mg/kg 治疗的患者发生了 3 级和 4 级 irAE（Wolchok et al. 2010a）。irAE 治疗的主要方法包括使用糖皮质激素进行免疫抑制，或者在出现长期和/或难治性毒性的情况下，使用其他免疫抑制剂［如霉酚酸酯、环磷酰胺和抗肿瘤坏死因子 mAb 英夫利昔单抗（infliximab）］。大多数 irAE 可通过全身给予糖皮质激素来解决；对于 2 级 irAE 或出现症状性内分泌病的患者，应停用伊匹单抗。一旦副作用改善至 0~1 级，类固醇应在至少1 个月内逐渐减量。尚未在大规模试验中确定大剂量全身性糖皮质激素对伊匹单抗抗肿瘤疗效的影响。一些回顾性研究或病例报告未显示类固醇治疗对伊匹单抗抗肿瘤功效的不利影响（Thumar and Kluger 2010；Harmankaya et al. 2011；Graziani et al. 2012）。然而，对 98 名患有伊匹单抗诱导的垂体炎的黑色素瘤患者的回顾性分析表明，与低剂量相比，使用高剂量糖皮质激素治疗会降低生存率（Faje et al. 2018）。

几项试验报告了 3 级和 4 级 irAE 与伊匹单抗的临床疗效之间可能存在相关性（Attia et al.

2005；Lutzky et al. 2009），表明肿瘤消退与自身免疫的发展有关。有趣的是，最近的一项荟萃分析表明，在接受免疫检查点抑制剂（包括伊匹单抗和纳武单抗或派姆单抗）治疗的患者中，无论疾病部位、抗体类型和 irAE 如何，irAE 的发生与总体反应率、PFS 和 OS 呈正相关。3 级或更高的毒性导致了更好的总体反应率，但却有更差的 OS（Hussaini et al. 2021）。然而，根据在试验之外使用伊匹单抗（3mg/kg）的真实临床经验中，疗效似乎与 irAE 的发生无关（Ascierto et al. 2014）。此外，在未发生 irAE 的患者中也观察到了临床获益（Lutzky et al. 2009）。

最后，在 irAE 方面，伊匹单抗和纳武单抗的联合应用更值得关注。事实上，尽管与单一疗法相比，该组合显示出更好的抗肿瘤活性，但它具有更高的所有级别 irAE 风险。事实上，在 1 期研究中，53% 接受同步治疗的患者出现了与治疗相关的 3 级或 4 级毒性（Wolchok et al. 2013）。在导致批准伊匹单抗/纳武单抗联合治疗转移性黑色素瘤的 Checkmate-067 试验中，联合治疗的 3～4 级毒性发生率为 55%，而纳武单抗和伊匹单抗单药治疗分别为 16% 和 27%（Larkin et al. 2015）。来自 1551 名黑色素瘤患者的汇总安全性数据表明，irAE 在 3mg/kg 伊匹单抗加 1mg/kg 纳武单抗（$n=407$）时比作为单一疗法的伊匹单抗（$n=357$）或纳武单抗（$n=787$）更频繁地发生。此外，irAE 的发作时间更短，而且通常更严重（Hassel et al. 2017）。最近一项招募了 2544 名患者的荟萃分析证实了这一趋势，与作为单一药物使用的伊匹单抗或纳武单抗相比，纳武单抗加伊匹单抗与所有级别不良事件和因不良事件导致的停药风险在统计学上显著相关（Abdelhafeez et al. 2020）。尽管更频繁且级别更高，但抗体组合报告的毒性与使用任一单一药物观察到的毒性相似。此外，如果在严重或危及生命的情况发生之前及早发现并及时管理这些 irAE，它们通常是可逆的（Linardou and Gogas 2016）。管理与免疫检查点抑制剂组合相关的 irAE 需要遵循与单一疗法方案相同的既定算法［综述于（Friedman et al. 2016）］。

10.5.1 皮肤毒性

47%～68% 接受伊匹单抗的患者观察到斑丘疹和瘙痒，一般在治疗开始后 3～4 周出现。受影响的皮肤组织学分析显示真皮和表皮血管周围淋巴细胞浸润，免疫组化染色显示在凋亡黑素细胞附近存在 CD4[+] 和黑色素 A 特异性 CD8[+] T 淋巴细胞（Hodi et al. 2003）。联合治疗比伊匹单抗治疗更常见不同级别的皮疹和瘙痒症（Almutairi et al. 2020）。皮疹和瘙痒通常不需要漏服或停药，外用糖皮质激素或含尿素的乳膏和止痒药即可解决。严重皮疹（3 级）应使用口服糖皮质激素治疗（Rovers and Bovenschen 2020）。

10.5.2 结肠炎和腹泻

大约 7 周后，在 31%～46% 的患者中观察到腹泻，并且可能与结肠炎有关，这可能会导致肠梗阻和肠穿孔（<1%）。在伊匹单抗相关结肠炎中，降结肠比升结肠、乙状结肠或直肠更常受累。结肠活检显示 46% 的患者有中性粒细胞浸润，15% 的患者有淋巴细胞浸润，38% 的患者有中性粒细胞-淋巴细胞浸润（Beck et al. 2006）。轻度腹泻的治疗是对症治疗，包括洛哌丁胺（loperamide）、口服水化和电解质替代。对于持续性或 2 级腹泻，必须通过粪便培养来排除感染，并进行乙状结肠镜检查或结肠镜检查以确认或排除结肠炎（Weber et al. 2012）。当伊匹单抗与纳武单抗联合使用时，3/4 级腹泻的发生率并不高于单用伊匹单抗时

检测到的腹泻率（Larkin et al. 2019）。

如果出现 2 级腹泻或结肠炎，应停止使用免疫检查点抑制剂治疗，并使用布地奈德（budesonide）（一种口服后生物利用度低的局部作用性糖皮质激素）或 1mg/kg 泼尼松（prednisone）。不幸的是，预防性使用布地奈德并未降低 2 级胃肠道 irAE 的发生率（Weber et al. 2009）。在患有严重腹泻或结肠炎（≥3 级）的患者中，应永久停用伊匹单抗。这些患者需要大剂量静脉注射类固醇〔如甲基泼尼松龙（methylprednisolone）或地塞米松（dexamethasone）〕，或者在类固醇难治性结肠炎的情况下，使用英夫利昔单抗或维多珠单抗（vedolizumab）（一种整合素拮抗剂，能够通过阻断淋巴细胞与内皮细胞的相互作用来减少胃肠道炎症）（Dougan et al. 2021）。

10.5.3 肝炎

肝毒性（3%～9%；6～7 周后）通常表现为无症状的转氨酶和胆红素升高或免疫介导的肝炎。必须排除肝脏转移以及病毒性肝炎的疾病进展。伊匹单抗相关肝炎观察到的组织学变化与急性病毒性和自身免疫性肝炎的组织学变化相似（Kleiner and Berman 2012）。与接受单一抗体治疗的患者相比，联合免疫治疗与肝炎风险显著升高相关，具有统计学意义，大约四分之一的患者出现这种 irAE（Reynolds et al. 2018）。

需要及时用糖皮质激素泼尼松（prednisone）或甲基泼尼松龙治疗。如果血清转氨酶水平在使用全身性类固醇后 48 小时内没有下降，则可能需要使用其他免疫抑制剂，如霉酚酸酯（mycophenolate）、硫唑嘌呤（azathioprine）或他克莫司（tacrolimus）（Weber et al. 2012；Dougan et al. 2021）。与结肠炎不同，英夫利昔单抗禁止用于治疗肝炎，因为该抗体可引起肝毒性作用。

10.5.4 内分泌病

伊匹单抗引起的内分泌疾病可能会影响垂体（全垂体机能减退症或垂体炎）、甲状腺（甲状腺功能障碍导致甲状腺功能减退症，其先于甲状腺毒症）、肾上腺（原发性肾上腺功能不全）和胰腺（1 型糖尿病）（Wright et al. 2021 综述）。在伊匹单抗引起的内分泌功能障碍中（4%～6%，约 9～11 周后），垂体炎是最常报告的。出现的临床症状与垂体占位效应和激素缺乏有关。脑垂体增大引起的症状类似于脑转移引起的颅内高压，需要排除。大多数患者表现为头痛、疲劳、乏力、嗜睡、恶心、眩晕、行为改变、性欲减退或视力障碍。通常，可能会发现低水平的甲状腺、肾上腺和性腺激素，临床症状取决于内分泌轴（甲状腺、肾上腺或性腺）的普遍抑制。大多数（83%～87%）男性患者患有低促性腺激素性性腺功能减退症（Juszczak et al. 2012）。垂体后叶很少受累，导致尿崩症。内分泌 irAE 的治疗包括大剂量类固醇治疗和适当的激素替代治疗，应咨询内分泌学家进行治疗（Kähler and Hauschild 2011；Weber et al. 2012）。与大多数其他 irAE 不同，垂体炎需要很长时间才能消退，并且在许多情况下会持续存在，需要终身治疗。

根据针对晚期黑色素瘤的 CheckMate-067 和 CheckMate-069 试验的汇总数据，与抗体单一疗法（伊匹单抗 12% 和纳武单抗 11%）相比，当伊匹单抗与纳武单抗联合使用时，观察到更频繁的免疫相关内分泌疾病（约 30% 的患者）。此外，在大约 20% 的病例中，甲状腺受到影响（相比之下，伊匹单抗约为 5%，纳武单抗为 10%）。垂体功能障碍也更频繁地在抗体组合组报道（分别为 9% 相比伊匹单抗或纳武单抗单一疗法的 4.2% 和 0.4）。在 4% 的病例中观察到肾上腺功能不全，其中一半病例为 3～4 级（而在这些研究中，纳武单抗组为 2%，伊匹单抗组未报告）。联合治疗组的内分泌失调通常在治疗开始后 1～4 个月后出现（Hassel et al. 2017）。在纳武单抗后接受伊匹单抗治疗的黑色素瘤患者也报告了 1 型糖尿病，尽管频率较低（Omodaka et al. 2018；Zezza et al. 2019）。一项涉及 19922 名患者的 101 项研究的荟萃分析也证实，与抗体单一疗法相比，伊匹单抗加纳武单抗的内分泌疾病（尤其是甲状腺功能障碍、垂体炎和原发性肾上腺功能不全）发生率更高（de Filette et al. 2019）。

10.5.5　其他 irAE

据报道，不到 1.5% 的伊匹单抗治疗患者发生免疫相关性胰腺炎，通常表现为淀粉酶和脂肪酶的无症状增加（Attia et al. 2005）。在接受伊匹单抗加纳武单抗治疗的患者中，大约 1% 的患者还出现了脂肪酶和淀粉酶升高，这发生在治疗约 7 周后（Hassel et al. 2017）。弥漫性淋巴结肿大和类肉瘤样综合征已有报道（Berthod et al. 2012；Vogel et al. 2012；Eckert et al. 2009）。与伊匹单抗相关的短暂性周围神经病变，包括感觉和运动，在不到 1% 的患者中被发现（Weber et al. 2012）。在引入伊匹单抗 2 个月后，一名转移性黑色素瘤患者被诊断为获得性血友病 A，这与伊匹单抗治疗有关（Delyon et al. 2011）。此外，与单一疗法相比，伊匹单抗加纳武单抗与所有级别肺炎的风险增加相关（Huang et al. 2019）。

10.6　结语

伊匹单抗是第一个确立了免疫疗法在癌症治疗中的临床相关作用的免疫检查点抑制剂。事实上，这种抗体是第一个提高不可切除/转移性黑色素瘤患者生存率并显著增加 OS 的药物。在伊匹单抗被批准之前，没有其他药物在 3 期临床试验中显示出比基于达卡巴嗪的化疗结果更好。大约三分之一的黑色素瘤患者从伊匹单抗治疗中获益，并且一些反应是持久的（约 20% 的 5 年生存率）。伊匹单抗最令人印象深刻的特性体现在短期疗程（4 剂）能够使一部分接受过大量预治疗的转移性黑色素瘤患者的 OS 增加（Hodi et al. 2010）。

在过去十年中，伊匹单抗的治疗适应证进展迅速（图 10.5）。在最初批准作为 BRAF 野生型晚期/转移性黑色素瘤的单一疗法或肿瘤手术切除（辅助）后，伊匹单抗的所有其他批准的适应证需要它与抗 PD-1 抗体纳武单抗关联。事实上，无论 BRAF 突变状态如何，与伊匹单抗相比，纳武单抗加伊匹单抗或单独纳武单抗获得了显著更高的响应率以及更长的无进展生存期和 OS。此外，这种抗体关联在黑色素瘤脑转移患者中显示出活性。伊匹单抗加纳武单抗的其他获批适应证按时间顺序包括：一线治疗中危和低危晚期肾细胞癌；既往治疗过的 MSI-H/dMMR 转移性结直肠癌；既往用索拉非尼治疗过的肝细胞癌；无论 PD-L1 表达如何，单独或联合铂类双药化疗一线治疗 PD-L1≥1% 的转移性非小细胞肺癌；以及一线治疗不可切除的恶性胸膜间皮瘤。在其中一些临床环境中，就无进展生存期和/或 OS 而言，与免疫检查点单一疗法或化疗相比，伊匹单抗加纳武单抗的组合已显示出临床益处。例如，除转移性黑色素瘤外，纳武单抗加伊匹单抗治疗在肾细胞癌患者中的持久疗效也已被报道，其中约 50% 的患者在 4 年后仍存活且处于中危和低危人群中。在肿瘤表达 PD-L1≥1% 的 NSCLC 患者中，与化疗相比，伊匹单抗联合纳武单抗诱导了更长的无进展生存率（2 年时分别为 10.5% 和 4.6%）。

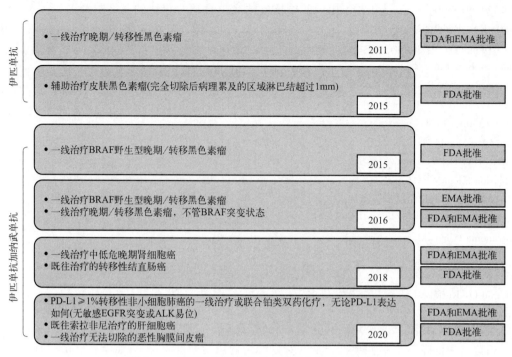

图 10.5　获批的伊匹单抗单药或联合纳武单抗治疗

　　然而，伊匹单抗-纳武单抗组合的临床疗效提高的代价是全身毒性发生率增加，与单药治疗相比，组合治疗具有更高的所有级别 irAE 风险。免疫相关毒性需要根据产品特定指南进行及时的诊断和管理，以充分避免有时可能危及生命的 irAE。使用特定的治疗算法大大减少了药物相关的死亡，但需要对将使用该药物和其他免疫检查点抑制剂的医生进行准确的培训。

　　伊匹单抗的临床经验表明，接受免疫检查点抑制剂治疗的患者不应因疾病早期进展而过早终止治疗（除非发生严重毒性）。事实上，由于抗 CTLA-4 或抗 PD-1/PD-L1 的免疫介导作用机制产生了特殊的反应动力学，因此缺乏通过通用标准评估的客观缓解率可能并不能实际反映免疫治疗的疗效。这突出了新的生物标志物的重要性，理想的生物标志物能够识别出那些即将出现应答（如晚期应答）的患者，以便使全程无应答者免于不必要的毒性。

参 考 文 献

Abdelhafeez AAM，Shohdy KS，Ibrahim W（2020）Safety of combination immune checkpoint inhibitors compared to monotherapy：a systematic review and meta-analysis. Cancer Investig 38：150-157. https://doi.org/10.1080/07357907.2020.1714053

Albiges L，Tannir NM，Burotto M，McDermott D，Plimack ER，Barthélémy P，Porta C，Powles T，Donskov F，George S，Kollmannsberger CK，Gurney H，Grimm MO，Tomita Y，Castellano D，Rini BI，Choueiri TK，Saggi SS，McHenry MB，Motzer RJ（2020）Nivolumab plus ipilimumab *versus* sunitinib for first-line treatment of advanced renal cell carcinoma：extended 4-year follow-up of the phase Ⅲ CheckMate 214 trial. ESMO Open 5：e001079. https://doi.org/10.1136/esmoopen-2020-001079

Almutairi AR，McBride A，Slack M，Erstad BL，Abraham I（2020）Potential immune-related adverse events associated with monotherapy and combination therapy of ipilimumab，nivolumab，and pembrolizumab for advanced melanoma：a systematic review and metaanalysis. Front Oncol 10：91. https://doi.org/10.3389/fonc.

2020.00091

Amaria RN，Reddy SM，Tawbi HA，Davies MA，Ross MI，Glitza IC，Cormier JN，Lewis C，Hwu WJ，Hanna E，Diab A，Wong MK，Royal R，Gross N，Weber R，Lai SY，Ehlers R，Blando J，Milton DR，Woodman S，Kageyama R，Wells DK，Hwu P，Patel SP，Lucci A，Hessel A，Lee JE，Gershenwald J，Simpson L，Burton EM，Posada L，Haydu L，Wang L，Zhang S，Lazar AJ，Hudgens CW，Gopalakrishnan V，Reuben A，Andrews MC，Spencer CN，Prieto V，Sharma P，Allison J，Tetzlaff MT，Wargo JA（2018）Neoadjuvant immune checkpoint blockade in high-risk resectable melanoma. Nat Med 24：1649-1654. https://doi.org/10.1038/s41591-018-0197-1

Ascierto PA，Del Vecchio M，Mandalá M，Gogas H，Arance AM，Dalle S，Cowey CL，Schenker M，Grob JJ，Chiarion-Sileni V，Márquez-Rodas I，Butler MO，Maio M，Middleton MR，de la Cruz-Merino L，Arenberger P，Atkinson V，Hill A，Fecher LA，Millward M，Khushalani NI，Queirolo P，Lobo M，de Pril V，Loffredo J，Larkin J，Weber J（2020）Adjuvant nivolumab *versus* ipilimumab in resected stage IIIB-C and stage IV melanoma（CheckMate 238）：4-year results from a multicentre，double-blind，randomised，controlled，phase 3 trial. Lancet Oncol 21：1465-1477. https://doi.org/10.1016/S1470-2045(20)30494-0

Ascierto PA，Del Vecchio M，Robert C，Mackiewicz A，Chiarion-Sileni V，Arance A，Lebbé C，Bastholt L，Hamid O，Rutkowski P，McNeil C，Garbe C，Loquai C，Dreno B，Thomas L，Grob JJ，Liszkay G，Nyakas M，Gutzmer R，Pikiel J，Grange F，Hoeller C，Ferraresi V，Smylie M，Schadendorf D，Mortier L，Svane IM，Hennicken D，Qureshi A，Maio M（2017）Ipilimumab 10 mg/kg *versus* ipilimumab 3 mg/kg in patients with unresectable or metastatic melanoma：a randomised，double-blind，multicentre，phase 3 trial. Lancet Oncol 18：611-622. https://doi.org/10.1016/S1470-2045(17)30231-0

Ascierto PA，McArthur GA，Dréno B，Atkinson V，Liszkay G，Di Giacomo AM，Mandalà M，Demidov L，Stroyakovskiy D，Thomas L，de la Cruz-Merino L，Dutriaux C，Garbe C，Yan Y，Wongchenko M，Chang I，Hsu JJ，Koralek DO，Rooney I，Ribas A，Larkin J（2016）Cobimetinib combined with vemurafenib in advanced BRAF（V600）-mutant melanoma（coBRIM）：updated efficacy results from a randomised，double-blind，phase 3 trial. Lancet Oncol 17：1248-1260. https://doi.org/10.1016/S1470-2045(16)30122-X

Ascierto PA，Simeone E，Sileni VC，Pigozzo J，Maio M，Altomonte M，Del Vecchio M，Di Guardo L，Marchetti P，Ridolfi R，Cognetti F，Testori A，Bernengo MG，Guida M，Marconcini R，Mandalà M，Cimminiello C，Rinaldi G，Aglietta M，Queirolo P（2014）Clinical experience with ipilimumab 3 mg/kg：real-world efficacy and safety data from an expanded access programme cohort. J Transl Med 12：116. https://doi.org/10.1186/1479-5876-12-116

Atkins MB，Lotze MT，Dutcher JP，Fisher RI，Weiss G，Margolin K，Abrams J，Sznol M，Parkinson D，Hawkins M，Paradise C，Kunkel L，Rosenberg SA（1999）High-dose recombinant interleukin 2 therapy for patients with metastatic melanoma：analysis of 270 patients treated between 1985 and 1993. J Clin Oncol 17：2105-2116. https://doi.org/10.1200/JCO.1999.17.7.2105

Atkins MB，Tarhini A，Rael M，Gupte-Singh K，O'Brien E，Ritchings C，Rao S，McDermott DF（2019）Comparative efficacy of combination immunotherapy and targeted therapy in the treatment of BRAF-mutant advanced melanoma：a matching-adjusted indirect comparison. Immunotherapy 11：617-629. https://doi.org/10.2217/imt-2018-0208

Attia P，Phan GQ，Maker AV，Robinson MR，Quezado MM，Yang JC，Sherry RM，Topalian SL，Kammula US，Royal RE，Restifo NP，Haworth LR，Levy C，Mavroukakis SA，Nichol G，Yellin MJ，Rosenberg SA（2005）Autoimmunity correlates with tumour regression in patients with metastatic melanoma treated with anti-cytotoxic T-lymphocyte antigen-4. J Clin Oncol 23：6043-6053. https://doi.org/10.1200/JCO.2005.06.205

Avril MF，Aamdal S，Grob JJ，Hauschild A，Mohr P，Bonerandi JJ，Weichenthal M，Neuber K，Bieber T，Gilde K，Guillem Porta V，Fra J，Bonneterre J，Saïag P，Kamanabrou D，Pehamberger H，Sufliarsky J，

Gonzalez Larriba JL, Scherrer A, Menu Y (2004) Fotemustine compared with dacarbazine in patients with disseminated malignant melanoma: a phase Ⅲ study. J Clin Oncol 22:1118-1125. https://doi.org/10.1200/JCO.2004.04.165

Baas P, Scherpereel A, Nowak AK, Fujimoto N, Peters S, Tsao AS, Mansfield AS, Popat S, Jahan T, Antonia S, Oulkhouir Y, Bautista Y, Cornelissen R, Greillier L, Grossi F, Kowalski D, Rodriguez-Cid J, Aanur P, Oukessou A, Baudelet C, Zalcman G (2021) First-line nivolumab plus ipilimumab in unresectable malignant pleural mesothelioma (CheckMate 743): a multicentre, randomised, open-label, phase 3 trial. Lancet 397:375-386. https://doi.org/10. 1016/S0140-6736(20)32714-8

Bafaloukos D, Gogas H (2004) The treatment of brain metastases in melanoma patients. Cancer Treat Rev 30: 515-520. https://doi.org/10.1016/j.ctrv.2004.05.001

Beavis PA, Henderson MA, Giuffrida L, Davenport AJ, Petley EV, House IG, Lai J, Sek K, Milenkovski N, John LB, Mardiana S, Slaney CY, Trapani JA, Loi S, Kershaw MH, Haynes NM, Darcy PK (2018) Dual PD-1 and CTLA-4 checkpoint blockade promotes antitumor immune responses through CD4＋Foxp3-cell-mediated modulation of CD103＋ dendritic cells. Cancer Immunol Res 6:1069-1081. https://doi.org/10.1158/2326-6066.CIR-18-0291

Beck KE, Blansfield JA, Tran KQ, Feldman AL, Hughes MS, Royal RE, Kammula US, Topalian SL, Sherry RM, Kleiner D, Quezado M, Lowy I, Yellin M, Rosenberg SA, Yang JC (2006) Enterocolitis in patients with cancer after antibody blockade of cytotoxic T-lymphocyte-associated antigen 4. J Clin Oncol 24:2283-2289. https://doi.org/10.1200/JCO.2005.04.5716

Beer TM, Kwon ED, Drake CG, Fizazi K, Logothetis C, Gravis G, Ganju V, Polikoff J, Saad F, Humanski P, Piulats JM, Gonzalez Mella P, Ng SS, Jaeger D, Parnis FX, Franke FA, Puente J, Carvajal R, Sengeløv L, McHenry MB, Varma A, van den Eertwegh AJ, Gerritsen W (2017) Randomized, double-blind, phase Ⅲ Trial of ipilimumab versus placebo in asymptomatic or minimally symptomatic patients with metastatic chemotherapy-naive castration-resistant prostate cancer. J Clin Oncol 35:40-47. https://doi.org/10.1200/JCO.2016.69.1584

Benson AB, Venook AP, Al-Hawary MM, Arain MA, Chen YJ, Ciombor KK, Cohen S, Cooper HS, Deming D, Farkas L, Garrido-Laguna I, Grem JL, Gunn A, Hecht JR, Hoffe S, Hubbard J, Hunt S, Johung KL, Kirilcuk N, Krishnamurthi S, Messersmith WA, Meyerhardt J, Miller ED, Mulcahy MF, Nurkin S, Overman MJ, Parikh A, Patel H, Pedersen K, Saltz L, Schneider C, Shibata D, Skibber JM, Sofocleous CT, Stoffel EM, Stotsky-Himelfarb E, Willett CG, Gregory KM, Gurski LA (2021) Colon cancer, version 2. 2021, NCCN clinical practice guidelines in oncology. J Natl Compr Cancer Netw 19:329-359. https://doi.org/10.6004/jnccn.2021.0012

Berthod G, Lazor R, Letovanec I, Romano E, Noirez L, Mazza Stalder J, Speiser DE, Peters S, Michielin O (2012) Pulmonary sarcoid-like granulomatosis induced by ipilimumab. J Clin Oncol 30:e156-e159. https://doi.org/10.1200/JCO.2011.39.3298

Blank CU, Rozeman EA, Fanchi LF, Sikorska K, van de Wiel B, Kvistborg P, Krijgsman O, van den Braber M, Philips D, Broeks A, van Thienen JV, Mallo HA, Adriaansz S, Ter Meulen S, Pronk LM, Grijpink-Ongering LG, Bruining A, Gittelman RM, Warren S, van Tinteren H, Peeper DS, Haanen JBAG, van Akkooi ACJ, Schumacher TN (2018) Neoadjuvant *versus* adjuvant ipilimumab plus nivolumab in macroscopic stage Ⅲ melanoma. Nat Med 24:1655-1661. https://doi.org/10.1038/s41591-018-0198-0

Bradish JR, Cheng L (2014) Molecular pathology of malignant melanoma: changing the clinical practice paradigm toward a personalized approach. Hum Pathol 45:1315-1326. https://doi.org/10.1016/j.humpath.2014.04.001

Bristol Myers Squibb Announces Update on CheckMate － 915 Evaluating Opdivo (nivolumab) Plus Yervoy (ipilimumab) *versus* Opdivo in Resected High-Risk Melanoma Patients [Press-release]. Princeton, NJ. 10/02/2020

Bristol Myers Squibb Provides Update on Part 2 of CheckMate －227. [Press-release]. Princeton, NJ. 07/24/2019

Brown C, Sekhavati F, Cardenes R, Windmueller C, Dacosta K, Rodriguez-Canales J, Steele KE (2019) CTLA-4 immunohistochemistry and quantitative image analysis for profiling of human cancers. J Histochem Cytochem 67:901-918. https://doi.org/10.1369/0022155419882292

Brunner HI, Wong R, Nys M, Kou TD, Dominique A, Martini A, Lovell DJ, Ruperto N (2020) Paediatric rheumatology international trials organisation (PRINTO) and the Pediatric rheumatology collaborative study group (PRCSG). Abatacept:a review of the treatment of polyarticular-course juvenile idiopathic arthritis. Paediatr Drugs 22:653-672. https://doi.org/10.1007/s40272-020-00422-2

Brunner-Weinzierl MC, Rudd CE (2018) CTLA-4 and PD-1 Control of T-Cell Motility and Migration:Implications for Tumor Immunotherapy. Front Immunol 9:2737. https://doi.org/10.3389/fimmu.2018.02737

Buchbinder EI, Desai A (2016) CTLA-4 and PD-1 pathways:similarities, differences, and implications of their inhibition. Am J Clin Oncol 39:98-106. https://doi.org/10.1097/COC.0000000000000239

Cabibbo G, Cucchetti A, Cammà C, Casadei-Gardini A, Celsa C, Emanuele Maria Rizzo G, Johnson P, Ercolani G (2019) Outcomes of hepatocellular carcinoma patients treated with sorafenib:a meta-analysis of Phase Ⅲ trials. Future Oncol 15:3411-3422. https://doi.org/10.2217/fon-2019-0287

Chapman PB, Hauschild A, Robert C, Haanen JB, Ascierto P, Larkin J, Dummer R, Garbe C, Testori A, Maio M, Hogg D, Lorigan P, Lebbe C, Jouary T, Schadendorf D, Ribas A, O'Day SJ, Sosman JA, Kirkwood JM, Eggermont AM, Dreno B, Nolop K, Li J, Nelson B, Hou J, Lee RJ, Flaherty KT, AG MA, BRIM-3 Study Group (2011) Improved survival with vemurafenib in melanoma with BRAF V600E mutation. N Engl J Med 364:2507-2516. https://doi.org/10.1056/NEJMoa1103782

Chattopadhyay K, Lazar-Molnar E, Yan Q, Rubinstein R, Zhan C, Vigdorovich V, Ramagopal UA, Bonanno J, Nathenson SG, Almo SC (2009) Sequence, structure, function, immunity:structural genomics of costimulation. Immunol Rev 229:356-386. https://doi.org/10.1111/j.1600-065X.2009.00778.x

Chen EX, Jonker DJ, Loree JM, Kennecke HF, Berry SR, Couture F, Ahmad CE, Goffin JR, Kavan P, Harb M, Colwell B, Samimi S, Samson B, Abbas T, Aucoin N, Aubin F, Koski SL, Wei AC, Magoski NM, Tu D, O'Callaghan CJ (2020a) Effect of combined immune checkpoint inhibition vs best supportive care alone in patients with advanced colorectal cancer:the canadian cancer trials group CO2 6 study. JAMA Oncol 6:831-838. https://doi.org/10.1001/jamaoncol.2020.0910

Chen HL, Tu YK, Chang HM, Lee TH, Wu KL, Tsai YC, Lee MH, Yang CJ, Hung JY, Chong IW (2020b) Systematic review and network meta-analysis of immune checkpoint inhibitors in combination with chemotherapy as a first-line therapy for extensive-stage small cell carcinoma. Cancers (Basel) 12:3629. https://doi.org/10.3390/cancers12123629

Cheng L, Lopez-Beltran A, Massari F, MacLennan GT, Montironi R (2018) Molecular testing for BRAF mutations to inform melanoma treatment decisions:a move toward precision medicine. Mod Pathol 31:24-38. https://doi.org/10.1038/modpathol.2017.104

Chiarion-Sileni V, Guida M, Ridolfi L, Romanini A, Del Bianco P, Pigozzo J, Brugnara S, Colucci G, Ridolfi R, De Salvo GL (2011) Central nervous system failure in melanoma patients:results of a randomised, multicentre phase 3 study of temozolomide-and dacarbazine-based regimens. Br J Cancer 104:1816-1821. https://doi.org/10.1038/bjc.2011.178

Chicas-Sett R, Morales-Orue I, Rodriguez-Abreu D, Lara-Jimenez P (2017) Combining radiotherapy and ipilimumab induces clinically relevant radiation-induced abscopal effects in metastatic melanoma patients:a systematic review. Clin Transl Radiat Oncol 9:5-11. https://doi.org/10.1016/j.ctro.2017.12.004

Chikuma S, Imboden JB, Bluestone JA (2003) Negative regulation of T cell receptor-lipid raft interaction by cytotoxic T lymphocyte-associated antigen 4. J Exp Med 197:129-135. https://doi.org/10.1084/jem.20021646

Choueiri TK, Motzer RJ, Rini BI, Haanen J, Campbell MT, Venugopal B, Kollmannsberger C, Gravis-Mescam G, Uemura M, Lee JL, Grimm MO, Gurney H, Schmidinger M, Larkin J, Atkins MB, Pal SK, Wang J, Mariani M, Krishnaswami S, Cislo P, Chudnovsky A, Fowst C, Huang B, di Pietro A, Albiges L (2020) Updated efficacy results from the JAVELIN Renal 101 trial:first-line avelumab plus axitinib *versus* sunitinib in patients with advanced renal cell carcinoma. Ann Oncol 31:1030-1039. https://doi.org/10.1016/j.annonc.2020.04.010

Choueiri TK, Powles T, Burotto M, Escudier B, Bourlon MT, Zurawski B, Oyervides Juárez VM, Hsieh JJ, Basso U, Shah AY, Suárez C, Hamzaj A, Goh JC, Barrios C, Richardet M, Porta C, Kowalyszyn R, Feregrino JP, Zołnierek J, Pook D, Kessler ER, Tomita Y, Mizuno R, Bedke J, Zhang J, Maurer MA, Simsek B, Ejzykowicz F, Schwab GM, Apolo AB, Motzer RJ, CheckMate 9ER Investigators (2021) Nivolumab plus cabozantinib *versus* Sunitinib for advanced renal-cell carcinoma. N Engl J Med 384:829-841. https://doi.org/10.1056/NEJMoa2026982

Coens C, Suciu S, Chiarion-Sileni V, Grob JJ, Dummer R, Wolchok JD, Schmidt H, Hamid O, Robert C, Ascierto PA, Richards JM, Lebbé C, Ferraresi V, Smylie M, Weber JS, Maio M, Bottomley A, Kotapati S, de Pril V, Testori A (2017) Eggermont AMM. Health-related quality of life with adjuvant ipilimumab *versus* placebo after complete resection of high-risk stage Ⅲ melanoma (EORTC 18071):secondary outcomes of a multinational, randomised, double-blind, phase 3 trial. Lancet Oncol 18:393-403. https://doi.org/10.1016/S1470-2045(17)30015-3

Cohen R, Colle R, Pudlarz T, Heran M, Duval A, Svrcek M, André T (2021) Immune checkpoint inhibition in metastatic colorectal cancer harboring microsatellite instability or mismatch repair deficiency. Cancers (Basel) 13:1149. https://doi.org/10.3390/cancers13051149

Davies H, Bignell GR, Cox C, Stephens P, Edkins S, Clegg S, Teague J, Woffendin H, Garnett MJ, Bottomley W, Davis N, Dicks E, Ewing R, Floyd Y, Gray K, Hall S, Hawes R, Hughes J, Kosmidou V, Menzies A, Mould C, Parker A, Stevens C, Watt S, Hooper S, Wilson R, Jayatilake H, Gusterson BA, Cooper C, Shipley J, Hargrave D, Pritchard-Jones K, Maitland N, Chenevix-Trench G, Riggins GJ, Bigner DD, Palmieri G, Cossu A, Flanagan A, Nicholson A, Ho JW, Leung SY, Yuen ST, Weber BL, Seigler HF, Darrow TL, Paterson H, Marais R, Marshall CJ, Wooster R, Stratton MR, Futreal PA (2002) Mutations of the BRAF gene in human cancer. Nature 417:949-954. https://doi.org/10.1038/nature00766

Davies MA, Liu P, McIntyre S, Kim KB, Papadopoulos N, Hwu WJ, Hwu P, Bedikian A (2011) Prognostic factors for survival in melanoma patients with brain metastases. Cancer 117:1687-1696. https://doi.org/10.1002/cncr.25634

de Filette J, Andreescu CE, Cools F, Bravenboer B, Velkeniers B (2019) A systematic review and meta-analysis of endocrine-related adverse events associated with immune checkpoint Inh. ibitors. Horm Metab Res 51:145-156. https://doi.org/10.1055/a-0843-3366

Delyon J, Mateus C, Lambert T (2011) Hemophilia a induced by ipilimumab. N Engl J Med 365:1747-1748. https://doi.org/10.1056/NEJMc1110923

Di Giacomo AM, Ascierto PA, Queirolo P, Pilla L, Ridolfi R, Santinami M, Testori A, Simeone E, Guidoboni M, Maurichi A, Orgiano L, Spadola G, Del Vecchio M, Danielli R, Calabrò L, Annesi D, Giannarelli D, Maccalli C, Fonsatti E, Parmiani G, Maio M (2015a) Three-year follow-up of advanced melanoma patients who received ipilimumab plus fotemustine in the Italian Network for Tumor Biotherapy (NIBIT)-M1 phase Ⅱ study. Ann Oncol 26:798-803. https://doi.org/10.1093/annonc/mdu577

Di Giacomo AM, Maio M, on behalf of the NIBIT-M2 Study Group (2015b) A randomized, phase Ⅲ study of fotemustine *versus* the combination of fotemustine and ipilimumab or the combination of ipilimumab and nivolumab in patients with melanoma with brain metastasis: The NIBIT-M2 study. J Clin Oncol 26: viii5. https://doi.org/10.1093/annonc/mdv514.02

Dimitriou F, Long GV, Menzies AM (2021) Novel adjuvant options for cutaneous melanoma. Ann Oncol S0923-7534(21):01077-01072. https://doi.org/10.1016/j.annonc.2021.03.198

Dougan M, Wang Y, Rubio-Tapia A, Lim JK (2021) AGA clinical practice update on diagnosis and management of immune checkpoint inhibitor colitis and hepatitis: expert review. Gastroenterology 160: 1384-1393. https://doi.org/10.1053/j.gastro.2020.08.063

Dummer R, Ascierto PA, Gogas HJ, Arance A, Mandala M, Liszkay G, Garbe C, Schadendorf D, Krajsova I, Gutzmer R, Chiarion Sileni V, Dutriaux C, de Groot JWB, Yamazaki N, Loquai C, Moutouh-de Parseval LA, Pickard MD, Sandor V, Robert C, Flaherty KT (2018) Overall survival in patients with BRAF-mutant melanoma receiving encorafenib plus binimetinib *versus* vemurafenib or encorafenib (COLUMBUS): a multi-centre, open-label, randomised, phase 3 trial. Lancet Oncol 19: 1315-1327. https://doi.org/10.1016/S1470-2045(18)30497-2

Eckert A, Schoeffler A, Dalle S, Phan A, Kiakouama L, Thomas L (2009) Anti-CTLA4 monoclonal antibody induced sarcoidosis in a metastatic melanoma patient. Dermatology 218: 69-70. https://doi.org/10.1159/000161122

Eggermont AMM, Blank CU, Mandala M, Long GV, Atkinson VG, Dalle S, Haydon AM, Meshcheryakov A, Khattak A, Carlino MS, Sandhu S, Larkin J, Puig S, Ascierto PA, Rutkowski P, Schadendorf D, Koornstra R, Hernandez-Aya L, Di Giacomo AM, van den Eertwegh AJM, Grob JJ, Gutzmer R, Jamal R, Lorigan PC, van Akkooi ACJ, Krepler C, Ibrahim N, Marreaud S, Kicinski M, Suciu S, Robert C (2020) Longer follow-up confirms recurrence-free survival benefit of adjuvant pembrolizumab in high-risk stage Ⅲ melanoma: updated results from the EORTC 1325-MG/KEYNOTE-054 trial. J Clin Oncol 38: 3925-3936. https://doi.org/10.1200/JCO.20.02110

Eggermont AMM, Chiarion-Sileni V, Grob JJ, Dummer R, Wolchok JD, Schmidt H, Hamid O, Robert C, Ascierto PA, Richards JM, Lebbé C, Ferraresi V, Smylie M, Weber JS, Maio M, Bastholt L, Mortier L, Thomas L, Tahir S, Hauschild A, Hassel JC, Hodi FS, Taitt C, de Pril V, de Schaetzen G, Suciu S, Testori A (2016) Prolonged survival in stage Ⅲ melanoma with ipilimumab adjuvant therapy. N Engl J Med 375: 1845-1855. https://doi.org/10.1056/NEJMoa1611299

Eggermont AMM, Chiarion-Sileni V, Grob JJ, Dummer R, Wolchok JD, Schmidt H, Hamid O, Robert C, Ascierto PA, Richards JM, Lebbe C, Ferraresi V, Smylie M, Weber JS, Maio M, Hosein F, de Pril V, Kicinski M, Suciu S, Testori A (2019) Adjuvant ipilimumab *versus* placebo after complete resection of stage Ⅲ melanoma: long-term follow-up results of the European Organisation for Research and Treatment of Cancer 18071 double-blind phase 3 randomised trial. Eur J Cancer 119: 1-10. https://doi.org/10.1016/j.ejca.2019.07.001

Eggermont AM, Chiarion-Sileni V, Grob JJ, Dummer R, Wolchok JD, Schmidt H, Hamid O, Robert C, Ascierto PA, Richards JM, Lebbé C, Ferraresi V, Smylie M, Weber JS, Maio M, Konto C, Hoos A, de Pril V, Gurunath RK, de Schaetzen G, Suciu S, Testori A (2015) Adjuvant ipilimumab *versus* placebo after complete resection of high-risk stage Ⅲ melanoma (EORTC 18071): a randomised, double-blind, phase 3 trial. Lancet Oncol 16: 522-530. https://doi.org/10. 1016/S1470-2045(15)70122-1

El-Khoueiry AB, Sangro B, Yau T, Crocenzi TS, Kudo M, Hsu C, Kim TY, Choo SP, Trojan J, Rd WTH, Meyer T, Kang YK, Yeo W, Chopra A, Anderson J, Dela Cruz C, Lang L, Neely J, Tang H, Dastani HB, Melero I (2017) Nivolumab in patients with advanced hepatocellular carcinoma (CheckMate 040): an open-label, non-comparative, phase 1/2 dose escalation and expansion trial. Lancet 389: 2492-2502. https://doi.org/10.1016/S0140-6736(17)31046-2

European Medicines Agency. (2021) Yervoy. Available at http://www.ema.europa.eu/ema/index. jsp? curl=pages/medicines/human/medicines/002213/human _ med _ 001465. jsp&mid = WC0 b01ac058001d124. Accessed 6 April 2021

Faje AT, Lawrence D, Flaherty K, Freedman C, Fadden R, Rubin K, Cohen J, Sullivan RJ (2018) High-dose glucocorticoids for the treatment of ipilimumab-induced hypophysitis is associated with reduced survival in patients with melanoma. Cancer 124:3706-3714. https://doi.org/10. 1002/cncr.31629

Fallarino F, Grohmann U, Vacca C, Bianchi R, Orabona C, Spreca A, Fioretti MC, Puccetti P (2002) T cell apoptosis by tryptophan catabolism. Cell Death Differ 9:1069-1077. https://doi. org/10.1038/sj.cdd.4401073

Fallarino F, Grohmann U, You S, McGrath BC, Cavener DR, Vacca C, Orabona C, Bianchi R, Belladonna ML, Volpi C, Santamaria P, Fioretti MC, Puccetti P (2006) The combined effects of tryptophan starvation and tryptophan catabolites down-regulate T cell receptor zeta-chain and induce a regulatory phenotype in naïve T cells. J Immunol 176:6752-6761. https://doi.org/10. 4049/jimmunol.176.11.6752

Fedorenko IV, Paraiso KH, Smalley KS (2011) Acquired and intrinsic BRAF inhibitor resistance in BRAF V600E mutant melanoma. Biochem Pharmacol 82:201-209. https://doi.org/10.1016/j. bcp.2011.05.015

Feng Y, Masson E, Dai D, Parker SM, Berman D, Roy A (2014) Model-based clinical pharmacology profiling of ipilimumab in patients with advanced melanoma. Br J Clin Pharmacol 78:106-117. https://doi.org/10. 1111/bcp.12323

Ferris RL, Haddad R, Even C, Tahara M, Dvorkin M, Ciuleanu TE, Clement PM, Mesia R, Kutukova S, Zholudeva L, Daste A, Caballero-Daroqui J, Keam B, Vynnychenko I, Lafond C, Shetty J, Mann H, Fan J, Wildsmith S, Morsli N, Fayette J, Licitra L (2020) Durvalumab with or without tremelimumab in patients with recurrent or metastatic head and neck squamous cell carcinoma: EAGLE, a randomized, open-label phase Ⅲ study. Ann Oncol 31:942-950. https://doi.org/10.1016/j.annonc.2020.04.001

Fife BT, Bluestone JA (2008) Control of peripheral T-cell tolerance and autoimmunity via the CTLA-4 and PD-1 pathways. Immunol Rev 224:166-182. https://doi.org/10.1111/j. 1600-065X.2008.00662.x

Finn RS, Qin S, Ikeda M, Galle PR, Ducreux M, Kim TY, Kudo M, Breder V, Merle P, Kaseb AO, Li D, Verret W, Xu DZ, Hernandez S, Liu J, Huang C, Mulla S, Wang Y, Lim HY, Zhu AX, Cheng AL, IMbrave150 Investigators (2020) Atezolizumab plus bevacizumab in unresectable hepatocellular carcinoma. N Engl J Med 382:1894-1905. https://doi.org/10.1056/NEJMoa1915745

Fong L, Kwek SS, O'Brien S, Kavanagh B, McNeel DG, Weinberg V, Lin AM, Rosenberg J, Ryan CJ, Rini BI, Small EJ (2009) Potentiating endogenous antitumor immunity to prostate cancer through combination immunotherapy with CTLA4 blockade and GM-CSF. Cancer Res 69:609-615. https://doi.org/10.1158/0008-5472.CAN-08-3529

Friedman CF, Proverbs-Singh TA, Postow MA (2016) Treatment of the immune-related adverse effects of immune checkpoint inhibitors: a review. JAMA Oncol 2:1346-1353. https://doi.org/10.1001/jamaoncol.2016.1051

Gao J, Navai N, Alhalabi O, Siefker-Radtke A, Campbell MT, Tidwell RS, Guo CC, Kamat AM, Matin SF, Araujo JC, Shah AY, Msaouel P, Corn P, Wang J, Papadopoulos JN, Yadav SS, Blando JM, Duan F, Basu S, Liu W, Shen Y, Zhang Y, Macaluso MD, Wang Y, Chen J, Zhang J, Futreal A, Dinney C, Allison JP, Goswami S, Sharma P (2020) Neoadjuvant PD-L1 plus CTLA-4 blockade in patients with cisplatin-ineligible operable high-risk urothelial carcinoma. Nat Med 26:1845-1851. https://doi.org/10.1038/s41591-020-1086-y

Gao J, Ward JF, Pettaway CA, Shi LZ, Subudhi SK, Vence LM, Zhao H, Chen J, Chen H, Efstathiou E, Troncoso P, Allison JP, Logothetis CJ, Wistuba II, Sepulveda MA, Sun J, Wargo J, Blando J, Sharma P (2017) VISTA is an inhibitory immune checkpoint that is increased after ipilimumab therapy in patients with prostate cancer. Nat Med 23:551-555. https://doi.org/10.1038/nm.4308

Goldman JW, Dvorkin M, Chen Y, Reinmuth N, Hotta K, Trukhin D, Statsenko G, Hochmair MJ,

Özgüroğlu M, Ji JH, Garassino MC, Voitko O, Poltoratskiy A, Ponce S, Verderame F, Havel L, Bondarenko I, Każarnowicz A, Losonczy G, Conev NV, Armstrong J, Byrne N, Thiyagarajah P, Jiang H, Paz-Ares L, CASPIAN investigators (2021) Durvalumab, with or without tremelimumab, plus platinum-etoposide *versus* platinum-etoposide alone in first-line treatment of extensive-stage small-cell lung cancer (CASPIAN): updated results from a randomized, controlled, open-label, phase 3 trial. Lancet Oncol 22:51-65. https://doi.org/10.1016/S1470-2045(20)30539-8

Govindan R, Szczesna A, Ahn MJ, Schneider CP, Gonzalez Mella PF, Barlesi F, Han B, Ganea DE, Von Pawel J, Vladimirov V, Fadeeva N, Lee KH, Kurata T, Zhang L, Tamura T, Postmus PE, Jassem J, O'Byrne K, Kopit J, Li M, Tschaika M, Reck M (2017) Phase Ⅲ Trial of ipilimumab combined with paclitaxel and carboplatin in advanced squamous non-small-cell lung cancer. J Clin Oncol 35:3449-3457. https://doi.org/10.1200/JCO.2016.71.7629

Graziani G, Tentori L, Navarra P (2012) Ipilimumab:a novel immunostimulatory monoclonal antibody for the treatment of cancer. Pharmacol Res 65:9-22. https://doi.org/10.1016/j.phrs.2011.09.002

Grimaldi AM, Simeone E, Giannarelli D, Muto P, Falivene S, Borzillo V, Giugliano FM, Sandomenico F, Petrillo A, Curvietto M, Esposito A, Paone M, Palla M, Palmieri G, Caracò C, Ciliberto G, Mozzillo N, Ascierto PA (2014) Abscopal effects of radiotherapy on advanced melanoma patients who progressed after ipilimumab immunotherapy. Onco Targets Ther 3:e28780. https://doi.org/10.4161/onci.28780

Grohmann U, Fallarino F, Puccetti P (2003) Tolerance, DCs and tryptophan:much ado about IDO. Trends Immunol 24:242-248. https://doi.org/10.1016/s1471-4906(03)00072-3

Grohmann U, Orabona C, Fallarino F, Vacca C, Calcinaro F, Falorni A, Candeloro P, Belladonna ML, Bianchi R, Fioretti MC, Puccetti P (2002) CTLA-4-Ig regulates tryptophan catabolism *in vivo*. Nat Immunol 3:1097-1101. https://doi.org/10.1038/ni846

Gupta R, Sinha S, Paul RN (2018) The impact of microsatellite stability status in colorectal cancer. Curr Probl Cancer 42:548-559. https://doi.org/10.1016/j.currproblcancer.2018.06.010

Harmankaya K, Erasim C, Koelblinger C, Ibrahim R, Hoos A, Pehamberger H, Binder M (2011) Continuous systemic corticosteroids do not affect the ongoing regression of metastatic melanoma for more than two years following ipilimumab therapy. Med Oncol 28:1140-1144. https://doi.org/10.1007/s12032-010-9606-0

Hassel JC, Heinzerling L, Aberle J, Bähr O, Eigentler TK, Grimm MO, Grünwald V, Leipe J, Reinmuth N, Tietze JK, Trojan J, Zimmer L, Gutzmer R (2017) Combined immune checkpoint blockade (anti-PD-1/anti-CTLA-4):Evaluation and management of adverse drug reactions. Cancer Treat Rev 7:36-49. https://doi.org/10.1016/j.ctrv.2017.05.003

Hauschild A, Dummer R, Schadendorf D, Santinami M, Atkinson V, Mandalà M, Chiarion-Sileni V, Larkin J, Nyakas M, Dutriaux C, Haydon A, Robert C, Mortier L, Schachter J, Lesimple T, Plummer R, Dasgupta K, Haas T, Shilkrut M, Gasal E, Kefford R, Kirkwood JM, Long GV (2018) Longer follow-up confirms relapse-free survival benefit with adjuvant dabrafenib plus trametinib in patients with resected BRAF V600-Mutant stage Ⅲ melanoma. J Clin Oncol 36:3441-3449. https://doi.org/10.1200/JCO.18.01219

Hauschild A, Grob JJ, Demidov LV, Jouary T, Gutzmer R, Millward M, Rutkowski P, Blank CU, Miller WH Jr, Kaempgen E, Martín-Algarra S, Karaszewska B, Mauch C, Chiarion-Sileni V, Martin AM, Swann S, Haney P, Mirakhur B, Guckert ME, Goodman V, Chapman PB (2012) Dabrafenib in BRAF-mutated metastatic melanoma:a multicentre, open-label, phase 3 randomised controlled trial. Lancet 380:358-365. https://doi.org/10.1016/S0140-6736(12)60868-X

Hellmann MD, Paz-Ares L, Bernabe Caro R, Zurawski B, Kim SW, Carcereny Costa E, Park K, Alexandru A, Lupinacci L, de la Mora JE, Sakai H, Albert I, Vergnenegre A, Peters S, Syrigos K, Barlesi F, Reck M, Borghaei H, Brahmer JR, O'Byrne KJ, Geese WJ, Bhagavatheeswaran P, Rabindran SK, Kasinathan

RS，Nathan FE，Ramalingam SS（2019）Nivolumab plus ipilimumab in advanced non-small-cell lung cancer. N Engl J Med 381：2020-2031. https：//doi.org/10.1056/NEJMoa1910231

Hodi FS，Ballinger M，Lyons B，Soria JC，Nishino M，Tabernero J，Powles T，Smith D，Hoos A，McKenna C，Beyer U，Rhee I，Fine G，Winslow N，Chen DS，Wolchok JD（2018b）Immune-modified response evaluation criteria in solid tumors（imRECIST）：refining guidelines to assess the clinical benefit of cancer immunotherapy. J Clin Oncol 36：850-858. https：//doi.org/10.1200/JCO.2017.75.1644

Hodi FS，Chiarion-Sileni V，Gonzalez R，Grob JJ，Rutkowski P，Cowey CL，Lao CD，Schadendorf D，Wagstaff J，Dummer R，Ferrucci PF，Smylie M，Hill A，Hogg D，Marquez-Rodas I，Jiang J，Rizzo J，Larkin J，Wolchok JD（2018a）Nivolumab plus ipilimumab or nivolumab alone *versus* ipilimumab alone in advanced melanoma（CheckMate 067）：4-year outcomes of a multicentre，randomised，phase 3 trial. Lancet Oncol 19（11）：1480-1492. https：//doi.org/10.1016/S1470-2045(18)30700-9. Erratum in：Lancet Oncol（2018）19：e668

Hodi FS，Mihm MC，Soiffer RJ，Haluska FG，Butler M，Seiden MV，Davis T，Henry-Spires R，MacRae S，Willman A，Padera R，Jaklitsch MT，Shankar S，Chen TC，Korman A，Allison JP，Dranoff G（2003）Biologic activity of cytotoxic T lymphocyte-associated antigen 4 antibody blockade in previously vaccinated metastatic melanoma and ovarian carcinoma patients. Proc Natl Acad Sci U S A 100：4712-4717. https：//doi.org/10.1073/pnas.0830997100

Hodi FS，Oble DA，Drappatz J，Velazquez EF，Ramaiya N，Ramakrishna N，Day AL，Kruse A，Mac Rae S，Hoos A，Mihm M（2008）CTLA-4 blockade with ipilimumab induces significant clinical benefit in a female with melanoma metastases to the CNS. Nat Clin Pract Oncol 5：557-561. https：//doi.org/10.1038/ncponc1183

Hodi FS，O'Day SJ，McDermott DF，Weber RW，Sosman JA，Haanen JB，Gonzalez R，Robert C，Schadendorf D，Hassel JC，Akerley W，van den Eertwegh AJ，Lutzky J，Lorigan P，Vaubel JM，Linette GP，Hogg D，Ottensmeier CH，Lebbé C，Peschel C，Quirt I，Clark JI，Wolchok JD，Weber JS，Tian J，Yellin MJ，Nichol GM，Hoos A，Urba WJ（2010）Improved survival with ipilimumab in patients with metastatic melanoma. N Engl J Med 363：711-723. https：//doi.org/10.1056/NEJMoa1003466

http：//www.clinicaltrials.gov

http：//www.yervoy.com/hcp/rems.aspx

https：//ec.europa.eu/health/documents/community-register/2019/20190402144619/anx_144619_ en.pdf

Huang Y，Fan H，Li N，Du J（2019 May）Risk of immune-related pneumonitis for PD1/PD-L1 inhibitors：Systematic review and network meta-analysis. Cancer Med 8（5）：2664-2674. https：//doi.org/10.1002/cam4.2104

Hussaini S，Chehade R，Boldt RG，Raphael J，Blanchette P，Maleki Vareki S，Fernandes R（2021）Association between immune-related side effects and efficacy and benefit of immune checkpoint inhibitors-a systematic review and meta-analysis. Cancer Treat Rev 92：102134. https：//doi.org/10.1016/j.ctrv.2020.102134

Ibrahim RA，Berman DM，DePril V，Humphrey RW，Chen T，Messina M，Chin KM，Liu HY，Bielefield M，Hoos A（2011）Ipilimumab safety profile：Summary of findings from completed trials in advanced melanoma. J Clin Oncol 29（18s）：8583. https：//doi.org/10.1200/jco.2011.29. 15_suppl.8583

Juszczak A，Gupta A，Karavitaki N，Middleton MR，Grossman AB（2012）Mechanisms in endocrinology：ipilimumab：a novel immunomodulating therapy causing autoimmune hypophysitis：a case report and review. Eur J Endocrinol 167：1-5. https：//doi.org/10.1530/EJE-12-016

Kähler KC，Hauschild A（2011）Treatment and side effect management of CTLA-4 antibody therapy in metastatic melanoma. J Dtsch Dermatol Ges 9：277-286. https：//doi.org/10.1111/j. 1610-0387.2010.07568.x

Keilson JM，Knochelmann HM，Paulos CM，Kudchadkar RR，Lowe MC（2021）The evolving landscape of immunotherapy in solid tumors. J Surg Oncol 23：798-806. https：//doi.org/10. 1002/jso.26416

Keler T，Halk E，Vitale L，O'Neill T，Blanset D，Lee S，Srinivasan M，Graziano RF，Davis T，Lonberg N，Korman A（2003）Activity and safety of CTLA-4 blockade combined with vaccines in cynomolgus macaques. J

Immunol 171:6251-6259. https://doi.org/10.4049/jimmunol.171.11.6251

Kim CG, Ahn JB, Jung M, Beom SH, Kim C, Kim JH, Heo SJ, Park HS, Kim JH, Kim NK, Min BS, Kim H, Koom WS, Shin SJ (2016) Effects of microsatellite instability on recurrence patterns and outcomes in colorectal cancers. Br J Cancer 115:25-33. https://doi.org/10.1038/bjc.2016.161

Kim S, Bull DA, Garland L, Khalpey Z, Stea B, Yi S, Hsu CC (2019) Is there a role for cancerdirected surgery in early-stage sarcomatoid or biphasic mesothelioma? Ann Thorac Surg 107:194-201. https://doi.org/10.1016/j.athoracsur.2018.07.081

Kleiner DE, Berman D (2012) Pathologic changes in ipilimumab-related hepatitis in patients with metastatic melanoma. Dig Dis Sci 57:2233-2240. https://doi.org/10.1007/s10620-012-2140-5

Kloor M, von Knebel DM (2016) The immune biology of microsatellite-unstable cancer. Trends Cancer 2:121-133. https://doi.org/10.1016/j.trecan.2016.02.004

Kong KF, Fu G, Zhang Y, Yokosuka T, Casas J, Canonigo-Balancio AJ, Becart S, Kim G, Yates JR 3rd, Kronenberg M, Saito T, Gascoigne NR, Altman A (2014) Protein kinase C-η controls CTLA-4-mediated regulatory T cell function. Nat Immunol 15:465-472. https://doi.org/10.1038/ni.2866

Korman AJ, Peggs KS, Allison JP (2006) Checkpoint blockade in cancer immunotherapy. Adv Immunol 90:297-339. https://doi.org/10.1016/S0065-2776(06)90008-X

Korn EL, Liu PY, Lee SJ, Chapman JA, Niedzwiecki D, Suman VJ, Moon J, Sondak VK, Atkins MB, Eisenhauer EA, Parulekar W, Markovic SN, Saxman S, Kirkwood JM (2008) Metaanalysis of phase II cooperative group trials in metastatic stage IV melanoma to determine progression-free and overall survival benchmarks for future phase II trials. J Clin Oncol 26:527-234. https://doi.org/10.1200/JCO.2007.12.7837

Kudo M, Finn RS, Qin S, Han KH, Ikeda K, Piscaglia F, Baron A, Park JW, Han G, Jassem J, Blanc JF, Vogel A, Komov D, Evans TRJ, Lopez C, Dutcus C, Guo M, Saito K, Kraljevic S, Tamai T, Ren M, Cheng AL (2018) Lenvatinib *versus* sorafenib in first-line treatment of patients with unresectable hepatocellular carcinoma:a randomised phase 3 non-inferiority trial. Lancet 391:1163-1173. https://doi.org/10.1016/S0140-6736(18)30207-1

Kwon ED, Drake CG, Scher HI, Fizazi K, Bossi A, van den Eertwegh AJ, Krainer M, Houede N, Santos R, Mahammedi H, Ng S, Maio M, Franke FA, Sundar S, Agarwal N, Bergman AM, Ciuleanu TE, Korbenfeld E, Sengeløv L, Hansen S, Logothetis C, Beer TM, McHenry MB, Gagnier P, Liu D, Gerritsen WR, CA184-043 Investigators (2014) Ipilimumab *versus* placebo after radiotherapy in patients with metastatic castration-resistant prostate cancer that had progressed after docetaxel chemotherapy (CA184-043):a multicentre, randomised, double-blind, phase 3 trial. Lancet Oncol 15:700-712. https://doi.org/10.1016/S1470-2045(14)70189-5

Kwon ED, Hurwitz AA, Foster BA, Madias C, Feldhaus AL, Greenberg NM, Burg MB, Allison JP (1997) Manipulation of T cell costimulatory and inhibitory signals for immunotherapy of prostate cancer. Proc Natl Acad Sci U S A 94:8099-8103. https://doi.org/10.1073/pnas.94.15.8099

Larkin J, Chiarion-Sileni V, Gonzalez R, Grob JJ, Cowey CL, Lao CD, Schadendorf D, Dummer R, Smylie M, Rutkowski P, Ferrucci PF, Hill A, Wagstaff J, Carlino MS, Haanen JB, Maio M, Marquez-Rodas I, McArthur GA, Ascierto PA, Long GV, Callahan MK, Postow MA, Grossmann K, Sznol M, Dreno B, Bastholt L, Yang A, Rollin LM, Horak C, Hodi FS, Wolchok JD (2015) Combined nivolumab and ipilimumab or monotherapy in untreated melanoma. N Engl J Med 373:23-34. https://doi.org/10.1056/NEJMoa1504030

Larkin J, Chiarion-Sileni V, Gonzalez R, Grob JJ, Rutkowski P, Lao CD, Cowey CL, Schadendorf D, Wagstaff J, Dummer R, Ferrucci PF, Smylie M, Hogg D, Hill A, Márquez-Rodas I, Haanen J, Guidoboni M, Maio M, Schöffski P, Carlino MS, Lebbé C, McArthur G, Ascierto PA, Daniels GA, Long GV, Bastholt L, Rizzo JI, Balogh A, Moshyk A, Hodi FS, Wolchok JD (2019) Five-year survival with combined nivolumab and ipilimumab in advanced melanoma. N Engl J Med 381:1535-1546. https://doi.org/10.1056/NEJMoa1910836

Leach DR, Krummel MF, Allison JP (1996) Enhancement of antitumor immunity by CTLA-4 blockade. Science 271:1734-1736. https://doi.org/10.1126/science.271.5256.1734

Lenz H-J, Lonardi S, Zagonel V (2020) Nivolumab (NIVO) + low-dose ipilimumab (IPI) as firstline (1L) therapy in microsatellite instability-high/mismatch repair-deficient (MSI-H/dMMR) metastatic colorectal cancer (mCRC):two-year clinical update. J Clin Oncol 38(15s):4040. https://doi.org/10.1200/JCO.2020.38.15_suppl.4040

Linardou H, Gogas H (2016) Toxicity management of immunotherapy for patients with metastatic melanoma. Ann Transl Med 4:272. https://doi.org/10.21037/atm.2016.07.10

Linsley PS, Nadler SG (2009) The clinical utility of inhibiting CD28-mediated costimulation. Immunol Rev 229:307-321. https://doi.org/10.1111/j.1600-065X.2009.00780.x

Liu L, Bai H, Wang C, Seery S, Wang Z, Duan J, Li S, Xue P, Wang G, Sun Y, Du X, Zhang X, Ma Z, Wang J (2021) Efficacy and safety of first-line immunotherapy combinations for advanced non-small-cell lung cancer:a systematic review and network meta-analysis. J Thorac Oncol S1556-0864(21):02071-02072. https://doi.org/10.1016/j.jtho.2021.03.016

Lizardo DY, Kuang C, Hao S, Yu J, Huang Y, Zhang L (2020) Immunotherapy efficacy on mismatch repair-deficient colorectal cancer:From bench to bedside. Biochim Biophys Acta Rev Cancer 1874:188447. https://doi.org/10.1016/j.bbcan.2020.188447

Llovet JM, Kelley RK, Villanueva A, Singal AG, Pikarsky E, Roayaie S, Lencioni R, Koike K, Zucman-Rossi J, Finn RS (2021) Hepatocellular carcinoma. Nat Rev Dis Primers 7:6. https://doi.org/10.1038/s41572-020-00240-3

Long GV, Atkinson V, Lo S, Sandhu S, Guminski AD, Brown MP, Wilmott JS, Edwards J, Gonzalez M, Scolyer RA, Menzies AM, McArthur GA (2018) Combination nivolumab and ipilimumab or nivolumab alone in melanoma brain metastases:a multicentre randomised phase 2 study. Lancet Oncol 19:672-681. https://doi.org/10.1016/S1470-2045(18)30139-6

Long GV, Flaherty KT, Stroyakovskiy D, Gogas H, Levchenko E, de Braud F, Larkin J, Garbe C, Jouary T, Hauschild A, Chiarion-Sileni V, Lebbe C, Mandalà M, Millward M, Arance A, Bondarenko I, Haanen JBAG, Hansson J, Utikal J, Ferraresi V, Mohr P, Probachai V, Schadendorf D, Nathan P, Robert C, Ribas A, Davies MA, Lane SR, Legos JJ, Mookerjee B, Grob JJ (2017) Dabrafenib plus trametinib *versus* dabrafenib monotherapy in patients with metastatic BRAF V600E/K-mutant melanoma:long-term survival and safety analysis of a phase 3 study. Ann Oncol 28:1631-1639. https://doi.org/10.1093/annonc/mdx176

Lutzky J, Wolchok J, Hamid O, Lebbe C, Pehamberger H, Linette G, de Pril V, Ibrahim R, Hoos A, O'Day S (2009) Association between immune-related adverse events (irAEs) and disease control or overall survival in patients (pts) with advanced melanoma treated with 10 mg/kg ipilimumab in three phase II clinical trials. J Clin Oncol 27(15s):9034

Lynch TJ, Bondarenko I, Luft A, Serwatowski P, Barlesi F, Chacko R, Sebastian M, Neal J, Lu H, Cuillerot JM, ReckM(2012) Ipilimumab in combination with paclitaxel and carboplatin as first-line treatment in stage IIIB/IV non-small-cell lung cancer:results from a randomized, double-blind, multicenter phase II study. J Clin Oncol 30:2046-2054. https://doi.org/10.1200/JCO.2011.38.4032

Madan RA, Mohebtash M, Arlen PM, Vergati M, Rauckhorst M, Steinberg SM, Tsang KY, Poole DJ, Parnes HL, Wright JJ, Dahut WL, Schlom J, Gulley JL (2012) Ipilimumab and a poxviral vaccine targeting prostate-specific antigen in metastatic castration-resistant prostate cancer:a phase 1 dose-escalation trial. Lancet Oncol 13:501-508. https://doi.org/10.1016/S1470-2045 (12)70006-2

Maio M, Grob JJ, Aamdal S, Bondarenko I, Robert C, Thomas L, Garbe C, Chiarion-Sileni V, Testori A, Chen TT, Tschaika M, Wolchok JD (2015) Five-year survival rates for treatment-naive patients with advanced melanoma who received ipilimumab plus dacarbazine in a phase III trial. J Clin Oncol 33:1191-1196. https://doi.org/10.1200/JCO.2014.56.6018

Margolin KA, Di Giacomo AM, Maio M (2010) Brain metastasis in melanoma:clinical activity of CTLA-4 antibody therapy. Semin Oncol 37:468-472. https://doi.org/10.1053/j.seminoncol.2010.09.014

Margolin K, Ernstoff MS, Hamid O, Lawrence D, McDermott D, Puzanov I, Wolchok JD, Clark JI, Sznol M, Logan TF, Richards J, Michener T, Balogh A, Heller KN, Hodi FS (2012) Ipilimumab in patients with melanoma and brain metastases:an open-label, phase 2 trial. Lancet Oncol 13:459-465. https://doi.org/10.1016/S1470-2045(12)70090-6

Mellor AL, Munn DH (2004) IDO expression by dendritic cells:tolerance and tryptophan catabolism. Nat Rev Immunol 4:762-774. https://doi.org/10.1038/nri1457

Middleton MR, Grob JJ, Aaronson N, Fierlbeck G, Tilgen W, Seiter S, Gore M, Aamdal S, Cebon J, Coates A, Dreno B, Henz M, Schadendorf D, Kapp A, Weiss J, Fraass U, Statkevich P, Muller M, Thatcher N (2000) Randomized phase III study of temozolomide *versus* dacarbazine in the treatment of patients with advanced metastatic malignant melanoma. J Clin Oncol 18:158-166. https://doi.org/10.1200/JCO.2000.18.1.158

Mori K, Mostafaei H, Miura N, Karakiewicz PI, Luzzago S, Schmidinger M, Bruchbacher A, Pradere B, Egawa S, Shariat SF (2021) Systemic therapy for metastatic renal cell carcinoma in the first-line setting:a systematic review and network meta-analysis. Cancer Immunol Immunother 70:265-273. https://doi.org/10.1007/s00262-020-02684-8

Morse MA, Overman MJ, Hartman L, Khoukaz T, Brutcher E, Lenz HJ, Atasoy A, Shangguan T, Zhao H, El-Rayes B (2019) Safety of nivolumab plus low-dose ipilimumab in previously treated microsatellite instability-high/mismatch repair-deficient metastatic colorectal cancer. Oncologist 24:1453-1461. https://doi.org/10.1634/theoncologist.2019-0129

Motzer RJ, Escudier B, McDermott DF, Arén Frontera O, Melichar B, Powles T, Donskov F, Plimack ER, Barthélémy P, Hammers HJ, George S, Grünwald V, Porta C, Neiman V, Ravaud A, Choueiri TK, Rini BI, Salman P, Kollmannsberger CK, Tykodi SS, Grimm MO, Gurney H, Leibowitz-Amit R, Geertsen PF, Amin A, Tomita Y, McHenry MB, Saggi SS, Tannir NM (2020) Survival outcomes and independent response assessment with nivolumab plus ipilimumab *versus* sunitinib in patients with advanced renal cell carcinoma:42-month follow-up of a randomized phase 3 clinical trial. J Immunother Cancer 8:e000891. https://doi.org/10.1136/jitc-2020-000891

Motzer RJ, Penkov K, Haanen J, Rini B, Albiges L, Campbell MT, Venugopal B, Kollmannsberger C, Negrier S, Uemura M, Lee JL, Vasiliev A, Miller WH Jr, Gurney H, Schmidinger M, Larkin J, Atkins MB, Bedke J, Alekseev B, Wang J, Mariani M, Robbins PB, Chudnovsky A, Fowst C, Hariharan S, Huang B, di Pietro A, Choueiri TK (2019a) Avelumab plus axitinib *versus* sunitinib for advanced renal-cell carcinoma. N Engl J Med 380:1103-1115. https://doi.org/10.1056/NEJMoa1816047

Motzer RJ, Rini BI, McDermott DF, Arén Frontera O, Hammers HJ, Carducci MA, Salman P, Escudier B, Beuselinck B, Amin A, Porta C, George S, Neiman V, Bracarda S, Tykodi SS, Barthélémy P, Leibowitz-Amit R, Plimack ER, Oosting SF, Redman B, Melichar B, Powles T, Nathan P, Oudard S, Pook D, Choueiri TK, Donskov F, Grimm MO, Gurney H, Heng DYC, Kollmannsberger CK, Harrison MR, Tomita Y, Duran I, Grünwald V, McHenry MB, Mekan S, Tannir NM, CheckMate 214 investigators (2019b) Nivolumab plus ipilimumab *versus* sunitinib in first-line treatment for advanced renal cell carcinoma:extended follow-up of efficacy and safety results from a randomised, controlled, phase 3 trial. Lancet Oncol 20:1370-1385. https://doi.org/10.1016/S1470-2045(19)30413-9

Motzer RJ，Tannir NM，McDermott DF，Arén Frontera O，Melichar B，Choueiri TK，Plimack ER，Barthélémy P，Porta C，George S，Powles T，Donskov F，Neiman V，Kollmannsberger CK，Salman P，Gurney H，Hawkins R，Ravaud A，Grimm MO，Bracarda S，Barrios CH，Tomita Y，Castellano D，Rini BI，Chen AC，Mekan S，McHenry MB，Wind-Rotolo M，Doan J，Sharma P，Hammers HJ，Escudier B，CheckMate 214 Investigators (2018) Nivolumab plus Ipilimumab *versus* sunitinib in advanced renal-cell carcinoma. N Engl J Med 378：1277-1290. https://doi. org/10.1056/NEJMoa1712126

Nishino M，Giobbie-Harder A，Gargano M，Suda M，Ramaiya NH，Hodi FS (2013) Developing a common language for tumor response to immunotherapy：immune-related response criteria using unidimensional measurements. Clin Cancer Res 19：3936-3943. https://doi.org/10.1158/1078-0432.CCR-13-0895

Oderup C，Cederbom L，Makowska A，Cilio CM，Ivars F (2006) Cytotoxic T lymphocyte antigen-4-dependent down-modulation of costimulatory molecules on dendritic cells in CD4＋ CD25＋ regulatory T-cell-mediated suppression. Immunology 118：240-249. https：//doi.org/10.1111/j. 1365-2567.2006.02362.x

Omodaka T，Kiniwa Y，Sato Y，Suwa M，Sato M，Yamaguchi T，Sato A，Miyake T，Okuyama R (2018) Type 1 diabetes in a melanoma patient treated with ipilimumab after nivolumab. J Dermatol 45：e289-e290. https：//doi.org/10.1111/1346-8138.14331

Ott PA，Hu Z，Keskin DB，Shukla SA，Sun J，Bozym DJ，Zhang W，Luoma A，Giobbie-Harder A，Peter L，Chen C，Olive O，Carter TA，Li S，Lieb DJ，Eisenhaure T，Gjini E，Stevens J，Lane WJ，Javeri I，Nellaiappan K，Salazar AM，Daley H，Seaman M，Buchbinder EI，Yoon CH，Harden M，Lennon N，Gabriel S，Rodig SJ，Barouch DH，Aster JC，Getz G，Wucherpfennig K，Neuberg D，Ritz J，Lander ES，Fritsch EF，Hacohen N，Wu CJ (2017) An immunogenic personal neoantigen vaccine for patients with melanoma. Nature 547：217-221. https://doi.org/10.1038/nature22991

Overman MJ，Lonardi S，Wong KYM，Lenz HJ，Gelsomino F，Aglietta M，Morse MA，Van Cutsem E，McDermott R，Hill A，Sawyer MB，Hendlisz A，Neyns B，Svrcek M，Moss RA，Ledeine JM，Cao ZA，Kamble S，Kopetz S，André T (2018) Durable clinical benefit with nivolumab plus ipilimumab in DNA mismatch repair-deficient/microsatellite instability-high metastatic colorectal cancer. J Clin Oncol 36：773-779. https://doi.org/10.1200/JCO.2017.76. 9901

Overman MJ，McDermott R，Leach JL，Lonardi S，Lenz HJ，Morse MA，Desai J，Hill A，Axelson M，Moss RA，Goldberg MV，Cao ZA，Ledeine JM，Maglinte GA，Kopetz S，André T (2017) Nivolumab in patients with metastatic DNA mismatch repair-deficient or microsatellite instability-high colorectal cancer (CheckMate 142)：an open-label，multicentre，phase 2 study. Lancet Oncol 18：1182-1191. https://doi.org/10.1016/S1470 2045(17)30422-9

Oyewole-Said D，Konduri V，Vazquez-Perez J，Weldon SA，Levitt JM，Decker WK (2020) Beyond T-Cells：functional characterization of CTLA-4 expression in immune and non-immune cell types. Front Immunol 11：608024. https://doi.org/10.3389/fimmu.2020.608024

Pavlick AC，Fecher L，Ascierto PA，Sullivan RJ (2019) Frontline therapy for BRAF-mutated metastatic melanoma：how do you choose，and is there one correct answer? Am Soc Clin Oncol Educ Book 39：564-571. https://doi.org/10.1200/EDBK_243071

Paz-Ares L，Ciuleanu TE，Cobo M，Schenker M，Zurawski B，Menezes J，Richardet E，Bennouna J，Felip E，Juan-Vidal O，Alexandru A，Sakai H，Lingua A，Salman P，Souquet PJ，De Marchi P，Martin C，Pérol M，Scherpereel A，Lu S，John T，Carbone DP，Meadows-Shropshire S，Agrawal S，Oukessou A，Yan J，ReckM(2021) First-line nivolumab plus ipilimumab combined with two cycles of chemotherapy in patients with non-small-cell lung cancer (CheckMate 9LA)：an international，randomised，open-label，phase 3 trial. Lancet Oncol 22：198-211. https://doi. org/10.1016/S1470-2045(20)30641-0

Peggs KS，Quezada SA，Chambers CA，Korman AJ，Allison JP (2009) Blockade of CTLA-4 on both effector and regulatory T cell compartments contributes to the antitumor activity of anti-CTLA-4 antibodies. J Exp Med 206:1717-1725. https://doi.org/10.1084/jem.20082492

Phan GQ, Yang JC, Sherry RM, Hwu P, Topalian SL, Schwartzentruber DJ, Restifo NP, Haworth LR, Seipp CA, Freezer LJ, Morton KE, Mavroukakis SA, Duray PH, Steinberg SM, Allison JP, Davis TA, Rosenberg SA (2003) Cancer regression and autoimmunity induced by cytotoxic T lymphocyte-associated antigen 4 blockade in patients with metastatic melanoma. Proc Natl Acad Sci U S A 100:8372-8377. https://doi.org/10.1073/pnas.1533209100

Pinato DJ, Cortellini A, Sukumaran A, Cole T, Pai M, Habib N, Spalding D, Sodergren MH, Martinez M, Dhillon T, Tait P, Thomas R, Ward C, Kocher H, Yip V, Slater S, Sharma R (2021) PRIME-HCC:phase Ib study of neoadjuvant ipilimumab and nivolumab prior to liver resection for hepatocellular carcinoma. BMC Cancer 21:301. https://doi.org/10.1186/s12885-021-08033-x

Postow MA, Callahan MK, Barker CA, Yamada Y, Yuan J, Kitano S, Mu Z, Rasalan T, Adamow M, Ritter E, Sedrak C, Jungbluth AA, Chua R, Yang AS, Roman RA, Rosner S, Benson B, Allison JP, Lesokhin AM, Gnjatic S, Wolchok JD (2012) Immunologic correlates of the abscopal effect in a patient with melanoma. N Engl J Med 366:925-931m. https://doi.org/10.1056/NEJMoa1112824

Product information. (n.d.) Yervoy (ipilimumab). Princeton, NJ:Bristol-Myers Squibb, March 2011 and subsequent modifications (last update 11/2020)

Quhal F, Mori K, Bruchbacher A, Resch I, Mostafaei H, Pradere B, Schuettfort VM, Laukhtina E, Egawa S, Fajkovic H, Remzi M, Shariat SF, Schmidinger M (2021) First-line immunotherapybased combinations for metastatic renal cell carcinoma:a systematic review and network meta-analysis. Eur Urol Oncol S2588-9311(21):00045-00046. https://doi.org/10.1016/j.euo.2021.03.001

Qureshi OS, Kaur S, Hou TZ, Jeffery LE, Poulter NS, Briggs Z, Kenefeck R, Willox AK, Royle SJ, Rappoport JZ, Sansom DM (2012) Constitutive clathrin-mediated endocytosis of CTLA-4 persists during T cell activation. J Biol Chem 287:9429-9440. https://doi.org/10.1074/jbc.M111.304329

Qureshi OS, Zheng Y, Nakamura K, Attridge K, Manzotti C, Schmidt EM, Baker J, Jeffery LE, Kaur S, Briggs Z, Hou TZ, Futter CE, Anderson G, Walker LS, Sansom DM (2011) Transendocytosis of CD80 and CD86:a molecular basis for the cell-extrinsic function of CTLA-4. Science 332:600-603. https://doi.org/10.1126/science.1202947

Reck M, Schenker M, Lee KH, Provencio M, Nishio M, Lesniewski-Kmak K, Sangha R, Ahmed S, Raimbourg J, Feeney K, Corre R, Franke FA, Richardet E, Penrod JR, Yuan Y, Nathan FE, Bhagavatheeswaran P, DeRosa M, Taylor F, Lawrance R, Brahmer J (2019) Nivolumab plus ipilimumab *versus* chemotherapy as first-line treatment in advanced non-small-cell lung cancer with high tumour mutational burden:patient-reported outcomes results from the randomised, open-label, phase Ⅲ CheckMate 227 trial. Eur J Cancer 116:137-147. https://doi.org/10.1016/j.ejca.2019.05.008

Revicki DA, van den Eertwegh AJ, Lorigan P, Lebbe C, Linette G, Ottensmeier CH, Safikhani S, Messina M, Hoos A, Wagner S, Kotapati S (2012) Health related quality of life outcomes for unresectable stage Ⅲ or Ⅳ melanoma patients receiving ipilimumab treatment. Health Qual Life Outcomes 10:66. https://doi.org/10.1186/1477-7525-10-66

Reynolds K, Thomas M, Dougan M (2018) Diagnosis and management of hepatitis in patients on checkpoint blockade. Oncologist 23:991-997. https://doi.org/10.1634/theoncologist.2018-0174

Ribas A, Chmielowski B, Glaspy JA (2009) Do we need a different set of response assessment criteria for tumor immunotherapy? Clin Cancer Res 15:7116-7118. https://doi.org/10.1158/1078-0432.CCR-09-2376

Ribas A, Kefford R, Marshall MA, Punt CJ, Haanen JB, Marmol M, Garbe C, Gogas H, Schachter J, Linette G, Lorigan P, Kendra KL, Maio M, Trefzer U, Smylie M, McArthur GA, Dreno B, Nathan PD,

Mackiewicz J, Kirkwood JM, Gomez-Navarro J, Huang B, Pavlov D, Hauschild A (2013) Phase Ⅲ randomized clinical trial comparing tremelimumab with standardof-care chemotherapy in patients with advanced melanoma. J Clin Oncol 31:616-622. https://doi.org/10.1200/JCO.2012.44.6112

Rini BI, Plimack ER, Stus V, Gafanov R, Hawkins R, Nosov D, Pouliot F, Alekseev B, Soulières D, Melichar B, Vynnychenko I, Kryzhanivska A, Bondarenko I, Azevedo SJ, Borchiellini D, Szczylik C, Markus M, McDermott RS, Bedke J, Tartas S, Chang YH, Tamada S, Shou Q, Perini RF, Chen M, Atkins MB, Powles T, KEYNOTE-426 Investigators (2019) Pembrolizumab plus Axitinib *versus* sunitinib for advanced renal-cell carcinoma. N Engl J Med 380:1116-1127. https://doi.org/10.1056/NEJMoa1816714

Rishi A, Yu HM (2020) Current Treatment of Melanoma Brain Metastasis. Curr Treat Options in Oncol 21: 45. https://doi.org/10.1007/s11864-020-00733-z

Robert C, Grob JJ, Stroyakovskiy D, Karaszewska B, Hauschild A, Levchenko E, Chiarion Sileni V, Schachter J, Garbe C, Bondarenko I, Gogas H, Mandalá M, Haanen JBAG, Lebbé C, Mackiewicz A, Rutkowski P, Nathan PD, Ribas A, Davies MA, Flaherty KT, Burgess P, Tan M, Gasal E, Voi M, Schadendorf D, Long GV (2019) Five-year outcomes with dabrafenib plus trametinib in metastatic melanoma. N Engl J Med 381:626-636. https://doi.org/10.1056/NEJMoa1904059

Robert C, Thomas L, Bondarenko I, O'Day S, Garbe C, Lebbe C, Baurain JF, Testori A, Grob JJ, Davidson N, Richards J, Maio M, Hauschild A, Miller WH Jr, Gascon P, Lotem M, Harmankaya K, Ibrahim R, Francis S, Chen TT, Humphrey R, Hoos A, Wolchok JD (2011) Ipilimumab plus dacarbazine for previously untreated metastatic melanoma. N Engl J Med 364:2517-2526. https://doi.org/10.1056/NEJMoa1104621

Rovers JFJ, Bovenschen HJ (2020) Dermatological side effects rarely interfere with the continuation of checkpoint inhibitor immunotherapy for cancer. Int J Dermatol 59:1485-1490. https://doi.org/10.1111/ijd.15163

Rozeman EA, Hoefsmit EP, Reijers ILM, Saw RPM, Versluis JM, Krijgsman O, Dimitriadis P, Sikorska K, van de Wiel BA, Eriksson H, Gonzalez M, Torres Acosta A, Grijpink-Ongering LG, Shannon K, Haanen JBAG, Stretch J, Ch'ng S, Nieweg OE, Mallo HA, Adriaansz S, Kerkhoven RM, Cornelissen S, Broeks A, Klop WMC, Zuur CL, van Houdt WJ, Peeper DS, Spillane AJ, van Akkooi ACJ, Scolyer RA, Schumacher TNM, Menzies AM, Long GV, Blank CU (2021) Survival and biomarker analyses from the OpACIN-neo and OpACIN neoadjuvant immunotherapy trials in stage Ⅲ melanoma. Nat Med 27:256-263. https://doi.org/10.1038/s41591-020-01211-7

Rozeman EA, Menzies AM, van Akkooi ACJ, Adhikari C, Bierman C, van de Wiel BA, Scolyer RA, Krijgsman O, Sikorska K, Eriksson H, Broeks A, van Thienen JV, Guminski AD, Acosta AT, Ter Meulen S, Koenen AM, Bosch LJW, Shannon K, Pronk LM, Gonzalez M, Ch'ng S, Grijpink-Ongering LG, Stretch J, Heijmink S, van Tinteren H, Haanen JBAG, Nieweg OE, Klop WMC, Zuur CL, Saw RPM, van Houdt WJ, Peeper DS, Spillane AJ, Hansson J, Schumacher TN, Long GV, Blank CU (2019) Identification of the optimal combination dosing schedule of neoadjuvant ipilimumab plus nivolumab in macroscopic stage Ⅲ melanoma (OpACIN-neo): a multicentre, phase 2, randomised, controlled trial. Lancet Oncol 20:948-960. https://doi.org/10.1016/S1470-2045(19)30151-2

Rudd CE, Taylor A, Schneider H (2009) CD28 and CTLA-4 coreceptor expression and signal transduction. Immunol Rev 229:12-26. https://doi.org/10.1111/j.1600-065X.2009.00770.x

Sakaguchi S (2011) Regulatory T cells:history and perspective. Methods Mol Biol 707:3-17. https://doi.org/10.1007/978-1-61737-979-6_1

Sandru A, Voinea S, Panaitescu E, Blidaru A (2014) Survival rates of patients with metastatic malignant melanoma. J Med Life 7:572-576

Sanghavi K, Zhang J, Zhao X, Feng Y, Statkevich P, Sheng J, Roy A, Vezina HE (2020) Population Pharmacokinetics of Ipilimumab in Combination With Nivolumab in Patients With Advanced Solid Tumors. CPT

Pharmacometrics Syst Pharmacol 9:29-39. https://doi.org/10.1002/psp4. 12477

Schadendorf D, Hodi FS, Robert C, Weber JS, Margolin K, Hamid O, Patt D, Chen TT, Berman DM, Wolchok JD (2015) Pooled analysis of long-term survival data from phase II and phase III trials of Ipilimumab in unresectable or metastatic melanoma. J Clin Oncol 33:1889-1894. https://doi.org/10.1200/JCO.2014. 56.2736

Schartz NE, Farges C, Madelaine I, Bruzzoni H, Calvo F, Hoos A, Lebbé C (2010) Complete regression of a previously untreated melanoma brain metastasis with ipilimumab. Melanoma Res 20:247-250. https://doi. org/10.1097/CMR.0b013e3283364a37

Schneider H, Downey J, Smith A, Zinselmeyer BH, Rush C, Brewer JM, Wei B, Hogg N, Garside P, Rudd CE (2006) Reversal of the TCR stop signal by CTLA-4. Science 313:1972-1975. https://doi.org/10.1126/science.1131078

Schneider H, Rudd CE (2014) Diverse mechanisms regulate the surface expression of immunotherapeutic target ctla-4. Front Immunol 5:619. https://doi.org/10.3389/fimmu.2014.00619

Schneider H, Smith X, Liu H, Bismuth G, Rudd CE (2008a) CTLA-4 disrupts ZAP70 microcluster formation with reduced T cell/APC dwell times and calcium mobilization. Eur J Immunol 38:40-47. https://doi.org/10. 1002/eji.200737423

Schneider H, Valk E, Leung R, Rudd CE (2008b) CTLA-4 activation of phosphatidylinositol 3-kinase (PI 3-K) and protein kinase B (PKB/AKT) sustains T-cell anergy without cell death. PLoS One 3:e3842. https://doi. org/10.1371/journal.pone.0003842

Schwartzentruber DJ, Lawson DH, Richards JM, Conry RM, Miller DM, Treisman J, Gailani F, Riley L, Conlon K, Pockaj B, Kendra KL, White RL, Gonzalez R, Kuzel TM, Curti B, Leming PD, Whitman ED, Balkissoon J, Reintgen DS, Kaufman H, Marincola FM, Merino MJ, Rosenberg SA, Choyke P, Vena D, Hwu P (2011) gp100 peptide vaccine and interleukin-2 in patients with advanced melanoma. N Engl J Med 364:2119-2127. https://doi.org/10.1056/NEJMoa1012863

Seymour L, Bogaerts J, Perrone A, Ford R, Schwartz LH, Mandrekar S, Lin NU, Litière S, Dancey J, Chen A, Hodi FS, Therasse P, Hoekstra OS, Shankar LK, Wolchok JD, Ballinger M, Caramella C, de Vries EGE, RECIST working group (2017) iRECIST:guidelines for response criteria for use in trials testing immunotherapeutics. Lancet Oncol 18:e143-e152. https://doi.org/10.1016/S1470-2045(17)30074-8

Sharma P, Pachynski RK, Narayan V, Fléchon A, Gravis G, Galsky MD, Mahammedi H, Patnaik A, Subudhi SK, Ciprotti M, Simsek B, Saci A, Hu Y, Han GC, Fizazi K (2020) Nivolumab plus ipilimumab for metastatic castration-resistant prostate cancer:preliminary analysis of patients in the Checkmate 650 trial. Cancer Cell 38:489-499.e3. https://doi.org/10. 1016/j.ccell.2020.08.007

Shay R, Nicklawsky A, Gao D, Lam ET (2021) A cost-effectiveness analysis of nivolumab plus Ipilimumab versus pembrolizumab plus axitinib and versus avelumab plus axitinib in first-line treatment of advanced renal cell carcinoma. Clin Genitourin Cancer S1558-7673(21) 00032-X. https://doi.org/10.1016/j.clgc.2021.01.009

Slovin SF, Beer TM, Higano CS, Tejwani S, Hamid O, Picus J, Harzstark A, Scher HI, Lan Z, Lowy I (2009) Prostate cancer clinical trials consortium. Initial phase II experience of ipilimumab (IPI) alone and in combination with radiotherapy (XRT) in patients with metastatic castrationresistant prostate cancer (mCRPC). J Clin Oncol 27(15s):5138. https://doi.org/10.1093/annonc/mdt107

Small EJ, Tchekmedyian NS, Rini BI, Fong L, Lowy I, Allison JP (2007) A pilot trial of CTLA-4 blockade with human anti-CTLA-4 in patients with hormone-refractory prostate cancer. Clin Cancer Res 13:1810-1815. https://doi.org/10.1158/1078-0432.CCR-06-2318

Sosman JA, Kim KB, Schuchter L, Gonzalez R, Pavlick AC, Weber JS, McArthur GA, Hutson TE, Moschos SJ, Flaherty KT, Hersey P, Kefford R, Lawrence D, Puzanov I, Lewis KD, Amaravadi RK, Chmielowski

B, Lawrence HJ, Shyr Y, Ye F, Li J, Nolop KB, Lee RJ, Joe AK, Ribas A (2012) Survival in BRAF V600-mutant advanced melanoma treated with vemurafenib. N Engl J Med 366:707-714. https://doi.org/10.1056/NEJMoa1112302

Stamell EF, Wolchok JD, Gnjatic S, Lee NY, Brownell I (2013) The abscopal effect associated with a systemic anti-melanoma immune response. Int J Radiat Oncol Biol Phys 85:293-295. https://doi.org/10.1016/j.ijrobp.2012.03.017

Su VC, Harrison J, Rogers C, Ensom MH (2012a) Belatacept:a new biologic and its role in kidney transplantation. Ann Pharmacother 46:57-67. https://doi.org/10.1345/aph.1Q537

Su F, Viros A, Milagre C, Trunzer K, Bollag G, Spleiss O, Reis-Filho JS, Kong X, Koya RC, Flaherty KT, Chapman PB, Kim MJ, Hayward R, Martin M, Yang H, Wang Q, Hilton H, Hang JS, Noe J, Lambros M, Geyer F, Dhomen N, Niculescu-Duvaz I, Zambon A, Niculescu-Duvaz D, Preece N, Robert L, Otte NJ, Mok S, Kee D, Ma Y, Zhang C, Habets G, Burton EA, Wong B, Nguyen H, Kockx M, Andries L, Lestini B, Nolop KB, Lee RJ, Joe AK, Troy JL, Gonzalez R, Hutson TE, Puzanov I, Chmielowski B, Springer CJ, McArthur GA, Sosman JA, Lo RS, Ribas A, Marais R (2012b) RAS mutations in cutaneous squamous-cell carcinomas in patients treated with BRAF inhibitors. N Engl J Med 366:207-215. https://doi.org/10.1056/NEJMoa1105358

Tai X, Van Laethem F, Pobezinsky L, Guinter T, Sharrow SO, Adams A, Granger L, Kruhlak M, Lindsten T, Thompson CB, Feigenbaum L, Singer A (2012) Basis of CTLA-4 function in regulatory and conventional CD4+ T cells. Blood 119:5155-5163. https://doi.org/10.1182/blood-2011-11-388918

Takahashi T, Tagami T, Yamazaki S, Uede T, Shimizu J, Sakaguchi N, Mak TW, Sakaguchi S (2000) Immunologic self-tolerance maintained by CD25(+)CD4(+) regulatory T cells constitutively expressing cytotoxic T lymphocyte-associated antigen 4. J Exp Med 192:303-310. https://doi.org/10.1084/jem.192.2.303

Tarhini AA, Cherian J, Moschos SJ, Tawbi HA, Shuai Y, Gooding WE, Sander C, Kirkwood JM (2012) Safety and efficacy of combination immunotherapy with interferon alfa-2b and tremelimumab in patients with stage IV melanoma. J Clin Oncol 30:322-328. https://doi.org/10.1200/JCO.2011.37.5394

Tarhini AA, Toor K, Chan K, McDermott DF, Mohr P, Larkin J, Hodi FS, Lee CH, Rizzo JI, Johnson H, Moshyk A, Rao S, Kotapati S, Atkins MB (2021) A matching-adjusted indirect comparison of combination nivolumab plus ipilimumab with BRAF plus MEK inhibitors for the treatment of BRAF-mutant advanced melanoma. ESMO Open 6:100050. https://doi.org/10.1016/j.esmoop.2021.100050

Tatar Z, Thivat E, Planchat E, Gimbergues P, Gadea E, Abrial C, Durando X (2013) Temozolomide and unusual indications:review of literature. Cancer Treat Rev 39:125-135. https://doi.org/10.1016/j.ctrv.2012.06.002

Teft WA, Kirchhof MG, Madrenas J (2006) A molecular perspective of CTLA-4 function. Annu Rev Immunol 24:65-97. https://doi.org/10.1146/annurev.immunol.24.021605.090535

Tentori L, Graziani G (2009) Recent approaches to improve the antitumor efficacy of temozolomide. Curr Med Chem 16:245-257. https://doi.org/10.2174/092986709787002718

Tentori L, Lacal PM, Graziani G (2013) Challenging resistance mechanisms to therapies for metastatic melanoma. Trends Pharmacol Sci 34(12):656-666. https://doi.org/10.1016/j.tips.2013.10.003

Thomas L, Wolchok JD, Garbe C, Lebbe C, Bondarenko I, Rodrigues K, Konto C, Chin KM, Francis S, Robert C (2012) Safety of ipilimumab in patients (pts) with untreated, advanced melanoma alive beyond 2 years:Results from a phase III study. J Clin Oncol 30(15s):8512. https://doi.org/10.1200/jco.2012.30.15_suppl.8512

Thumar JR, Kluger HM (2010) Ipilimumab:a promising immunotherapy for melanoma. Oncology (Williston Park) 24:1280-1288

Tivol EA, Borriello F, Schweitzer AN, Lynch WP, Bluestone JA, Sharpe AH (1995) Loss of CTLA-4 leads to massive lymphoproliferation and fatal multiorgan tissue destruction, revealing a critical negative regulatory role of CTLA-4. Immunity 3:541-547. https://doi.org/10.1016/1074-7613(95)90125-6

US Food and Drug Administration. (2021) *Yervoy*. Available at http://www.accessdata.fda.gov/scripts/cder/drugsatfda/index.cfm? fuseaction=Search.Label_ApprovalHistory#labelinfo. Accessed 6 April 2021

Valk E, Rudd CE, Schneider H (2008) CTLA-4 trafficking and surface expression. Trends Immunol 29:272-279. https://doi.org/10.1016/j.it.2008.02.011

van den Eertwegh AJ, Versluis J, van den Berg HP, Santegoets SJ, van Moorselaar RJ, van der Sluis TM, Gall HE, Harding TC, Jooss K, Lowy I, Pinedo HM, Scheper RJ, Stam AG, von Blomberg BM, de Gruijl TD, Hege K, Sacks N, Gerritsen WR (2012) Combined immunotherapy with granulocyte-macrophage colony-stimulating factor-transduced allogeneic prostate cancer cells and ipilimumab in patients with metastatic castration-resistant prostate cancer: a phase 1 doseescalation trial. Lancet Oncol 13:509-517. https://doi.org/10.1016/S1470-2045(12)70007-4

van Elsas A, Sutmuller RP, Hurwitz AA, Ziskin J, Villasenor J, Medema JP, Overwijk WW, Restifo NP, Melief CJ, Offringa R, Allison JP (2001) Elucidating the autoimmune and antitumor effector mechanisms of a treatment based on cytotoxic T lymphocyte antigen-4 blockade in combination with a B16 melanoma vaccine: comparison of prophylaxis and therapy. J Exp Med 194:481-489. https://doi.org/10.1084/jem.194.4.481

Venderbosch S, Nagtegaal ID, Maughan TS, Smith CG, Cheadle JP, Fisher D, Kaplan R, Quirke P, Seymour MT, Richman SD, Meijer GA, Ylstra B, Heideman DA, de Haan AF, Punt CJ, Koopman M (2014) Mismatch repair status and BRAF mutation status in metastatic colorectal cancer patients: a pooled analysis of the CAIRO, CAIRO2, COIN, and FOCUS studies. Clin Cancer Res 20:5322-5330. https://doi.org/10.1158/1078-0432.CCR-14-0332

Vogel WV, Guislain A, Kvistborg P, Schumacher TN, Haanen JB, Blank CU (2012) Ipilimumabinduced sarcoidosis in a patient with metastatic melanoma undergoing complete remission. J Clin Oncol 30:e7-e10. https://doi.org/10.1200/JCO.2011.37.9693

Vogelzang NJ, Rusthoven JJ, Symanowski J, Denham C, Kaukel E, Ruffie P, Gatzemeier U, Boyer M, Emri S, Manegold C, Niyikiza C, Paoletti P (2003) Phase Ⅲ study of pemetrexed in combination with cisplatin *versus* cisplatin alone in patients with malignant pleural mesothelioma. J Clin Oncol 21:2636-2644. https://doi.org/10.1200/JCO.2003.11.136

Walker LS, Sansom DM (2015) Confusing signals: recent progress in CTLA-4 biology. Trends Immunol 36:63-70. https://doi.org/10.1016/j.it.2014.12.001

Waterhouse P, Penninger JM, Timms E, Wakeham A, Shahinian A, Lee KP, Thompson CB, Griesser H, Mak TW (1995) Lymphoproliferative disorders with early lethality in mice deficient in Ctla-4. Science 270:985-988. https://doi.org/10.1126/science.270.5238.985

Weber JS, Kähler KC, Hauschild A (2012) Management of immune-related adverse events and kinetics of response with ipilimumab. J Clin Oncol 30:2691-2697. https://doi.org/10.1200/JCO. 2012.41.6750

Weber J, Mandala M, Del Vecchio M, Gogas HJ, Arance AM, Cowey CL, Dalle S, Schenker M, Chiarion-Sileni V, Marquez-Rodas I, Grob JJ, Butler MO, Middleton MR, Maio M, Atkinson V, Queirolo P, Gonzalez R, Kudchadkar RR, Smylie M, Meyer N, Mortier L, Atkins MB, Long GV, Bhatia S, Lebbé C, Rutkowski P, Yokota K, Yamazaki N, Kim TM, de Pril V, Sabater J, Qureshi A, Larkin J, Ascierto PA (2017) CheckMate 238 collaborators. Adjuvant nivolumab *versus* ipilimumab in resected Stage Ⅲ or Ⅳ melanoma. N Engl J Med 377:1824-1835. https://doi.org/10.1056/NEJMoa1709030

Weber JS, O'Day S, Urba W, Powderly J, Nichol G, Yellin M, Snively J, Hersh E (2008) Phase Ⅰ/Ⅱ study of ipilimumab for patients with metastatic melanoma. J Clin Oncol 26:5950-5956. https://doi.org/10.1200/

JCO.2008.16.1927

Weber J, Thompson JA, Hamid O, Minor D, Amin A, Ron I, Ridolfi R, Assi H, Maraveyas A, Berman D, Siegel J, O'Day SJ (2009) A randomized, double-blind, placebo-controlled, phase II study comparing the tolerability and efficacy of ipilimumab administered with or without prophylactic budesonide in patients with unresectable stage Ⅲ or Ⅳ melanoma. Clin Cancer Res 15:5591-5598. https://doi.org/10.1158/1078-0432.CCR-09-1024

Wei SC, Anang NAS, Sharma R, Andrews MC, Reuben A, Levine JH, Cogdill AP, Mancuso JJ, Wargo JA, Pe'er D, Allison JP (2019) Combination anti-CTLA-4 plus anti-PD-1 checkpoint blockade utilizes cellular mechanisms partially distinct from monotherapies. Proc Natl Acad Sci U S A 116:22699-22709. https://doi.org/10.1073/pnas.1821218116

Wensink E, Bond M, Kucukkose E, May A, Vink G, Koopman M, Kranenburg O, Roodhart J (2021) A review of the sensitivity of metastatic colorectal cancer patients with deficient mismatch repair to standard-of-care chemotherapy and monoclonal antibodies, with recommendations for future research. Cancer Treat Rev 95:02174. https://doi.org/10.1016/j.ctrv.2021. 102174

Wolchok JD, Chiarion-Sileni V, Gonzalez R, Rutkowski P, Grob JJ, Cowey CL, Lao CD, Wagstaff J, Schadendorf D, Ferrucci PF, Smylie M, Dummer R, Hill A, Hogg D, Haanen J, Carlino MS, Bechter O, Maio M, Marquez-Rodas I, Guidoboni M, McArthur G, Lebbé C, Ascierto PA, Long GV, Cebon J, Sosman J, Postow MA, Callahan MK, Walker D, Rollin L, Bhore R, Hodi FS, Larkin J (2017) Overall survival with combined nivolumab and ipilimumab in advanced melanoma. N Engl J Med 377:1345-1356. https://doi.org/10.1056/NEJMoa1709684

Wolchok JD, Hoos A, O'Day S, Weber JS, Hamid O, Lebbé C, Maio M, Binder M, Bohnsack O, Nichol G, Humphrey R, Hodi FS (2009) Guidelines for the evaluation of immune therapy activity in solid tumors:immune-related response criteria. Clin Cancer Res 15:7412-7420. https://doi.org/10.1158/1078-0432.CCR-09-1624

Wolchok JD, Kluger H, Callahan MK, Postow MA, Rizvi NA, Lesokhin AM, Segal NH, Ariyan CE, Gordon RA, Reed K, Burke MM, Caldwell A, Kronenberg SA, Agunwamba BU, Zhang X, Lowy I, Inzunza HD, Feely W, Horak CE, Hong Q, Korman AJ, Wigginton JM, Gupta A, Sznol M (2013) Nivolumab plus ipilimumab in advanced melanoma. N Engl J Med 369:122-133. https://doi.org/10.1056/NEJMoa1302369

Wolchok JD, Neyns B, Linette G, Negrier S, Lutzky J, Thomas L, Waterfield W, Schadendorf D, Smylie M, Guthrie T Jr, Grob JJ, Chesney J, Chin K, Chen K, Hoos A, O'Day SJ, Lebbé C (2010a) Ipilimumab monotherapy in patients with pretreated advanced melanoma:a randomised, double-blind, multicentre, phase 2, dose-ranging study. Lancet Oncol 11:155-164. https://doi.org/10.1016/S1470-2045(09)70334-1

Wolchok JD, Weber JS, Hamid O, Lebbé C, Maio M, Schadendorf D, de Pril V, Heller K, Chen TT, Ibrahim R, Hoos A, O'Day SJ (2010b) Ipilimumab efficacy and safety in patients with advanced melanoma:a retrospective analysis of HLA subtype from four trials. Cancer Immun 10:9

Wright JJ, Powers AC, Johnson DB (2021) Endocrine toxicities of immune checkpoint inhibitors. Nat Rev Endocrinol. https://doi.org/10.1038/s41574-021-00484-3

Xu H, Tan P, Zheng X, Huang Y, Lin T, Wei Q, Ai J, Yang L (2019) Immune-related adverse events following administration of anti-cytotoxic T-lymphocyte-associated protein-4 drugs:a comprehensive systematic review and meta-analysis. Drug Des Devel Ther 13:2215-2234. https://doi.org/10.2147/DDDT.S196316

Yang YF, Zou JP, Mu J, Wijesuriya R, Ono S, Walunas T, Bluestone J, Fujiwara H, Hamaoka T (1997) Enhanced induction of antitumor T-cell responses by cytotoxic T lymphocyte-associated molecule-4 blockade: the effect is manifested only at the restricted tumor-bearing stages. Cancer Res 57:4036-4041

Yau T, Kang YK, Kim TY, El-Khoueiry AB, Santoro A, Sangro B, Melero I, Kudo M, Hou MM, Matilla

A，Tovoli F，Knox JJ，Ruth He A，El-Rayes BF，Acosta-Rivera M，Lim HY，Neely J，Shen Y，Wisniewski T，Anderson J，Hsu C（2020）Efficacy and safety of nivolumab plus ipilimumab in patients with advanced hepatocellular carcinoma previously treated with sorafenib：the checkmate 040 randomized clinical trial. JAMA Oncol 6：e204564. https：//doi. org/10.1001/jamaoncol.2020.4564

Yu Q，Xie J，Li J，Lu Y，Liao L（2019）Clinical outcomes of BRAF plus MEK inhibition in melanoma：A meta-analysis and systematic review. Cancer Med 8：5414-5424. https：//doi.org/10.1002/cam4.2248

Zezza M，Kosinski C，Mekoguem C，Marino L，Chtioui H，Pitteloud N，Lamine F（2019）Combined immune checkpoint inhibitor therapy with nivolumab and ipilimumab causing acute-onset type 1 diabetes mellitus following a single administration：two case reports. BMC Endocr Disord 19：144. https：//doi. org/10.1186/s12902-019-0467-z

Zimmer L，Livingstone E，Hassel JC，Fluck M，Eigentler T，Loquai C，Haferkamp S，Gutzmer R，Meier F，Mohr P，Hauschild A，Schilling B，Menzer C，Kieker F，Dippel E，Rösch A，Simon JC，Conrad B，Körner S，Windemuth-Kieselbach C，Schwarz L，Garbe C，Becker JC，Schadendorf D，Dermatologic Cooperative Oncology Group（2020）Adjuvant nivolumab plus ipilimumab or nivolumab monotherapy *versus* placebo in patients with resected stage Ⅳ melanoma with no evidence of disease（IMMUNED）：a randomised，double-blind，placebocontrolled，phase 2 trial. Lancet 395：1558-1568. https：//doi. org/10.1016/S0140-6736（20）30417-7